U0324628

Antonio Malvasi
Andrea Tinelli
Gian Carlo Di Renzo

妊娠晚期并发症
管理与治疗

妊娠晚期与产褥期

Management and Therapy of
Late Pregnancy Complications
Third Trimester and Puerperium

安东尼奥·玛尔维萨

主　编　〔意〕安德里亚·提内里

吉安·卡洛·迪伦佐

主　译　陈敦金

副主译　余　琳　苏春宏

天津出版传媒集团

天津科技翻译出版有限公司

著作权合同登记号：图字：02-2019-352

图书在版编目(CIP)数据

妊娠晚期并发症管理与治疗：妊娠晚期与产褥期 /
(意)安东尼奥·玛尔维萨(Antonio Malvasi)，(意)
安德里亚·提内里(Andrea Tinelli)，(意)吉安·卡
洛·迪伦佐(Gian Carlo Di Renzo)主编；陈敦金主译
. — 天津：天津科技翻译出版有限公司，2024.1
　书名原文：Management and Therapy of Late
Pregnancy Complications：Third Trimester and
Puerperium
　ISBN 978-7-5433-4420-4

　Ⅰ.①妊… Ⅱ.①安… ②安… ③吉… ④陈… Ⅲ.
①妊娠合并症－诊疗　②产褥期－妇幼保健 Ⅳ.
①R714.25　②R714.6

中国国家版本馆CIP数据核字(2023)第242929号

First published in English under the title
Management and Therapy of Late Pregnancy Complications：Third Trimester
and Puerperium
edited by Antonio Malvasi，Andrea Tinelli and Gian Carlo Di Renzo
Copyright © Springer International Publishing AG, part of Springer Nature,
2017
This edition has been translated and published under licence from Springer
Nature Switzerland AG.

授权单位：Springer-Verlag GmbH.
出　　版：天津科技翻译出版有限公司
出 版 人：刘子媛
地　　址：天津市南开区白堤路244号
邮政编码：300192
电　　话：(022)87894896
传　　真：(022)87893237
网　　址：www.tsttpc.com
印　　刷：天津海顺印业包装有限公司
发　　行：全国新华书店
版本记录：889mm×1194mm　16开本　22.5印张　450千字
　　　　　2024年1月第1版　2024年1月第1次印刷
　　　　　定价：248.00元

(如发现印装问题，可与出版社调换)

译者名单

主　译　陈敦金

副主译　余　琳　苏春宏

译　者　（按姓氏汉语拼音排序）

曹定娅　陈敦金　陈桂娴　陈娟娟　陈艳红　池晓东　杜培丽

韩　冬　贺　芳　黄赟博　柯彩萍　黎　璞　李　佳　梁黎璇

梁伟章　林　琳　刘付春　刘益芬　麦凤鸣　毛丽丽　彭忠智

宋　薇　苏春宏　孙　雯　谭　虎　谭　琳　王　琦　王晓怡

魏宋荃　肖　笛　谢人杰　颜　昊　杨诗琪　殷婉嫦　余　琳

袁婷婷　袁心华　曾　毅　张春芳　周燕媚

编者名单

Edith Gurewitsch Allen, MD Gynecology/Obstetrics & Biomedical Engineering, Johns Hopkins University School of Medicine, Baltimore, MD, USA

Robert H. Allen, PhD Biomedical Engineering & Gynecology/Obstetrics, Johns Hopkins University, Baltimore, USA

Ayala Mendez José Antonio Medica Sur Hospital, Mexico City, Mexico

Sergey V. Barinov, MD Department of Obstetrics and Gynecology, Omsk State Medical University, Omsk, Russia

Michael A. Belfort, MD, PhD Baylor College of Medicine, Texas Children's Hospital, Houston, TX, USA

Caterina Bocchi Obstetrics and Gynecology, Department of Molecular and Developmental Medicine, University of Siena, "S. Maria alle Scotte", Siena, Italy

Filippo Boscia, MD Department of Obstetric and Gynecology, Santa Maria Hospital, GVM Care and Research, Bari, Italy

Maria Pia Brisigtti University of Genova, Genova, Italy

Jose Carugno, MD, FACOG Obstetrics and Gynecology Department, University of Miami, Miller School of Medicine, Miami, FL, USA

Annarosa Chincoli II UO Gynecology and Obstetrics, Department of Biomedical Sciences and Human Oncology, University of Bari-Italy, Bari, Italy

Ettore Cicinelli II UO Gynecology and Obstetrics, Department of Biomedical Sciences and Human Oncology, University of Bari-Italy, Bari, Italy

Gilda Cinnella, MD Department of Anesthesia and Intensive Care, University of Foggia, Foggia, Italy

Antonella Cotoia, MD, PhD Department of Anesthesia and Intensive Care, University of Foggia, Foggia, Italy

Lucrezia De Cosmo Department of Obstetrics and Gynecology, Azienda Ospedaliera Universitaria Policlinico di Bari, School of Medicine, University of Bari "Aldo Moro", Bari, Italy

Alessandra De Gennaro, PhD II UO Gynecology and Obstetrics, Department of Biomedical Sciences and Human Oncology, University of Bari-Italy, Bari, Italy

Anna Denereaz, MD Department of Obstetrics & Gynaecology, Southmead Hospital, North Bristol NHS Trust, Bristol, UK

Academic Women's Health Unit, School of Clinical Sciences, University of Bristol, Bristol, UK

Laura Di Fabrizio Department of Obstetrics and Gynecology and Centre for Perinatal and Reproductive Medicine, University of Perugia, Perugia, Italy

Gian Carlo Di Renzo Department of Obstetrics and Gynecology and Centre for Perinatal and Reproductive Medicine, University of Perugia, Perugia, Italy

Luciano Di Tizio Department of Obstetrics and Gynaecology, SS. Annunziata Hospital, G. D'Annunzio University of Chieti-Pescara, Chieti, Italy

Tim Draycott, MD Department of Obstetrics & Gynaecology, Southmead Hospital, North Bristol NHS Trust, Bristol, UK

Academic Women's Health Unit, School of Clinical Sciences, University of Bristol, Bristol, UK

Dan Farine, MD Obstetrics & Gynecology, Medicine and Public Health Science, University of Toronto, Mount Sinai Hospital, Toronto, ON, Canada

Ezio Fulcheri University of Genova, Genova, Italy

Francesco Giacci Department of Obstetrics and Gynaecology, SS. Annunziata Hospital, G. D'Annunzio University of Chieti-Pescara, Chieti, Italy

Irene Giardina Department of Obstetrics and Gynecology and Centre for Perinatal and Reproductive Medicine, University of Perugia, Perugia, Italy

Sarah Gustapane Department of Obstetrics and Gynecology, SS. Annunziata Hospital, G. D'Annunzio University of Chieti-Pescara, Chieti, Italy

Sergio Haimovich, MD, PhD Obstetrics and Gynecology Department, Del Mar University Hospital, Barcelona, Spain

Ryan Hodges, MD Perinatal Services Monash Health, The Ritchie Centre, Hudson Institute, Monash University, Monash Medical Centre, Clayton, VIC, Australia

Patrycja Jarmuzek 1st Department of Obstetrics and Gynecology, Medical University of Warsaw, Warsaw, Poland

Eric Jauniaux Academic Department of Obstetrics and Gynaecology, Institute for Women's Health, London, UK

Giuseppe Loverro Department of Obstetrics and Gynecology, Azienda Ospedaliera Universitaria Policlinico di Bari, School of Medicine, University of Bari "Aldo Moro", Bari, Italy

Matteo Loverro Department of Obstetrics and Gynecology, Azienda Ospedaliera Universitaria Policlinico di Bari, School of Medicine, University of Bari "Aldo Moro", Bari, Italy

Miha Lučovnik, MD, PhD Department of Perinatology, Division of Obstetrics and Gynecology, University Medical Centre Ljubljana, Ljubljana, Slovenia

Antonio Malvasi, MD Department of Obstetrics & Gynecology, Santa Maria Hospital, GVM Care and Research, Bari, Italy

The International Translational Medicine and Biomodelling Research Group, Department of Applied Mathematics, Moscow Institute of Physics and Technology (State University), Moscow Region, Russia

Enrico Marinelli, MD Department of Anatomical Histological Forensics and Orthopedic Sciences, Sapienza University, Rome, Italy

Salvatore Andrea Mastrolia Department of Obstetrics and Gynecology, Azienda Ospedaliera Universitaria Policlinico di Bari, School of Medicine, University of Bari "Aldo Moro", Bari, Italy

Matteo Melchionda, MD Department of Anesthesia and Intensive Care Post Cardiac Surgery, Santa Maria Hospital, Bari, Italy

Lucia Mirabella, MD, PhD Department of Anesthesia and Intensive Care, University of Foggia, Foggia, Italy

Stephen O'Brien, MD Department of Obstetrics & Gynaecology, Southmead Hospital, North Bristol NHS Trust, Bristol, UK

Academic Women's Health Unit, School of Clinical Sciences, University of Bristol, Bristol, UK

Michel Odent Primal Health Research Centre, London, UK

Elena Pacella Department of Sense Organs, Faculty of Medicine and Dentistry, Sapienza University of Rome, Rome, Italy

Luis Alonso Pacheco Endoscopic Unit, Centro Gutenberg, Málaga, Spain

José M. Palacios-Jaraquemada CEMIC University Hospital, Department of Gynecology and Obstetrics, Buenos Aires, Argentina

School of Medicine, University of Buenos Aires, Buenos Aires, Argentina

Felice Petraglia Obstetrics and Gynecology, Department of Molecular and Developmental Medicine, University of Siena, "S. Maria alle Scotte", Siena, Italy

Bronislawa Pietrzak 1st Department of Obstetrics and Gynecology, Medical University of Warsaw, Warsaw, Poland

Pasquale Raimondo, MD Department of Anesthesia and Intensive Care Post Cardiac Surgery, Santa Maria Hospital G.V.M. Care and Research, Bari, Italy

Leonardo Resta, MD, PhD Department of Emergency and Organ Transplantation (DETO), Section of Pathological Anatomy, University of Bari, Bari, Italy

Università degli Studi di Bari "Aldo Moro", Bari, Italy

Hadar Rosen, MD Maternal Fetal Medicine, University of Toronto, Mount Sinai Hospital, Toronto, ON, Canada

Roberta Rossi University of Bari, Bari, Italy

Nicole Ruddock Hall, MD Baylor College of Medicine, Texas Children's Hospital, Houston, TX, USA

Rosales-Ortiz Sergio Hospital de Ginecobstetricia "Luis Castelazo Ayala" Mexican Institute of Social Security and Medica Sur Hospital, Mexico City, Mexico

UNAM (Nacional Autonomous University of Mexico), Mexico City, Mexico

Medicine School at Anahuac University, Mexico City, Mexico

Olga F. Serova, MD Moscow Regional Perinatal Center, Department of Obstetrics, Gynecology and Perinatology, Russian Federal Center of Biophysics, Moscow, Russia

Filiberto M. Severi, MD Obstetrics and Gynecology, Department of Molecular and Developmental Medicine, University of Siena, "S. Maria alle Scotte", Siena, Italy

Amir A. Shamshirsaz, MD Baylor College of Medicine, Texas Children's Hospital, Houston, TX, USA

Michael Stark The New European Surgical Academy, Berlin, Germany

ELSAN Hospital Group, Paris, France

Andrea Tinelli, MD, PhD Department of Obstetrics and Gynecology, Division of Experimental Endoscopic Surgery, Imaging, Technology and Minimally Invasive Therapy, Vito Fazzi Hospital, Lecce, Italy

Laboratory of Human Physiology, Moscow Institute of Physics and Technology (State University), Moscow Region, Russia

The International Translational Medicine and Biomodelling Research Group, Department of Applied Mathematics, Moscow Institute of Physics and Technology (State University), Moscow Region, Russia

Nataša Tul, MD, PhD Department of Perinatology, Division of Obstetrics and Gynecology, University Medical Centre Ljubljana, Ljubljana, Slovenia

Silvia Vannuccini Obstetrics and Gynecology, Department of Molecular and Developmental Medicine, University of Siena, "S. Maria alle Scotte", Siena, Italy

Antonella Vimercati II UO Gynecology and Obstetrics, Department of Biomedical Sciences and Human Oncology, University of Bari-Italy, Bari, Italy

Gerard H.A. Visser University Medical Center, Utrecht, The Netherlands

Miroslaw Wielgos, MD, PhD 1st Department of Obstetrics and Gynecology, Medical University of Warsaw, Warsaw, Poland

Yakov G. Zhukovskiy, MD GynaMed Company, Moscow, Russia

中文版前言

历经多次修改和矫正，《妊娠晚期并发症管理与治疗：妊娠晚期与产褥期》这本书终于要出版了，这是一个非常令人振奋的事情，因为这本书凝聚了相关工作人员的辛苦和智慧，是一本不可多得的好书，它将为广大产科医务工作人员提供精准的临床指南及治疗方案，是临床医护人员得力的辅助工具。

产科是一门非常有意义的学科，而且是一门非常古老的学科，面临新生命的到来，工作瞬息万变，妊娠并发症及合并疾病随时可能发生，妊娠期各类出血、妊娠时限异常等情况经常困扰着妊娠期女性，也让产科医生们难以鉴别，棘手而危重。本书着眼于妊娠并发症，可为临床产科医生带来福音。

本书共分为22章，按照疾病的类型分类，从胎儿到胎盘、妊娠的胎盘早剥、双胎妊娠到胎儿监护、产科麻醉问题以及产褥期的并发症，基本罗列了产科的各种并发症。

目前，关于产科方面的参考书很多，涉及妊娠生理、临床研究、高危妊娠、产科管理等领域。本书内容全面，指导性强，在产科界内具有一定的权威性。翻译团队在翻译过程中一丝不苟，反复推敲，努力以最好的方式进行翻译和表达，以更加符合中国医生的阅读习惯。

本书具有以下主要特点：

第一，本书立足于临床的各种征象，结合了医学临床技术以及临床应用等方面的知识，既注重妊娠并发症知识系统性的要求，又避免部分内容太深、太专。各部分内容经过编者长期教学实践，形成了有机衔接，避免了简单拼凑。

第二，知识脉络清晰，内容简洁。本书着眼于产科专业医学类学生，特别是临床高年资的医生，使他们能在较短的时间内迅速了解产科并发症的系统性知识，特别是有关产科并发症临床诊治的实际操作及诊疗过程，使读者"知其然，更知其所以然"。

第三，本书图文并茂，特别是产科诊疗技术和临床应用的结合，并配有非常详细的解读，不仅确保了讲解的精准性、趣味性，而且为进一步处理分析提供了可靠的临床依据。

最后，感谢所有参与本书的编辑及审校的各位专家及译者。不过因为本书是翻译作品，在语言表达的各方面不一定尽善尽美，加之译者较多，书中难免存在缺点和不足，恳请广大读者不吝赐教。

前　言

  人类的妊娠和生育是独立于国家、种族和宗教信仰而带来健康和幸福的事件。不幸的是,这并不总是一个快乐的事件,它有时会变得复杂,对母亲或新生儿造成致命或永久性伤害。目前,在低收入国家,90%以上的并发症和死亡率是由妊娠导致的,全球有5个国家的人口超过了全球总人口的50%。预防和适当处理所有并发症仍有许多困难,特别是妊娠中期和分娩期间的并发症,因为我们仍然无法理解其中许多并发症的病因、病理学。事实上,我们对妊娠并发症的定义主要是它们的症状(高血压、高血糖),而非它们的病因。同样明显的是,加强预防和预测将能够减轻这些并发症的负担和后果。本书与之前出版的《妊娠早期并发症管理与治疗:第一和第二孕期》为同一系列图书,其指出了最常见的妊娠并发症和出生并发症,而且它为预测和早期诊断主要疾病和综合征打开了一扇窗口。这些观点对工业化国家和低收入国家的妊娠结局都有一定影响。感谢所有作者为本书所贡献的综合能力和专业知识,以及他们为本书所提供的新的信息。我们希望本书能够鼓励读者在未来更多地着眼于预测和预防并发症,而不是管理这些并发症。

Antonio Malvasi

Andrea Tinelli

Gian Carlo Di Renzo

目 录

在线探讨交流
提升专业能力

 ☆读书笔记 >>>>>>>>>>>>>
在线记录书中知识点，形成个人医学笔记

 ☆交流社群 >>>>>>>>>>>>>
加入本书专属读者社群，交流探讨专业话题

 ☆书单推荐 >>>>>>>>>>>>>
获取医学专业参考书单，精进你的专业能力

扫码添加
智能阅读向导
助你实现高效阅读

操作步骤指南

第一步 微信扫描左侧二维码选取所需资源。

第二步 如需重复使用，可再次扫码或将其添加到微信的"📦收藏"。

第1章

胎盘就像胎儿的镜子

Leonardo Resta、Roberta Rossi、Ezio Fulcheri

1.1 引言

哺乳动物之所以被称为哺乳动物,是因为它们的器官能够产生满足其后代营养所需要的食物(乳汁),而这些食物(乳汁)的感官成分完全适合幼崽不成熟的消化能力。实际上,在哺乳动物中产生后代的新体系包括一个产前阶段,当受孕物被留在母体内时,它免受恶劣天气、微生物和捕食者等不利条件的影响,因此可以在相对短暂的时间内发育。这种发育不仅取决于母体子宫的存在,更重要的是依赖于另一个器官的存在,这个器官特别善于每周进化以适应生长中的胚胎-胎儿的不同需要,并能够替代(甚至到出生时)各种生命活动,如造血、循环、呼吸、内分泌、代谢功能。

当不再需要胎盘功能时,其就从母体中清除掉,这使得科学界几乎忽略了它,因为科学家们自然而然地更倾向于研究可能损害出生个体生命的疾病(因此也是合法存在的)。许多胎盘功能和病理仍不完全清楚,尤其是人类胎盘与实验室中常见的动物胎盘有显著不同特征,因此妨碍了动物模型的建立和应用。人体器官的这种特殊性给我们带来了产科疾病,这些疾病只有人类才知道,它们起源于胎盘,而且至今仍有待猜测。这个猜想意味着胎盘病理学在不断进化,仅仅几年的时间,观念和理论就过时了,但却揭示了以前被忽视的其他方面。

出生率的降低、妊娠期女性年龄的增长和医疗诉讼的增加,意味着在过去的10年里胎盘的生理病理学得到了更多的关注。许多的研究是以更有趣的知识进行的,这些知识说服了那些有正确经验的人,尤其每一次产科事件都在胎盘内留下了可读的痕迹。因此,今天我们对胎盘有更多有趣的定义,如镜子、日记,或者妊娠的黑匣子。

我们必须记住,胎盘是胎儿的器官,由胎儿自己发育而成,其遗传物质主要由胎儿共享,血管化来自胎儿(母体提供血液,但血液返回给母体)。每天医生在以母体的名义登记胎盘其实都是错误的。事实上,如果婴儿出生了,胎盘就应该以婴儿的名义登记,并将报告交给新生儿科医生,只移交一份副本给产科医生。这样,人们就会更清楚地认识到胎盘检查对婴儿更有用处,因为它可以解释甚至预防围生期疾病(感染类型)或以后的代谢或心理生理发育所固有的疾病。

话虽如此,胎盘的发育和功能很大程度上受母体状况的影响,许多母体疾病也会影响器官的结构。对胎盘的研究有助于对母体的代谢或免疫情况进行任何研究,这些都属于产科医生的职责,特别是对将来的妊娠。

直到今天,父亲对于胎盘功能方面的作用一直被认为是微不足道的,但相反,由于他对胎儿的遗传有贡献,因此可以影响胎盘的代谢和免疫功能,对胎盘的病理生理产生影响。

近些年来出现了一个新的观点,即妊娠可以被看作是对母体及其代谢、免疫、内分泌和心血管系统的一个应激试验,同样在成功妊娠的情况下,胎盘甚至可以在多年后显示出母体对特定疾病易感的迹象。那为什么父亲会有所不同呢?

随着知识的更新,我们更加关注胎盘,而其也不仅是一个"黑匣子"了,还是未来可能存在于婴儿、母亲,甚至父亲身上的明确指标[1]。

有这么多的病理促成胎盘模式,可以想象它是多么的复杂,胎盘病理学不能仅依靠病理学家或验尸官。

1.2 胎盘检查的目的

这个复杂的器官——胎盘,生命极其短暂,然后被消失,不再有用。这让那些不愿意浪费时间去识别和理解其机制的科学家望而却步,这些机制至少在目前是无法被证实或纠正的,也就无法造福于其他器官。

尽管如此,从理论和实践的角度来看,胎盘的病理学检查仍有许多合理性:

1.在一些严重的负面事件的情况下,如妊娠期间的围生期死亡,对尸体的检查不足以充分了解事件的进展。今天我们所说的"胎儿-胎盘单位",如其名称所示,胎盘是其组成部分。

2.当婴儿在一个好的或坏的情况下存活下来时,对胎盘的任何病理生理学异常的分析是唯一能使我们了解新生儿功能状况或预见到出生前环境可能受影响的方法。

3.明白失败结局的原因对于处理夫妻生活和未来妊娠计划的影响具有极其重要的意义。

4.对于母亲现有的重要疾病,无论是代谢性疾病、免疫性疾病还是心血管疾病,对胎盘的研究可以让我们了解它们对妊娠发展的影响程度,从而可以采取任何特定的治疗措施。在同样程度上,以前未知的病理学可以从胎盘的分析结果中进行假设。

除了检查时每个病例固有的那些考虑之外,我们还应记住,每一个需要分析的胎盘都可以增加该器官的知识库。由于人类胎盘的特异性和人类围生期病理的存在,我们对胎盘机制的认识还存在不足。

由于不同的事件可以结合起来确定相同的结局,或者反之亦然,单一的病理可以确定不同的结果,尤其是存在并发症时,因此经验不足的情况下会变得更加复杂。与妊娠期间发生的糖尿病相比,如果它与血管疾病或高血压相关,或者如果它并发于胎儿猝死,或者如果这种疾病被发现和治疗或没有被治疗,胎盘的分析是不同的。许多可能发生的事情和情况导致了显然无法解释的状态,从而导致报道也都是混乱和矛盾的。在文献[2]和实践中,复杂性妊娠的胎盘中所发生的改变也可能在健康新生儿的胎盘中发现,这种情况并不少见。毫无疑问,胎盘和其他器官一样,也会发生适应性改变,只是我们不知道胎盘进行的所有活动的真正

功能储备是什么,因此,我们对反映胎儿新陈代谢的适应性反应和病理性反应之间没有明确的界限。考虑到我们的诊断可能产生的影响,病理学家或科学家应保持在从之前观察结果中巩固的知识范围内,并使用这些知识从分析中得出结论。然而,这就是说,胎盘的研究超越了单一的情况,如果新的观察和经验证明它们是虚假的,就可以增加相关的知识,甚至推翻长期持有的观念[3]。

1.3 检查胎盘的时机

至今进行解剖-病理学胎盘检查的决定必须严格受制于规范,因为对指南的严格遵守可以使其免受任何后续声明的影响。有些人认为,即使新生儿没有损伤,胎盘检查也是必需的。然而,这违背了管理成本的政策,也有可能导致病理解剖室超负荷运转,因为"生育中心"现在已经是高速运转的部门了。有些人认为,胎盘分析的结果几乎没有什么用处,因此只在极端情况下保留。还有一些人喜欢在产房进行肉眼评估,以决定检查哪些胎盘。非病理学家做出的决定不可避免地局限于报告与胎盘病理生理学无关的细节。

在下列情况下需对胎盘做出积极的检查决定:
• 胎儿或者新生儿死亡。
• 畸形。
• 双胎产。
• 早产或者过期产。
• 妊娠期胎儿宫内生长受限。
• 任何新生儿病变,包括感染。
• 母体病变(糖尿病、妊娠中毒症、高血压、感染、妊娠期子宫出血、母体全身性疾病、药物滥用、损伤等)。
• 附件改变[胎盘重量轻或重、脐带狭窄或渗液、脐带打结和(或)受压、胎膜增厚、胎膜早破、羊水过少等]。

以上并不能代表所有胎盘检查的原因,妇科医生或产科医生的谨慎是最重要的。我们认为,前次妊娠失败、辅助助孕、妊娠中期自然流产和分娩室发生任何紧急情况,都应该进行胎盘检查。

为避免不必要的工作量,胎盘可保存在密闭真空并冷藏几天,直至新生儿出院,如果出现并发症可取出固定。

在新生儿出现紧急情况下,特别是感染时,快速检查胎膜或实质可能是有用的。这种胎盘检查与移植器官保留的程序非常相似。

1.4　胎盘的发育和结构

受精后的6天,受精卵从在输卵管的壶腹部到达子宫腔。当它已经发育到囊胚期,在它的外表面有一层特殊的细胞(滋养层),能够连接到子宫内膜细胞外表面的特定蛋白质。滋养层能够让囊胚穿透进入子宫内膜并改变其血管组织,从而为完整的受孕过程创造合适的环境。确定的是,滋养层的功能并不局限于着床阶段,而是伴随着所有妊娠过程。特别是滋养层能够侵袭螺旋动脉壁(图1.1)并逐渐破坏中膜平滑肌细胞和内弹力膜,内弹力膜被纤维蛋白沉积所替代,使血管按照功能需求快速生长,而不会出现反流。此外,这种侵袭将滋养细胞带入管腔,导致妊娠10周左右许多血管闭塞(图1.2)。

这种矛盾有一系列优点:① 在特定的发育时期,它能减少胎儿的氧化应激;②在缺氧情况下诱导绒毛快速成熟;③在妊娠中期,胎盘的周边区域扩大;④它能让动脉壁在外壁和内壁更快速地转变;⑤使滋养层逆流迁移,从而逐渐将动脉壁的侵袭延伸到子宫肌层的血管。

合体滋养层中出现腔隙,这些腔隙中充满母体血液(图1.3)。合体滋养层和细胞滋养层共同向外形成突起,称初级绒毛干,现在形成了滋养层细胞的中心核心(初级绒毛茎);胚胎中胚层逐渐伸入绒毛干内,形成次级绒毛干;绒毛内的间充质分化为结缔组织和毛细血管,形成三级绒毛干;最后分支形成小绒毛。

胎盘结构的准确描述可见下文内容;由于羊膜上皮的存在,绒毛膜板(胎儿面)光滑且有光泽,绒毛膜尿囊可从绒毛膜插入区延伸而来。母体胎盘面由16~20个小叶构成,称为母体绒毛叶。胎儿绒毛叶反而是绒膜绒毛及其分支和次分支的初生茎,即绒毛树的功能单位来自绒膜板。后者比前者数目多,每个母体绒毛叶可包含1个以上的胎儿绒毛叶。

在母体绒毛页中心附近,绒毛变薄并形成血液腔隙(图1.4),导致血流速度减慢和相应的母胎转移所需的静水压降低。它也是含氧量最高的区域,因此在它的周围可以发现最近的未成熟的绒毛分支。胎盘内有

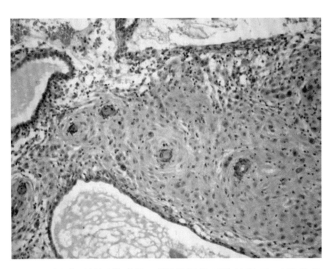

图1.1　蜕膜层的螺旋动脉,无滋养层作用的情况下,动脉壁保留了肌层。管腔狭小。

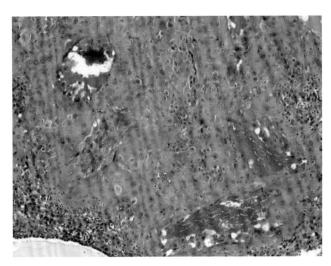

图1.2　妊娠8周蜕膜。滋养层侵入间质和动脉壁。滋养层细胞存在于动脉内皮上,使动脉中的管腔完全闭塞。

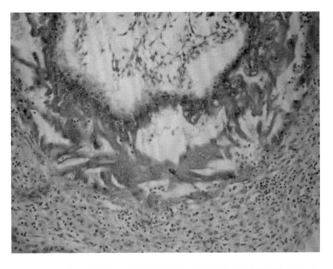

图1.3　子宫内膜胚泡的早期阶段。胚泡壁由细胞滋养层的内层和合体滋养层的厚层组成,其中通道被母体血液占据。

各种绒毛类型。

1.干绒毛（图1.5）：含有肌肉壁的动脉和静脉、结缔组织和滋养层，它们可以有多达8个分支，直径减小，但是结构上不变。有些侵入纤维蛋白中，嵌顿在基底层来稳定器官的结构。

2.未成熟中间型绒毛（图1.6）：含有网状基质的大绒毛，含有活跃的巨噬细胞性霍夫鲍尔细胞和毛细血管，与滋养层表面有不同距离。它们保证在妊娠早期转移并继续分化，演变为干绒毛或成熟中间型绒毛。

3.间充质绒毛（图1.7）：主要见于妊娠早期新形成

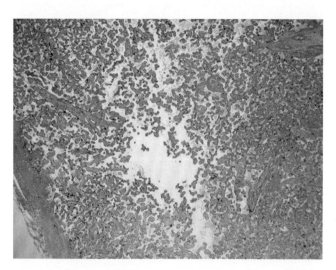

图1.4　母体子叶的低倍放大。中心附近有明显的血液腔隙。腔隙周围存在一些不成熟的中间绒毛。

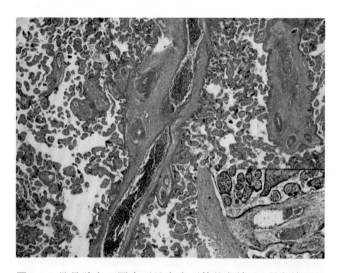

图1.5　足月胎盘。图中可见大小不等的主绒毛，所有绒毛的特点间质较厚，有两条血管（动脉和静脉）。表面常缺乏滋养层，母血分离绒毛有一层纤维蛋白。绒毛的大小取决单个绒毛的分支程度。嵌入过程中，我们观察到的绒毛嵌顿在基底纤维蛋白层。

的绒毛，由滋养细胞出芽，它们是绒毛发育为不成熟中间绒毛的第一代。开始时，外层的滋养层的细胞增殖，生成毛细血管后最终变成未成熟中间型绒毛。

4.成熟中间型绒毛（图1.8）：网状基质消失，绒毛直径变小，毛细血管到达结构的外套膜。大多数终末绒毛由此发出。

5.终末绒毛（图1.9）：它们由环形毛细血管（4~6条，但在切片上似乎较少）构成，靠近滋养层的基底膜，因此形成了血管合体膜，为母体–胎儿物质交换的场所。

各种类型的绒毛在妊娠期间并不总是存在。成熟中间型绒毛和终末绒毛在妊娠晚期增殖，以满足胎儿营养的需要，即使在血液腔隙周围，我们仍能发现未成熟中间型绒毛和间充质绒毛，以支持胎盘生长。在母体胎盘面，我们发现了基板部分含有纤维素，主要包括Rohr纤维样物质和子宫胎盘纤维素样物质（Nitabuch纤维样物质），这些物质形成了物理和免疫屏障。蜕膜子宫内膜被绒毛外滋养层浸润。

1.5　胎盘形状、结构或功能异常？

近年来，由于临床研究和法医学的需要以及新的遗传和分子技术的出现，人们对胎盘病理学的认知取得了长足的进步。现在我们知道，我们所说的许多"病

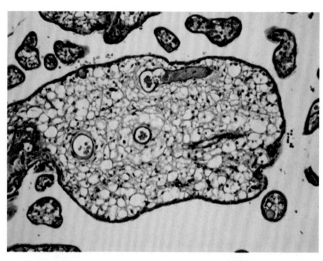

图1.6　未成熟中间型绒毛很大，由于存在非常复杂的通道网络，其基质呈网状。在每个腔隙中，霍夫鲍尔细胞都显示出一个暗核，被薄薄的细胞质突起锚定在通道壁上。毛细血管与滋养层的距离不同。可能发生母胎改变，但实体较低。

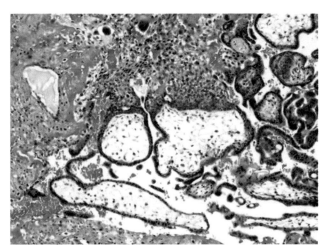

图1.7 两个间充质绒毛,其特征是有一个增生的滋养层细胞层、水肿的基质和无血管。

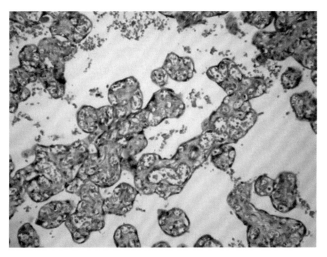

图1.8 成熟中间型绒毛比未成熟中间型绒毛小。它们的轴包含膨胀的毛细血管。几个绒毛暴露在表面。

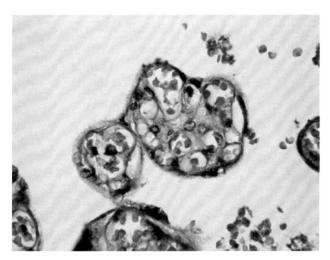

图1.9 绒毛由毛细血管的一些环、很少的间质和滋养细胞组成。在没有核的滋养细胞区域中,扩张的血管非常靠近基底膜。胎儿和母体血液之间的距离最小,母胎变化达到最大可能。

变",其实远没有它们看起来的那么重要。即使传统病理学家感兴趣的胎盘的形状、厚度和结构等方面的变化,也被发现没有什么实际意义。

与病例学家的日常工作一样,现代胎盘诊断必须力求对病理事件做出令人信服的解释。因此,诊断过程必须包括三个阶段。

1.临床数据和围生期风险的正确信息:胎儿损伤可能由母体因素、妊娠年龄、胎儿体重以及妊娠和分娩的演变导致。

2.正确检查胎盘:肉眼评估,观察胎膜和脐带的结构,评价病变的特征、时间(新旧)、严重程度和范围。

3.解释正确的结论:评估损害程度及其对疾病演变的发生率,存在多种因果或协同因素,并根据结果体征对因果进行区分性评估。最后,这些观察结果可以解释过去评估不当的原因,例如,干绒毛动脉的纤维性闭塞是胎儿死亡的结果,而不是原因。

从上面的内容可以了解,胎盘病理学的介绍只能从解决特定的临床问题开始。

1.6 继发于胎儿宫内死亡的胎盘异常

妊娠合并胎儿宫内死亡的胎盘检查是一个典型的例子,当观察者可能被误导而混淆"死亡征兆"时,即继发于胎儿死亡的改变,而这些征兆实际上与死因有关。

准确的辨别不仅使我们能够区分这两种现象,而且可以为我们提供关于死亡时间的信息,这比胎儿尸检的死亡观察所提供的信息更准确。事实上,胎儿的死亡改变受几个变量的影响,如温度、羊水量、胎粪的存在、死亡之前或之后的感染,以及同时发生的贫血和(或)溶血,这些都会严重影响胎儿的发育[4]。不同的是,胎盘的氧合和趋向性依赖于母体血液,在胎儿死亡的那一刻,胎盘开始显示出一系列与胎儿循环停止相关的精确事件[5,6]。这在医学法律纠纷中具有巨大的价值,因为它允许客观描述相对精确的时间跨度来解释胎儿的死亡时间,而不是母亲和产科医生的主观意见。

许多宫内死亡的胎儿在最初24小时内排出,但确切的时间尚不清楚。相反,也有胎死宫内持续超过一周的情况发生。在胎盘中观察到的变化大部分与胎儿循环停滞相关,并随时间从大血管进入胎儿毛细血管。

这些都是由血管壁的损害和胎儿的血栓引起的。

总之,根据文献和临床经验,我们可以使用以下时间范围来确定从胎儿死亡到被排出之间的时间:

1. 数小时后:脐动脉血管壁"纤维肌性"增生(图1.10),干绒毛动脉内皮细胞肿胀(图1.11)。这些方面与由心脏停搏引起的血管塌陷紧密相关,属于是非特异性现象,因为它们也存在于延长的产后排出中。

2. 6个小时后:随着时间的推移,绒毛血管内核碎裂(图1.12)。干绒毛血管内膜纤维开始沉积。

3. 24~48小时后:绒毛开始矿化(这是一种非特异性现象,因为这种现象也存在活胎新陈代谢中),血管腔异常增加(图1.13),退化的区域可见到脐带胶样组织,血红蛋白开始扩散(图1.14)。

4. 48小时至7天:脐带血管异常(肌壁细胞核丧失)(图 1.15),大血管内膜炎变得越来越广泛(图1.16)。

5. 7天后:绒毛的纤维化越来越密集(图1.17)。

上面变化对确定胎儿死亡时间很重要,不得用于定义死亡原因,以避免诊断意见不明确,这表明胎儿死亡后掩盖了死亡病因,从而导致死胎滞留的时间和死亡时间不一致的局灶性病变,这很可能与病因有关。

确定死因并不容易。许多观察到的病变,特别是组织学病变,也可以出现在健康的胎盘中,必须充分分析胎盘实质受累的程度。通常用肉眼仔细观察是非常有用的:可观察到胎盘后血肿、脐带帆状附着伴胎膜早破、胎儿血栓形成、广泛的梗死、巨大血管瘤、索状血管收缩。

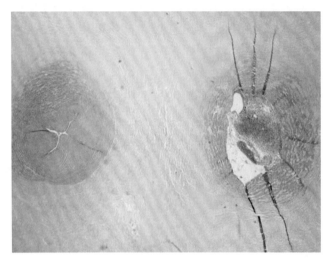

图1.10　胎儿死亡后几个小时,脐带动脉收缩,管腔通常无空隙,壁明显增厚。

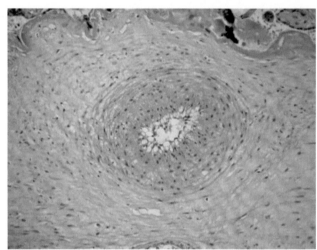

图1.11　在茎绒毛中,收缩的动脉存在内皮肿胀。这张照片曾经与糖尿病性胎盘的糖原性变性相混淆。

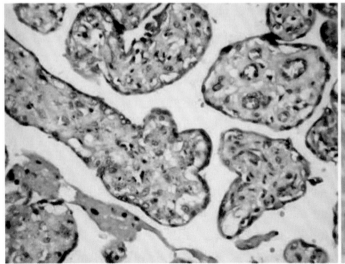

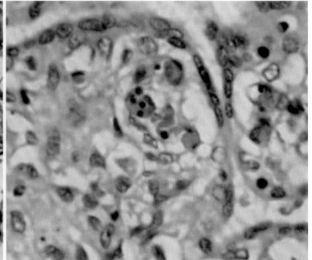

图1.12　绒毛血管内核碎裂。白细胞的核碎片存在于毛细血管的腔内。

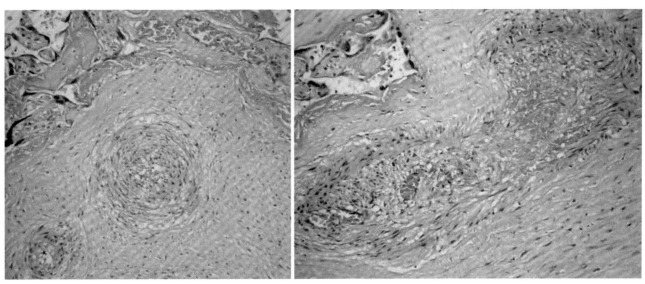

图1.13 胎儿死亡后几天,绒毛动脉的退化伴内膜纤维化。

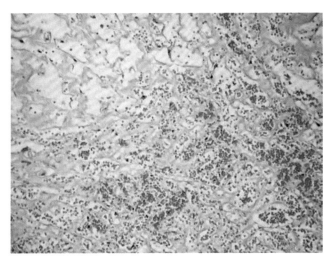

图1.14 红细胞在脐带华通胶中扩散。胎儿死亡几天后,肉眼可见脐带呈红棕色。

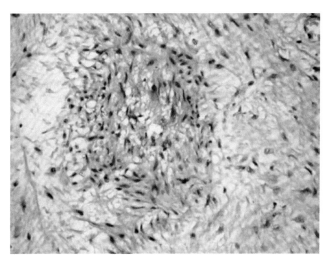

图1.16 管腔消失后,动脉壁完全分离。

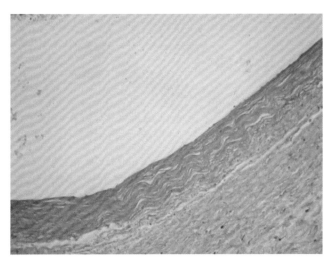

图1.15 脐带血管肌细胞凝固性坏死,胞质嗜酸性粒细胞增多,细胞核缺如。1周后胎儿死亡。

1.7 母体或胎儿循环功能障碍

本章内容将会在其他章节进行讨论。

1.8 绒毛成熟的变化

妊娠期间绒毛成熟是至关重要的,因为在妊娠晚期,绒毛的成熟可以促使母体−胎儿物质交换显著增加,在此期间,胎儿体重显著增加,胎盘却没有相应的增加。然而,我们却不知道什么原因促使绒毛成熟,

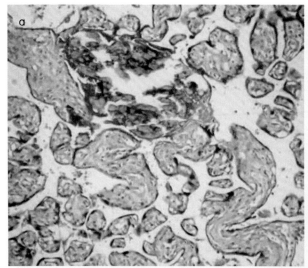
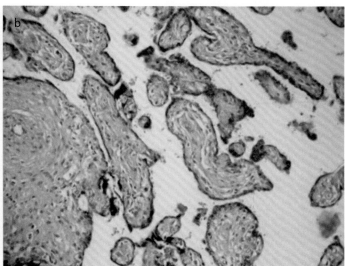
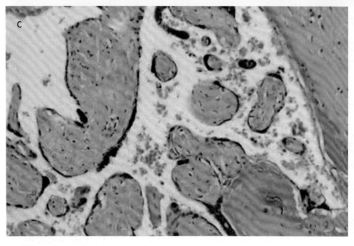

图1.17　胎儿死亡1周后，血管消失，进行性纤维化和绒毛细胞减少。滋养细胞核聚集成黑色的大结节。

所以我们对绒毛成熟的机制知之甚少。另外，成熟的绒毛似乎与小绒毛以及胎盘血管化无关，我们尚缺乏对所有相关因素的了解，这会使任何可能的分析变得复杂。

　　母体血液、胎盘床和胎儿中的氧含量会影响物质交换和绒毛的成熟[7]。某些特定的激动剂/拮抗剂的酶也会促进平衡机制驱动成熟。特别应注意内皮素/NOS、前列腺素/血栓素和血小板衍生物生长因子-B与血管内皮生长因子的关系。这些结果与氧含量有关，也与动脉压、炎性/反应因子、凝血状态、免疫力等有关。

　　从实用的角度来看，要研究的效果需要根据其年龄和一般状况比较绒毛成熟/分支/血管形成的状态以及胎儿的营养需求。胎儿贫血是一种严重的情况，可以看见绒毛中处于未成熟的水平。最初认为这仅是由于母体-胎儿红细胞抗原不兼容（胎儿红细胞），而今天它涉及胎儿贫血的所有情况：病毒感染、血红蛋白病和特发性贫血。胎儿非常重，呈玫瑰色（图1.18），在显微镜下呈现大绒毛，但不是未成熟的中间型绒毛，因为它们没有网状结构，而是空泡结构，毛细血管充满核红细胞（图1.19）。这些都是与贫血有关的心力衰竭迹象，也会由胎儿水肿导致心脏停搏。

1.9　胎盘感染

　　胎盘感染不仅意味着细菌进入胎盘，而且还可能包括许多尚不清楚的情况，如有不同程度的炎性浸润伴不能识别的炎症因子，因此很可能病因是反应性的。在这种情况下，胎盘与其他器官没有太大区别。将胎盘和胎儿的炎性细胞（在绒毛膜下腔和绒毛膜间隙）的组织学结合在一起是胎盘的特定特征。

　　我们可以大致将感染分为两组，羊膜绒毛膜感染（绒毛膜羊膜炎和绒毛膜炎），通常从子宫内膜和宫颈内膜的邻接处上行到达的感染性毒物，以及绒毛复合

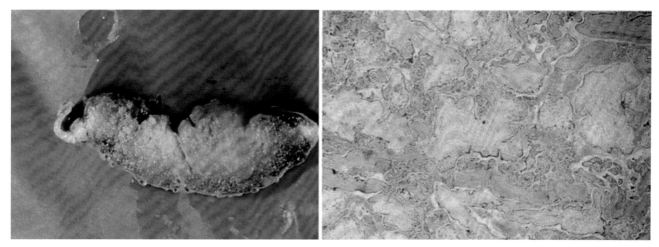

图1.18　胎儿贫血时的胎盘：肉眼切片可见大而苍白的外观。组织学检查可见巨大水肿绒毛，血管稀少。

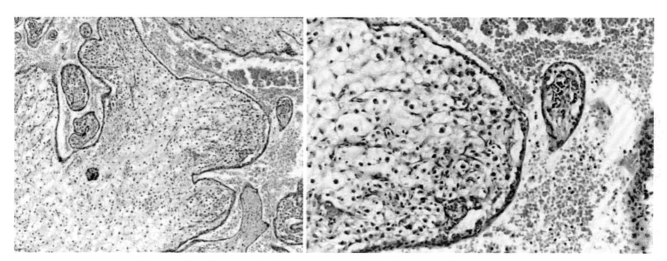

图1.19　胎儿贫血。大绒毛在血管中呈现大量霍夫鲍尔细胞和大量成红细胞。

体（绒毛炎和绒毛周炎）感染，由到达母体血液的细菌引起。

绒毛膜羊膜炎（图1.20）是一种常见的胎盘感染，与任何一种脐尿管炎都有可能在围生期传播到胎儿，并且由于金黄色葡萄球菌激活的细胞因子的作用而有脑损伤的风险。膜中的渗出液由绒毛膜侧的母体粒细胞和羊膜侧的胎儿粒细胞组成（图1.21）。感染的严重性分为三级[8]：①纤维蛋白和连续绒毛膜层的侵袭；②绒毛膜板结缔组织平面的侵袭；③结缔组织和羊膜上皮的侵袭（坏死性绒毛膜羊膜炎）（图1.22）。胎儿反应从羊膜绒毛膜血管和脐带开始，从内皮向壁和结缔组织或周围的华通胶渗出（图1.23）。

急性绒毛膜炎是母体血液感染引起的，主要是病毒性感染（图1.24）。梅毒螺旋体可引起广泛的绒毛膜炎。细菌（图1.25）或特定病毒细胞学病变（图1.26）的

鉴定可以进行诊断。急性绒毛膜周围炎（图1.27）通常与绒毛膜羊膜炎和（或）胎儿致命性感染有关，通常由李斯特菌、大肠埃希菌或链球菌引起。

慢性绒毛膜炎（图1.28）和病因不明的绒毛膜周围炎占经产妇的3%~5%，与特定细菌无关。对这一过程的最新研究与绒毛膜羊膜炎、微循环血栓形成、绒毛的纤维蛋白样坏死、慢性子宫内膜炎等相关，但与胎儿生长受限或其他较轻的新生儿病理表现的关系尚不清楚[9]。

1.10　与母体疾病相关的胎盘异常

本段将描述与妊娠相关和（或）因妊娠而加重的疾病时胎盘表达的病理。最常见为高血压、糖尿病和母体血栓形成。

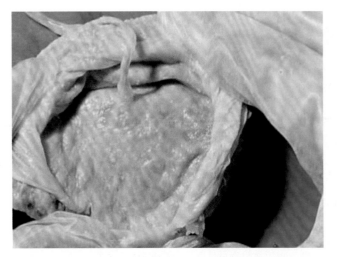

图 1.20   严重羊膜炎。胎膜不透明,被纤维蛋白渗出液覆盖。

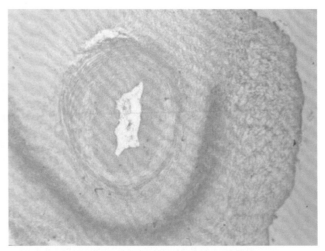

图 1.23   先天性梅毒伴脐动脉附近解剖浸润。

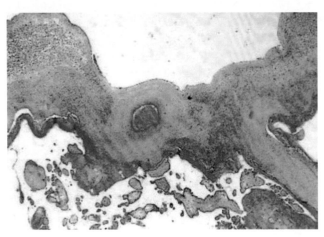

图 1.21   从组织学上看,严重的绒毛膜羊膜炎的特征是中性粒细胞的扩散和严重浸润。

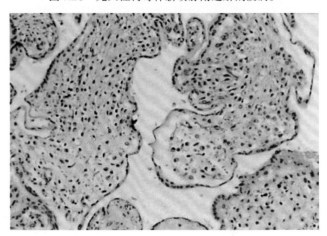

图 1.24   以淋巴细胞和浆细胞浸润为特征的慢性病毒性绒毛炎。

1.妊娠期高血压和先兆子痫。在这一组中,我们将同时考虑妊娠前原发性高血压(过去罕见,而如今初产妇妊娠年龄超过 30 岁更常见了)和妊娠期高血压(PIH)的情况。这些状况与子痫前期、HELLP 综合征和子痫等更严重的状况不同。子痫前期是与严重程度不同的蛋白尿有关的高血压,有时并发溶血、肝酶水平升高和血小板计数降低(HELLP)或者肝和(或)脑损伤。先兆子痫的病因(一种仅见于人类的疾病)尚不清楚。根据 Robertson[10]的理论,这是绒毛外滋养细胞对子宫螺旋动脉重塑不足的结果,换言之,是由绒毛外滋养细胞侵袭子宫动脉造成血管失去弹性。尤其是在妊娠的后半期,需要血流阻力较小的类纤维蛋白和替代物(图 1.29 和图 1.30)。这导致胎盘缺氧、绒毛滋养层细胞的更新增加、自由循环合体结节的增加和肾损害。但是,该理论并不能解释所有事件。其致病机制极其复杂,还涉及针对侵入性绒毛外滋养层的母体免

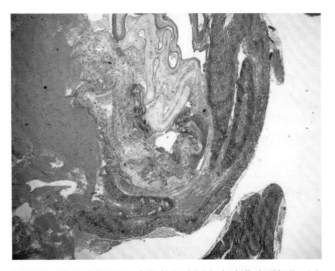

图 1.22   在这种情况下,中性粒细胞浸润在胎膜破裂部位更为严重。我们可以得出结论,胎膜早破是绒毛膜羊膜炎的结果。

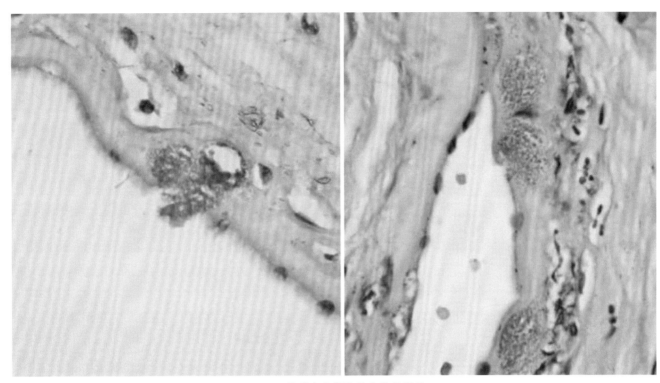

图1.25　羊膜中李斯特菌菌落的增殖。

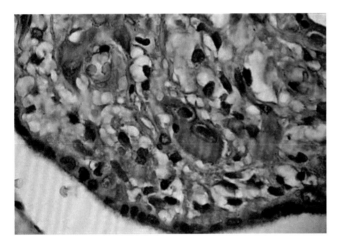

图1.26　巨细胞病毒感染。具有嗜酸性细胞质,巨核和明显的核包涵体。在这种情况下,病毒的细胞病变可能存在于各种胎盘细胞中。

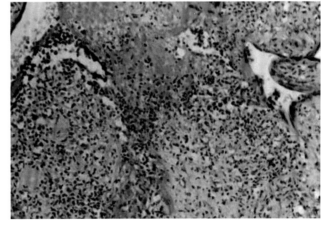

图1.27　李斯特菌感染。绒毛和绒毛膜间隙粒细胞和脓肿浸润。

疫因素、母亲遗传易感性、氧化应激和炎症因素[11,12]。胎盘缺氧的结果是先兆子痫,这种胎盘通常体积小、干燥,伴多发性梗死(图1.31和图1.32)。梗死发作的不同时间可以认为是病理性的。从组织学上讲[13],尽管并非总是能够观察到,但特征性病变是,母体胎盘蜕膜动脉的动脉粥样硬化(图1.33)发生血栓会引发梗死,而破裂会引起胎盘早剥或胎盘后出血。绒毛具有发育不良的特征(加速成熟),并且滋养细胞的数量会增加。绒毛的毛细血管腔变窄,进一步限制了物质代谢[14]。

当先兆子痫通过治疗得到控制时,未观察到严重的病理,形态学图像仅限于绒毛分支增加和滋养层细胞活跃增生[15],可表现为滋养层细胞出血存在合体结节增加(Tenney-Parker 的改变)(图1.34)。绒毛干认为这是对母体低氧的适应现象,并且与其他情况(如母体贫血、吸烟、高海拔时期等)相同。值得注意的是,尽管这种适应可以保证胎儿的正常发育,但它无法抵抗分娩的压力,甚至会出现胎儿死亡。第二种类型的先兆子痫胎盘体积可以增大,绒毛及其滋养层外细胞不成熟。

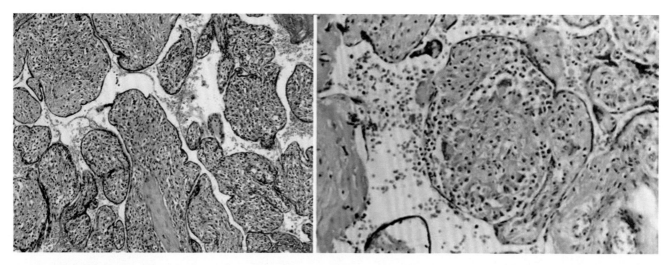

图1.28　病因不明的绒毛膜炎(VUE)。这种情况与已知的微生物炎症无关。绒毛膜被白细胞大量浸润,可见一些巨大的多核细胞。该图片所显示的情况可能与不同的胎儿疾病有关,这是母胎免疫反应的结果。

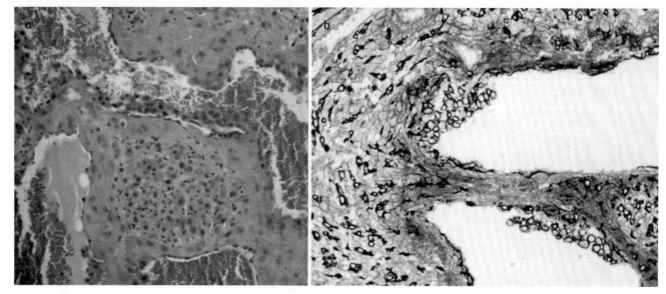

图1.29　(a)子宫-胎盘动脉的生理转化。(b)原始染色以紫色(原色)显示稀疏的弹性纤维,以黑色(与抗角蛋白抗体的免疫组化反应)显示滋养层细胞的细胞质。后者大量存在于蜕膜、动脉壁和腔内。

合并糖尿病或多胎妊娠时更常发生这种情况。在没有胎儿滋养层疾病的情况下,先兆子痫与滋养层的存在密切相关,只有在胎盘消除后才会消退。

2.糖尿病。这是一种重要而复杂的并发症,甚至在胎盘病理学和整个围生期病理学中都存在争议。妊娠期女性的新陈代谢繁重,因此,任何胰岛素抵抗的倾向都可以表现在那些后来发展为2型糖尿病女性的身上。当然,有些女性已经患有糖尿病(通常是1型),我们必须考虑在妊娠开始之前可能出现的后果,例如血管、心脏或肾脏并发症。妊娠期间,妊娠女性的生化水平与非妊娠女性的水平会存在差异,通常实验室检查并不总是敏感。此外,不可能使用口服降血糖药。这使得寻找正确的胰岛素剂量变得更加困难。在妊娠早期,对于母体来说,要实现体内的糖类平衡是困难的,因为母体的身体需求发生变化,然而,在妊娠晚期,胎儿胰岛素的干预在很大程度上改善了母体的状况,但同时由于胰岛素的影响而使胎儿的健康处于危险之中,有巨大儿、血栓形成的倾向,妊娠最后几周心脏负荷过重和猝死风险增加。胎盘改变尚不十分清楚,但如果不适当治疗,巨大胎儿则可表现为胎盘体积大而重。如果母体有高血压病或血管病,以及胎儿生长受限,则胎盘会变小,并可能发生梗死。

显微镜检查,没有考虑任何并发症的迹象,主要表现为绒毛普遍不成熟,伴有广泛的脉络膜病变,即毛细血管的增殖,为绒毛的"不成熟"(图1.35和图1.36)。这些图片在超微结构研究中得到了证实(图1.37),其中内皮细胞的异常现象也很明显(图1.38)。传统观念认为绒毛基底膜增厚是不正确的[16],而应归因于免疫沉积。

3. 母体易栓症。这种情况,主要因存在抗磷脂抗体引起,或先天性缺乏特定凝血因子,与母体血栓栓塞风险较高相关。在胎盘和胎儿中,血栓发作的风险也较高,甚至可能会发生围生期死亡。经常有反复流产和胎儿生长受限。胎盘病灶与血栓事件的高发有关,类似于先兆子痫,其状况似乎与之相关[17]:血栓性微血管病、胎盘早剥、血肿和梗死。

1.11 双胎妊娠胎盘

双胎妊娠实际上在人类中很少见,其发生率随种族和家族史而变化。因为目前存在多种辅助生殖技术,多胎妊娠率有所增加。为了确定妊娠风险,必须确定妊娠的性质:双(多)合子或单合子。如果是双卵妊娠,则胎盘可以融合或分开,并且可以看到明显的羊膜和绒毛膜结构(双绒毛膜和双羊膜囊)。如果妊娠是单卵的且由单一受精卵分裂,在分裂合子之前形成附件,则附属物将是共有的(图1.39)。因此,如果受精卵在3天内分裂(罕见事件),则胎盘为双绒毛膜和双羊膜囊。如果分裂发生在1周内,则胎盘是单绒毛膜和双羊膜

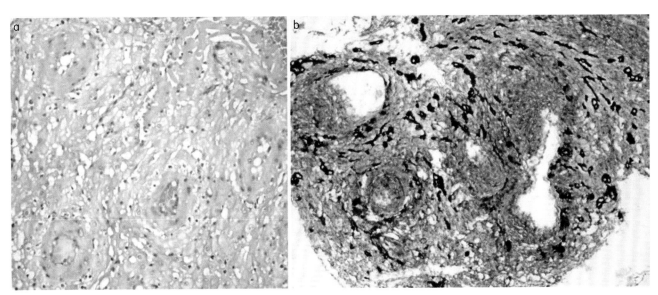

图1.30 (a)在先兆子痫的胎盘中,子宫-胎盘动脉缺乏生理转化,显示较厚的肌壁和较小的管腔。(b)特殊染色显示动脉管壁大量弹性纤维(紫色),动脉管壁和动脉管腔内缺乏细胞滋养层细胞。

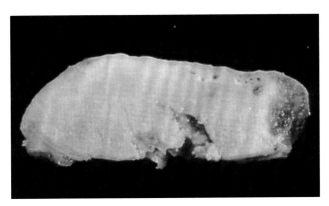

图1.31 先兆子痫的胎盘大部分梗死,几乎累及所有额部。

囊(图1.40)。如果分裂发生在第9~10天,胎盘则是单绒毛膜和单羊膜囊(图1.41)。如果在第11~12天进行分裂,则将有两个囊泡。在第13~15天后进行分裂会导致连体双胎(图1.42和图1.43)。大多数并发症发生在单卵妊娠中,具有较高的畸形(不对称分裂)或血管畸形的风险。在杂合子妊娠中,可能存在血管问题,但其他事件更为常见。例如,胎盘板的不充分或表面侵入会导致双胞胎之一生长不一致,从而导致发育不良和双胎输血综合征。在其他情况下,炎症因子可能会在羊膜囊处邻近发生绒毛膜羊膜炎。此外,与单胎妊娠

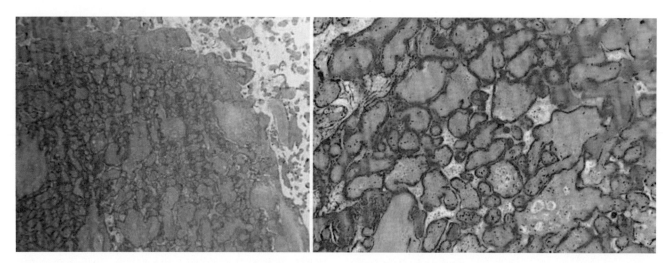

图1.32　几天前发生梗死的组织学特征。绒毛膜间隙塌陷。弥漫性凝固性坏死使绒毛呈现高度嗜酸性和脱细胞性("绒毛鬼影")。

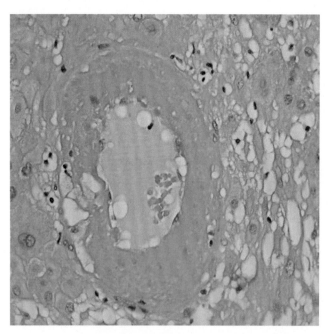

图1.33　子宫胎盘蜕膜动脉粥样硬化。动脉壁呈现纤维样坏死和巨噬泡沫细胞浸润。毛细血管腔变窄。这种病变易导致血管血栓形成和破裂。

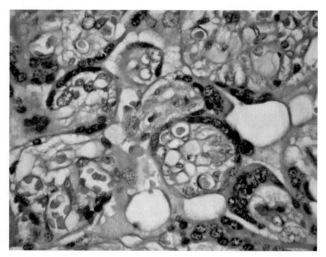

图1.34　Tenney-Parker的改变:绒毛呈现数个肥大的细胞滋养层细胞,这是滋养层缺氧损伤和滋养层加速翻转的标志。凋亡细胞核在滋养层(合胞结)区域恢复,然后从母体血液中排出。血管合胞膜表面小,厚度高。

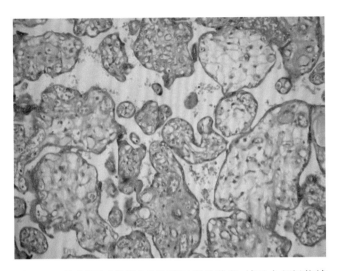

图1.35 具有"不成熟"绒毛的糖尿病性胎盘:绒毛大("怪物绒毛"),间质灰白,一些毛细血管分布在距基底膜不同距离处。

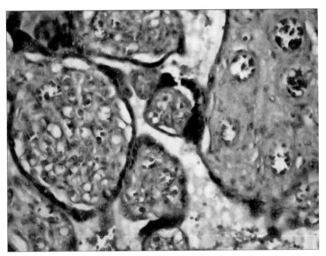

图1.36 三色染色显示,糖尿病性胎盘中一个较大的中间绒毛中有非常多的毛细血管。

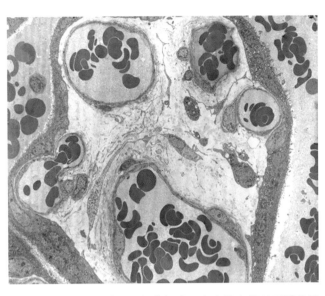

图1.37 糖尿病性绒毛的超薄切片。众多的血管以不同的尺寸排列。注意成纤维细胞的不同形式,其有非常长和分枝的细胞质连接绒毛的不同细胞。

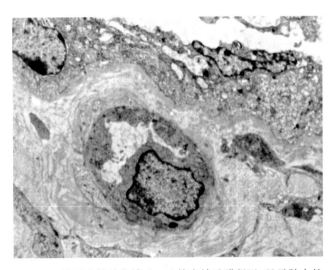

图1.38 糖尿病性胎盘绒毛。血管离绒毛膜很远,显示肿大的细胞核和随之变窄的管腔。

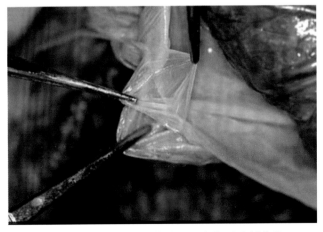

图1.39 双胎妊娠。羊膜厚而不透明,呈多层分化。

图 1.40　在左侧,双绒毛膜双羊膜囊胎盘的羊膜间隔由两层不同的羊膜/绒毛膜组成。在右侧,单绒毛膜双羊膜囊胎盘的羊膜间隔只有两层羊膜,没有插入绒毛膜层。

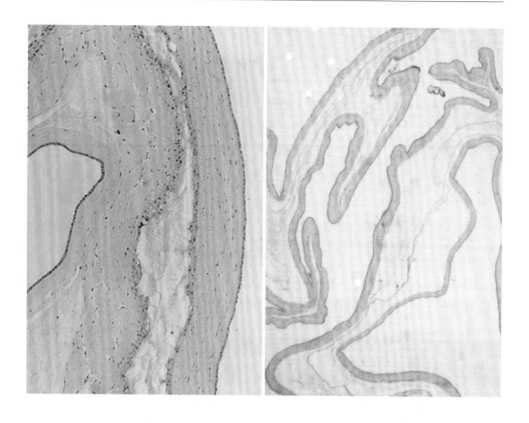

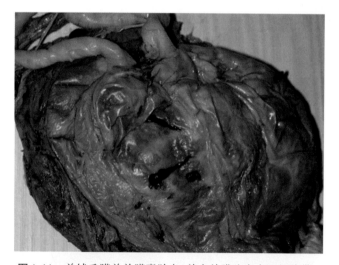

图 1.41　单绒毛膜单羊膜囊胎盘:单个羊膜腔内有两根脐带。

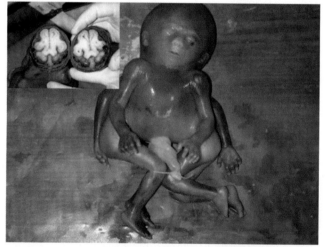

图 1.42　1 例联体双胎(颅胸手术)示例,只有一根脐带。在附图中,大脑显示一个大脑和两个明显的后窝和小脑。

相比,子宫膨胀导致早产或者围生期死亡风险更高。双胎妊娠中,一胎胎死宫内时(自发或非自发),它会保留在子宫中,直到另一个胎儿出生。死亡的胎儿会在其羊膜囊中被压缩和脱水,被称为纸样儿(图1.44)。

结论

　　本章的目的不是列出胎盘病变,而是如何通过准确描述可能出现的病理或偶发事件来更好地了解妊娠期产妇和胎儿的状况。许多发生的事件会在绒毛膜板上或在羊膜绒毛膜上或脐带上留下迹象。对进行围生

期病理学工作的病理学医生来说,理解、记录这些事件的能力,特别是解释这些事件的能力,至关重要。病理学医生不仅要向同行的医生、产科医生和儿科医生解释,还要向婴儿父母,特别是那些遭受不良事件的父母解释,应用推理和专业知识让他们理解具体的情况,这具有一定的挑战。

　　遵循这一原则不仅可以防止发生任何争论,还可以在专业人士之间创造一种合作的氛围,他们可以与遭受不良事件的父母一起努力,从而扭转非常困难的局面。

　　必须为母亲保留特殊治疗,如果建议得当,她们可以利用胎盘检查来评估她在妊娠期要求较高的测试中的表现,并将出现的问题转化为对她未来更有利的情况,对以前未知的健康问题采取必要的对策。

　　在发生不良事件时,父亲在事件中所发挥的作用往往被忽视。虽然胎儿是由母体孕育的,其必须参与和配合母亲的新陈代谢,但胎儿基因构成中约有一半来自父亲,这会带来作为父亲孩子表现的问题。直到最近,我们才意识到,我们必须开始研究父亲对胎儿生命的影响,并且非常困难地迈出了第一步。

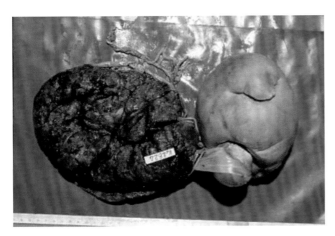

图1.43　无心双胎。胎盘允许胎儿充分发育,胎儿是循环连接的无心脏的无定形胚胎。

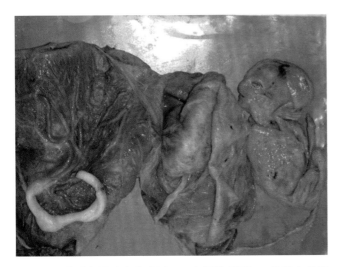

图1.44　在这例青少年妊娠中,一个胚胎早死,一直留在羊膜囊中,直到健康胎儿出生。早死的胎儿在羊膜囊中被脱水和木乃伊化,被称为纸样儿。

参考文献

1. Rosenfeld CS (2015) Sex-specific placental responses in foetal development. Endocrinology 156:3422–3434
2. Incerpi MH, Miller DA, Samadi R, Settlage RH, Goodwin TM (1998) Stillbirth evaluation: what tests are needed? Am J Obstet Gynecol 180:1595–1596
3. Roberts DJ, Oliva E (2006) Clinical significance of placental examination in perinatal medicine. J Matern Foetal Neonatal Med 19:255–264
4. Genest DR, Singer DB (1992) Estimating the time of death in stillborn fetuses: III. External foetal examination; a study of 86 stillborns. Obstet Gynecol 80:593–600
5. Genest DR (1992) Estimating the time of death in stillborn fetuses. II. Histologic examination of the placenta: a study of 71 stillborns. Obstet Gynecol 80:585–592
6. Jacques SM, Qureshi F, Johnson A, Alkatib AA, Kmak DC (2003) Estimation of the time of foetal death in the second trimester by placental histopathological examination. Ped Develop Path 6:226–232
7. Kingdom JCP, Kaufmann P (1997) Oxygen and placental villous development: origins of foetal hypoxia. Placenta 18:613–662
8. Redline RW, Faye-Petersen O, Heller D, Qureshi F, Savell V, Vogler C (2003) Amniotic infection syndrome: nosology and reproducibility of placental reaction patterns. Pediatr Dev Pathol 6:435–448
9. Derricott H, Jones RL, Heazell AE (2013) Investigating the association of villitis of unknown etiology with stillbirth and foetal growth restriction – a systematic review. Placenta 34:856–862
10. Robertson WB, Brosens I, Dixon HG (1967) The pathological response of the vessels of the placental bed to hypertensive pregnancy. J Pathol Bacteriol 93:581–592
11. Pijnenborg R, Vercruysse L, Hanssens M (2006) The uterine spiral arteries in human pregnancy: facts and controversies. Placenta

27:939–958

12. Pennington KA, Schlitt JM, Jackson DL, Schulz LC, Schust DJ (2012) Preeclampsia: multiple approaches for a multifactorial disease. Dis Model Mech 5:9–18

13. Devisme L, Merlot B, Ego A, Houfflin-Debarge V, Deruelle P, Subtil D (2013) A case-control study of placental lesions associated with pre-eclampsia. Int J Gynaecol Obstet 120:165–168

14. Resta L, Capobianco C, Marzullo A, Piscitelli D, Sanguedolce F, Schena FP, Gesualdo L (2006) Confocal laser scanning microscope study of terminal villi vessels in normal term and pre-eclamptic placentas. Placenta 27:735–739

15. Huppertz B, Kingdom JC (2004) Apoptosis in the trophoblast – role of apoptosis in placental morphogenesis. J Soc Gynecol Investig 11:353–362

16. Rossi R, Scillitani G, Vimercati A, Fiore MG, Mastrodonato M, Resta L (2012) Diabetic placenta: ultrastructure and morphometry of the term villi. Anal Quant Cytopathol Histpathol 34:239–247

17. Berks D, Duvekot JJ, Basalan H, De Maat MP, Steegers EA, Visser W (2015) Associations between phenotypes of preeclampsia and thrombophilia. Eur J Obstet Gynecol Reprod Biol 194:199–205

第2章

胎盘血管病理学

Ezio Fulcheri, Maria Pia Brisigtti, Leonardo Resta

2.1 引言

胎盘血管病理主要分为两类:①连接胎儿和绒毛膜板的血管异常;②绒毛膜板的血管或循环异常。

第一类异常的关键在于处理脐带血管和绒毛膜羊膜血管异常;第二类异常则是处理绒毛血管的异常,包括绒毛干血管,二级、三级或者未成熟中间型或成熟中间型绒毛的血管,或者终末绒毛毛细血管。

尽管这两类异常之间的区别并不太分明,但两者相关的预后却有明显的不同。例如,通常所说的血管事件[1]被认为对寻找晚期胎儿死亡和胎儿神经系统损伤[2]的病因是至关重要的,另外,也有利于阐明绒毛的生长与成熟、母胎物质交换和胎盘植入的生理病理和病理方面特征[3-6]。

2.1.1 连接胎儿和绒毛膜板的血管病理改变

该方面原是一个复杂的问题,但近些年已经有所阐明。这里,我们将脐带血管定义为从胎儿脐部发出直到嵌入绒毛膜板的那段血管,而绒毛血管为自脐带血管从羊膜下进入绒毛膜板,并穿透进入胎盘母体面绒毛小叶形成绒毛干的血管。病变可是机械性的,或者是由胎盘血管病变引起的。

2.1.1.1 由于外部机械性力量导致的血管病理改变

脐带

这些病变首先是基于正常发育形成的血管因受到机械性因素导致绒毛膜板和胎儿之间的血流完全或部分中断。脐带有正常的功能是指脐带的长度和直径是正常的,在颈部、手等部位无过多的缠绕,其内的血管也很好地被脐带华通胶保护着。

在妊娠晚期,脐带长度约为(50 ± 5)cm,与胎儿的各个经线大小是成比例的,可以在子宫内移动或变化,包括翻转,甚至滑落到产道。

脐带过短(<30cm)或过长(>70cm)都是危险的,可能导致急性的或重大的不良事件。脐带过短会导致胎儿生长迟滞,并限制胎头的移动,也容易导致绒毛膜羊膜血管受牵拉和破裂,引起羊膜下出血(图2.1)。部分病例中也可能出现脐带血管破裂出血,甚至发生脐带破裂[脐带缠绕进一步缩短游离的脐带长度和(或)脐带华通胶快速变性降解],进而会导致胎儿出血。

脐带过短会增加胎儿突然死亡和产后突然死亡的风险,但脐带过长(图2.2)同样也是危险的,易形成真

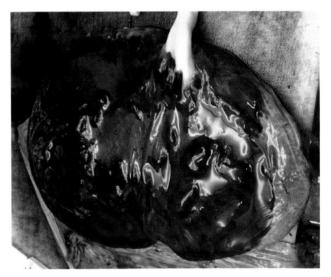

图2.1 由于羊膜血管破裂导致近期出现的羊膜下广泛血肿(假性血肿性胎块)。

结(图 2.3)，缠绕胎儿身体，包括缠绕胎儿胸部(甚至超过 1 周)、肢体或颈部。已经有大量的病例报道脐带绕颈导致的新生儿窒息。但是，对于此种情况，我们必须意识到，胎儿过多或过激的运动导致脐带缠绕往往是发生在缺氧之后。当发生急性缺氧时，胎儿会反应性地增加活动，加大动作。因此，明确急性缺氧的原因对于解释胎儿由机械性原因导致的急性死亡是至关重要的。当缠绕颈部的脐带受伤时可能存在两种机制导致胎儿死亡：一种是颈部血管受压引起急性缺血，导致大脑出现不可逆性损伤；另一种是脐带本身受压导致缺血、缺氧，这可能是由于颈部坚硬的组织脐带血管，尤其是脐静脉闭塞或狭窄。

外力也可能导致脐带血管受压，从而引起血流部分或完全中断。另外，脐带血管周围华通胶的减少，也会导致其分布的异常，甚至发现其在靠近胎盘的一段脐带中孤立存在(图 2.4)。这些情况下，脐带血管非常容易受压和(或)破裂。

相似的，可出现脐带某一段的狭窄，这可能继发于感染或局部的退行性病变。但是，无论狭窄的原因是什么，这对于胎盘血管系统来说都是很危险的，并不单单是因为可能会形成真结或出现缠绕，也可能是因为会出现扭转而导致急性的血管缩窄。

脐带血管缠绕和自身的畸形在最近也引起了广泛的关注。由于脐带内血管是螺旋式的，两条动脉和一条静脉呈螺旋式走行。当动脉或静脉的长度存在差异时，可能导致旋转过少或过多。有时也可能因为羊膜带覆盖或脐带华通胶变性降解导致脐带缠绕其自身(图 2.5)。尽管这些异常通常不会导致胎儿突然的死亡，但缠绕过多可能导致脐带血管尤其是其内的静脉受压，从而引起严重的胎儿宫内窘迫及其相关的问题。脐带出现异常绝大多数发生在进入胎儿的那段，因为那里是非常细的，任何原因导致的扭转过多都会导致血管的缩窄、血流中断，最终导致胎儿死亡。

绒毛膜羊膜血管

当进入胎盘时，来自脐带的血管会以弥散的或经典的模式呈分支状走行在绒毛膜的表面，不过，这两种模式在功能、血流动力学变化和相关的胎儿问题方面并不会有明显的区别。很少有机械性因素导致的此类血管病变的报道，因为绒毛膜板可以缓冲外力对这些血管的影响。关键的一点是脐带血管进入胎盘的位置可以作为血管扭转的支点(图 2.6)。

进入胎盘位置的血管周围华通胶的缺失也是可见的，而"分叉样嵌入"导致血管容易因挤压或扭转而损

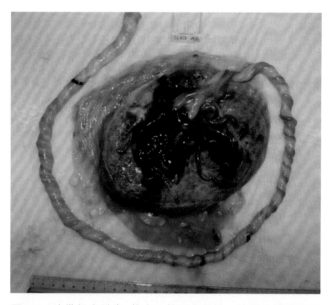

图 2.2　脐带长度异常，伴有血管过度扭转。羊膜血管曲张破裂出血。

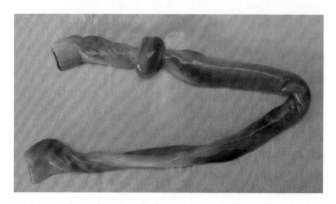

图 2.3　脐带真结导致胎儿宫内死亡，注意图中胎儿死后脐带的血供。

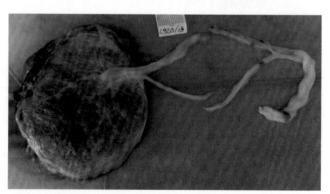

图 2.4　该图脐带中，华通胶的成分异常导致脐动脉的分离，出现了一条伴行的副脐带。

伤。这些罕见的异常可以导致胎儿突然死亡,尤其是当胎儿为巨大儿或脐带过短时。

相似的,当为双胎妊娠[单绒毛膜和双羊膜囊(简称"单绒双羊")或双绒毛膜和双羊膜囊(简称"双绒双羊")]出现脐带嵌入胎盘边缘时,也可以发生挤压或扭转(图2.7),来自双胎之一的压迫,尤其是其足部的压迫会阻断脐带嵌入处或其他位置的血流。

2.1.1.2 急性血管病变

脐带[7,8]

血管发育不良

尽管脐带血管发育不良对胎儿发育是重要的,但这方面仅有少量研究。例如,当脐带动脉或静脉长度异常时,自身可能形成环或结,以静脉多见,通常以结的形式位于华通胶之内。这些结多数为假结(图2.8),不具有临床意义。事实上,如果静脉扩张明显,并形成微血栓,这些血栓可能进入胎儿心脏[9]。

血管病变

假结是周围的静脉扩张,与其相似的,脐带静脉也有广泛的扩张(图2.9),这种重复的严重血管发育不良会增加血管内血栓的风险。血管的损伤局限于肌层薄弱处的血管壁,这些地方没有弹性纤维或纤维组织保护。与位于下肢的血栓不同,这些部位的血栓由于没有炎症,危害较低。相似的动脉瘤样扩张是非常罕见的。

可利用脐带动脉壁各部分的颜色数据去鉴别病变(图2.10),正确的组化染色可以鉴别血管壁的弹性成分、透明质酸、胶原蛋白和酸性或中性的多糖黏蛋白。使用平滑肌Actin抗体和Desmin抗体的免疫组化印记可用于查看血管内膜和中膜的成纤维细胞和平滑

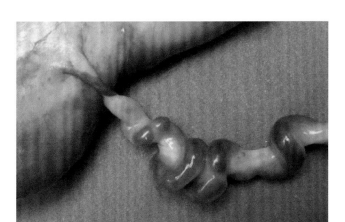

图2.5 脐带过度扭转导致脐带根部扭转闭合,血管缩窄。

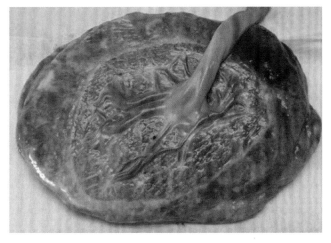

图2.6 脐带插入绒毛膜外层。绒毛膜羊膜血管仅分布于胎盘的中央,中央的血管形状不规律、交叉紊乱,而胎盘外围部分缺乏大的血管。

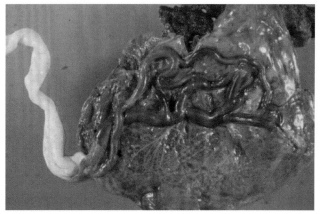

图2.7 脐带插入胎盘边缘,类似"球拍状",绒毛膜羊膜血管扩张,分布异常,胎盘母体面较多部分没有动脉或静脉分布,靠深部的绒毛小叶血管网供血。

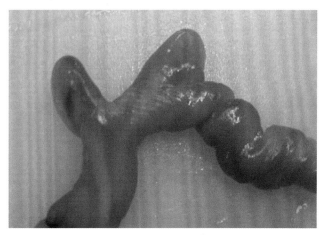

图2.8 脐带假结,脐带水肿时可见其内扭曲的血管。

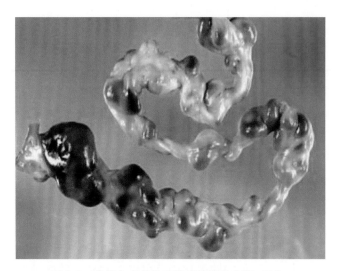

图2.9　脐带上有多处动脉或静脉的曲张、扭曲。

肌细胞。通过这些方法可以鉴别一系列基本的病变，这些可分为四类。

第一是血管内膜的肥厚，其通常不是环形的，而只是累及内膜的部分，其病理基础是平滑肌细胞和成纤维细胞的增殖。第二是平滑肌细胞增生引起的血管中膜中央性肥厚。第三是血管中膜非肌性增厚，这是由纤维过度增生、胶原蛋白和弹性成分增多所引起。第四是由弹性纤维减少、平滑肌肌束分层、黏多糖酸，尤其是透明质酸的积累所引起的血管中膜的变性。目前这方面的文献很少，仅有一些个案报道，尚无法将遗传性疾病与其相关联。不过，比较明确的是这种类型的血管病变可以反映胎盘循环的病理，同时，也预示着可能存在胎儿循环系统急性或持续性的改变。

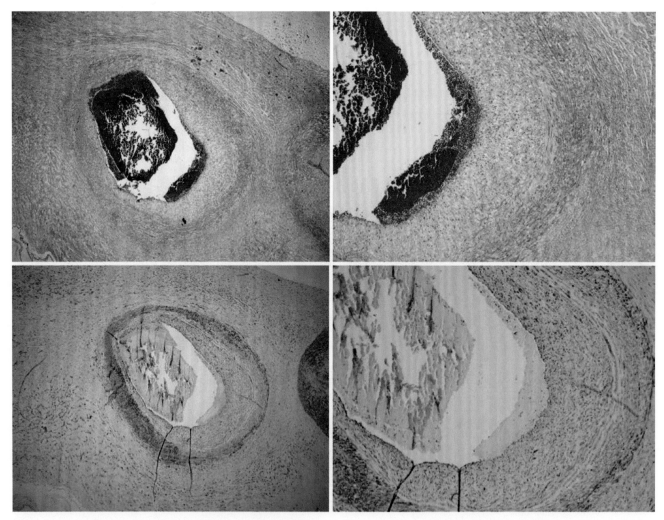

图2.10　绒毛膜羊膜血管内层非中央型增厚，但中层变薄。病变通过三色标记较应用Actin抗原进行免疫化学反应显示更清楚，约一半的血管丧失弹性，这容易导致血流异常和血栓形成。

血管炎

与前面的血管病不同,脐带炎症方面已经有大量的研究。这包括各种类型的脐带炎,可伴或不伴有华通胶的炎症。脐带炎症通常伴有弥漫性或严重的绒毛膜羊膜炎。通常静脉受累较动脉多,这可能与两个因素有关:①两种血管具有不同的组织特点,动脉血管壁有内在的抗性,而静脉更容易受影响;②血流从胎盘绒毛膜羊膜结构流向胎儿时易导致炎症扩散,引起间接的感染。动脉炎症可能意味着脐带血管感染已为晚期,但是这更可能是胎儿自身严重感染已有信号,因为此时感染已经开始从胎儿向胎盘扩散。细菌可引起脐带的血管炎,且多数较为常见,例如,葡萄球菌、链球菌、解脲支原体、埃希菌和大肠杆菌。在发生绒毛膜羊膜和血管的感染时,由于内膜也发生了炎症,病原体不可能被鉴别。除非常严重的感染外,新生儿的结局与病变的严重程度无关,也与范围无关。许多新生儿被报道有绒毛膜羊膜感染,但并无临床症状。但是,炎症可能导致不利或严重的临床问题时,故围生期链球菌病必须被预防。此外,静脉的炎症可能继发于血管发育不良或血管病,这时静脉扩张或发育不良处更易发生血栓。

单脐动脉

单脐动脉的发病率为0.5%~1.0%,但是,8.7%~46%的单脐动脉可同时伴有胎儿畸形,因此,很多学者也将单脐动脉作为先天性畸形的一个指标。脐动脉细小时,可能是因为它还并没有形成,或者形成后因为另一条动脉的血流占主要地位而被吸收。其中后者已经由于发现伴随脐带的残留平滑肌纤维而被证实。与动脉再吸收相关的畸形通常发生在腹部,例如膈疝、持续性的脐尿管、膀胱外翻等,或者动脉走行经过处的腹壁破坏导致的泌尿道畸形。并腿畸形的病例通常存在下肢的发育不良、下肢的融合和生殖器的畸形,同时,我们也发现了来源于尿囊血管的脐动脉未形成,单一脐动脉是直接来源于在肠系膜上动脉下方的腹主动脉,这可能源自原脐肠系膜动脉的退化。

绒毛膜血管

绒毛膜血管病变主要分为两类:血管发育不全和血管发育不良

血管发育不全

脐带在绒毛膜板的位置异常(图2.11),位于边缘(图2.12)或者膜上(膜性嵌入)(图2.13),血管必须通过异常的走行到达绒毛小叶。这样的异常导致胎盘和

胎儿的循环异常。当为脐带膜性嵌入时,血管并不是呈直线走行,而是在膜上有20~30cm的游离段,并最终到达胎盘的另一边。某些情况下,它们形成的分支可

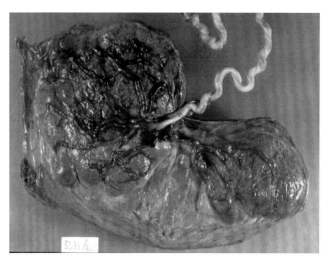

图2.11 单胎盘,其附叶部分有来自无血管病变的尿囊循环分子血管分布。

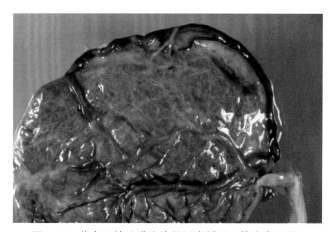

图2.12 分布于绒毛膜边缘的尿囊循环血管发育不良。

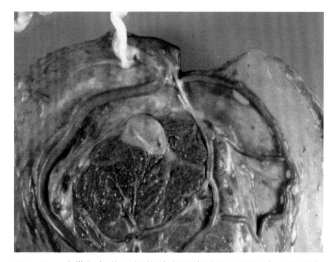

图2.13 脐带根部位于帆状胎盘边缘时出现的尿囊血管发育不良,可发现大的血管走行于游离于胎盘的薄而透明的膜上。

能比主干更粗。显而易见地,当胎儿运动或分娩时,这些血管可能破裂,会出现突然或严重的胎儿出血和死亡[10,11]。较轻的情况时,这些血管受压引起血流停止或改变,脐血管血流的改变幅度会影响胎儿的血流,这对于颅内大脑的供血是极为不利的。膜性嵌入在双胎妊娠中的发生率更高,因此,双胎妊娠时绒毛膜血管发生异常的风险更高。而同时伴有融合胎盘时,该风险会更高,无论是单绒双羊,还是双绒双羊,由于分开的膜、血管,没有华通胶的保护,更容易受到胎儿的挤压。

血管在绒毛膜表面走行的异常(图2.14)并不限于脐带在胎盘边缘嵌入或异常嵌入。即使脐带根部位于单个胎盘的中央,其走行仍可能是复杂的。包括静脉和动脉在内的所有血管都可能存在接触、交叉、重叠,甚至缠绕在一起,有时,也可能发现血管壁的发育不良,当然,这种情况下,更容易出现血管狭窄或闭塞,从而引起血流的改变。

血管发育不良

静脉或动脉的血管壁发育不良时有发生。静脉血管壁发育不良时,我们可能会观察到由直径的突然增大所引起的小血管扩张或者静脉曲张。在脐带血管,这样的病变容易发生扩张或静脉曲张部位的血栓,如果伴有羊膜下或血管周围结缔组织(绒毛膜板的胎儿面)的炎症时,情况将会十分危险。

血管病理

关于胎盘血管病理表现,最大的错误观念之一是不考虑绒毛膜羊膜和脐带血管的退行性病变,虽然这

种表现已经在儿童和成人中被广泛报道。硬化闭塞性血管病(图2.15)是由平滑肌过度增生或者血管中膜纤维组织增生所致,这些病变与吸烟或胎儿高血压的病理改变相关。然而,即使绒毛膜羊膜血管病变被认为与吸烟和母体年轻相关,但在大样本的病例研究中这一关系仍缺乏足够的证据。

反而,胎儿高血压与其相关性在之前没有被研究,现在引起了广泛的讨论。尽管之前看起来不可能,除遗传物质变异所引起的某些病理病变外,心脏活动增加对抗胎儿循环阻力增加的概念已经被很多研究者所接受。在这些病例中,可观察到两侧心室的心肌肥厚和心内膜纤维增生,伴有绒毛膜羊膜和脐带血管的血管中膜增厚。这种肌肉增生往往与血管中膜肌成纤维细胞活跃时纤维增生或纤维变性有关(图2.16)。

最近更多的研究集中在胎儿血栓性血管病,这种血栓阻塞主要累及绒毛膜羊膜静脉。通常先有一个原发性损害,然后在胎儿凝血功能障碍的基础上出现血小板的异常聚集。这种基础的病变会增加一系列的风险,并导致严重的损害。但是,与之矛盾的是,血栓性血管病的发生在成人中会有前兆,如果胎盘病理没有被完全忽视,胎儿自身没有病变这一不合逻辑但根深蒂固的说法容易导致该疾病被忽略。微血栓能够直接通过脐静脉、静脉导管(Arantius导管)和下腔静脉到达右心房,进入颈部动脉网和Willis环。这些绒毛膜羊膜血管也会有由近期形成的血栓块或旧的病灶发生变化引起的陈旧性血栓,局部的静脉扩张或近期形成的血栓块能导致血流动力学的改变,可能影响妊娠晚期的进程,同时也可能突然或剧烈地影响胎儿自身,此

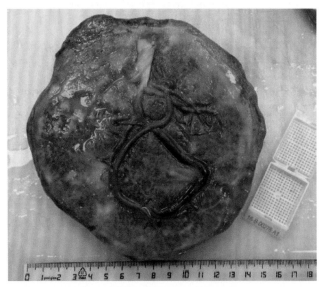

图2.14　在胎盘的羊膜面,发育不良的血管形成了一些静脉交叉,并出现曲张。

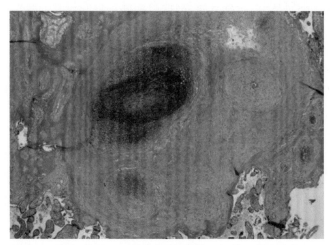

图2.15　初级绒毛血管伴有严重的硬化,可见新近发生的大静脉血栓。

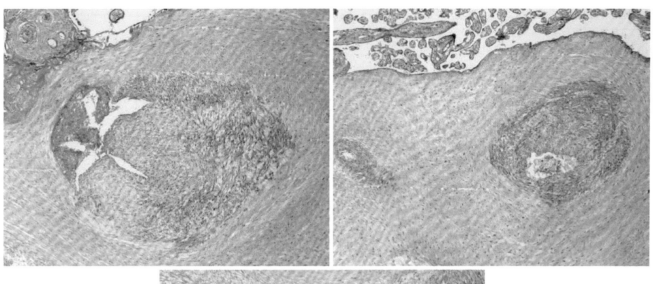

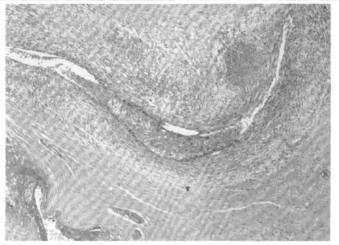

图2.16 绒毛干血管的组织染色显示血管中膜紊乱,注意血管壁偏心性肥厚。

时胎儿自身牵拉脐带可能导致血管受压,从而引发血栓脱落。

胎儿血栓性血管病不能与动脉血栓性血管病变相混淆,尽管由于绒毛膜静脉和动脉内在的相似性,很难去区别两者,但在病理上它们的结果却完全不同。来自动脉的血栓会导致绒毛血管树的分支血管闭塞,但是绒毛出血导致梗死比血管病自身同时或非同时对绒毛膜羊膜血管的损害更少见。这些病变将在后面的绒毛膜板病变章节进行讨论。

血管炎

严格的形态学观点认为,绒毛膜羊膜血管的血管炎(图 2.17)是与脐带血管炎完全相同的,这些血管走行在羊膜下绒毛膜板的胎儿面,因此,显而易见的是,任何绒毛膜羊膜炎均能直接扩散到这些血管以及它们的静脉分支。因此,对于大多数病例,绒毛膜羊膜炎会通过这些血管扩散到脐带血管。

2.1.2 绒毛膜板的血管和循环病理

绒毛膜板的病理学特征可分为三个类别:①发生在绒毛膜干和中级绒毛;②绒毛末端母胎物质的交换;③绒毛小叶和底蜕膜中母体血流循环。血管的病变必须分清是母体循环的还是胎儿循环的,以便基于病理特征进行进一步了解。绒毛膜板的母体面是不对称地被深隔膜(对应蜕膜隔)分割成16~20个小叶,形成绒毛小叶,包含1个或多个绒毛干的分支。在底蜕膜面,它由纤维组织所覆盖,后者可形成Rohr纹和Nitabuch纹,作为物理和免疫的屏障,并形成绒毛外滋养层细胞侵入的蜕膜。也存在朗格汉斯纹,其是一种纤维成分,在绒毛基质处积聚。

在母体小叶中,母血会从螺旋动脉以减慢的速度流入小叶,经过一系列复杂的过程转换为胎儿血,它以相反的方向进入纤维状纹,并进一步流入蜕膜的静脉

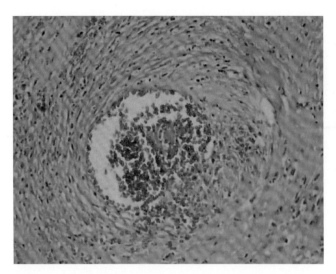

图2.17　严重绒毛膜羊膜炎中绒毛膜羊膜血管的血管炎图片,血管内膜的损伤易引起早期的血栓。

系统,通过窦道和蜕膜静脉回到母亲血循环。

2.1.2.1　急性血管病理变化

　　绒毛间隙出血(图 2.18),既往也称绒毛间血肿或Kline出血,无论是单一的还是多发的绒毛间隙出血,通常其范围较小,为0.5~1.5cm,以至于在绒毛膜板表面检查时很容易被忽视。肉眼上,它们表现为血块或血液的聚集,被紧贴血液的绒毛璧所分隔(图 2.19)。近期的或急性的病变可能表现为不同的组织和分层,说明了病变的过程。从病理学角度看,二级或三级绒毛干血管出血可能是由血管壁的结构改变或急性胎儿

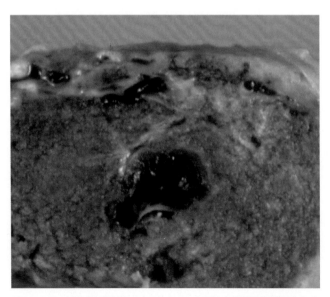

图2.18　近期出现的绒毛间质出血,血肿压迫了周围的胎盘组织,形成假性囊腔。

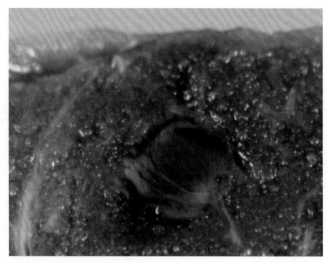

图2.19　Kline绒毛间质出血,晚期会出现"洋葱"样纤维组织增生。

高血压所致。

　　我们的经验显示,这一病理表现的严重程度不仅取决于异常绒毛小叶的数量,更取决于病变的部位。如果在绒毛小叶顶端有多处出血,则可能导致胎儿贫血,且会进行性加重(图 2.20);出血通常是严重的,但没有蜕膜静脉急性的大量出血,以至于无法形成可观察到的出血或瘀斑。

　　来自毛细血管破裂或中末端绒毛毛细血管的出血不仅会形成腔隙,也会导致周围出血(图 2.21)。

　　通常由于伴有绒毛发育不良的糖尿病性胎盘病,血管网会出现严重充血,或毛细血管增多,或出现真正的脉络膜血管病(图 2.22)。

　　出血首先累及绒毛间质(绒毛间质出血)(图

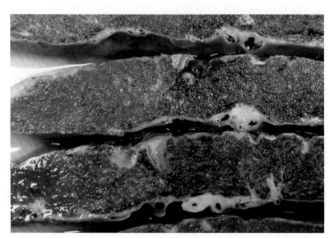

图2.20　绒毛膜盘下组织中可观察到许多表面的绒毛间质出血(对应绒毛小叶的顶端),这可能会导致进行性加重的胎儿贫血。

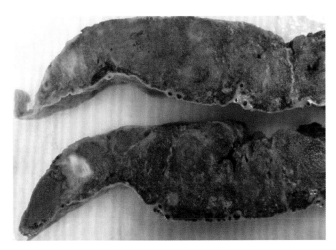

图2.21 陈旧性的绒毛间质出血,病变部位完全被纤维组织替代。

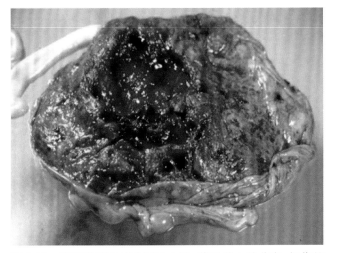

图2.22 近期出现的绒毛间质血肿,绒毛被血肿分离,损伤的绒毛干血管可见早期的纤维组织。

2.23),继而引起滋养层膜的分离,然后蔓延到绒毛间隙(图2.24和图2.25)。尽管小的病灶可以增加母血和胎儿血的交换,但这些事件仅在有足够多的绒毛小叶受累时才出现。这种情况也会增加病原体,尤其是病毒(如HIV可以垂直传播的方式从母亲传给婴儿)传播的风险,或者引起组织不兼容反应。

绒毛小叶的缺血性梗死是常见的胎盘病理改变,绒毛的缺血梗死[112]较少见或很少被了解(图2.26),但应该被重视。这可能是由绒毛干血管的闭塞所致(图2.27)。不过,由于滋养层膜内包含母体动脉血,因此,滋养层膜是至关重要的。而其基质可能是由于硬化的纤维变性而出现出血性坏死(图2.28)。

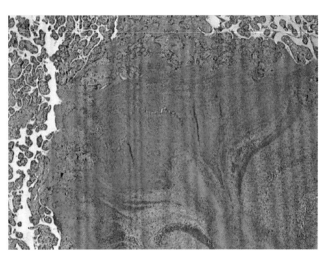

图2.23 小叶内出血扩大,压迫小叶,且部分病变位置被纤维组织替代。

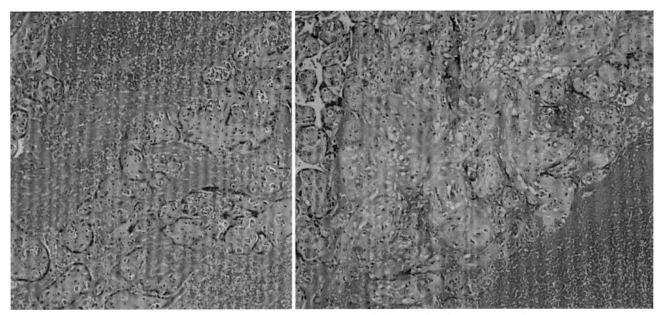

图2.24 多纤维组织机化的陈旧性绒毛间质血肿。

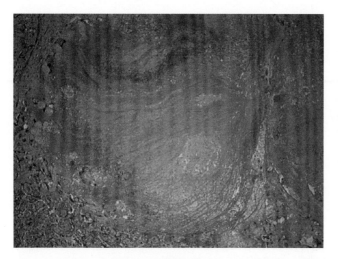

图2.25　缺血性绒毛梗死的宏观视图,与绒毛子叶梗死不同,病变在母体底部更为广泛,图中可见主干血管的血栓形成。

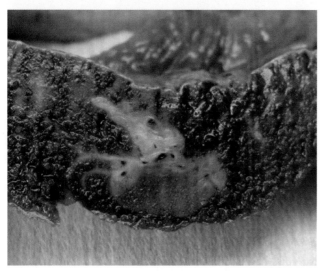

图2.26　在中间型绒毛分支之前,第三级绒毛的动脉完全性血栓形成的证据。

内部坏死而呈现的鲜红外表是奇异的,但这并不具有很大的临床意义,因为这些病灶通常比较局限,受累绒毛的数量有限。但是,导致闭塞的病因非常重要,通常可能源于根部的炎症或者伴有内膜增殖和微血栓的闭塞性血管病。这些病变的一般过程是:致密纤维血栓导致近期出现完全或部分的闭塞,然后肌成纤维细胞或纤维细胞等内膜成分可稳定闭塞的情况,而后形成小的腔内血管复通。胎盘的病变为自身免疫性血管炎,这可见于成人的皮下或内脏血管病变,这些意味着胎儿的异常免疫反应状态可能是一个持续性或自限性的自身免疫疾病。比这更重要的是,它们可能引起胎儿血栓性血管病,这通常会累及绒毛膜羊膜血管。

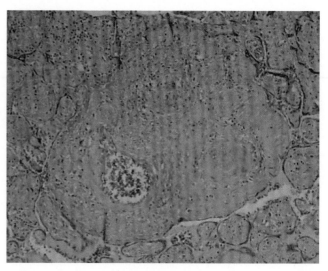

图2.27　与上图相同,新近发生的与干绒毛动脉血栓形成相关的缺血性绒毛梗死。受损的绒毛呈纤维化,并含有数个合胞体。病变周围通常存在未受累绒毛。

2.1.2.2　母体胎儿物质交换结构的血管病理

绒毛膜板的末梢毛细血管是母胎交换氧气、营养、水、激素、矿物质、维生素等的地方。母胎交换不是在母体和胎儿毛细血管的两个解剖结构之间的界面中进行,而是在绒毛膜间隙的母血和绒毛毛细血管中的胎儿血液之间进行。在人体系统中,仅在离体肺泡和肺泡毛细血管网中发现了类似的结构。

以前认为,胎盘绒毛膜板包括两部分,母体部分和胎儿部分,绒毛分支侵入蜕膜中与母体的血管网相遇。尽管今天已经清楚地知道这些观念是不正确的,但这些旧观念限制了临床医生的思维方式(而不是病理学家),以至于忽视了母胎交换的病理学本质。

仅以病变的宏观特征或常规肺组织学来讨论肺部疾病是不被认同的,只有通过定义用于交换的上皮、间质或血管的超微结构和肺泡结构,才可以对肺部疾病进行清晰、正确的分类,从而根据症状正确判断肺部疾病类型,进而确定适宜的治疗方案。通过对胎盘交换的类似结构进行研究分析显示,绒毛末梢涉及5个结构,它们分别是绒毛毛细血管的内皮细胞、内皮的基底膜、绒毛间质、滋养层的基底膜和滋养层。在足月胎盘中,合胞体滋养层的细胞质向四周大范围延伸,绒毛间质变得越来越薄,在许多末端绒毛中,毛细血管的基底膜与滋养层的基底膜融合形成同一个结构。

每个基本的组织学结构都可能发生生理或明显的病理改变。然而,实质上,主要病变是两层基底膜的增厚,从而形成了真正的交换障碍。用电子显微镜或光学显微镜观察包埋在树脂中标本的半薄切片发现,这种改变与绒毛分支异常或成熟无关,因为在基本正常的组织学中也可以有这样的表现。即使胎盘未发生肉眼可辨认的病变,基底膜的增厚也会导致绒毛膜板的交换功能降低。当由胎盘的病理或结构异常导致几乎正常的血液流动出现无法解释的生长限制时,这些问题就凸显出来了。

除基底膜增厚外,介于毛细血管和绒毛表面之间的基质也可能有明显的增加。表层毛细血管是转移绒毛的特征,并且仅在妊娠晚期才完全发育,因此,在距绒毛表面一定距离的毛细血管结构显示胎盘成熟障碍(而不是中间绒毛占主导的未成熟胎盘,因此没有表层毛细血管)。

绒毛膜血管病是另一个问题,但不仅仅是因为上面提到的毛细血管缠绕和出血风险增加。实际上,当毛细血管网分布不均匀时,随着血流的增加,可能会有大量毛细血管拥挤,但在毛细血管之间发现了交换区域,因此无法进行交换,从而导致正常母胎交换的血液中混有胎儿血液。

绒毛膜血管病是糖尿病性胎盘病和胎盘肥大的典型特征,它们经常一起出现。然而,很明显,绒毛滋养细胞的体积增大并不对应于母胎交换的增加,反而会破坏生理交换功能。这些情况导致胎盘血管阻力增加(胎儿外周循环),进而导致胎儿左心室心肌肥大,并常伴有高血压的心内膜病变,如心内膜弹力纤维增生或血小板挤伤扣留。

此外,我们发现随着胎盘交换能力的降低,胎盘和胎儿器官也存在相应的不成熟。

2.1.2.3　胎盘绒毛交换界面血管病理学

胎盘绒毛的所有缺血性梗死病变均取决于母体血流的变化。这种变化可以是急性的,也可以是渐进性的,在胎盘上可以发现这种缺氧缺血性损伤的完整演变范围。众所周知,某些缺血性梗死对胎儿健康的整体状态没有影响,这不仅包括胎儿总体健康状况及其正常生长,还包括器官的成熟状态。如果梗死灶很多,占绒毛膜板体积的10%以上,并且已经在不同生长时段形成体系,那么绒毛的缺血性梗死就会造成损害,甚至造成严重损害,包括晚期胎儿死亡。

肉眼观察绒毛膜板,绒毛缺血性梗死只能在其发展到一定程度时才能被识别,新发缺血性梗死病灶无法识别,而只能是假设性的,这仅仅是由于胎盘绒毛结构有连续性和致密性的增加。

电子显微镜下的特征是绒毛密集挤压、绒毛间隙缺失、无血供。由于绒毛内缺乏血液循环,绒毛结构的塌陷导致所有绒毛的滋养层毛细血管缺血坏死(图2.29),而绒毛毛细血管和绒毛间质持续被胎儿血液充盈。随着病变的不断发展,损伤会扩展到绒毛的血管和血管间质,首先是从周边绒毛开始,直至达到绒毛主干。病变内的纤维反应是最轻微的,因为不需要填充塌陷,而相反,变性间质现象是残留组织的纤维化和透明性硬化。反应型炎性浸润主要发生在病灶周围或病灶内更外围的部分。这些显微镜下的变化肉眼可以识别,由深红色带包围的白色/灰色区域以及明显硬化的白色/珍珠母色

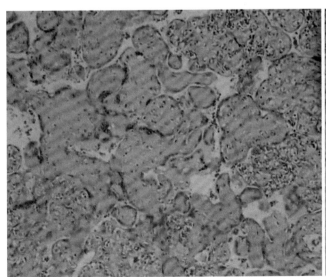
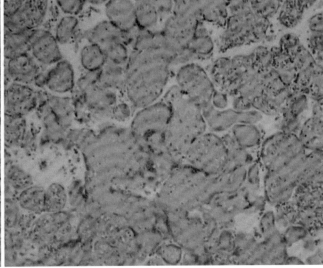

图2.28　供应子宫胎盘动脉的母体循环突然中断,缺血性梗死的绒毛子叶中的绒毛凝固性坏死。

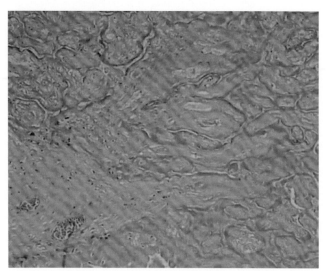

图2.29　有多个梗死病灶的足月胎盘：绒毛小叶的大小和形状不同，绒毛膜盘呈不规则轮廓。大范围机化的缺血坏死病变通过羊膜层出现。

区域中可识别出这种图像（图2.30和图2.31）。

其中，某些缺血性梗死可能因出血而复杂化，这种情况不是由绒毛血管破裂而引起，而是由绒毛子叶血液扩散或破裂引起的缺血性绒毛状水肿。在鉴别诊断中，很容易混淆这种绒毛间的出血，后者会导致被压缩

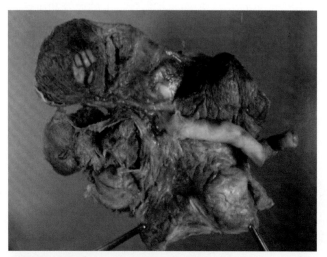

图2.30　不同时期和不同组织层次出现的数个绒毛子叶梗死。

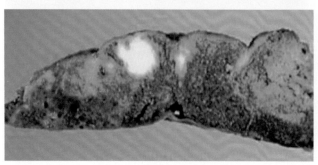

图2.31　陈旧性梗死病灶。

的绒毛组织的周围缺血反应。

母体循环可以导致胎盘中央或边缘处发生胎盘后出血（图2.32），引起胎盘与蜕膜的分离，进而导致缺氧或缺血情况发生，肉眼上很难识别，因为它们很容易与附着在绒毛膜板表面的血块相混淆。必须使用两种检查方法才能正确识别胎盘后出血。首先是通过肉眼观察，尤其是在新娩出的胎盘中，与血凝块相对应的胎盘小叶的凹陷或挤压；其次胎盘顶端牢固黏附，只有在临床资料或磁共振成像下才能明确。

在微观层面上，没有明确的诊断标准，除了非近期的小面积陈旧性胎盘边缘或胎盘后出血外，我们发现机化的血凝块的纤维蛋白层黏附在结缔组织细胞层和纤维层外的间质滋养细胞上。

通过对胎盘固定材料的平行切割标本进行绒毛膜板的检查，可以发现绒毛膜板的厚度减少，其周围有扁平的胎盘小叶，这种表现允许假设（但无直接证据）发生过胎盘早剥（由于血块被重新吸收而无法报道）。

从胎盘绒毛膜板血管和灌注病理学的整体观点来看，与蜕膜的每次分离都会出现绒毛膜相应部位的缺血性病变。由胎盘后出血引起的胎盘任何分离都会产生相应的局部缺血性梗死，并且也会产生由残余绒毛血管内血流的重新分配而导致的灌注损伤。

2.2　双胎胎盘绒毛膜羊膜血管病理学

在前文中，我们谈到了双胎胎盘的某些特殊情况，当血管在两个并列的羊膜囊上交错时，或者在某些情

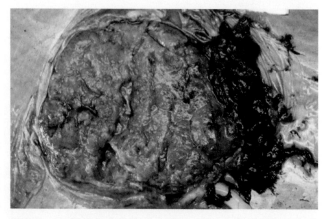

图2.32　新鲜的大血块附着在绒毛边缘，部分附着在游离胎膜上。

况下,脐带插入口位于分隔区域绒毛膜板上,称为T区。

从宏观上讲,只有单个绒毛膜板会发生这些情况,尽管它可能是由两个胎盘融合而成(双绒毛膜双羊膜囊),或者它原本是一个胎盘(单绒毛膜单羊膜囊)。

在单绒毛膜胎盘中,无论是否为单绒毛膜双羊膜囊,都可能出现其他特殊的病理性血管病变。双胎胎盘中的血管吻合极为普遍。这些血管吻合可能没有明显的临床意义,也可能导致严重的双胎输血综合征(TTTS)。其他的血流异常不属于此类,但考虑到众所周知的"冠状动脉窃血"或"锁骨下动脉窃血综合征"下,绒毛膜外直接吻合归类为"血管窃血综合征"更为合适。

对于人类而言,单绒毛膜胎盘属于真正的畸形,因为两个胎儿必须共用同一个绒毛模板,这可能导致严重的妊娠并发症,并可能引起胎儿损伤。一些严重的结果是双胎发生动脉反向灌注序列(TRAP),其中有双心双胎或双胎之一心脏缺如,或对称或不对称连体双胎。

辅助生殖技术的应用增加了双胎和多胎妊娠的发生率,不仅仅是双绒毛膜型,而且还有单绒毛膜型,后者可能是由自然胚胎分裂或可能某些促进胚泡分裂的操作导致。

单绒毛膜胎盘中的血管吻合很常见,因此允许双胞胎的循环系统之间存在血管吻合(图2.33至图2.36)。

绒毛膜-羊膜血管吻合包括直接动脉-动脉(AA)、静脉-静脉(VV)和动脉-静脉(AV)吻合,这些血管吻合可能不产生影响或产生严重影响,甚至可能会导致死亡(图2.37)。

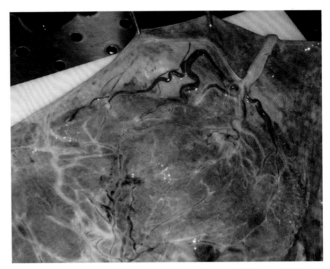

图2.34 单绒毛双胎绒毛膜羊膜炎:在绒毛膜的中央部分,可见宫腔内激光凝固的迹象。在游离胎膜上我们可以观察到由于脐带帆状附着而出现的异位血管。

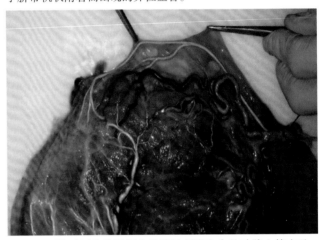

图2.35 沿对侧脐带根部大静脉游离膜吻合的动脉血管充盈。

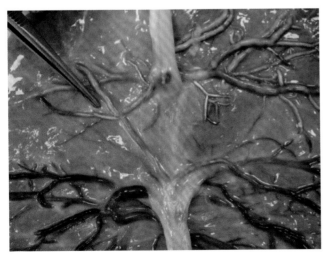

图2.33 两根脐带之间的动脉-动脉吻合,几乎插入双羊膜单绒毛膜胎盘中(羊膜囊切除后)。脐带A中的动脉血管被油性颜料染成黄色,而静脉被染成绿色。

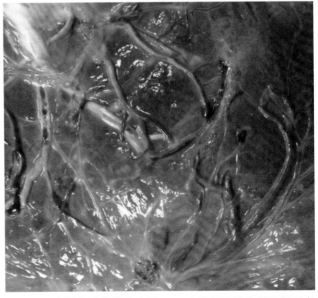

图2.36 在深部动静脉吻合的TTTS中进行宫腔内激光凝固术后的结果。

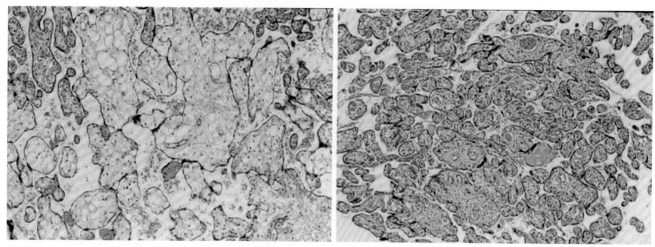

图2.37   单绒毛膜双羊膜胎盘的组织学表现:供体胎儿的胎盘部分有水肿绒毛和贫血绒毛(左图),而受体胎儿的胎盘绒毛充血(右图)。

为了对血管吻合及其组成进行精确分析,可以通过向动脉和静脉中注入可以缓慢扩散而不会溢出的各种颜色染料来检测。

胎盘胎儿面的浅表吻合为AA吻合和VV吻合,其流动取决于每个系统中的相对流动力,从两个胎儿中一个流向另一个。与此不同且更重要的是,AV吻合发生在胎盘深处,血液从供血胎儿的动脉流入受血胎儿的静脉,而在其他地方,同一时间可能存在AV吻合,其血液从第二个胎儿动脉流入第一个胎儿静脉。为了了解血管吻合的临床重要性,除了其精确的形态和识别之外,有必要通过追踪支流来评估每个脐带的绒毛膜板各部分的体积。

众所周知,严重的选择性胎儿生长受限(SIUGR)可能是由胎盘分配不均所导致的。显然,在双绒毛膜双胎中,由于两个胎盘绒毛膜板的体积差异,可能会发生SIUGR。这种情况发生于双胞胎之一会产生较严重的问题,因为没有单绒毛膜胎盘中的保护性血管吻合。

当两个胎盘基本相同且脐带嵌入口合适时(在胎盘的中央,或最多在边缘),该胎盘血管不会错综复杂。相反,在循环中起保护作用,则胎盘血管是深而均匀分布的AV型;AA型较少见,只有一个或最多两个,口径较小,在胎盘侧面边缘有吻合途径;VV型缺失或非常罕见。

胎盘血管的不同吻合类型会引起TTTS的发生,通常伴随SIUGR,以至于有些学者认为这两种情况必定同时出现,但其侧重点并不相同。

在TTTS中,吻合口常是直径较大的AV型,血流方向是单向的,位于较深处;直径较小的AA型少见;较

为多见的是VV型,多位于浅表,且是双向的。

在SIUGR中,血管吻合口是常见的直径大的AA型,由于存在绒毛模板体积的差异,血流是从较大绒毛模板体积的胎儿流向较小绒毛模板体积的胎儿,以保持血流动力学的稳定(否则会导致血液过度充盈)。这种情况通常与双胎之一的胎儿脐带帆状附着有关,并与两个胎盘之间的血管分布差异有关。

参考文献

1. Fulcheri E, Rutigliani M (2009) L'esame istopatologico della placenta per la comprensione delle alterazioni cardiotocografiche a termine di gravidanza. Cap.10. In: Valensise H, Felis S, Ghi T, Vasapollo B (eds) Sorveglianza fetale in travaglio di parto. CIC Edizioni Internazionali, Roma

2. Redline RW (2009) Disorders of placental circulation and the fetal brain. Clin Perinatol 36:549–559

3. Fulcheri E (2006) Role of the placenta as a cause of sudden unexpected death during late pregnancy. Acta Bio Medica 77:43–45

4. Bulfamante G, Avagliano L (2008) L'indagine anatomo-patologica sulla morte fetale. Cap 4. In: Baronciani D, Bulfamante G, Facchinetti F (eds) La natimortalità: audit clinico e miglioramento della pratica assistenziale. Il Pensiero Scientifico Editore, Roma, pp 63–100

5. Marchetti D, Musizzano Y, Belviso M, Gaudio R, Fulcheri E (2008) L'importanza dell'esame macroscopico e della campionatura della placenta nella diagnostica medico-legale applicata ai casi di responsabilità professionale ostetrico-ginecologici. A proposito di un caso. Riv It. Med Leg 6:1363–1382

6. Marchetti D, Belviso M, Fulcheri E (2009) A case of stillbirth: the importance of placental investigation in medico-legal practice. Am J Forensic Med Pathol 30(1):64–68

7. Volpe G, Volpe P, Gentile M (2002) Fisiopatologia dei vasi del cordone ombelicale. Tipolitografia Di Canosa, Cassano delle Murgie

8. Lituania M, Fulcheri E (2015) Manuale delle anomalie degli annessi fetali. In: Calì G (ed) Patologia emorragica e trombotica del cordone ombelicale. SIEOG. Editeam, Cento, pp 165–200

9. Avagliano L, Marconi AM, Candiani M, Barbera A, Bulfamante G (2010) Thrombosis of the umbilical vessels revisited. An observational study of 317 consecutive autopsies at a single institution. Hum Pathol 41:971–979

10. Oleyese KO, Turner M, C. L (1999) Vasa previa: an avoidable obstetric tragedy. Obstet Gynecol Survey 54:138–145

11. Valensise H, Felis S, Vasapollo B (2011) Anomalie della placentazione. Placenta previa, accreta e vasa previa. Cap. 16. In: Il rischio ostetrico. CIC edizioni Internazionali, Roma

12. Kraus FT, Redline RW, Gersell DJ, Nelson DM, Dicke JM (2004) Placental pathology, Atlas of non tumor pathology. First series. American Registry of Pathology, Washington, DC

第3章
胎盘早剥

Miroslaw Wielgos，Patrycja Jarmuzek，Bronislawa Pietrzak

3.1 定义

在正常妊娠中，胎盘在胎儿娩出后立即发生剥离，为第三产程。胎盘提前剥离，称为胎盘早剥，被定义为正常位置的胎盘在胎儿娩出之前完全或部分分离，仍然是孕产妇发病率和新生儿死亡率最重要的原因之一（图3.1）。

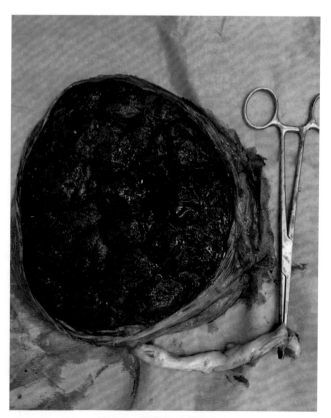

图3.1 部分性胎盘早剥。

3.2 流行病学

胎盘早剥（PA）在所有妊娠中的患病率为0.4%~1%，与人口数量有关。在北欧国家，0.38%~0.51%的妊娠会发生PA；美国更高（0.6%~1%）。在发展中地区，例如，一些非洲国家，PA发病率可高达2%。根据流行病学资料，PA的发病率一直在稳步上升。PA发生一次和两次后的复发率分别为8.8%和25%[1-8,11]。

胎盘早期脱离可能是灾难性的，特别是对于胎儿而言，围生期死亡率为25%。PA的发病率在妊娠24~26周时最高，并且随着妊娠的进展而降低。超过50%的病例发生在妊娠37足周之前。在发达国家，近10%的早产由胎盘早剥引起[9,10]。新生儿高死亡率主要与早产、低出生体重、胎儿生长受限和窒息有关。即使是足月妊娠，在并发PA的情况下，死亡率也要高25倍。虽然由早剥导致的死产率有所下降，但它仍然是出生后第一年神经功能损伤的一个重要原因。在妊娠26~36周分娩的幸存者中，大约有20%患有脑瘫[12]。

与PA相关的产妇发病率和死亡率包括大量失血、弥散性血管内凝血、紧急子宫切除术、输血、肾衰竭和孕产妇死亡。在西欧和美国，PA相关的孕产妇死亡率为0.4/1000。在发展中国家，孕产妇死亡率取决于医疗保健水平，为1%~4.7‰[10,13,14]。

3.3 病理学

PA的病理机制尚不清楚。似乎是一种多因素疾病,在早产和足月妊娠中具有不同的致病模式。一些危险因素,如腹部创伤、高血压或凝血障碍,已被证明与PA密切相关。然而,仍有许多病例找不到明确原因[15]。

胎盘通过固定绒毛锚定在子宫壁上。当螺旋动脉缺乏生理性滋养细胞侵袭时,可能会发生早剥。促凝物质的灌注可诱发弥散性血管内凝血。子宫的高张性可能是为了阻止促凝物质进一步进入母体循环。许多假说可以解释导致固定绒毛从扩张的子宫下段剥离,进而导致底蜕膜内出血的成因[16-20]。

3.3.1 急性炎症路径

感染(绒毛膜羊膜炎)和组织损伤[创伤、胎膜早破(PROM)]导致母胎界面巨噬细胞激活物(脂多糖、热激蛋白60)迅速释放。促炎性细胞因子如肿瘤坏死因子-α和白细胞介素-β的增加导致滋养细胞释放基质金属蛋白酶增加。因此,坏死和凋亡程度的增加导致胎盘早期脱离(图3.2)。

3.3.2 慢性炎症路径

PA与其他妊娠并发症如先兆子痫、早产、小于胎龄儿或者糖尿病之间的高度重叠性,提示在早期妊娠期间胎盘形成受损为其主要病理机制。长期的血管病变会导致高氧化应激和血小板活化,导致慢性炎症过程。

慢性炎症途径在早产胎盘早剥中更为常见(图3.3)。

3.3.2.1 胎儿-母体出血

在非创伤性胎盘早剥的情况下,剥离发生在蜕膜层。出血几乎均来自母体。仅有20%的病例报道了胎儿-母体出血的证据,但容量≤10mL[22]。胎儿出血的发生更多见于前述的创伤情况下,当胎盘组织撕裂或破裂后发生PA,则会导致胎儿出血[21]。

3.4 危险因素

目前尚无关于PA发病机制的假说,以识别导致这一严重妊娠并发症发生的高危因素。多项多中心分析研究报道了导致PA常见的危险因素(表3.1)[38]。

在社会人口学和行为危险因素方面,高龄(年龄>35岁)和胎次与PA的相关性最强。一些作者还提到发生PA的母亲年龄<20岁。总体而言,黑人血统、婚姻状况(未婚)和较低的社会经济地位与PA的发病率较高有关[24,25]。

有研究表明,妊娠期女性在妊娠期间吸烟会使早剥的风险增加2.5倍。有趣的是,父亲吸烟会使PA风险加倍。妊娠前戒烟有可能将风险降低至不吸烟者的水平。在吸毒的女性中,可卡因的使用是最危险的因素,PA的风险会增加8.6倍[5,23,25,26]。

在妊娠相关危险因素中,妊娠高血压综合征和先兆子痫与PA的相关性最强(分别为2.5倍和4.4倍)。许多研究表明,患者的高血压越严重,发生早剥的风险

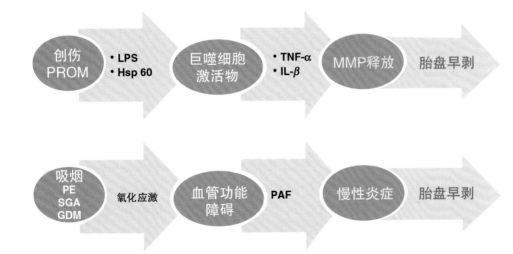

图3.2 急性炎症路径。PROM,胎膜早破;LPS,脂多糖;Hsp,热激蛋白;IL,白细胞介素;TNF,肿瘤坏死因子;MMP,基质金属蛋白酶。

图3.3 慢性炎症路径。PE,先兆子痫;SGA,小于胎龄儿;GDM,妊娠糖尿病;PAF,血小板活化因子。

表3.1　胎盘早剥的危险因素

危险因素	比值比
母体危险因素	
慢性高血压	1.8~2.4
高同型半胱氨酸血症	1.8~5.3
易栓症	1.4~7.7
子宫异常	8.1
病史危险因素	
剖宫产	1.3~2.4
流产	1.4~3.4
胎盘早剥	3.2~25.8
先兆子痫	1.9
死产	1.6~13.1
行为危险因素	
吸烟	1.5~2.5
饮酒	1.6~2.8
可卡因	3.9~8.6
妊娠相关危险因素	
妊娠高血压综合征	1.5~2.5
先兆子痫	1.9~4.4
胎膜早破	1.8~5.9
绒毛膜羊膜炎	2.5~3.3
前置胎盘	3.2~5.7
多胎妊娠	2.0~2.9

越高[2,6,28,29]。其他可增加PA发病率的妊娠并发症包括前置胎盘、妊娠早期阴道出血及多胎妊娠。胎膜早破时发生PA的风险为5.9%，与宫内压突然变化和绒毛膜羊膜炎的风险增加有关[1,2,6,29]。

慢性高血压是PA最常见的母体危险因素之一。慢性高血压并发症占所有妊娠的0.3%~0.8%，并且经常与其他危险因素相对应，包括高龄、黑人种族、吸烟和胎次。根据文献，慢性高血压使早剥的风险增加2.4倍[2,27,28]。此外，易栓症和高同型半胱氨酸血症与PA的风险密切相关。高同型半胱氨酸血症与叶酸和维生素 B$_{12}$ 缺乏有关，在大部分的病例中，这可能是导致PA的直接原因。在大多数研究中，同型亚甲基四氢叶酸还原酶点突变677与PA风险增加7倍以上有关。关于广泛的易栓症的文献资料尚不充分，但一项来自瑞典Prochazka的研究未能表明V Leiden携带率与PA之间的相关性[30-33]。

在与病史相关的危险因素中，应特别注意既往剖

宫产术后的患者。文献表明，与第一次阴道分娩的病例相比，第一次剖宫产的病例在下一次妊娠中PA的风险增加了30%~40%。如果妊娠间隔小于1年，风险将增加到52%[4,34,35]。

妊娠期间约6%的外伤病例和20%~25%的重大创伤与PA有关。腹部创伤后PA的首次表现主要发生在6~48小时内。在罕见的情况下，PA甚至可在最初创伤后5天出现[21,36,37]。

3.5　临床表现

3.5.1　阴道出血

PA是妊娠中期阴道出血的主要原因。阴道出血约占所有病例的80%。当胎盘与子宫壁剥离时，蜕膜基底膜发生出血，导致胎盘后的外侧出血或血肿形成。进一步出血会加速胎盘从子宫壁剥离，导致血管受压，危及胎儿的血液供应。这一紧急病情进展可能会在终末阶段导致子宫破裂。阴道出血的量可能有很大的变化，并不一定与胎盘从子宫壁剥离的程度相对应（图3.4b）[39]。

在一些胎盘中央早剥的病例中，血液不会向外部流出，而是滞留在胎盘后区域内。隐匿性出血很快导致胎盘完全脱离。这与胎儿死亡率较高和产妇消耗性凝血病有关。在严重胎盘早剥的情况下，没有明显的阴道出血是一个相当差的预后标志，在大多数情况下，诊断通常是延迟的（图3.4a）。

3.5.2　腹痛

腹痛常常突然发生，通常为强烈和尖锐的疼痛。疼痛可能仅限于胎盘开始剥离的部位，也可能是全腹的压痛。当胎盘位于子宫后壁时，疼痛可能会向背部放射，疼痛常伴有恶心和呕吐。

3.5.3　宫缩

在检查期间，子宫可以不成比例地增大，并且通常肌张力也会增加。此外，还可能出现迅速、剧烈的强有力的收缩。一旦出现胎盘大面积剥离，子宫会变得坚硬，并有明显的腹痛。

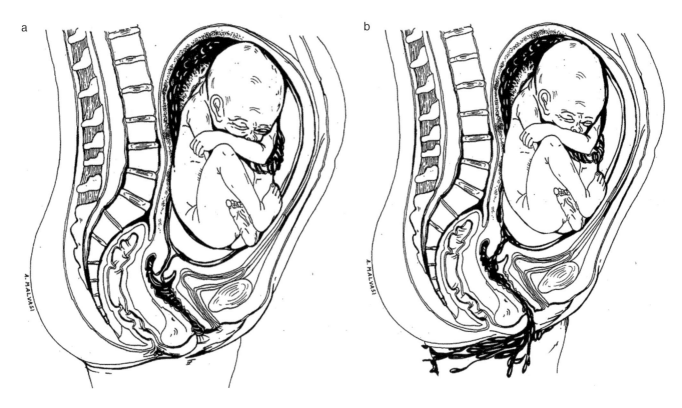

图3.4　胎盘早剥伴隐性出血(a)和阴道出血(b)。

3.5.4　胎儿窘迫

近60%的胎盘早剥会导致胎儿窘迫[39],胎动改变是最显著的预警信号之一。患者可能出现胎动减少或消失。胎心监护(CTG)显示胎儿窘迫的征象,主要由胎盘剥离、母体出血、胎儿出血或子宫高张力所致。一旦出现严重的胎盘早剥,胎心音就会无法闻及(图3.5)。极少情况下,宫内胎儿死亡是PA的唯一征象,可依据产后胎盘表面可见血凝块做出诊断。

3.6　分类

根据分离程度的不同,胎盘早剥可以分为部分型和完全型。根据分离部位的不同,分离可分为边缘型和中央型。

根据临床症状的严重程度进行分类,临床分为0~3级。

0级——无症状:通过在胎盘上发现成团的血凝块或压迹来进行回顾性诊断。

1级——轻度(占病例的48%);其特点包括:
- 无阴道出血至轻度阴道出血。
- 轻度子宫压痛。
- 母体血压和心率正常。
- 无凝血病。
- 无胎儿窘迫。

2级——中度(占所有病例的27%);其特点包括:
- 无阴道出血至中度阴道出血。
- 中度至重度子宫压痛并可能发生强直性收缩。
- 伴直立性血压和心率改变的母体心动过速。
- 胎儿窘迫。

3级——严重(占所有病例的28%);其特点包括:
- 无阴道出血至重度阴道出血。
- 痛感剧烈的子宫强直性收缩。
- 母体休克。
- 低纤维蛋白原血症(即<150mg/dL)。
- 凝血病。
- 胎儿死亡。

3.7　诊断

在妊娠中期和妊娠晚期,每一例阴道出血都应考虑有胎盘早剥的可能。在大多数情况下,较大的胎盘

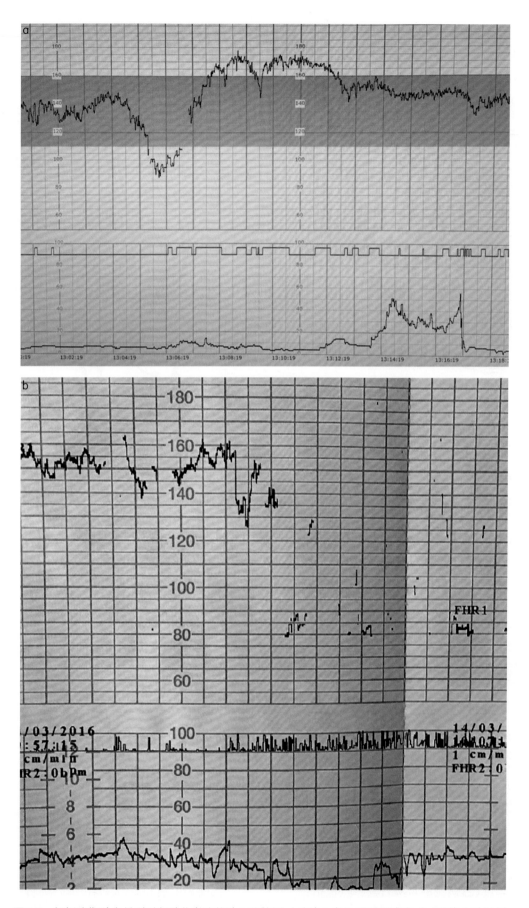

图3.5　妊娠晚期胎盘早剥引起胎儿窘迫的胎心监护图。(a)胎心率显示延迟减速。(b)基线心动过缓。

后血肿会导致典型的症状,如腹痛、宫缩和子宫压痛。如果高度怀疑PA和有胎儿窘迫的迹象,应立即采取治疗措施,不得因额外检查而延误治疗。不管怎样,如果血肿的尺寸并不显著,那么就会保持为无症状状态。如果情况不是很紧急,可以先进行超声检查。根据文献,超声诊断血肿的准确性不超过50%。尽管如此,由于超声检查的有效性和检查所需的时间较短,超声检查胎盘被认为是非常有帮助的,可用于对PA和前置胎盘的鉴别诊断(图3.6)。

胎盘早剥导致多种超声表现,例如胎盘前积液(在胎盘和羊水之间);胎儿活动引起的绒毛膜板的水母状运动;边缘、绒毛膜下或羊膜内存在血肿;以及胎盘厚度增加(垂直平面>5cm)(图3.7至图3.10)。大部分超声表现取决于出血部位和持续时间。出血的部位可分为以下几类:绒毛膜下(最常见的,肌层和胎膜之间)、胎盘后(胎盘和肌层之间)和胎盘前(肌层和羊水之

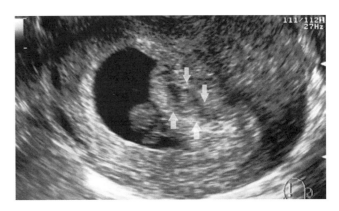

图3.7 妊娠早期急性绒毛膜下血肿(白色箭头所示)的经阴道超声图像。

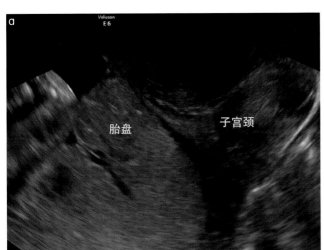

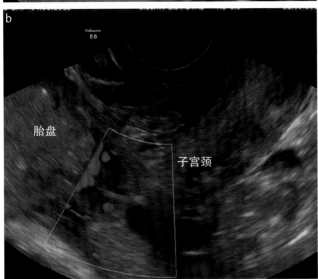

图3.6 完全型前置胎盘(a)和边缘型前置胎盘(b)的经阴道超声图像。

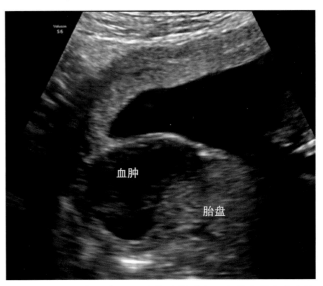

图3.8 经腹超声图像显示,有轻度阴道出血史的患者存在边缘血肿。

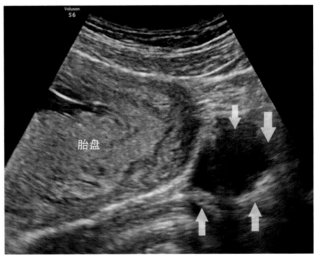

图3.9 经腹超声图像显示绒毛膜下血肿(白色箭头所示)。

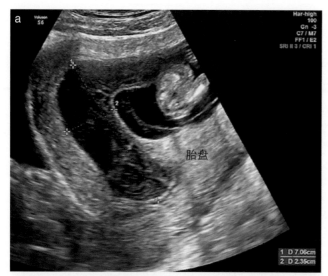

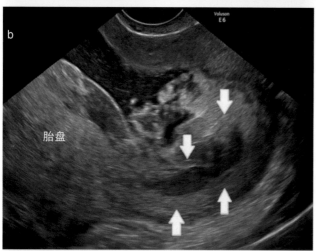

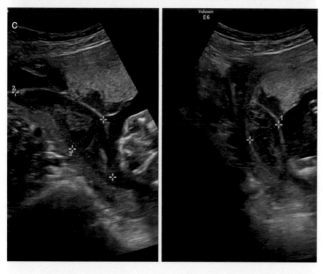

图3.10　经腹超声图像显示边缘型无回声血肿。

间）。大多数绒毛膜下血肿与胎盘边缘相连。然而，在某些情况下，大部分血液从胎盘中分离出来，在与胎盘相反的肌层表面形成血肿。

血肿回声与出血时间直接相关。急性出血（<48小时）可表现为高回声区，与邻近胎盘相似或增强。急性血肿的表现通常与胎盘组织类似（图3.11），即使是经验丰富的超声医生也难以正确诊断。为了避免误诊，可能需要在接下来的24小时重复检查。在接下来的3~7天内，血肿表现为类似于肌层的低回声区。2周后，血肿的主要部分变为液性暗区（无回声），又与羊水类似。

血肿体积和胎盘剥离面积是超声检查用于评估预后最适宜的指标。需要测量三个垂直直径（D），并使用公式：$0.52 \times (D1 \times D2 \times D3)$ 估算出血量（图3.12和图3.13），当胎盘剥离超过50%或血肿量超过50mL时，预后情况较差[40,42-44]。

彩色多普勒血流成像大大增加了超声检查的价值，可排除胎盘血管异常、胎盘附着障碍或血管前置（图3.14）。

重要的是，即使无超声的特征影像也不能排除胎盘早剥，也绝不能延迟治疗。

在过去的10年里，磁共振成像（MRI）在PA诊断中的作用一直在稳步提高。最近的文献报道表明，即使在没有超声检查的情况下，MRI也能准确地描述胎盘早剥，具备较高的敏感性。此外，根据肿块的表现，MRI可以显示宫内出血是否已经停止或仍在持续，还可鉴别出有恶化可能性的母体和胎儿，对临床治疗具有重要价值（图3.15）[41]。

参考高铁血红蛋白特殊的顺磁性效应，有可能确定出血的确切时间。子宫内血肿可准确分类如下：超急性血肿（前几个小时，细胞内氧合血红蛋白）、急性血肿（1~3天，细胞内脱氧血红蛋白）、亚急性早期血肿（3~7天，细胞内高铁血红蛋白）、亚急性晚期血肿（>14天，细胞外高铁血红蛋白）和慢性血肿（>4周，细胞内含铁血黄素和铁蛋白）。具有超急性或急性MRI信号强度特征的血肿可能与剥离进展至较高级别相关（图3.15和图3.16）[63,64]。

尽管MRI对PA的诊断有重要价值，但由于其需要高级培训以进行正确的图像解释，MRI的使用仍然有限。

根据临床症状、超声或MRI检查结果怀疑PA的患者，都需要在分娩后通过胎盘表面是否存在血凝块或组织病理学检查来确认。

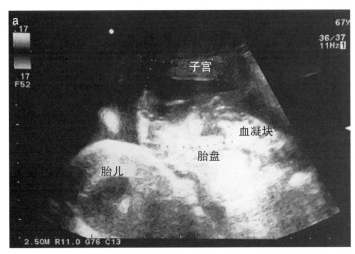
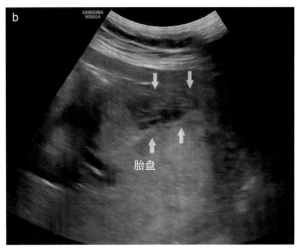

图3.11　急性胎盘早剥。(a)妊娠期34周患者行经腹部超声检查,突发腹痛,出现胎儿窘迫征象,无阴道出血。(b)一例妊娠32周慢性高血压患者行经腹超声检查。急诊剖宫产证实两例患者均存在急性胎盘剥离。

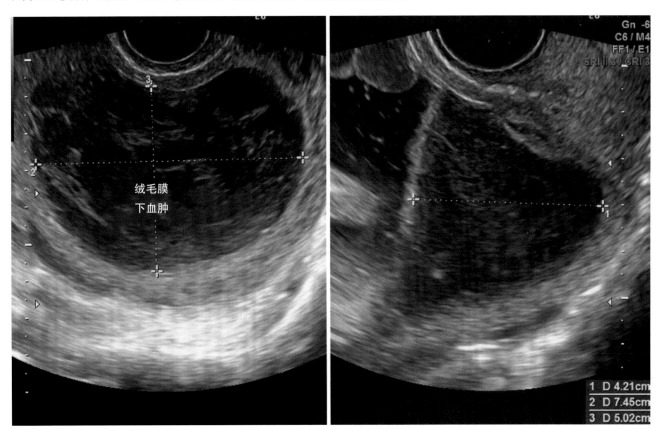

图3.12　慢性胎盘早剥,经腹扫描,存在绒毛膜下低回声血肿。

3.8　鉴别诊断

在重度PA的情况下,诊断是明确的。通常,对于部分剥离,如果没有胎儿窘迫的征象,诊断可能只有在分娩后才能确认。在鉴别诊断中,应排除妊娠晚期阴道出血的所有潜在原因。首先要区分前置胎盘和胎盘早剥(表3.2)。

起病突然且可能危及生命的阴道出血的原因,例如血管前置、子宫破裂、阴道外伤、阴道或宫颈恶性肿瘤,都应该加以重视。临床上,任何没有阴道出血的突发腹痛都需要排除早产或急腹症最常见的原因,如急性阑尾炎、急性腹膜炎、急性胰腺炎或急性肾盂肾炎。

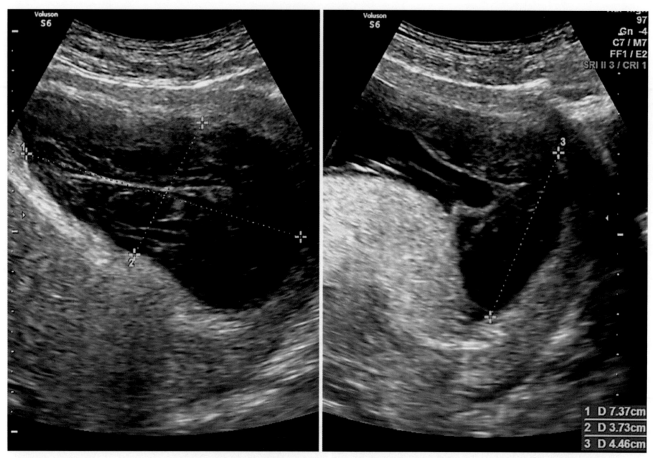

图3.13　经腹超声检查。测量妊娠晚期血肿体积及剥离面大小。

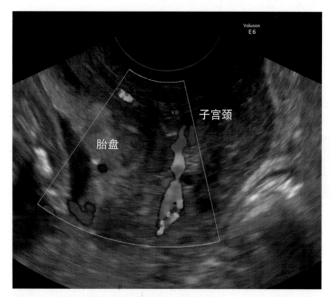

图3.14　前置胎盘彩色多普勒经阴道显影。35岁患者，妊娠26周，超声图像表现为中度阴道出血。

3.9　并发症

3.9.1　失血性休克

在严重的PA中，很难评估产妇的实际失血量。无阴道出血可能会影响对出血量的判断，但不应低估实际出血量。严重的隐匿性出血和罕见的子宫肌层内出血可导致大量失血和低血容量休克，其他内脏器官尤其是肾脏的灌注不足和局部缺血是最严重的后果。作为对低血压的反应，大量静脉补液和输血，会引起少尿。16%以上的PA患者需要输血。

3.9.2　消耗性凝血功能障碍

临床上，在PA过程中，常常会发生与之相关的明显的消耗性凝血功能障碍（7.7%）。据统计，每3例导致胎儿死亡的严重早剥患者的凝血因子均有实验室

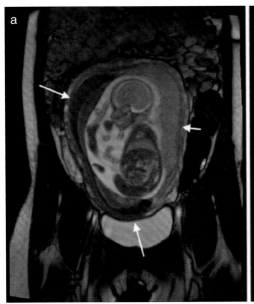
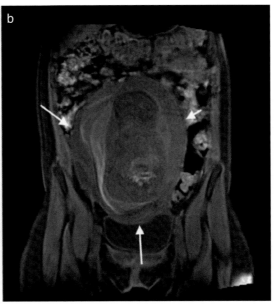

图3.15　25岁的女性，妊娠28周，伴有急性盆腔疼痛和阴道出血。(a) 冠状位 T2 加权图像显示子宫内血凝块呈低信号区，位于子宫腔右侧，向下延伸。(b) 冠状位 T1 加权脂肪饱和梯度回波图像显示绒毛膜下血肿呈高信号。胎盘位于左侧(短箭头所示)。

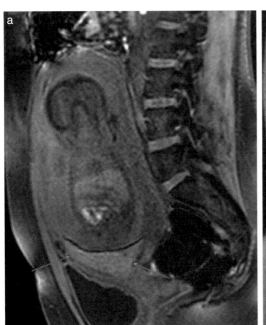
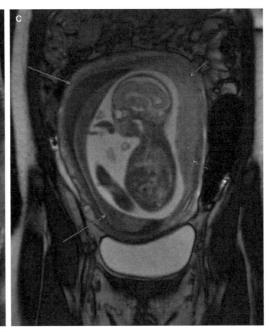
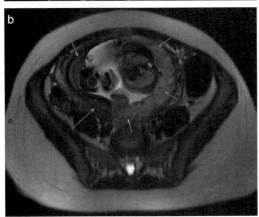

图3.16　25岁女性，妊娠27周，亚急性绒毛膜下出血。(a)矢状位 T1 加权梯度回波图像显示位于宫颈内口上方的绒毛膜下血肿呈高信号(箭头所示)。(b)子宫内凝血块在轴位 T2 加权半傅立叶快速成像上与胎盘相比呈轻微的高信号。冠状位真稳态快速图像(c)、矢状位弥散加权图像(d)和表观弥散系数(e)显示血肿(长箭头所示)有低信号和高信号区。信号强度特征提示超急性血肿。(待续)

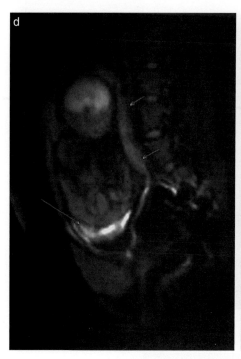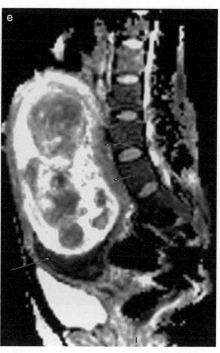

图3.16(续)

表3.2　胎盘早剥与前置胎盘的鉴别诊断

症状	胎盘早剥	前置胎盘
出血	宫缩期间,内(胎盘后)或外(阴道)暗色出血减少	宫缩时常伴有鲜红出血增加
初始情况	突发性出血	浅红色斑点的出现通常是出血的先兆
危险因素	高血压,腹部创伤	正常的产前过程
疼痛	突然而尖锐,子宫压痛	子宫张力正常的无痛性出血
宫缩	快速,疼痛	通常不存在
胎儿窘迫	经常出现	极少出现
超声检查	缺乏特异性	重要

检查数据的变化。去纤维化是激活血管内凝血的主要机制。凝血因子在胎盘后血凝块的形成中被大量消耗。最常见的可监测的异常是低纤维蛋白原血症,即血浆中纤维蛋白原含量<150mg/dL。低纤维蛋白原血症伴随着高水平的纤维蛋白原降解产物(>10μg/mL),这被认为是PA最具特征的参数。此外,纤维蛋白原降解产物D-二聚体也显著增加。血小板减少发生在凝血功能障碍的晚期。血管内凝血最重要的后果之一是纤溶酶原激活。活性形式纤溶酶负责微血栓的溶解,这种溶解通常发生在外周循环中。这是确保器官微灌注的保护机制之一。

消耗性凝血功能障碍的临床症状更常见于隐匿性出血。在这种情况下,宫内压升高会导致更多的凝血活酶渗透到母体的血液中[45;46]。

3.9.3　肾衰竭

急性肾衰竭是PA最严重的母体并发症之一。在大量出血和(或)微血栓形成的过程中,血容量不足会导致肾脏疾病。缺血性坏死可能与肾小管或肾皮质的急性损伤有关。多数急性肾衰竭病例可通过血液和晶体溶液治疗而逆转。有时(尽管很少),肾脏损伤会延长,急性皮质坏死患者可能需要透析。在每例肾衰竭的病例中,医生都应加强对利尿的监控。

此外,先兆子痫发生PA的概率比正常妊娠高4.4倍。高血压重叠低灌注可引起肾功能的显著变化及加重肾衰竭的程度[47]。

肾衰竭与胎盘早剥之间的直接相关性尚不清楚,但回顾性临床研究已经得出结论,1/3患有肾脏疾病的妊娠女性曾发生过PA。此外,即使没有先兆子痫,蛋白尿仍会在严重的PA患者中出现[48]。

3.9.4 库弗莱尔子宫

库弗莱尔子宫,亦称子宫胎盘卒中,是严重PA的一种罕见和致命的并发症,其胎盘后血液渗透肌层厚度并到达腹膜腔。患者出现宫缩、子宫强直性或压痛。在大量失血的情况下,可观察到低血容量休克的征象。由于血液渗入子宫肌层,子宫可能呈现蓝色/紫色斑片状的外观。这种综合征只能通过直接目检或活检来诊断[49,50]。

3.9.5 羊水栓塞

胎盘早剥,特别是腹部创伤,增加了发生极为罕见的产科急症的风险,如羊水栓塞。胎儿细胞和羊水通过胎盘床进入母体循环并触发免疫反应,由于过敏反应而迅速发展为心肺功能衰竭。后一阶段的特点是大出血,很少能够恢复。虽然羊水栓塞的发病率很低,但高死亡率使其成为导致产妇死亡的最常见原因[51,52]。

3.9.6 希恩综合征

失血过多或消耗性凝血功能障碍的后果之一是分娩时或产后早期垂体功能衰竭。垂体功能低下是由腺体缺血性坏死引起的,临床上称为希恩综合征。垂体促靶腺激素分泌受损会导致泌乳衰竭、乳房萎缩、闭经、甲状腺功能减退和肾上腺皮质不全[53,54]。

3.10 治疗

每例PA病例都需要对具体因素进行具体分析并采用个体化治疗方案。评估产妇血流动力学状况至关重要,同时也应该评估胎儿宫内情况。PA的治疗取决于胎龄以及对分娩相对风险与预期管理风险的评估。

3.10.1 母胎监测

对怀疑PA患者的临床管理通常包括严密母体血流动力学与胎儿监护(表3.3)。

3.10.2 剖宫产

通常,因阴道出血、腹痛和胎儿窘迫等典型症状就诊的患者需要紧急治疗(图3.17)。大多数临床医生选

表3.3 母胎监护

母体血压和心率的测量
记录尿量
注明血型和 Rh 状态(如果 Rh 阴性,应进行 Kleihauer-Betke 试验)
血红蛋白、血细胞比容、血小板计数和凝血的动态变化,尤其要注意纤维蛋白原的水平
大口径(16~18mm)静脉通路的通畅
开始补晶体溶液
血液制品保障(包括血细胞和新鲜冷冻血浆)
胎心的连续监测
分娩计划

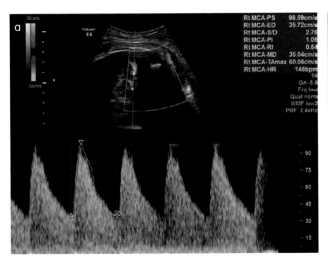
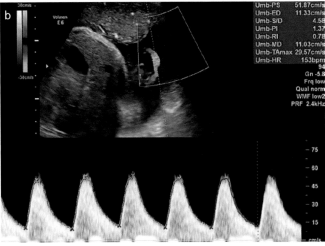

图3.17 27岁女性,妊娠36周,经腹彩色多普勒扫描胎儿大脑中动脉(a)和脐动脉(b)血流显示脑保护效应。患者CTG正常,无阴道出血。在剖宫产手术中,发现胎盘剥离1/4。

择急诊剖宫产。同时，大量出血应采取液体复苏及输血治疗。此外，剖宫产可以实现外科止血。在严重的PA中，快速诊断和及时治疗是挽救母胎生命的关键。

Kayani等人研究了重度PA和胎儿心动过缓患者从决定到分娩的时间与新生儿结局之间的相关性。间隔期大于20分钟时，脑瘫和胎儿死亡发生率明显高于对照组（P<0.05）。在大多数病例中，新生儿预后良好与剖宫产分娩在20分钟内完成有关[55]。

Boisrame等人对法国大学三所产科病房247例PA病例进行了回顾性分析。仅有9.7%的病例出现了典型的临床三联征，包括出血、腹痛和过强宫缩。绝大多数患者（90.3%）进行了急诊剖宫产，半数以上患者使用全身麻醉[56]。

3.10.3 阴道分娩

如果胎儿基本成熟，PA程度小于1级者，则建议进行阴道分娩。防止子宫着床部位出血的主要方法是子宫肌层收缩。即使在并存凝血功能障碍的情况下，物理刺激和子宫按摩也可以有效地压迫胎盘部位血管，从而避免发生大出血。羊膜腔穿刺被认为对分娩过程有积极影响。胎膜破裂也可促进产程进展。此外，羊膜囊中较低的压力减少了促凝血酶原激酶进入母体循环，并减轻了对螺旋动脉的压迫。为预防母体或胎儿的病情急剧恶化，在整个分娩过程中需要对母胎进行严密监测。分娩过程中需做好随时进行紧急剖宫产的准备。如果在第二产程出现严重的PA及胎儿窘迫，则应考虑阴道助产。如果满足特殊条件，使用产钳或负压吸引是分娩并避免胎儿缺氧的最快方法。

3.10.4 重度胎盘早剥后分娩

重度PA并发胎死宫内者的治疗需要临床医生采取特殊的方法。在这种情况下，母体妊娠结局仍然至关重要。根据Prichard等人的研究，超过40%的女性会在严重的PA后发展为弥散性血管内凝血，首次实验室改变出现在剥离后8小时[57]。另一方面，紧急剖宫产可能是最合适的。然而，外科手术治疗可能导致失血量增加和消耗性凝血功能障碍加重，并可能需要紧急子宫切除术。虽然阴道分娩是首选，但产妇血流动力学状态往往是主要禁忌证。

两种治疗方法前均应适当输注晶体溶液和（或）更换血液制品，以达到满意的凝血平衡。尽管延迟了分娩，但充分的患者准备可以改善最终结局。

3.10.5 期待治疗

超过50%的PA病例是妊娠37周的女性。在特殊情况下，期待治疗可以避免早产。一组轻度早剥（1级）、母体血流动力学状态稳定，且无胎儿窘迫迹象的患者，可因延迟分娩而受益[58,59]。

3.10.6 宫缩抑制剂

许多学者认为在PA的情况下使用宫缩抑制剂是有争议的。毫无疑问，宫缩抑制剂的主要优点之一是减少子宫张力，其次是预防血肿进一步增大和凝血因子的消耗。反对者经常会举出Hurd等人的研究，该研究报道，如果开始使用宫缩抑制剂，不利于胎盘剥离的动态观察。另一方面，目前更多的研究已经证实了在某些情况下期待治疗的可行性。在Combs等人的研究中，1/3的患者在胎盘剥离超过1周后分娩。有趣的是，数据显示，产妇发病率和围生期死亡率都没有增加[60-62]。

考虑到产科并发症的不稳定性，如果短时间内应用皮质类固醇来促进胎肺成熟，那么有轻度胎盘早剥且妊娠<34周的患者，可以使用宫缩抑制剂，以争取应用皮质类固醇来促进胎肺成熟的时间（图3.18）。

3.11 预后

母胎结局均取决于PA的严重程度。不幸的是，胎盘过早剥离会使胎儿面临缺氧和死亡的危险。胎儿生长受限、剖宫产和早产等并发症进一步阻碍了新

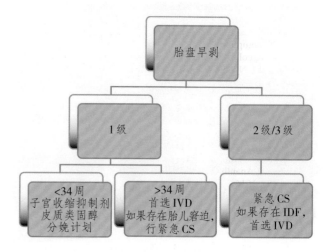

图3.18 不同级别胎盘早剥的管理方案。缩写：CS，剖宫产；IVD，诱导阴道分娩；IFD，胎死宫内。

生儿结局。约有15%的妊娠晚期死胎是由PA引起的。多达15%的新生儿存活者有严重的神经系统发育缺陷。

妊娠期女性最常见的并发症是消耗性凝血功能障碍。严重PA的患者中有20%发生了DIC。此外，如果不及时纠正，大量出血会导致低血容量休克和肾衰竭。在极少数情况下，严重的并发症可能导致产妇死亡。

从决定到分娩（<20分钟）的高水平医疗服务，以及及时的诊断和处理，可能会显著改善孕产妇和胎儿的结局。

3.12 预防

尽管我们已经做出了很大努力来改善围产机构的医疗保健，但PA仍然是妊娠晚期一种危及母胎生命的并发症。到目前为止，没有任何干预措施可以防止这种情况发生。唯一能降低PA发病率的方法是改变危险因素，即指导患者戒烟和勿吸食可卡因，或改善对高血压女性的血压管理。

参考文献

1. Baumann P, Blackwell SC, Schild C et al (2000) Mathematic modeling to predict abruptio placentae. Am J Obstet Gynecol 183:815–822
2. Kyrklund-Blomberg NB, Gennser G, Cnattingius S (2001) Placental abruption and perinatal death. Paediatr Perinat Epidemiol 15:290–297
3. Ananth CV, Wilcox AJ (2001) Placental abruption and perinatal mortality in the United States. Am J Epidemiol 153:332–337
4. Tikkanen M, Nuutila M, Hiilesmaa V et al (2006) Prepregnancy risk factors for placental abruption. Acta Obstet Gynecol Scand 85:40–44
5. Ananth CV, Cnattingius S (2007) Influence of maternal smoking on placental abruption in successive pregnancies: a population-based prospective cohort study in Sweden. Am J Epidemiol 166:289–295
6. Tikkanen M, Nuutila M, Hiilesmaa V et al (2006) Clinical presentation and risk factors of placental abruption. Acta Obstet Gynecol Scand 85:700–705
7. Ananth CV, Berkowitz GS, Savitz DA et al (1999) Placental abruption and adverse perinatal outcomes. JAMA 282:1646–1651
8. Ananth CV, Oyelese Y, Yeo L et al (2005) Placental abruption in the United States, 1979 through 2001: temporal trends and potential determinants. Am J Obstet Gynecol 192:191–198
9. Oyelese Y, Ananth CV (2006) Placental abruption. Obstet Gynecol 108:1005–1016
10. Tikkanen M, Gissler M, Metsaranta M et al (2009) Maternal deaths in Finland: focus on placental abruption. Acta Obstet Gynecol 88:1124–1127
11. Karegard M, Gennser G (1986) Incidence and recurrence rate of abruption placentae in Sweden. Obstet Gynecol 67:523–528
12. Matsuda Y, Maeda T, Kouno S (2003) Comparison of neonatal outcome including cerebral palsy between abruptio placentae and placenta previa. Eur J Obstet Gynecol Reprod Biol 106(2):125–129
13. World Health Organisation (2004) Maternal mortality in 2000: estimates developed by WHO, UNICEF and UNFPA. WHO, Geneva
14. Khan KS, Woydyla D, Say L et al (2006) WHO analysis of causes of maternal death. A systematic review. Lancet 367:1066–1074
15. Nath CA, Ananth CV, Smulian JC et al (2007) Histologic evidence of inflammation and risk of placental abruption. Am J Obstet Gynecol 197:319
16. Ananth CV, Getahun D, Peltier MR et al (2006) Placental abruption in term and preterm gestations: evidence for heterogeneity in clinical pathways. Obstet Gynecol 107(4):785–792
17. Rasmussen S, Irgens LM, Dalaker K (1999) A history of placental dysfunction and risk of placental abruption. Pediatr Perinat Epidemiol 13:9–21
18. Anath CV, Oyelese Y, Srinivas N et al (2004) Preterm premature rupture of membranes, intrauterine infection, and oligohydramnios: risk factors for placental abruption. Obstet Gynecol 104:71–77
19. Sherer DM, Salafia CM (2000) Chronic intrauterine bleeding and fetal growth at less than 32 weeks of gestation. Gynecol Obstet Investig 50:92–95
20. Salafia CM, Lopez-Zeno JA, Sherer DM et al (1995) Histological evidence of old intrauterine bleeding is more frequent in prematurity. Am J Obstet Gynecol 173:1065–1070
21. Pearlman MD, Tintinalli JE, Lorenz RP (1990) A prospective controlled study of outcome after trauma during pregnancy. Am J Obstet Gynecol 162:1502
22. Stettler RW, Lutich A, Pritchard JA et al (1992) Traumatic placental abruption: a separation from traditional thought. Presented at the American College of Obstetricians and Gynecologists Annual Clinical Meeting, Las Vegas, 27 Apr
23. Pritchard JA, Cunningham FG, Pritchard SA et al (1991) On reducing the frequency of severe abruptio placentae. Am J Obstet Gynecol 165:1345
24. Cleary-Goldman J, Malone FD, Vidaver J et al (2005) Impact of maternal age on obstetric outcome. Obstet Gynecol 105(983):2005
25. Naeye RL (1980) Abruptio placentae and placenta previa: frequency, perinatal mortality, and cigarette smoking. Obstet Gynecol 55:701–704
26. Andres RL, Day MC (2000) Perinatal complications associated with maternal tobacco use. Semin Neonatol 5:231–241
27. Ananth CV, Peltier MR, Kinzler WL et al (2007) Chronic hypertension and risk of placental abruption: is the association modified by ischemic placental disease? Am J Obstet Gynecol 197:273. e1–273.e7
28. Kramer MS, Usher RH, Pollack R et al (1997) Etiologic determinants of abruptio placentae. Obstet Gynecol 89:221–226
29. Saftlas AF, Olson DR, Atrash HK et al (1991) National trends in the incidence of abruptio placentae, 1979–1987. Obstet Gynecol 78:1081–1086
30. Ray JG, Laskin CA (1999) Folic acid and homocyst(e)ine metabolic defects and the risk of placental abruption, pre-eclampsia and spontaneous pregnancy loss: a systematic review. Placenta 20:519–529
31. Robertson L, Wu O, Langhorne P et al (2006) Thrombosis: Risk and Economic Assessment of Thrombophilia Screening (TREATS) Study. Thrombophilia in pregnancy: a systematic review. Br J Haematol 132:171–196
32. Kupferminc MJ, Eldor A, Steinman N et al (1999) Increased frequency of genetic thrombophilia in women with complications of pregnancy. N Engl J Med 340:9–13
33. Prochazka M, Happach C, Marsal K et al (2003) Factor V Leiden in pregnancies complicated by placental abruption. BJOG 110:462–466
34. Rasmussen S, Irgens LM, Dalaker K (1999) A history of placental dysfunction and risk of placental abruption. Paediatr Perinat Epidemiol 13:9–21
35. Lydon-Rochelle M, Holt VL, Easterling TR et al (2001) First-birth cesarean and placental abruption or previa at second birth. Obstet Gynecol 97:765–769
36. Higgins SD, Garite TJ (1984) Late abruptio placenta in trauma patients: implications for monitoring. Obstet Gynecol 63:10S–12S

37. Curet MJ, Schermer CR, Demarest GB et al (2000) Predictors of outcome in trauma during pregnancy: identification of patients who can be monitored for less than 6 hours. J Trauma 49:18–24

38. Tikkanen M (2011) Placental abruption: epidemiology, risk factors and consequences. Acta Obstet Gynecol Scand 90:140–149. doi:10.1111/j.1600-0412.2010.01030.x

39. Hurd WW, Miodovnik M, Hertzberg V et al (1983) Selective management of abruptio placentae: a prospective study. Obstet Gynecol 61:467

40. Nyberg DA, Cyr DR, Mack LA et al (1987) Sonographic spectrum of placental abruption. Am J Roentgenol 148(1):161–164

41. Masselli G, Brunelli R, Di Tola M et al (2011) MR imaging in the evaluation of placental abruption: correlation with sonographic findings. Radiology 259(1):222–230. doi:10.1148/radiol.10101547

42. Nyberg DA, Mack LA, Benedetti TJ et al (1987) Placental abruption and placental hemorrhage: correlation of sonographic findings with fetal outcome. Radiology 164(2):357–361

43. Glantz C, Purnell L (2002) Clinical utility of sonography in the diagnosis and treatment of placental abruption. J Ultrasound Med 21(8):837–840

44. Sebire NJ, Sepulveda W (2008) Correlation of placental pathology with prenatal ultrasound findings. J Clin Pathol 61(12):1276–1284

45. Pritchard JA, Brekken AL (1967) Clinical and laboratory studies on severe abruptio placentae. Am J Obstet Gynecol 97(681):196

46. Bonnar J, McNicol GP, Douglas AS (1969) The behavior of the coagulation and fibrinolytic mechanisms in abruptio placentae. J Obstet Gynaecol Br Commonw 76:799

47. Hauth JC, Cunningham FG (1999) Preeclampsia-eclampsia. In: Lindheimer ML, Roberts JM, Cunningham FG (eds) Chesley's hypertensive disorders in pregnancy, 2nd edn. Appleton & Lange, Stamford, p 17

48. Drakeley AJ, Le Roux PA, Anthony J et al (2002) Acute renal failure complicating severe preeclampsia requiring admission to an obstetric intensive care unit. Am J Obstet Gynecol 186:253

49. Hubbard JL, Hosmer SB (1997) Couvelaire uterus. J Am Osteopat Assoc 97(9):5367

50. Eskes TK (1997) Abruptio placentae. A "classic" dedicated to Elizabeth Ramsey. Eur J Obstet Gynecol Reprod Biol 75(1):63–70

51. Moore J, Baldisseri MR (2005) Amniotic fluid embolism. Crit Care Med 33(10 Suppl):S279–S285. doi:10.1097/01. CCM.0000183158.71311.28

52. Kramer MS, Rouleau J, Baskett T et al (2006) Amniotic-fluid embolism and medical induction of labour: a retrospective, population-based cohort study. Lancet 368(9545):1444–1448. doi:10.1016/S0140-6736(06)69607-4

53. Feinberg EC, Molitch ME, Endres LK et al (2005) The incidence of Sheehan's syndrome after obstetric hemorrhage. Fertil Steril 84:975

54. Kan AKS, Calligerous D (1998) A case report of Sheehan syndrome presenting with diabetes insipidus. Aust NZ J Obstet Gynaecol 38:224

55. Kayani SI, Walkinshaw SA, Preston C (2003) Pregnancy outcome in severe placental abruption. BJOG 110(7):679–683

56. Boisramé T, Sananès N, Fritz G et al (2014) Placental abruption: risk factors, management and maternal-fetal prognosis. Cohort study over 10 years. Eur J Obstet Gynecol Reprod Biol 179:100–104. doi:10.1016/j.ejogrb.2014.05.026

57. Pritchard JA, Brekken AL (1967) Clinical and laboratory studies on severe abruptio placentae. Am J Obstet Gynecol 97(5):681–700

58. Gabbay-Benziv R, Ashwal E, Lahav-Ezra H et al (2014) Decision-to-delivery interval in suspected placental abruption – association with pregnancy outcome. J Matern-Fetal Neonatal Med 27:1680–1683. doi:10.3109/14767058.2013.871703

59. Sabourin JN, Lee T, Magee LA et al (2012) Indications for, timing of, and modes of delivery in a national cohort of women admitted with antepartum hemorrhage at 22+0 to 28+6 weeks' gestation. J Obstet Gynaecol Can 34:1043–1052

60. Towers CV, Pircon RA, Heppard M (1999) Is tocolysis safe in the management of third-trimester bleeding? Am J Obstet Gynecol 180:1572–1578

61. Combs CA, Nyberg DA, Mack LA et al (1992) Expectant management after sonographic diagnosis of placental abruption. Am J Perinatol 9:170–174

62. Saller DN Jr, Nagey DA, Pupkin MJ et al (1990) Tocolysis in the management of third trimester bleeding. J Perinatol 10:125–128

63. Masselli G, Brunelli R, Monti R et al (2014) Imaging for acute pelvic pain in pregnancy. Insights Imaging 5:165–181

64. Masselli G, Gualdi G (2013) MR imaging of the placenta: what a radiologist should know. Abdom Imaging 38(3):573–587

Miha Lučovnik，Antonio Malvasi，Andrea Tinelli，Nataša Tul

4.1 引言

在过去几十年，发达国家双胎妊娠的自然发生率从略低于 1% 上升到占全部妊娠的 2%~4%（图4.1）[1-4]。其发生率的增加与辅助生殖技术的广泛应用（体外受精和促排卵）和高龄妊娠有关[5,6]。

尽管其发生率上升，但双胎妊娠在所有妊娠中所占的比例仍较小，而且，双胎妊娠导致的围生期的死亡率和病死率仍较高。10%~15% 的围生期死亡和约 15% 的脑瘫与双胎妊娠有关[7-9]。这主要与超早产（<32周出生）的双胎比例过高有关。事实上，在过去的几十年中，双胎妊娠中超早产儿的发生率已经上升，现在其发生率接近 35%（图4.2）[4]。此外，对于>37周的双胎妊娠，其脑瘫患儿的发生率也在逐年增加[9]。

因此，双胎妊娠是围生期医学非常重要的一部分。在临床上，需要我们密切随访，并且及时发现和处理可能发生的一些并发症。本章回顾了双胎妊娠中最常见的妊娠晚期并发症，以及目前对其预防和治疗的建议。

4.2 双胎妊娠的类型

两个卵母细胞同时受精形成异卵双胎受精卵或一个受精卵分裂为单卵双胎（完全相同，但遗传和表型存在差异）（图4.3）[10]。二卵双胎，每个胎儿有各自的羊膜和绒毛膜。单卵双胎存在一些不同，这取决于单受精卵分裂的时间（图4.4）。

• 双羊双绒：受精卵分裂发生在受精后的 3 天，每个胎儿都有各自的绒毛膜和羊膜（图4.5）。

• 双羊单绒：分裂发生在受精后的第 4~8 天，此时绒毛膜已经形成，而羊膜囊未形成。因此，每个胎儿有独立的羊膜，但共用一个绒毛膜（图4.5）。

• 单羊单绒：仅有不到 1% 的单卵双胎，分裂发生在受精后的第 9~12 天，此时，绒毛膜和羊膜囊已经形成，因此两个胎儿共存于一个羊膜腔内。分裂发生在受精后 12 天的，形成连体双胎。胎儿可通过多种方式连接在一起，最常见的是胸部和（或）腹部（图4.6）。这是非常罕见的，发生率为 1/70 000。

无论其纯合性如何，单绒毛膜性双胎的围生期风险明显高于双绒毛膜性双胎[11]。在一项大型双胎队列研究中，单绒毛膜性双胎的围生期死亡率比双绒毛膜性双胎高出两倍以上[12]。因此，绒毛膜性的判断已经成为双胎妊娠管理的重点。

在妊娠早期，超声检查判断绒毛膜性是最可靠的。在妊娠 10 周前，经阴道超声发现两个不同的妊娠囊，证明是双绒毛膜性双胎。由于羊膜较薄，妊娠早期时羊膜性的测定并不准确，应在以后进行测量，以排除单羊膜囊双胎妊娠的可能。在妊娠 10~14 周，检测到 λ 峰（也称为双胎峰），即胎盘组织在双胎间羊膜基底部形成的三角形突起，它是双绒毛膜胎盘形成的一个重要标志（图4.7）[13]。在妊娠 14 周以前出现 λ 峰，其预测双绒毛膜性双羊膜囊的敏感性为 97%，特异性为 100%[13]。然而，单绒毛膜性双羊膜囊双胎多表现为"T"字征（图4.8和图4.9）。在妊娠小于 14 周时的超声检查若提示单个胎盘，其预测单绒毛膜性双羊膜囊双胎的敏感性为 100%，准确性为 98%[13]。

在妊娠后期，绒毛膜性的判断更困难，且不可靠。随着孕龄的增加，叶状绒毛膜退化形成平滑绒毛膜，λ

图 4.1 1987—2012 年斯洛文尼亚所有的妊娠中双绒毛膜性双胎(上曲线)和单绒毛膜性双胎(下曲线)的比例。(Adapted with permission from Tul.[134])

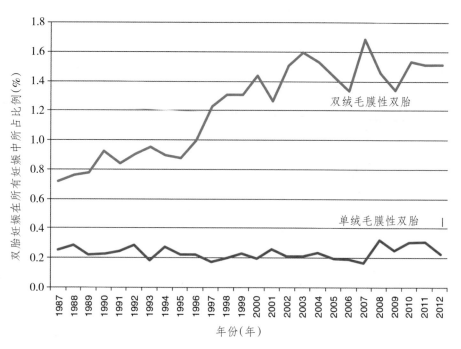

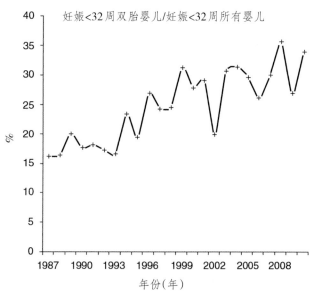

图 4.2 1987—2010 年间斯洛文尼亚所有妊娠<32 周出生的婴儿中双胎的比例。(From Tul et al.[4])

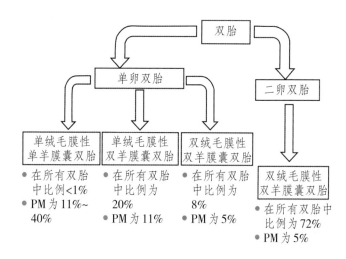

图 4.3 各种类型双胎的发生率，双胎共享得(基因组、绒毛膜、羊膜)越多，围生期死亡(PM)的风险就越大。

峰趋于消失[13]。胎儿的性别不一致表明为双合子性，因而为双绒毛膜性双胎，仅有 55% 的双胎具有不同的性别，这使得性别不同成为双绒毛膜性双胎的不可靠标志[14]。分隔膜的厚度对预测绒毛膜性是有帮助的(图 4.5)。使用标准 2D 超声检查，分隔膜<2mm 预测单绒毛膜性双羊膜囊双胎的敏感性为 90%，准确性为 76%，使用 3D 超声进行检查，敏感性可能提高[15]。检查发现两个独立的胎盘可证明为双绒毛膜性双胎。然而，这一发现仅占双胎妊娠的

1/3。此外，在单绒毛膜性双胎中，两个优势胎盘之间存在胎盘组织的薄桥和副胎盘，因此限制了该参数作为有用的诊断工具。

随着妊娠的增加，绒毛膜性的判断越来越困难，因此，对于所有双胎妊娠的女性，应在早期进行超声检查评估绒毛膜性，此外还需评估胚胎质量、头臀径及胎儿颈项透明层厚度[16]。早期确定双胎妊娠的绒毛膜性，对其进行风险评估，这在很大程度上决定了双胎妊娠的进一步妊娠管理监测。

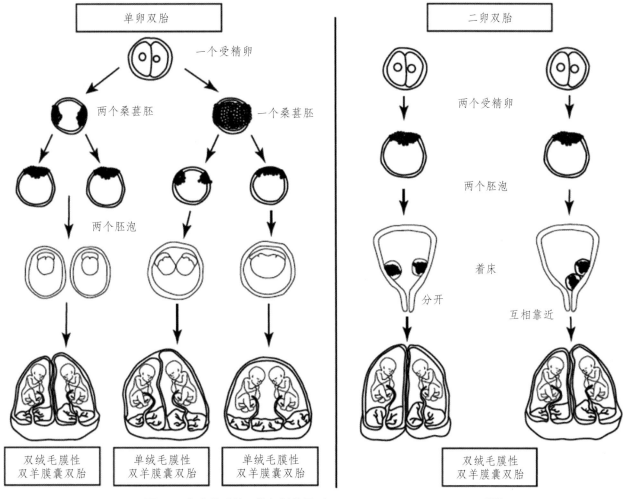

图4.4 各种类型的双胎妊娠发展。(Adapted with permission from Tul. [134])

4.3 早产

早产是双胎妊娠的主要并发症之一,也是双胎妊娠围生期发病率和死亡率的最主要危险因素[17]。双胎妊娠中,妊娠<37周的早产发生率为50%~60%,约10%为超早产(妊娠<32周)[4,18](图4.10)。与早产相关的主要并发症包括呼吸窘迫综合征、坏死性小肠结肠炎、脑室出血和脓毒症。这些并发症使双胎妊娠的围生期死亡率是单胎妊娠的7倍,脑瘫的发生率是单胎妊娠的4~7倍[9,17]。

预防早产是双胎妊娠管理最重要的目标之一。现在有大量证据表明,经阴道超声测量宫颈长度能预测单胎妊娠自发性早产的发生率[19,20]。这在双胎妊娠中也得到了证实[21,22]。Souka等人通过测定双胎妊娠23周时的宫颈长度来预测妊娠<32周的早产发生率,结果显示,宫颈长度<25mm与超早产发生率增加相关。此外,宫颈长度<10mm的70%~80%妊娠期女性会在32周前分娩[22](图4.11)。

自从Corner、Allen和Csapo提出的黄体酮理论以来,黄体酮在80多年来一直被认为是维持妊娠的重要因素[23,24]。大量的实验研究数据表明,黄体酮对宫颈成熟和子宫肌层的收缩作用有很好的控制作用[25]。除了基础科学支持孕激素在妊娠期的应用,还有大量的经验证据表明,它们可能从大型临床试验中获益。已经证明,在两组妊娠期女性中,补充黄体酮(天然的、生物合成的或微分化的)阴道用药或17α-羟基黄体酮醋酸酯(17-OH P)肌内注射可以降低早产风险:有自然早产史的女性(试验显示17-OH P有益,但黄体酮无效)和妊娠19~24周时经阴道超声测量宫颈缩短的女性(试验显示阴道用黄体酮有益,但17-OH P无

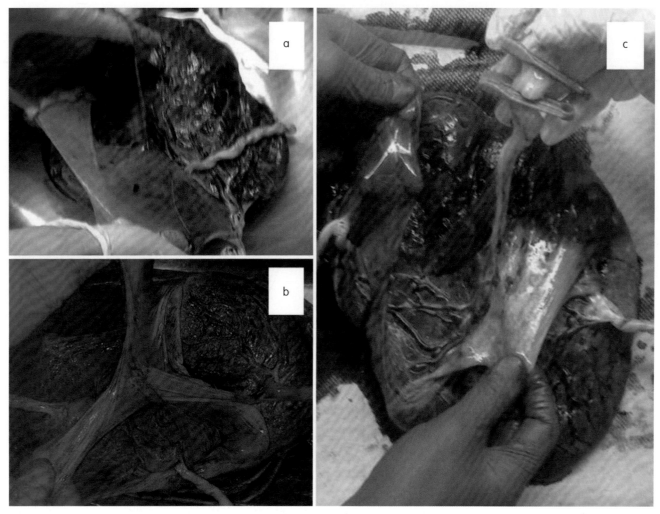

图 4.5 (a)单绒毛膜羊膜胎盘。每个胎儿都被自己的羊膜包围,但只有一个绒毛膜包围了所有三个胎儿,注意薄薄的羊膜。(b)绒毛膜羊膜胎盘。每个胎儿都被自己的羊膜和绒毛膜包围。注意较厚的膜。(c)双绒毛膜羊膜胎盘。可以看到膜的厚度差异,左边是薄的单绒毛膜,右边是厚的双绒毛膜。

效)[26-30]。Rouse 等人的研究表明,当给所有的双胎妊娠女性应用17-OH P治疗时,这并没有降低早产发生率,这与1980年早期的研究结果一致[31,32]。关于双胎的两项大型研究结果显示,对研究人群随机分组,分为经阴道给予黄体酮和安慰剂两组,结果显示经阴道使用黄体酮治疗并不能使双胎妊娠更获益,不能延长妊娠期[33,34]。增加黄体酮使用剂量并不能降低早产发生率[35]。目前还没有一项随机对照试验专门研究经阴道给予黄体酮对双胎妊娠宫颈缩短女性的效果。然而,Romero 等人发表了5项个体化患者的随机对照试验荟萃分析,分析比较了对于超声测量宫颈长度<25mm的患者进行经阴道黄体酮治疗与安慰剂的疗效,其中包括双胎妊娠[36],结果显示,与单胎妊娠相比,双胎对黄体酮的反应没有统计学上的差异。因此,人们可以假

设,如果黄体酮降低了单胎早产的风险,那么对双胎也应该如此。事实上,在这项荟萃分析中,经阴道黄体酮治疗的双胎妊娠<33周的早产率降低了30%,但这一降低没有统计学意义。然而,重要的是,他们还发现,母亲接受黄体酮治疗的双胎复合发病率在统计学上显著降低了近50%,且具有统计学意义。基于这些数据,我们建议对宫颈长度≤25mm的双胎妊娠女性使用经阴道黄体酮治疗。

与黄酮相似,对所有双胎妊娠实施环扎手术并不能降低自然早产的发生率[37]。然而,在宫颈长度<25mm的无症状的双胎妊娠中,关于超声显示的环扎的有效性和安全性的数据,是相互矛盾的。一项对多胎妊娠进行宫颈环扎术的随机对照试验的Cochrane荟萃分析表明,宫颈长度<25mm的双胎妊娠行宫颈环扎会增加

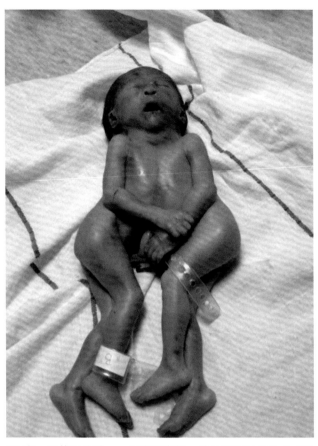

图4.6 连体双胞胎——颅胸腔病例。胎儿可通过多种方式融合,最常见的是累及胸部和(或)腹部。

究产生了相互矛盾的结果[40,41]。3项随机对照试验研究了子宫托对双胎妊娠早产率的影响。2013年公布的一项荷兰试验发现,多胎妊娠中<32周的早产率没有降低,但宫颈长度<38mm的妊娠女性中,放置了子宫托的早产率有所降低[42]。一项最近发布的多中心随机对照试验并没有证实这一观点。在1180例20~24周双胎妊娠的女性中,如果随机选择妊娠期女性(不考虑宫颈长度),在34周前使用Arabin子宫托并没有降低早产率。宫颈长度<25mm的亚组也没有[43]。这与西班牙人在2016年发布的试验结果形成对比,其发现在宫颈长度<25mm的双胎妊娠中,放置子宫托使<34周的早产率明显降低[44]。

4.4 胎儿异常

双胎妊娠的先天性发育异常发生率为单胎妊娠的2~4倍[44-45]。最常见的双胎胎儿发育异常是心血管疾病[41],这同样也是在单胎妊娠中最常见的胎儿发育异常,但其相对风险高于单胎妊娠[46,48-54]。中枢神经系统的异常,如脑积水和神经管缺陷;胃肠系统的异常,特别是肠闭锁;泌尿生殖系统和肌肉骨骼系统的异常,双胎妊娠都较单胎妊娠常见[46,47,49,50,54]。相反,双胎妊娠染色体异常的发生率与单胎妊娠相似[46,47,49-51]。然而,这些研究未能充分认识到双胎妊娠和单胎妊娠产妇年龄分布的差异[5]。此外,在单卵双胎中,染色体异常的风险与母亲年龄相关的风险相同,但在二卵双胎中,每个胎儿都有独立的风险,每次妊娠的风险是双倍的。

通过绒毛膜性或合子性检查双胎先天性异常的研究发现,异常风险的增加大部分归因于单合子妊娠的过度风险[46,47,55,56]。在二卵双胎中,每对双胎的染色体异常发生率与单胎妊娠相同。因此,在二卵双胎中,至少一个胎儿结构异常的患病率大约为单胎妊娠的两倍,增加了更多的压力或挤压造成的异常,如胎足畸形[46,47]。在单卵双胎中,每对双胎发生先天性异常(如脑、心、肾、肠的异常或其他异常)的风险是单胎妊娠的4倍[45-49,55,56]。对于单绒毛膜性和单卵双胎的高异常发生率,人们提出了一些机制。单卵双胎本身可以看作是一种形态发生的异常,因为它涉及受精卵分裂。这一过程与一些特殊的畸形有关,这些畸形倾向于中线结构,如并肢畸形、泄殖腔畸形和前脑无裂畸形,这些畸形在单卵双胎中更为常见[57,58]。

早产的风险[36]。另一方面,最近的一项多中心回顾性队列研究表明,对比超声测量的宫颈长度<25mm的对照组,宫颈环扎术对围生期结局无显著影响,此外,宫颈长度在妊娠24周前≤15mm的女性,宫颈环扎可使妊娠显著延长近4周[38]。对于双胎妊娠,无较多的紧急或预防性环扎的数据。紧急宫颈环扎为检查时发现宫颈扩张或阴道窥诊可见羊膜囊突出宫颈口时做的环扎手术,由于缺乏更好的治疗方案,并且考虑到不利结果的风险极大增加,许多中心将在生存期前(24周)对这类患者进行环扎术。一项单中心的回顾性研究数据表明,双胎妊娠的紧急或预防性宫颈环扎与较好的妊娠结局相关,包括>32周分娩率增加[39]。目前,有一项宫颈预防性环扎术随机对照试验正在进行(NCT02490384,https://clinicaltrials.gov/)。

经阴道放置子宫托(Arabin)被认为是黄体酮和宫颈环扎术的替代疗法(图4.12)。它被认为可以支撑子宫颈并改变其朝向骶骨的方向,从而减少子宫内容物对宫颈管的直接压力。对宫颈短的单胎妊娠疗效的研

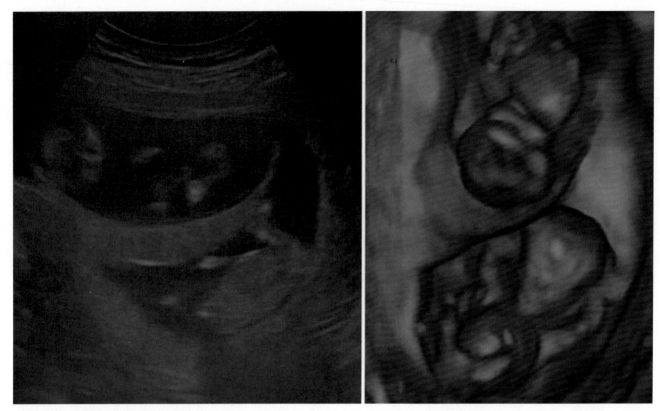

图4.7 双绒毛膜双胞胎在12周时的超声图像。左图是2D图像，可见厚的双胎间羊膜，胎盘组织呈三角形投影到双胎间羊膜的底部（λ峰或双胎峰）。右图是相同的绒毛膜双胞胎3D图像。

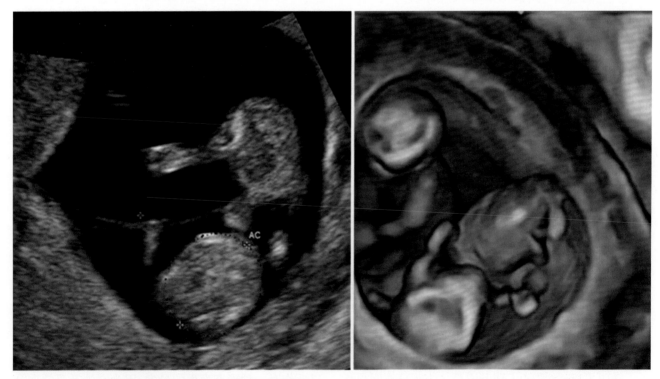

图4.8 单绒毛膜双胞胎在12周时的超声图像。左图是2D图像，可见薄的双胎间羊膜，胎盘组织没有凸出到膜底部（"T"字征）。右图是相同的单绒毛膜双胞胎3D图像。

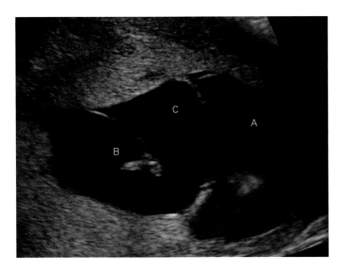

图4.9 双绒毛膜三羊膜三胎妊娠11周。胎儿B、C之间,胎膜较薄,可见"T"字征(单绒毛膜对);胎儿A与其他两个胎儿之间,胎膜较厚,可见λ征。

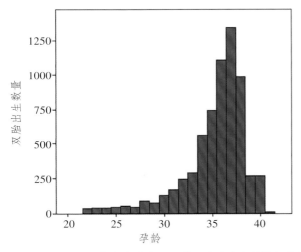

图4.10 2002—2010年间斯洛文尼亚的双胞胎出生数量与孕龄有关。大多数出生发生在妊娠34~39周。(From Bricelj et al.[18])

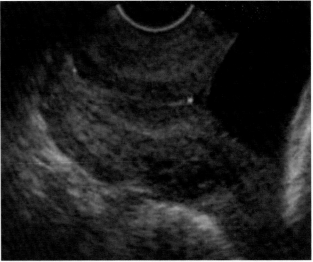

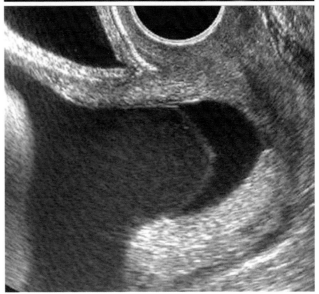

图4.11 子宫颈的经阴道超声图像。上图显示长而封闭的宫颈与早产风险低相关,而下图显示宫颈缩短且呈"漏斗状",与早产风险增加相关。

胎儿先天性异常发病率的升高使我们认识到,在双胎妊娠中,妊娠早期超声进行胎儿颈项透明层的厚度及胎儿结构畸形的筛查是必要的。此时,在所有的病例中,绒毛膜性必须被早期诊断。如有疑问,必须将患者送至转诊中心,我们建议在转诊中心对所有的双胎妊娠进行随访。不论绒毛膜性如何,双胎妊娠的女性均应在妊娠18~24周进行详细的结构检查。在一项对245例双胎妊娠进行的单中心回顾性分析中,24例异常胎儿中有21例胎儿异常是通过妊娠18~24周时的超声检查发现的(敏感性为88%,特异性为100%,阳性预测值为100%,阴性预测值为99%)[59]。

除了结构异常,在单绒毛膜性双胎妊娠中,还有由

单绒毛膜性双胎胎盘血管吻合造成的特殊类型的异常,最常见的两种是双胎输血综合征(TTTS)和双胎贫血-多血质序列征(TAPS)。

4.4.1 双胎输血综合征(TTTS)

单绒毛膜性双胎胎盘通过血管吻合支连接,这导致胎盘血运分布不均衡。这种胎盘间血管吻合主要有三种:静脉-静脉(VV)吻合、动脉-动脉(AA)吻合、动脉-静脉(AV)吻合。AA吻合和VV吻合是胎盘表面浅表血管的连接,具有双向流动的潜能(图4.13)。在大多数情况下,单绒毛膜性双胎胎盘血流分布是平衡的,但在8%~10%的双胎中,血流通过AV吻合支导致分布不

图4.12 Arabin子宫托（环绕放置）放置在子宫颈周围以防止早产。

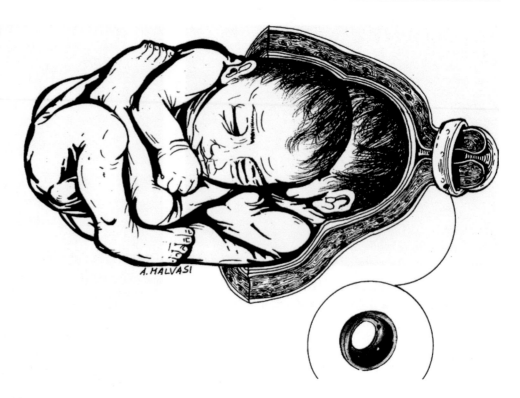

平衡，从而导致TTTS[16]。TTTS可发生在妊娠的各个时期，但通常发生在妊娠中期（图4.14）。TTTS的诊断为受血胎羊水过多，超声测量羊水最大径线>8cm，受血胎儿羊水过少，羊水最大径线<2cm，甚至更少（图4.15）[16]。TTTS最常用的分期标准是1999年由Quintero等人提出的[60]。TTTS Quintero分期包括5期，从双胎仅有羊水量的差别到双胎中的一胎或双胎出现死亡。Ⅰ期为受血胎儿羊水过多，供血胎儿羊水过少和膀胱可见。Ⅱ期为供血胎儿在观察过程中膀胱未显示，但多普勒血流未见异常。Ⅲ期为双胎之一脐动脉舒张末期血流缺失或反向，或静脉导管血流反向，或出现脐静脉血流。Ⅳ期为双胎之一或双胎均水肿（图4.16）。Ⅴ期为双胎之一或双胎均死亡（图4.17）。这个分期系统具有一定的预测价值，其可比较不同宫内治疗方法的疗效。尽管分期与围生期存活率并不完全相关，但它的应用相对简单，可以改善患者和提供者之间的沟通，并确定最有可能从治疗中受益的病例。对于严重的TTTS，未经治疗的围生儿死亡率为70%~100%（图4.17）。目前，大多数的专家认为，胎儿镜下激光血管凝固术是治疗TTTS最有效的方法，应在妊娠26周之前进行手术（图4.18）。在这些严重的病例中，围生儿总的存活率为50%~70%，其他的宫内治疗方法包括期待治疗、羊水减量术、羊膜腔造口术和选择性减胎术[16]。

4.4.2　双胎贫血-多血质序列征（TAPS）

另一种单绒毛膜性双胎特有的异常为TAPS，它是一种慢性胎儿-胎儿输血综合征，在单绒毛膜性双胎中发病率约为6%，通常发生在妊娠中期或晚期[61]。TAPS定义为供血胎儿存在贫血，而受血胎儿存在红细胞增多。在正常的情况下，超声诊断基于大脑中动脉（MCV）多普勒的异常，包括供血胎儿MCV的峰值收缩速度（PSV）为供体的1.5倍中位数，提示胎儿贫血；而受血胎儿MCV PSV<1.0倍中位数，则提示胎儿红细胞增多症[61,62]。严重的TAPS会导致胎儿死亡，建议的治疗方法包括宫内激光电凝术、宫内输血、选择性终止妊

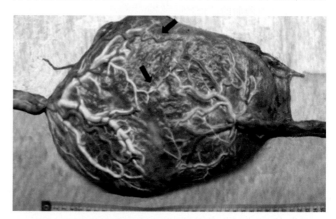

图4.13 脐血管注射染料后单绒毛膜双胞胎的胎盘。静脉吻合口可见（箭头所示）。

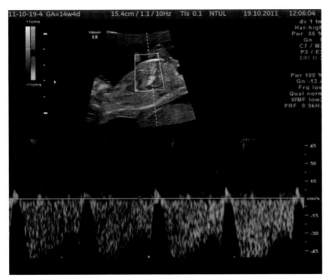

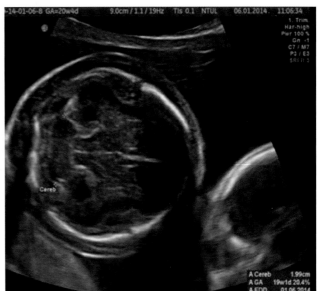

图4.14 静脉导管出现了逆转波。妊娠14周时TTTS的早期征兆。

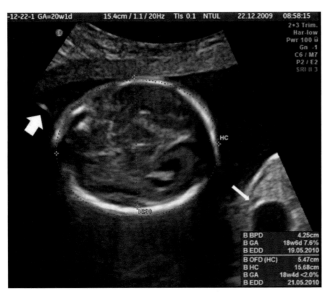

图4.15 妊娠20周时的TTTS。观察羊膜的位置(粗箭头所示)可以诊断受体双胞胎的羊水过多和供体双胞胎的羊水过少。还要注意受体双胞胎的扩张膀胱(细箭头所示)。此外,供体双胞胎存在宫内发育迟缓(不属于Quintero分类系统的一部分)。

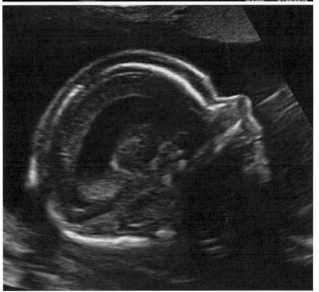

图4.16 根据Quintero分类系统,TTTS Ⅳ期。注意其中一个胎儿的头皮水肿。

娠和早产,但需进一步的研究来确定TAPS最好的管理方法。

4.5 死产

  总的来说,双胎妊娠的风险较单胎妊娠增加约为5倍(图4.19)[8]。这主要受单绒毛膜性双胎死亡率增

加的影响(7.6%的单绒毛膜性双胎对1.6%的双绒毛膜性双胎)[12]。即使是不复杂的单绒毛膜性双胎,一胎死亡的风险也高达2.6%[63]。值得注意的是,与来自三级中心医院为基础进行的单绒毛膜性双胎的专门调查研究相比,以人口为基础进行的研究显示了更高的单绒毛膜性双胎死产率[63-68]。这就表明,对所有单绒毛膜性双胎实施严密监护,以及进行选择性早产一种有效的方法,以避免双胎胎儿意外发生胎儿宫内死亡(参见4.8节)[69]。这也是我们推荐单绒毛膜性双胎妊娠女性应在转诊中心进行严密监护的主要原因。

  双胎妊娠胎儿宫内死亡可能与双胎妊娠结局差有关,但风险程度与绒毛膜性相关。双胎中胎盘血管吻

图4.17 TTTS导致两个胎儿在妊娠17周时死亡。这可以通过早期识别和激光治疗来预防。

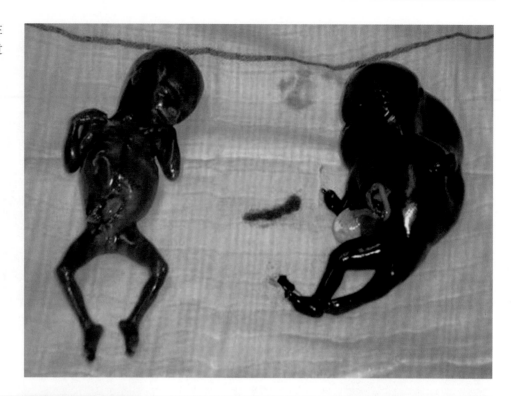

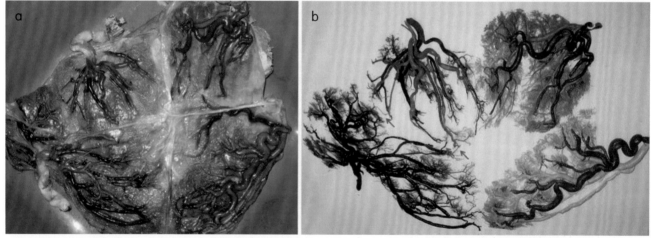

图4.18 胎儿输血综合征激光治疗和用丙烯酸酯单体注射脐血管后,单绒毛膜四羊膜四胞胎的胎盘(a)和胎盘血管(b)。即使在激光治疗后也可以看到微小的吻合(箭头所示)(With permission from Tul et al.[135])

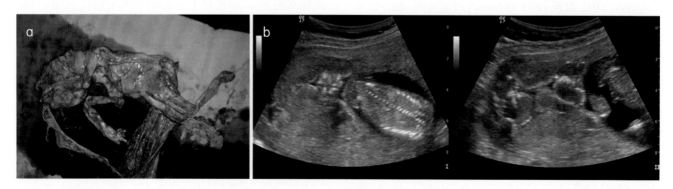

图4.19 双胞胎中的一个在宫内死亡后,可能会发生死亡胎儿的完全重吸收(当宫内死亡发生在妊娠早期时)或形成纸样胎(即"木乃伊化"或压缩胎儿)。纸样胎的超声图像。(Courtesy of Andrea Tinelli.)

合支可能使单绒毛膜性双胎风险增高。在最近的一项荟萃分析中,双胎之一胎儿死亡在单绒毛膜性双胎中的发生率约为15%,双绒毛膜性双胎约为3%[70]。与此同时,双胎之一胎儿死亡后,单绒毛膜性双胎发生神经系统损伤的风险为26%,双绒毛膜性双胎为2%[70]。先前这被认为与双胎之一胎儿死亡后形成的血栓物质通过有关,现在更广泛接受的理论为,双胎之一死亡后出现的急性低血压会导致损伤现象[71]。正常双胎发生急性失血可导致其死亡或存活,并伴有神经系统后遗症。因此,立即或紧急分娩对存活的胎儿并没有好处。从理论上讲,产妇并发症是值得关注的,如弥散性血管内凝血,这是由双胎在宫内死亡后继续妊娠时死胎存留所致[71-73]。然而,这种并发症的发病率似乎极低[72-74]。

4.6 宫内发育迟缓

来自斯洛文尼亚国家围生期信息系统的大量研究数据表明,双胎在妊娠28周之后生长趋势较单胎妊娠减慢(图4.20)[18,75-80]。这可能是近足月胎盘功能不全的结果[81]。双胎之一或双胎胎儿宫内发育迟缓(IU-GR)可以通过超声诊断,超声可以合理准确地估计胎儿体重[82]。IUGR被定义为一定时期内宫内生长发育不均衡,需经过大量连续的测量[83]。胎儿生长发育通过胎儿体重-孕龄生长曲线来评估,最好是双胎特异性生长曲线。或者,双胎IUGR被定义为双胎胎儿出生体重低于单胎胎儿生长曲线所估计的胎儿重量的10%,或者双胎之间体重差异为15%~25%[75-80]。

据报道,双绒毛膜性双胎IUGR的发生率为26%,单绒毛膜性双胎更高,为46%[84]。单绒毛膜性双胎发生率较高是因为胎盘分布不均(图4.21)。在一项前瞻性研究中,双胎选择性IUGR被定义为在不发生TTTS的情况下,双胎体重差异≥25%,其使15%的单绒毛膜性双胎妊娠复杂化,围生儿的死亡率为5%~10%(图4.22)[66]。

即使双胎妊娠中的一个胎儿或两个胎儿未发生IUGR,但双胎妊娠宫内生长不均衡的问题仍然存在,这仍与围生儿的发病率和死亡率密切相关。早期的研究结果显示,双胎出生体重差异为15%~25%的妊娠结局最差[85-90]。最近的一些研究显示,双胎生长发育不均衡与IUGR不同,在双胎中无IUGR的情况下,双胎生长发育不均衡的影响较小[91,92]。

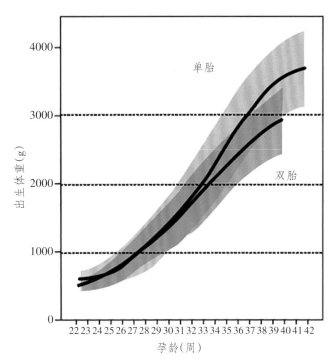

图4.20 双胎和单胎的生长曲线比较。绘制了第50个百分位数及第10个和第90个百分位数之间的区域(注意妊娠双胞胎的生长较慢)。(From Bricelj et al. [18])

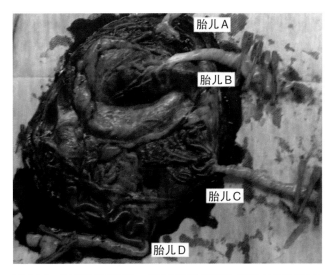

图4.21 与单胎妊娠相比,多胎妊娠的脐带边缘插入更常见(参见胎儿C和D的脐带边缘插入以及胎儿A和B中的中央插入)。这导致胎盘分配不均(图片显示单绒毛膜四胞胎胎盘)。

双胎生长发育异常应该在妊娠晚期被发现。宫高不能可靠地反映双胎的生长发育情况,因此,需进行一些连续的超声检查来评估,双胎之一或双胎发生IU-GR,需产前严密监测,以及考虑提前分娩。

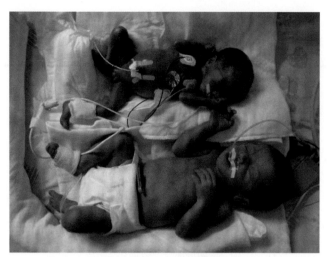

图4.22　单绒毛膜双胞胎选择性宫内发育迟缓。

4.7　妊娠期高血压、妊娠期糖尿病及营养的作用

　　双胎妊娠发生妊娠期糖尿病和妊娠期高血压的风险是单胎妊娠的2~3倍[93,94]。这些并发症也可以发生在妊娠早期,双胎妊娠更为严重[95,96]。一般认为,双胎妊娠中妊娠期糖尿病的发病率较高主要被认为是由胎盘质量增加、人胎盘催乳素水平较高以及其他激素对胰岛素的拮抗作用所致[97]。双胎妊娠罹患高血压疾病的风险增高的原因尚不清楚。妊娠期高血压的发生可能与母胎免疫失调有关。在双胎妊娠中,这种免疫失调可能使二卵双胎组的妊娠期高血压发病率高于单卵双胎组。后者是由Stevenson及其同事在40年前提出的,他们认为先兆子痫在双胎妊娠中比单胎妊娠中更普遍,甚至在二卵双胎中比单卵双胎中更为常见[93]。然而一些调查显示,包括最近的一些调查,与上述结论是相矛盾的[98-103]。我们对国家数据库中的双胎进行了最佳的临床合子性分析,即所有的单绒毛膜性双胎为单卵双胎,所有不同性别的双胎为二卵双胎,我们发现合子性对双胎妊娠发生妊娠期高血压的发病率无显著影响。

　　我们小组和其他小组发现了双胎妊娠女性的妊娠期体重指数(BMI)对妊娠期高血压和妊娠期糖尿病的巨大影响[104-107]。此外,妊娠期体重过重与这些疾病发病率增加有关[107]。双胎妊娠女性体重增加过多也被证明与早产和小于胎龄儿风险增加有关[108,109]。妊娠期女性应该接受合理的体重增长建议。有证据表明,

妊娠期接受合理的体重增长建议与实际的体重有关[110,111]。不幸的是,根据文献显示,多达1/3的妊娠期女性没有从医护人员那里得到妊娠期体重增长的合理建议[110]。大多数关于妊娠期体重增长的建议来自2009年医学研究所(IOM)发布的内容[112]。表4.1列出了妊娠期体重增长建议。IOM并没有对体重过轻和严重或病态肥胖[Ⅱ类和(或)Ⅲ类肥胖]的妊娠期女性给出妊娠期体重增加建议,原因是缺乏数据支持。因此,在这一领域迫切需要更多研究,这些女性可能从妊娠早期获得的体重增加建议中获益更多。

4.8　分娩时机

　　双胎妊娠IUGR、妊娠期高血压、羊水过少等必须根据母胎情况决定分娩时机。对于无妊娠并发症的双胎妊娠,大部分推荐的分娩时机来自人群数据库。这些数据库往往受到绒毛膜性、新生儿发病率、妊娠并发症等信息不足的限制[63,64,66,113,114]。到目前为止,仅有两组随机对照试验比较了无妊娠并发症的双胎妊娠37周分娩和期待至37周后分娩的结局[115-117]。妊娠37周分娩与发病风险增加无关。国家健康与护理卓越研究所(NICE)推荐单绒毛膜性双胎分娩时机为妊娠37周。由于单绒毛膜性双胎发生不明原因胎死宫内的风险增加,建议完成一个疗程的皮质类固醇促胎肺成熟治疗后,在妊娠36周后择期终止妊娠[118]。在美国,国家儿童健康与人类发展研究所和母胎医学会建议对于无妊娠并发症的双绒毛膜性双胎在妊娠38周终止妊娠[119]。由于不明原因死胎的发生率增高,他们建议单绒毛膜性单羊膜囊双胎终止妊娠时机更早,在妊娠34~37周终止妊娠[119]。

　　虽然,单羊膜囊双胎妊娠占双胎妊娠的比例不到1%,但是这种双胎的妊娠风险更高,围生儿死亡率高达80%,主要与脐带缠绕有关(图4.23)[120]。即使在最近的

表4.1　根据妊娠前体重指数(BMI)对双胎妊娠期间总体重增加的建议(来自医学研究所[112])

妊娠前体重指数	推荐的总增重
低体重(<18.5 kg/㎡)	信息不足
正常体重(18.5~24.9 kg/㎡)	17~25 kg
超重(25~29.9 kg/㎡)	14~23 kg
肥胖(≥30 kg/㎡)	11~19 kg

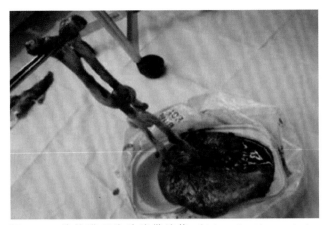

图4.23　单羊膜双胞胎脐带缠绕。（Adapted with permission from Tul.[134]）

一系列报道中，围生儿死亡率也达到了约15%。为了避免宫内胎儿死亡，一些学者讨论了最早在妊娠24~28周内住院治疗的作用，包括激素治疗、每日胎儿监测、胎儿生长的系列评估，以及在妊娠32~34周内的分娩[120-122]。

4.9　分娩方式

在分娩时，约40%的双胎为双头位，约35%的双胎为头位/非头位，其余25%双胎均为非头位（图4.24）。几项队列研究显示，计划性剖宫产的双胎或第二个娩出胎儿的不良妊娠结局的风险降低[123-127]。当第一个胎儿为臀位时，这一点是显而易见的[123]（图4.25）。1987年，一项随机对照试验对比了妊娠35周后头位/非头位双胎计划性剖宫产和经阴道分娩的妊娠结局[128]。他们发现，计划性剖宫产组和经阴道分娩组的新生儿结局无差异，计划性剖宫产组的产妇发热发病率有升高（40%对11%），但该试验未能检测到与阴道分娩相关的胎儿/新生儿风险的增加[128]。一项大型的多中心随机对照试验分析了妊娠32周至妊娠38周+6天的先露胎儿为头位的计划性剖宫产和经阴道分娩的妊娠结局[129]。结果显示，计划性剖宫产并不能降低胎儿或新生儿死亡或严重新生儿发病的风险。正如其他研究所报道的那样，第二个娩出胎儿的围生期不良结局的风险高于第一个娩出的胎儿，但计划性剖宫产并不能降低这一风险[124-127,129]。

因此，目前的共识是，双胎妊娠经阴道分娩适合于双胎先露胎儿为头位，出生体重差异<25%，估计胎儿体重>1500g。接下来最大的问题就是如何成功经阴道分娩。分娩方式不一致，胎儿A经阴道分娩和胎儿B

紧急剖宫产与新生儿不良妊娠结局有关[130]。因此，通过减少此类复合分娩方式的实施，可降低新生儿发病率和死亡率。来自回顾性队列分析的结果表明，第二产程的管理与双胎妊娠结局不同和降低阴道联合剖宫产分娩率有关[131-133]。在我们的机构，胎儿A娩出后应用超声检查胎儿B的胎位，如果是头位或臀位，患者固定胎位，当出现先露部衔接时，进行人工破膜，此时可酌情使用缩宫素。如果胎儿B是足先露或横位，采用标准的产科臀位内倒转技术。根据这一方案，我们发现计划性剖宫产的双胎与阴道分娩的双胎相比，母婴并发症的发病率同样较低。我们认为，双胎阴道分娩的管理方案还应包括适当的产前咨询和孕产妇培训。

4.10　双胎妊娠管理建议总结

- 双胎妊娠应及时评估绒毛膜性，最好在妊娠早期和妊娠14周前进行。双胎妊娠的监测主要依靠绒毛膜性，随着妊娠的进展，对绒毛膜性的评估越来越不可靠了，所有双胎妊娠均应在妊娠11~14周确定绒毛膜性。

- 所有双胎妊娠女性均应得到建议：根据自己的妊娠期体重指数了解妊娠期合适的体重增长。医学研究所建议的双胎妊娠女性妊娠期总体重应增加11~25kg，这个范围的下限适用于肥胖女性，这个范围的中间适合超重的女性，而这个范围的上限适合体重正常的女性。适当的体重增加与低早产率、低孕龄儿、妊娠期高血压和妊娠糖尿病有关。

- 所有双胎妊娠都有早产风险，在妊娠16~18周进行阴道超声测量宫颈长度或许可以发现早产风险高的妊娠期女性。在妊娠中期发现宫颈长度<25mm的双胎妊娠女性可以给予经阴道黄体酮治疗（每天服用黄体酮胶囊200mg或Crinone®凝胶90mg）。没有证据支持这种治疗可显著降低双胎早产发生率，但它已被证明可以降低双胎妊娠中新生儿的发病率。

- 由于双胎结构异常的发生率增高（特别是单卵双胎），所有的双胎均应在妊娠18~24周进行详细的结构筛查。

- 由于双胎妊娠生长受限发生率增高，双绒毛膜性双胎应每4周进行一次超声检查，以评估胎儿生长发育情况。

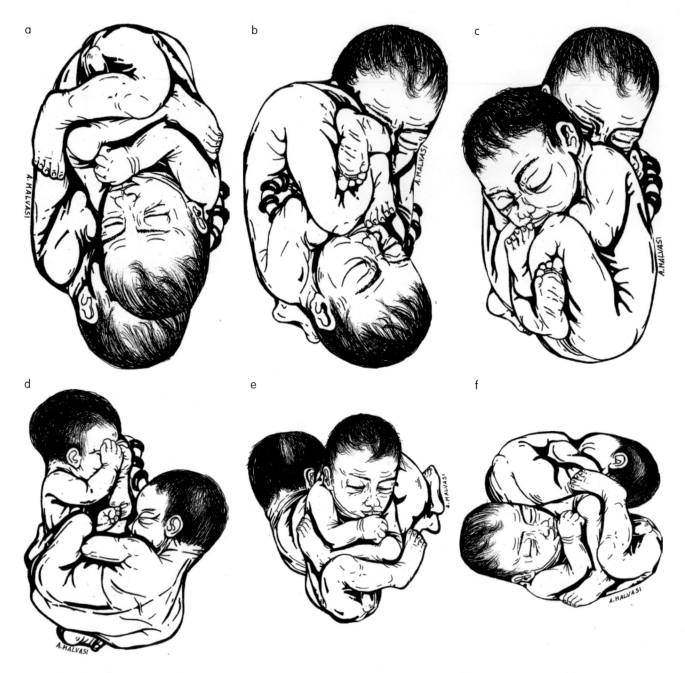

图4.24 分娩时双胎的各种先露位置。(a)大约40%的双胎将出现头侧/头侧先露。(b)35%的双胎会出现头侧/非头侧先露。(c~f)其余25%的双胎将处于非头侧先露状态。

- 除胎儿生长受限外,单绒毛膜性双胎特有并发症发生风险增高,如TTTS和TAPS。因此,超声检查应从妊娠16周开始,每两周评估一次胎儿情况。

- 由于单绒毛膜性双胎胎盘血管分布不均,单绒毛膜双胎之一死亡容易引起急性低血压、贫血和单卵双胎的缺血,造成同卵双胎的发病和死亡。然而,双绒毛膜性双胎和单绒毛膜性双胎之一死亡后,另一胎儿进行分娩并不能获益更多。

- 考虑到死胎风险的增加,对于无并发症的单绒毛膜性双胎妊娠的女性,一些权威人士建议产前使用皮质类固醇,且应在妊娠36周内进行选择性分娩。

- 无并发症的双绒毛膜性双胎应在妊娠37~38周终止妊娠。

- 由于脐带缠绕风险的增加,对于单绒单羊的双胎妊娠,应考虑在妊娠32~34周内分娩。

- 双胎妊娠经阴道分娩适合于双胎先露胎儿为头位,

图4.25　"双胎碰撞"（箭头所示）为非头位（头位和臀位）分娩时双胎先露的并发症。

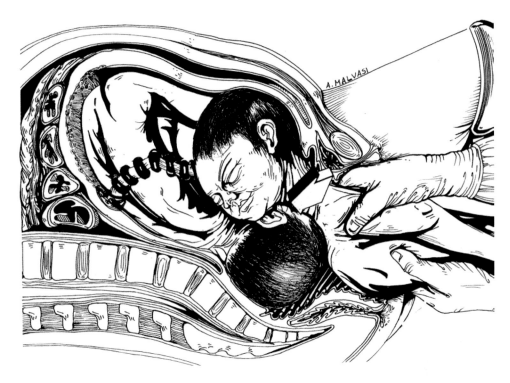

且双胎出生体重差异<25%，且评估双胎胎儿体重>1500g。

● 第二产程的积极处理降低了第二个娩出胎儿的新生儿发病率。

参考文献

1. Hellin D (1895) Die Ursache der Multiparitat der uniparen Tiere uberhaupt und der Zwillingsschwangerschaft beim Menschen insbesondere. Seitz und Schauer, Munchen, p 25
2. Hamilton BE, Martin JA, Osterman MJK, et al (2015) Births: final data for 2014. National vital statistics reports, vol 64 no 12. National Center for Health Statistics, Hyattsville. Available at: http://www.cdc.gov/nchs/data/nvsr/nvsr64/nvsr64_12.pdf
3. Ward Platt MP, Glinianaia SV, Rankin J et al (2006) The North of England multiple pregnancy register: five-year results of data collection. Twin Res Hum Genet 9:913–918
4. Tul N, Lucovnik M, Verdenik I, Druskovic M, Novak Z, Blickstein I (2013) The contribution of twins conceived by assisted reproduction technology to the very preterm birth rate: a population-based study. Eur J Obstet Gynecol Reprod Biol 171:311–313
5. Reynolds MA, Schieve LA, Martin JA, Jeng G, Macaluso M (2003) Trends in multiple births conceived using assisted reproductive technology, United States, 1997–2000. Pediatrics 111:1159–1162
6. Kulkarni AD, Jamieson DJ, Jones HW Jr, Kissin DM, Gallo MF, Macaluso M, Adashi EY (2013) Fertility treatments and multiple births in the United States. N Engl J Med 369:2218–2225
7. Luke B, Keith LG (1992) The contribution of singletons, twins and triplets to low birth weight, infant mortality and handicap in the United States. J Reprod Med 37:661–666
8. Scher AI, Petterson B, Blair E, Ellenberg JH, Grether JK, Haan E, Reddihough DS, Yeargin-Allsopp M, Nelson KB (2002) The risk of mortality or cerebral palsy in twins: a collaborative population-based study. Pediatr Res 52:671–681
9. Williams K, Hennessy E, Alberman E (1996) Cerebral palsy: effect of twinning, birth weight, and gestational age. Arch Dis Child 75:F178–F182
10. Silva S, Martins Y, Matias A, Blickstein I (2011) Why are monozygotic twins different? J Perinat Med 39:195–202
11. Carroll SG, Tyfield L, Reeve L, Porter H, Soothill P, Kyle PM (2005) Is zygosity or chorionicity the main determinant of fetal outcome in twin pregnancies? Am J Obstet Gynecol 193:757–761
12. Hack KE, Derks JB, Elias SG et al (2008) Increased perinatal mortality and morbidity in monochorionic versus dichorionic twin pregnancies: clinical implications of a large Dutch cohort study. BJOG 115:58–67
13. Shetty A, Smith AP (2005) The sonographic diagnosis of chorionicity. Prenat Diagn 25:735–739
14. Zech NH, Wisser J, Natalucci G, Riegel M, Baumer A, Schinzel A (2008) Monochorionic-diamniotic twins discordant in gender from a naturally conceived pregnancy through postzygotic sex chromosome loss in a 47, XXY zygote. Prenat Diagn 28:759–763
15. Senat MV, Quarello E, Levaillant JM, Buonumano A, Boulvain M, Frydman R (2006) Determining chorionicity in twin gestations: three-dimensional (3D) multiplanar sonographic measurement of intra-amniotic membrane thickness. Ultrasound Obstet Gynecol 28:665–669
16. Society for Maternal-Fetal Medicine (SMFM), Simpson LL (2013) Twin-twin transfusion syndrome. Am J Obstet Gynecol 208:3–18
17. Blickstein I (2004) Do multiple gestations raise the risk of cerebral palsy. Clin Perinatol 31:395–408
18. Bricelj K, Blickstein I, Brzan-Simenc G, Jansa V, Lucovnik M, Verdenik I, Trojner-Bregar A, Tul N (2016) Growth curves for twins in Slovenia. J Matern Fetal Neonatal Med 7:10
19. Iams JD, Goldenberg RL, Meis PJ, Mercer BM, Moawad A, Das A (1996) The length of the cervix and the risk of spontaneous premature delivery. N Engl J Med 334:567–572
20. Leitich H, Brunbauer M, Kaider A, Egarter C, Husslein P (1999) Cervical length and dilatation of the internal cervical os detected by vaginal ultrasonography as markers of preterm delivery: a systematic review. Am J Obstet Gynecol 181(6):1465–1472
21. Fuchs I, Tsoi E, Henrich W, Dudenhausen JW, Nikolaides KH (2004) Sonographic measurement of cervical length in twin pregnancies in threatened preterm labor. Ultrasound Obstet Gynecol 23:42–45
22. Souka AP et al (1999) Cervical length at 23 weeks in twins

in predicting spontaneous preterm delivery. Obstet Gynecol 94:450–454

23. Allen WM, Corner GW (1930) Physiology of the corpus luteum. VII. Maintenance of pregnancy in rabbit after very early castration by corpus luteum extracts. Proc Soc Exp Biol Med 27:403

24. Csapo IA (1956) Progesterone "block". Am J Anat 98:273–292

25. Lucovnik M, Kuon RJ, Chambliss LR, Maner WL, Shi SQ, Shi L, Balducci J, Garfield RE (2011) Progestin treatment for the prevention of preterm birth. Acta Obstet Gynecol Scand 90:1057–1069

26. Meis PJ, Klebanoff M, Thom E, Dombrowski MP, Sibai B, Moawad AH et al (2003) Prevention of recurrent preterm delivery by 17 alpha-hydroxyprogesterone caproate. N Engl J Med 348:2379–2385

27. O'Brien JM, Adair CD, Lewis DF et al (2007) Progesterone vaginal gel for the reduction of recurrent preterm birth: primary results from a randomized, double-blind, placebo-controlled trial. Ultrasound Obstet Gynecol 30:687–696

28. Fonseca EB, Celik E, Parra M, Singh M, Nicolaides KH (2007) Progesterone and the risk of preterm birth among women with a short cervix. N Engl J Med 357:462–469

29. Hassan SS, Romero R, Vidyadhari D, Fusey S, Baxter J, Khandelwal M et al (2011) Vaginal progesterone reduces the rate of preterm birth in woman with a sonographic short cervix: a multicenter, randomized, double-blind, placebo-controlled trial. Ultrasound Obstet Gynecol 38:18–31

30. Grobman WA, Thom EA, Spong CY, Iams JD, Saade GR, Mercer BM, Tita AT, Rouse DJ, Sorokin Y, Wapner RJ, Leveno KJ, Blackwell S, Esplin MS, Tolosa JE, Thorp JM Jr, Caritis SN, Van Dorsten JP, Eunice Kennedy Shriver National Institute of Child Health and Human Development Maternal-Fetal Medicine Units (MFMU) Network (2012) 17 alpha-hydroxyprogesterone caproate to prevent prematurity in nulliparas with cervical length less than 30 mm. Am J Obstet Gynecol 207:390.e1–390.e8

31. Hartikainen-Sorri A-L, Kauppila A, Tuimala R (1980) Inefficacy of 17 alpha-hydroxyprogesterone caproate in the prevention of prematurity in twin pregnancy. Am J Obstet Gynecol 56:692–695

32. Rouse DJ, Caritis SN, Peaceman AM, Sciscione A, Thom EA, Spong CY et al (2007) A trial of 17 alpha-hydroxyprogesterone caproate to prevent prematurity in twins. N Engl J Med 357:454–461

33. Norman JE, Mackenzie F, Owen P, Mactier H, Hanretty K, Cooper S et al (2009) Progesterone for the prevention of preterm birth in twin pregnancy (STOPPIT): a randomized, double-blind, placebo-controlled study and meta-analysis. Lancet 373: 2034–2040

34. Rode L, Klein K, Nicolaides KH, Krampl-Bettelheim E, Tabor A, PREDICT Group (2011) Prevention of preterm delivery in twin gestations (PREDICT): a multicenter, randomized, placebo-controlled trial on the effect of vaginal micronized progesterone. Ultrasound Obstet Gynecol 38:272–280

35. Serra V, Perales A, Meseguer J, Parrilla JJ, Lara C, Bellver J, Grifol R, Alcover I, Sala M, Martínez-Escoriza JC, Pellicer A (2013) Increased doses of vaginal progesterone for the prevention of preterm birth in twin pregnancies: a randomised controlled double-blind multicentre trial. BJOG 120:50–57

36. Romero R, Nicolaides K, Conde-Agudelo A, Tabor A, O'Brien JM, Cetingoz E et al (2012) Vaginal progesterone in women with an asymptomatic sonographic short cervix in the midtrimester decreases preterm delivery and neonatal morbidity: a systematic review and metaanalysis of individual patient data. Am J Obstet Gynecol 206:124.e1–124.19

37. Rafael TJ, Berghella V, Alfirevic Z (2014) Cervical stitch (cerclage) for preventing preterm birth in multiple pregnancy. Cochrane Database Syst Rev (9):CD009166

38. Roman A, Rochelson B, Fox NS, Hoffman M, Berghella V, Patel V, Calluzzo I, Saccone G, Fleischer A (2015) Efficacy of ultrasound-indicated cerclage in twin pregnancies. Am J Obstet Gynecol 212:788.e1–788.e6

39. Rebarber A, Bender S, Silverstein M, Saltzman DH, Klauser CK, Fox NS (2014) Outcomes of emergency or physical examination-indicated cerclage in twin pregnancies compared to singleton pregnancies. Eur J Obstet Gynecol Reprod Biol 173:43–47

40. Goya M, Pratcorona L, Merced C et al (2012) Cervical pessary in pregnant women with a short cervix (PECEP): an open-label randomised controlled trial. Lancet 379:1800–1806

41. Hui SY, Chor CM, Lau TK, Lao TT, Leung TY (2013) Cerclage pessary for preventing preterm birth in women with a singleton pregnancy and a short cervix at 20 to 24 weeks: a randomized controlled trial. Am J Perinatol 30:283–288

42. Liem S, Schuit E, Hegeman M et al (2013) Cervical pessaries for prevention of preterm birth in women with a multiple pregnancy (ProTWIN): a multicentre, open-label randomised controlled trial. Lancet 382:1341–1349

43. Nicolaides KH, Syngelaki A, Poon LC, de Paco MC, Plasencia W, Molina FS, Picciarelli G, Tul N, Celic E, Lau TK, Conturso R (2016) Cervical pessary placement for prevention of preterm birth in unselected twin pregnancies: a randomized controlled trial. Am J Obstet Gynecol 214(1):3.e1–3.e9

44. Goya M, de la Calle M, Pratcorona L, Merced C, Rodó C, Muñoz B, Juan M, Serrano A, Llurba E, Higueras T, Carreras E, Cabero L (2016) Cervical pessary to prevent preterm birth in women with twin gestation and sonographic short cervix: a multicenter randomized controlled trial (PECEP-Twins). Am J Obstet Gynecol 214:145–152

45. Wimalasundera RC, Trew G, Fisk NM (2003) Reducing the incidence of twins and triplets. Best Pract Res Clin Obstet Gynaecol 17:309–329

46. Glinianaia SV, Rankin J, Wright C (2008) Congenital anomalies in twins: a register-based study. Hum Reprod 23:1306–1311

47. Myrianthopoulos NC (1976) Congenital malformations in twins. Acta Genet Med Gemellol 25:331–335

48. Luke B, Keith LG (1990) Monozygotic twinning as a congenital defect and congenital defects in monozygotic twins. Fetal Diagn Ther 5:61–69

49. Li SJ, Ford N, Meister K, Bodurtha J (2003) Increased risk of birth defects among children from multiple births. Birth defects research (Part A). Clin Med Teratol 67:879–885

50. Kallen B (1986) Congenital malformations in twins: a population study. Acta Genet Med Gemellol 35:167–178

51. Windham GC, Bjerkedal T (1984) Malformations in twins and their siblings, Norway 1967–1979. Acta Genet Med Gemellol 33:87–95

52. Little J, Nevin NC (1989) Congenital anomalies in twins in Northern Ireland. III: anomalies of the cardiovascular system, 1974–1978. Acta Genet Med Gemellol 38:27–35

53. Pradat P (1992) Epidemiology of major congenital heart defects in Sweden, 1981–1986. J Epidemiol Community Health 46:211–215

54. Mastroiacovo P, Castilla EE, Arpino C, Botting B, Cocchi G, Goujard J, Marinacci C, Merlob P, Metneki J, Mutchinick O et al (1999) Congenital malformations in twins: an international study. Am J Med Genet 83:117–124

55. Chen CJ, Wang CJ, Yu MW, Lee TK (1992) Perinatal mortality and prevalence of major congenital malformations of twins in Taipei city. Acta Genet Med Gemellol 41:197–203

56. Pharoah PO (2002) Neurological outcome in twins. Semin Neonatol 7:223–230

57. Phelan MC, Hall JG (2006) Twins. In: Stevenson RE, Hall JG (eds) Human malformations and related anomalies. Oxford University Press, New York, pp 1377–1412

58. Blickstein I (2006) Monochorionicity in perspective. Ultrasound Obstet Gynecol 27:235–238

59. Edwards MS, Ellings JM, Newman RB, Menard MK (1995) Predictive value of antepartum ultrasound examination for anomalies in twin gestations. Ultrasound Obstet Gynecol 6:43–49

60. Quintero RA, Morales WJ, Allen MH, Bornick PW, Johnson PK, Kruger M (1999) Staging of twin-twin transfusion syndrome. J Perinatol 19:550–555

61. Diehl W, Glosemeyer P, Tavares De Sousa M, Hollwitz B,

Ortmeyer G, Hecher K (2013) Twin anemia-polycythemia sequence in a case of monoamniotic twins. Ultrasound Obstet Gynecol 42:108–111

62. Slaghekke F, Kist WJ, Oepkes D et al (2010) Twin anemia-polycythemia sequence: diagnostic criteria, classification, perinatal management and outcome. Fetal Diagn Ther 27:181–190

63. Tul N, Verdenik I, Novak Z, Sršen TP, Blickstein I (2011) Prospective risk of stillbirth in monochorionic-diamniotic twin gestations: a population based study. J Perinat Med 39:51–54

64. Barigye O, Pasquini L, Galea P, Chambers H, Chappell L, Fisk NM (2005) High-risk of unexpected late fetal death in monochorionic twins despite intensive ultrasound surveillance: a cohort study. PLoS Med 2:e172

65. Lee YM, Wylie BJ, Simpson LL, D'Alton ME (2008) Twin chorionicity and the risk of stillbirth. Obstet Gynecol 111:301–308

66. Lewi L, Jani J, Blickstein I, Huber A, Gucciardo L, Van Mieghem T et al (2008) The outcome of monochorionic diamniotic twin gestations in the era of invasive fetal therapy: a prospective cohort study. Am J Obstet Gynecol 199(5):514.e1–514.e8

67. Simoes T, Amaral N, Lerman R, Ribeiro F, Dias E, Blickstein I (2006) Prospective risk of intrauterine death of monochorionicdiamniotic twins. Am J Obstet Gynecol 195:134–139

68. Simões T, Queirós A, Marujo AT, Valdoleiros S, Silva P, Blickstein I (2016) Prospective risk of intrauterine death of monochorionic twins: update. J Perinat Med 1;44(8):871–874

69. Cleary-Goldman J, D'Alton ME (2005) Uncomplicated monochorionic diamniotic twins and the timing of delivery. PLoS Med 2:e180

70. Hillman SC, Morris RK, Kilby MD (2011) Co-twin prognosis after single fetal death: a systematic review and meta-analysis. Obstet Gynecol 118:928–940

71. Cleary-Goldman J, D'Alton M (2004) Management of single fetal demise in a multiple gestation. Obstet Gynecol Surv 59:285–298

72. Axt R et al (1999) Maternal and neonatal outcome of twin pregnancies complicated by single fetal death. J Perinat Med 27:221–227

73. Petersen IR, Nyholm HC (1999) Multiple pregnancies with single intrauterine demise. Description of twenty-eight pregnancies. Acta Obstet Gynecol Scand 78:202–206

74. Romero R et al (1984) Prolongation of a preterm pregnancy complicated by death of a single twin in utero and disseminated intravascular coagulation. N Engl J Med 310:772

75. Urquia ML, Alazraqui M, Spinelli HG, Frank JW (2011) Reference birthweights for the Argentine population by multiplicity of birth, sex, and gestational age. Rev Panam Salud Pública 29:108–119

76. Fraser R (2003) The creation of twin centile curves for size. BJOG 110:710–711

77. Ong S, Lim MN, Fitzmaurice A, Campbell D, Smith AP, Smith N (2002) The creation of twin centile curves for size. BJOG 109:753–758

78. Glinianaia SV, Skjaerven R, Magnus P (2000) Birthweight percentiles by gestational age in multiple births. A population-based study of Norwegian twins and triplets. Acta Obstet Gynecol Scand 79:450–458

79. Min SJ, Luke B, Gillespie B, Min L, Newman RB, Mauldin JG et al (2000) Birth weight references for twins. Am J Obstet Gynecol 182:1250–1257

80. Papageorghiou AT, Ohuma EO, Altman DG, Todros T, Cheikh Ismail L, Lambert A, Jaffer YA, Bertino E, Gravett MG, Purwar M, Noble JA, Pang R, Victoria CG, Barros FC, Carvalho M, Salomon LJ, Bhutta ZA, Kennedy SH, Villar J (2014) International standards for fetal growth based on serial ultrasound measurements: the fetal growth longitudinal study of the INTERGROWTH-21st project. Lancet 384:869–879

81. Blickstein I (2002) Normal and abnormal growth of multiples. Semin Neonatol 7:177–185

82. Danon D, Melamed N, Bardin R, Meizner I (2008) Accuracy of ultrasonographic fetal weight estimation in twin pregnancies. Obstet Gynecol 112:759–764

83. Geršak K, Hatije I, Kavšek G (2010) Detection rate of prenatal fetal growth restriction. Zdrav Vestn 79:690–697

84. Chauhan SP, Shields D, Parker D, Sanderson M, Scardo JA, Magann EF (2004) Detecting fetal growth restriction or discordant growth in twin gestations stratified by placental chorionicity. J Reprod Med 49:279–284

85. Erkkola R, Ala-Mello S, Piiroinen O, Kero P, Sillanp M (1985) Growth discordancy in twin pregnancies: a risk factor not detected by measurement of biparietal diameter. Obstet Gynecol 66:203–206

86. Hollier LM, McIntire DD, Leveno KJ (1999) Outcome of twin pregnancies according to intrapair birth weight differences. Obstet Gynecol 94:1006–1010

87. Victoria A, Mora G, Arias F (2001) Perinatal outcome, placental pathology, and severity of discordance in monochorionic and dichorionic twins. Obstet Gynecol 97:310–315

88. Redman ME, Blackwell SC, Refuerzo JS, Kruger M, Naccasha N, Hassan SS, Berry SM (2002) The ninety-fifth percentile for growth discordance predicts complications of twin pregnancy. Am J Obstet Gynecol 187:667–671

89. Demissie K, Ananth CV, Martin J, Hanley ML, MacDorman MF, Rhoads GG (2002) Fetal and neonatal mortality among twin gestations in the United States: the role of intrapair birth weight discordance. Obstet Gynecol 100:474–480

90. Hartley RS, Hitti J, Emanuel I (2002) Size-discordant twin pairs have higher perinatal mortality rates than nondiscordant pairs. Am J Obstet Gynecol 187:1173–1178

91. Amaru RC, Bush MC, Berkowitz RL, Lapinski RH, Gaddipati S (2004) Is discordant growth in twins an independent risk factor for adverse neonatal outcome? Obstet Gynecol 103:71–76

92. Bagchi S, Salihu HM (2006) Birth weight discordance in multiple gestations: occurrence and outcomes. J Obstet Gynaecol 26:291–296

93. Simões T, Queirós A, Correia L, Rocha T, Dias E, Blickstein I (2011) Gestational diabetes mellitus complicating twin pregnancies. J Perinat Med 39:437–440

94. Sibai BM, Hauth J, Caritis S, Lindheimer MD, MacPherson C, Klebanoff M et al (2000) Hypertensive disorders in twin versus singleton gestations. National institute of child health and human development network of maternal-fetal medicine units. Am J Obstet Gynecol 182:938–942

95. Rauh-Hain JA, Rana S, Tamez H, Wang A, Cohen B, Cohen A, Brown F, Ecker JL, Karumanchi SA, Thadhani R (2009) Risk for developing gestational diabetes in women with twin pregnancies. J Matern Fetal Neonatal Med 22:293–299

96. Blickstein I, Ben-Hur H, Borenstein R (1992) Perinatal outcome of twin pregnancies complicated with preeclampsia. Am J Perinatol 9:258–260

97. Spellacy WN, Buhi WC, Birk SA (1978) Human placental lactogen levels in multiple pregnancies. Obstet Gynecol 52:210–212

98. Stevenson AC, Say B, Ustaoglu S, Durmus Z (1976) Aspects of pre-eclamptic toxaemia of pregnancy, consanguinity, twinning in Ankara. J Med Genet 13:1–8

99. Maxwell CV, Lieberman E, Norton M, Cohen A, Seely EW, Lee-Parritz A (2001) Relationship of twin zygosity and risk of pre-eclampsia. Am J Obstet Gynecol 185:819–821

100. Savvidou MD, Karanastasi E, Skentou C, Geerts L, Nicolaides KH (2001) Twin chorionicity and pre-eclampsia. Ultrasound Obstet Gynecol 18:228–231

101. Sparks TN, Cheng YW, Phan N, Caughey AB (2013) Does risk of preeclampsia differ by twin chorionicity? J Matern Fetal Neonatal Med 26:1273–1277

102. Sarno L, Maruotti GM, Donadono V, Saccone G, Martinelli P (2014) Risk of preeclampsia: comparison between dichorionic and monochorionic twin pregnancies. J Matern Fetal Neonatal Med 27:1080–1081

103. Singh A, Singh A, Surapaneni T, Nirmalan PK (2014) Preeclampsia (PE) and chorionicity in women with twin gestations.

J Clin Diagn Res 8:100–102

104. Sebire NJ, Jolly M, Harris JP, Wild S, Liston WA (2001) Maternal obesity and pregnancy outcome: a study of 287,213 pregnancies in London. Int J Obes Relat Metab Disord 25:1175–1182

105. Chu SY, Callaghan WM, Kim SY, Schmid CH, Lau J, England DJ et al (2007) Maternal obesity and risk of gestational diabetes mellitus. Diabetes Care 30:2070–2076

106. Lucovnik M, Tul N, Verdenik I, Novak Z, Blickstein I (2012) Risk factors for preeclampsia in twin pregnancies: a population-based matched case-control study. J Perinat Med 40:379–382

107. Lucovnik M, Blickstein I, Verdenik I, Steblovnik L, Trojner Bregar A, Tul N (2014) Impact of pre-gravid body mass index and body mass index change on preeclampsia and gestational diabetes in singleton and twin pregnancies. J Matern Fetal Neonatal Med 27:1901–1904

108. Fox NS et al (2010) Weight gain in twin pregnancies and adverse outcomes: examining the 2009 Institute of Medicine guidelines. Obstet Gynecol 116:100–106

109. Goodnight W et al (2009) Optimal nutrition for improved twin pregnancy outcome. Obstet Gynecol 114:1121–1134

110. Stotland NE, Haas JS, Brawarsky P, Jackson RA, Fuentes-Afflick E, Escobar RJ (2005) Body mass index, provider advice, and targetgestational weight gain. Obstet Gynecol 105:663–668

111. Tul N, Bregar AT, Steblovnik L, Verdenik I, Lucovnik M, Blickstein I (2016) A population-based comparison between actual maternal weight gain and the institute of medicine weight gain recommendations in singleton pregnancies. J Perinat Med 1;44(4):389–392

112. Institute of Medicine (2009) Weight gain during pregnancy: reexamining the guidelines. National Academic Press, Washington, D.C.

113. Kahn B, Lumey LH, Zybert PA, Lorenz JM, Cleary-Goldman J, D'Alton ME, Robinson JN (2003) Prospective risk of fetal death in singleton, twin, and triplet gestations: implications for practice. Obstet Gynecol 102:685–692

114. Soucie JE, Yang Q, Wen SW, Fung Kee Fung K, Walker M (2006) Neonatal mortality and morbidity rates in term twins with advancing gestational age. Am J Obstet Gynecol 195:172–177

115. Suzuki S, Otsubo Y, Sawa R, Yoneyama Y, Araki T (2000) Clinical trial of induction of labor versus expectant management in twin pregnancy. Gynecol Obstet Investig 49:24–27

116. Dodd JM, Crowther CA, Haslam RR, Robinson JS (2012) Elective birth at 37 weeks of gestation versus standard care for women with an uncomplicated twin pregnancy at term: the twins timing of birth randomised trial. BJOG 119:964–973

117. Dodd JM, Deussen AR, Grivell RM, Crowther CA (2014) Elective birth at 37 weeks' gestation for women with an uncomplicated twin pregnancy. Cochrane Database Syst Rev (2):CD003582

118. NICE (2011) Multiple pregnancy: antenatal care for twin and triplet pregnancies. Available at: http://www.nice.org.uk/guidance/cg129/resources/multiple-pregnancy-antenatal-care-for-twin-and-triplet-pregnancies-35109458300869

119. Spong CZ, Mercer BM, D'Alton M, Kilpatrick S, Blackwell S, Saade G (2011) Timing of indicated late-preterm and early-term birth. Obstet Gynecol 118:323–333

120. Baxi LV, Walsh CA (2010) Monoamniotic twins in contemporary practice: a single-center study of perinatal outcomes. J Matern Fetal Neonatal Med 23:506–510

121. DeFalco LM, Sciscione AC, Megerian G et al (2006) Inpatient versus outpatient management of monoamniotic twins and outcomes. Am J Perinatol 23:205–211

122. Ezra Y, Shveiky D, Ophir E et al (2005) Intensive management and early delivery reduce antenatal mortality in monoamniotic twin pregnancies. Acta Obstet Gynecol Scand 84:432–435

123. Hogle KL, Hutton EK, McBrien KA, Barrett JF, Hannah ME (2003) Cesarean delivery for twins: a systematic review and meta-analysis. Am J Obstet Gynecol 188:220–227

124. Hoffmann E, Oldenburg A, Rode L, Tabor A, Rasmussen S, Skibsted L (2012) Twin births: cesarean section or vaginal delivery? Acta Obstet Gynecol Scand 91:463–469

125. Smith GC, Shah I, White IR, Pell JP, Dobbie R (2005) Mode of delivery and the risk of delivery-related perinatal death among twins at term: a retrospective cohort study of 8073 births. BJOG 112:1139–1144

126. Smith GC, Fleming KM, White IR (2007) Birth order of twins and risk of perinatal death related to delivery in England, Northern Ireland, and Wales, 1994–2003: retrospective cohort study. BMJ 334:576–578

127. Armson BA, O'Connell C, Persad V, Joseph KS, Young DC, Baskett TF (2006) Determinants of perinatal mortality and serious neonatal morbidity in the second twin. Obstet Gynecol 108:556–564

128. Rabinovici J, Barkai G, Reichman B, Serr DM, Mashiach S (1987) Randomized management of the second nonvertex twin: vaginal delivery or cesarean section. Am J Obstet Gynecol 156:52–56

129. Barrett JF, Hannah ME, Hutton EK, Willan AR, Allen AC, Armson BA, Gafni A, Joseph KS, Mason D, Ohlsson A, Ross S, Sanchez JJ, Asztalos EV (2013) A randomized trial of planned cesarean or vaginal delivery for twin pregnancy. N Engl J Med 369:1295–1305

130. Kontopoulos EV, Ananth CV, Smulian JC, Vintzileos AM (2004) The impact of route of delivery and presentation on twin neonatal and infant mortality: a population-based study in the USA, 1995–97. J Matern Fetal Neonatal Med 15:219–224

131. Breathnach FM, McAuliffe FM, Geary M, Daly S, Higgins JR, Dornan J, Morrison JJ, Burke G, Higgins S, Dicker P, Manning F, Carroll S, Malone FD (2011) Prediction of safe and successful vaginal twin birth. Am J Obstet Gynecol 205:237.e1–237.e7

132. Fox NS, Silverstein M, Bender S, Klauser CK, Saltzman DH, Rebarber A (2010) Active second-stage management in twin pregnancies undergoing planned vaginal delivery in a U.S. population. Obstet Gynecol 115:229–233

133. Schmitz T, Carnavalet Cde C, Azria E, Lopez E, Cabrol D, Goffinet F (2008) Neonatal outcomes of twin pregnancy according to the planned mode of delivery. Obstet Gynecol 111:695–703

134. Tul N (2016) Multiple pregnancy. In: Takac I, Gersak K (eds) Gynecology and perinatology. Maribor, Slovenia: University of Maribor Slovenia; pp 461–473

135. Tul N, Bricelj K, Ravnik D, Diehl W, Hecher K (2015) Successful laser treatment in monochorionic quadruplets affected by fetofetal transfusion syndrome. Ultrasound Obstet Gynecol 46:794–750

第5章
胎儿窘迫与分娩管理：胎心监测

Gerard H.A. Visser

5.1 引言

早在20世纪70年代就有电子胎儿心率监测或胎心监测（CTG）了。它导致因"胎儿窘迫"所做的剖宫产（CD）[1]数量增加了1.6倍，但几乎没有改善新生儿的结局。《美国妇产科杂志》（*American Journal of Obstetrics and Gynecology*）的一篇文章报道："还没有哪项技术能降低因窒息引起的脑瘫发生率。然而，有证据表明，CTG的确降低了围生儿的死亡率，尤其是缺氧导致的新生儿死亡"[2]。每11 000例足月妊娠女性行CTG，可以减少1例新生儿死亡，每4000例妊娠女性行CTG，可以减少1例胎儿宫内死亡[3]。换句话说，CTG对改善围生儿结局的作用相当有限。为了减少1例新生儿死亡，需要多进行700台剖宫产手术。本章将围生期使用CTG局限性的原因进行分析，并提出建议。

5.2 为什么CTG对围生儿结局的影响这么小？

CTG对围生儿结局影响不大可能与当今妊娠女性本身的特点有关，如高龄和肥胖的女性越来越多了，也可能与宫内缺氧对子代的长远影响比预想的要小有关。总之，目前CTG的使用存在局限性。

影响CTG有效性/可靠性的因素包括：
- CTG分类受主观因素影响较大。
- CTG的特异性差。
- CTG出现异常时的处理。

- 没有更好的替代的辅助技术。

目前CTG还是主要通过观察再做分析，没有可靠的计算机分析程序。不同的观察者评估结果不同[4]，所以处理也不同。

此外，CTG的特异性较差。这意味着就氧合状态而言，正常模式通常与良好的胎儿状况有关；异常的CTG情况下，胎儿结局可能较差，但胎儿预后差的发生率却较低，也就是说，其中有很多假阳性的病例。有些专家可能会识别出大多数与预后不良相关的异常CTG，但对他们来说，有时进行判断仍很困难[5]（图5.1）。假阳性率过高会导致过度干预，但并不会改善结局。

最重要的问题还是人为因素。研究表明，不仅是异常的CTG模式的识别有困难，而且正确的处理措施也很难[6,7]。其中包括CTG追踪质量不佳、首次胎儿头皮血样（FBS）结果没有随访、催产素剂量增加而不是停止，以及分娩时间延迟[7]。同样在某些情况下，使用较新的STAN技术进行监测，有时假阴性STAN病例根本不是假阴性，而是由于产科医生不了解STAN指南和（或）没有采取正确的治疗措施[8]。因此，人为因素可能是CTG使用过程中最重要的限制因素。

在讨论应用所谓的辅助技术时，也应该考虑到这一点。许多医生认为CTG结果只能反映两种结果，即胎儿一切正常（CTG正常），或胎儿宫内情况不良需要立即治疗（CTG异常），从而忽略了大多数的CTG结果是介于两者之间的，即为"可疑"型[9]。辅助检查可以帮助我们判断胎儿宫内情况，但是仅凭辅助检查来决定治疗措施是有局限性的。当CTG出现可疑或异常时可能采取的措施有：
- 监测产妇的心率。
- 胎儿血液取样。
- 胎儿头皮刺激。

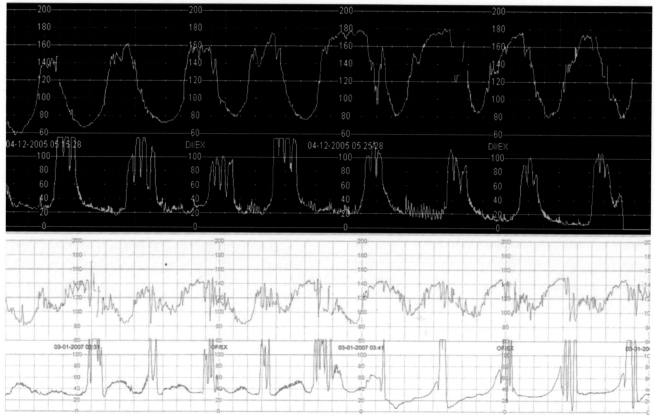

图5.1　第一产程结束时的两个CTG图。两者均表现为频发减速;上面的图片显示基础心率增加,变异减少。即刻剖宫产显示上图病例脐动脉的pH值为7.23,BE为-6.7,下图病例剖宫产后脐动脉pH值为6.91,BE为-18。

- 使用ST技术。
- 停止催产素。
- 服用宫缩抑制剂。
- 羊膜腔灌注。
- 尽快终止妊娠。

此外,如果你不知道该如何处理,请示你的上级医生,特别是在夜间值班的时候。

如果是体外CTG,多普勒设备可能记录的是母体的心率,而不是胎儿心率。这种情况多发生在妊娠女性肥胖或妊娠女性体位突然变化的情况下,尤其是在第二产程用力过程中,产妇的心率可能与胎儿心率一样快(图5.2)。在这种情况下,第二产程中超过2/3的妊娠女性会发生心率增快[10]。双胎分娩过程中,在第一个胎儿娩出后,第二个胎儿的位置可能发生改变,胎心监测可能记录的是产妇心率(图5.2)。现代CTG设备可同时监测产妇和胎儿的心率,因此在CTG过程中应该使用这种设备。

最近的FIGO关于产时胎儿监测的指南中,总结了多种不同的辅助技术[11]。

胎儿血液取样(FBS)检测只在少数北欧国家实行,这些国家的剖宫产率在西方国家是最低的。有一项随机对照试验(RCT)表明,与仅使用CTG相比,FBS检测具有更低的剖宫产率和新生儿癫痫的发病率。然而,这些研究都是随机对照研究,而不是直接比较。在一项RCT研究中,比较了间歇性胎心听诊和有CTG的围生儿结局(有或无FBS检测),发现结局无差异[12]。剖宫产率在间歇性胎心听诊组是最低的(6%),相比之下,胎心监测组为18%(明显更高),以及CTG/FBS组为11%。CTG/FBS组与仅使用CTG组没有显著差异,因此,许多临床医生认为,FBS不会降低剖宫产率。这项试验只包含690例病例,因此,需要一项大样本的RCT来进一步比较这两种方法的差异。

如果CTG提示可疑,伴有胎心变异性降低,那么可以刺激胎儿以观察胎心变化,从而进一步判断胎儿健康状况是否良好。通常正常的CTG与正常的胎儿pH值相关,但是在没有胎儿反应的情况下不能获得额外信息。这种简单的刺激操作应该在所有医院使用,因为它在很多病例中提供了有用的信息,并且它将对FBS的需求减少了约50%。

如果CTG有异常,则不能应用ST分析(STAN)技

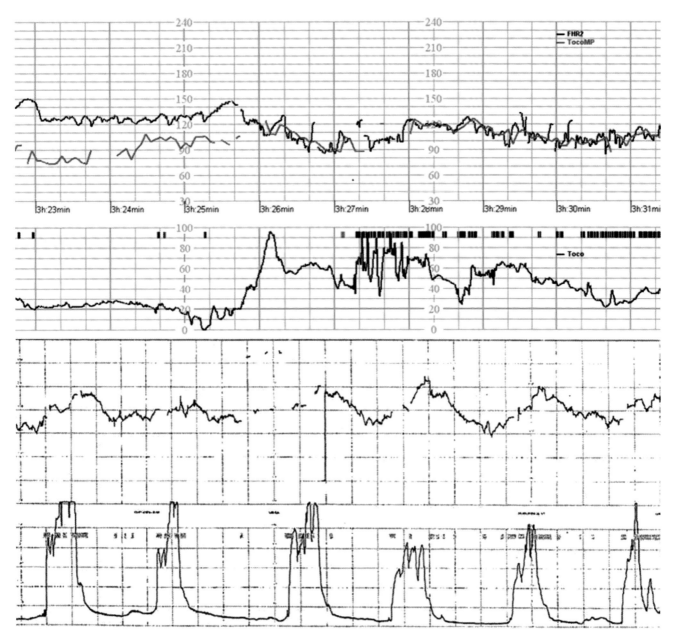

图 5.2　同时监测产妇心率（上图；Courtesy of Philips Avalon.）；双胎妊娠（下图）第一胎出生后的胎心监测提示在每次收缩时都显示加速；但结果是这个新生儿出生10分钟后就死亡了。

术，因为STAN技术必须要在CTG之前进行。欧洲的多项RCT研究已经表明，STAN可降低对FBS的需求、降低阴道助产率，以及不明显的新生儿出生时代谢性酸中毒的减少。

　　许多异常的CTG模型是由催产素过度刺激引起的[7]。因此，充分检测宫缩至关重要。一旦过度刺激，首先应该停止应用催产素（停止而不是剂量减半！）。然而，催产素的半衰期约为15分钟，因此停止催产素可能是不够的。使用宫缩抑制剂（β受体阻滞剂或催产素受体阻滞剂）可在几分钟内显著减少宫缩[13]（图

5.3）。等CTG正常后，可以等待自发宫缩的开始。

　　羊膜腔灌注，通过子宫内导管在羊膜腔中注入约250mL的生理盐水，可显著降低胎心减速的发生率和剖宫产的发生率[14]（图5.4）。尤其出现变异减速的情况下，羊膜腔灌注可以减少一半的胎心变异减速。

　　因此，当没有紧急情况时，如果CTG监测可疑或异常，在决定是否进行阴道助产之前，可以采取几种措施。产科的几种"良好技术"似乎已经在许多医院消失了，应予以复用。

5.3 怎样提高CTG的效果

以下因素可以改善产时胎儿监测的结果:

- CTG分类和判读的培训,培训,再培训。
- 专业的产房知识培训!!
- 24/7全天候有上级医生。
- 有其他的新技术。

新的FIGO分娩监测指南提供了CTG分类和判读的重要信息(表5.1)[15]。

指南中明确了CTG的标准化分类、判读和治疗措施。在采用STAN技术后,几个中心进行的研究发现,代谢性酸中毒减少了50%~70%[16]。我们医院在过去几年里新生儿出生时酸中毒减少了80%(Landman等人研究)。随机对照试验表明,STAN技术本身并不能显著减轻酸中毒,但是随后的研究发现STAN的结果在改进,从而减少酸中毒的发生[17]。在这些试验中,STAN技术与CTG的分类和培训一起联合应用,使得围生儿结局更好[18]。因此,这些方面(CTG分类和培训)可能是引入这项新技术的最重要的优势(霍桑效应)。最近的大型美国STAN-RCT研究[19]发现,STAN组和常规监测组之间没有任何差异,这可能是由于研究中心纳入研究的病例样本少,因此缺少培训和对新技术的了解。

在产房内,应由有经验的临床医生进行培训和反馈。产房应有经验丰富的医生常驻,不应只有年轻医生和助产士。在许多国家,夜间胎儿及新生儿死亡率高于白天,这很大原因是这一时间段内高年资医生在家而不是在医院。在夜间,初级医生只有在他/她相当确定有胎儿宫内缺氧时才会给在家的高年资医生打电话。换句话说,初级医生通常在打电话时最佳治疗时机已经错过了。而且,高年资医生到达医院还要一段时间,这将进一步导致治疗延后。因此,有足够经验的产科医生(包括新生儿科医生和麻醉师医生)24/7在产科病房必不可少的。

在我看来,与新技术本身相比,前面讨论的因素可能对改善围生儿结局有更大的作用。CTG图形的计算机化分析(标准化分析、可复制、没有观察者之间的差异)及新进展很重要[11]。连续动态的乳酸监测也很重要。

5.4 产时CTG的流程和注意事项

是否进行干预取决于许多因素,包括胎儿宫内状况。产妇本身的疾病和产程的进展,它们都在决策中发挥作用。

如下所示是一个简化流程以及有关产时CTG的

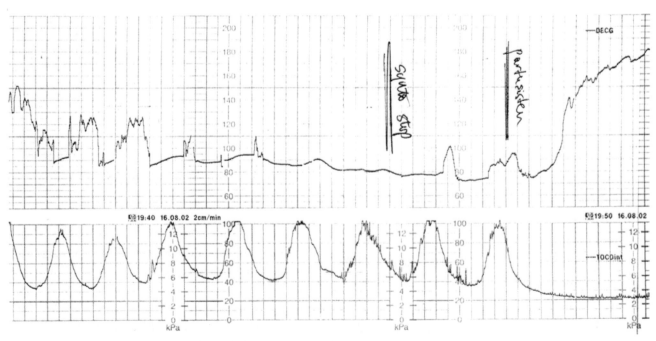

图5.3 催产素过度刺激。停止催产素没有明显改善;使用β受体抑制剂有效。

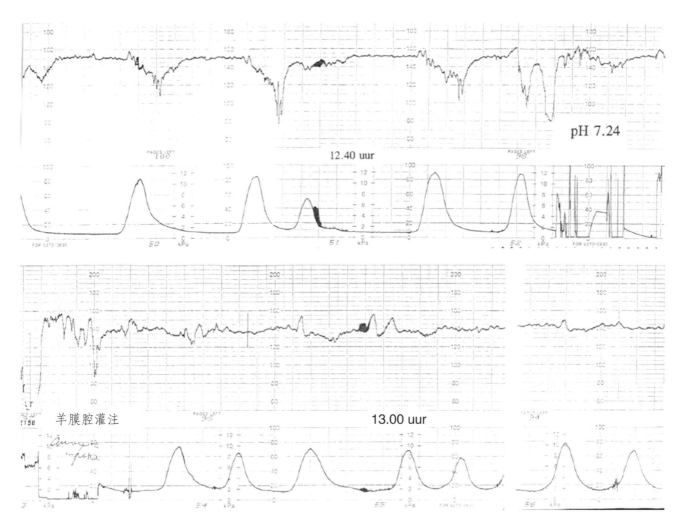

图5.4 妊娠38周时引产,胎儿生长受限。反复变异减速,在宫口扩张3cm时头皮的pH值为7.24。羊膜腔灌注导致CTG基线正常化。在90分钟后,2100g的男婴出生,脐动脉pH值为7.25,BE为-3.8。

表5.1 联合CTG分类和判读的FIGO胎儿宫内监护指南

	2015年修订的FIGO胎儿宫内监护指南		
	正常	可疑	病理性特征
基线	110~160次/分	缺乏至少一种正常特征,但没有病理性特征	<100次/分
变异性	5~25次/分		变异性降低、变异性增加、正弦波模式
减速	无频发[a]减速		频发[a]减速或延长减速超过30分钟(或超过20分钟,如果变异性降低),减速超过5分钟
判读	无缺氧/酸中毒	低氧/酸中毒的可能性低	缺氧/酸中毒的可能性高
临床管理	无须干预即可改善胎儿的氧合状态	采取措施可纠正缺氧(如果已确定),严密监测或辅助方法	立即采取措施纠正引起缺氧的原因,或者如果无法做到,则应尽快分娩,在紧急情况下,应立即分娩

分娩中没有加速的情况尚不确定。

[a] 当>50%的宫缩都有减速则称为频发减速。

注意事项：

1. 标准化的 CTG 的分析（根据最新的 FIGO 指南）。

2. 特殊患者个体化处理（胎儿生长受限？胎粪污染？产程无进展？妊娠糖尿病和母体高血糖？失血、腹痛、肌张力过高、脐带脱垂？）。

3. 如果发生不可逆转的紧急情况，尽快分娩。

4. 纠正可逆原因（停止催产素、使用宫缩抑制剂、羊膜腔灌注）。

5. 考虑可用的辅助技术［头皮刺激和（或）头皮取样；STAN］。

6. 根据前面的结果综合决定。

7. 如果你不知道该怎么做，即使在晚上也要给你的上级医生打电话。

结论

产时胎心监护并不能明显改善围生儿结局，反之，它可导致阴道助产率增加。但是，可以加强产房医生对 CTG 图形判读的培训，从而进一步改善围生儿结局，换句话说，着眼于"人为因素"。其他因素如近年来患者类型的变化（高龄、肥胖，以及其他孕产妇危险因素）也有一定的影响。事实上，宫内缺氧对于围生儿结局的长远影响似乎没有以前想象的那么重要。

参考文献

1. Alfirevic Z, Devane D, Gyte GML (2013) Continuous cardiotocography (CTG) as a form of electronic fetal monitoring (EFM) for fetal assessment during labour. Cochrane Libr.issue 5
2. Garite TJ (2013) The search for an adequate back-up test for intrapartum fetal heart rate monitoring. Editorial. Am J Obstet Gynecol 208:163–164
3. Chen HY, Chauhan SP, Ananth CV, Vintzileos AM, Abuhamad AZ (2011) Electronic fetal heart rate monitoring and its relationship to neonatal and infant mortality in the United States. Am J Obstet Gynecol 204:491.e1–491.10
4. Donker DK, van Geijn HP, Hasman A (1993) Interobserver variation in the assessment of fetal heart rate recordings. Eur J Obstet Gynecol Reprod Biol 52:21–28
5. Clark SL, Paul RH (1985) Intrapartum fetal surveillance: the role of fetal scalp blood sampling. Am J Obstet Gynecol 153:717–720
6. Vincent CA, Martin T, Ennis M (1991) Obstetric accidents: the patient's perspective. Br J Obstet Gynaecol 98:390–395
7. Berglund S, Grunewald C, Pettersson H, Cnattingius S (2008) Severe asphyxia due to delivery-related malpractice in Sweden 1990–2005. BJOG 115:316–323
8. Ingemarsson I, Westgren M (2007) Correspondence. BJOG 114:1445
9. Kwee A, Dekkers AH, van Wijk HP, van der Hoorn-van den Beld CW, Visser GHA (2007) Occurrence of ST-changes recorded with the STAN S21-monitor during normal and abnormal fetal heart rate patterns during labour. Eur J Obstet Gynecol Reprod Biol 135:28–34
10. Nurani R, Chandraharan E, Lowe V, Ugwumadu A, Arulkumaran SR (2012) Misidentification of maternal heart rate as fetal on cardiotocography during the second stage of labor: the role of the fetal electrocardiograph. Acta OG Scand 91:1428
11. Visser GHA, Ayres-de-Campos D (2015) FIGO consensus guidelines on intrapartum fetal monitoring: adjunctive technologies. Int J Gynecol Obstet 131:25–29
12. Haverkamp AD, Orleans M, Langendoerfer S, McFee J, Murphy J, Thompson HE (1979) A controlled trial of the differential effects of intrapartum fetal monitoring. Am J Obstet Gynecol 134:399–412
13. de Heus R, Mulder EJ, Derks JB, Kurver PH, van Wolfswinkel L, Visser GHA (2008) A prospective randomized trial of acute tocolysis in term labour with atosiban or ritodrine. Eur J Obstet Gynecol Reprod Biol 139:139–145
14. GJ H, Lawrie TA (2012) Amnioinfusion for potential or suspected umbilical cord compression in labour. Cochrane Database Syst Rev 1:CD 000013
15. Ayres-de-Campos D, Spong CY, Chandraharan E (2015) FIGO consensus guidelines on intrapartum fetal monitoring: cardiotocography. Int J Gynecol Obstet 131:13–24
16. Visser GHA, Kessler J (2014) It is time to introduce ST analysis for fetal monitoring in the labor ward? Acta Obstet Gynecol Scand 93:539–543
17. Schuit E (2013) Reply. Am J Obstet Gynecol 209:394–395
18. Westerhuis ME, Visser GHA, Moons KG, van Beek E, Benders MJ, Bijvoet SM, van Dessel HJ, Drogtrop AP, van Geijn HP, Graziosi GC, Groenendaal F, van Lith JM, Nijhuis JG, Oei SG, Oosterbaan HP, Porath MM, Rijnders RJ, Schuitemaker NW, Sopacua LM, van der Tweel I, Wijnberger LD, Willekes C, Zuithoff NP, Mol BW, Kwee A (2010) Cardiotocography plus ST analysis of fetal electrocardiogram compared with cardiotocography only for intrapartum monitoring: a randomized controlled trial. Obstet Gynecol 115:1173–1180
19. Belfort MA, Saade GR, Thom E, Blackwell SC, Reddy UM, Thorp JM Jr, Tita AT, Miller RS, Peaceman AM, McKenna DS, Chien EK, Rouse DJ, Gibbs RS, El-Sayed YY, Sorokin Y, Caritis SN, VanDorsten JP (2015) Eunice Kennedy Shriver National Institute of Child Health and Human Development Maternal–Fetal Medicine units network. A randomized trial of intrapartum fetal ECG ST-segment analysis. N Engl J Med 373:632–641

第6章
早产的危险因素、识别和管理

Gian Carlo Di Renzo, Elena Pacella, Laura Di Fabrizio, Irene Giardina

6.1 引言

早产(PTB)是指在妊娠37周之前的分娩。其中1/3为自发性早产,1/3为未足月胎膜早破,其余1/3为医学指征的早产。

PTB的发病率可能因不同研究人群的地理位置和人口统计学特征差异而不同。全世界PTB的发病率为6%~15%,并且其还在快速地增长,这是由于既往妊娠中期的"晚期"流产也被包含在内。工业化国家的发病率增长趋势与高龄、辅助生殖技术的多胎妊娠、生活方式所致的新危险因素有关。

PTB的确切病因大部分未明,但PTB的病理生理与蜕膜出血、机械因素、激素变化和宫颈阴道感染有关。评估流行病学及环境因素来识别高危因素是至关重要的。

6.2 危险因素

自发性早产的内在风险可能与母体的特性有关,事实上,不同种族的早产发病率是不同的,并且与高龄有关。为了识别潜在的危险因素,评估母体的生活方式、教育水平和产前护理质量,以及所从事的职业心理和生理压力是非常重要的。此外,母体的体重指数、营养状况、慢性病史(如高血压、糖尿病)、生殖器畸形或感染、内分泌疾病等都增加了PTB的风险(图 6.1)。

早产的病因是多因素的,已知的相关暴露因素包括社会、心理、生物和遗传等多方面。

已有一致的证据表明,有PTB病史或妊娠中期流产史是最有力的预测因素。文献报道显示既往流产(自然或人工)增加了早产的风险;并且极早产发生风险随着流产次数的增加而增加。

使用辅助生殖技术(IVF、ICSI)的单胎妊娠增加了早产风险。同样,侵入性的产前诊断,如羊膜腔穿刺术或绒毛膜穿刺术,被证明是一种潜在的风险因素。其他增加早产风险的因素有治疗CIN疾病而进行宫颈手术的病史、晚期引产、胶原病、狼疮抗体阳性、多胎妊娠、娱乐药品的使用以及尿路感染等。

据观察,来自西方的研究结果并不总是适用于每个地区。意大利早产研究小组在最近的一项多中心、观察、回顾性、横断面研究中,通过早产及足月妊娠期女性的比较来识别早产的危险因素及高危妊娠女性,并提供全球视角的意大利形势。研究表明,意大利人群中存在一些特有的危险因素与自发性早产相关,如体重指数、职业、流产史、早产史和剖宫产史(表 6.1)。后来的其他研究也证实,在有剖宫产史的女性中,自发性早产的风险增加,有假说提出这可能是由子宫瘢痕和胎盘改变引起了子宫环境的改变。

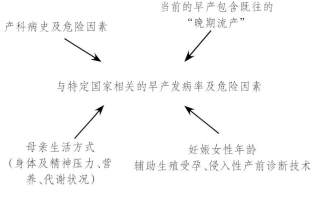

图6.1 特定国家的早产危险因素。

表6.1 意大利妊娠女性自发早产的危险因素Logistic分析(意大利早产研究小组)

相关变量	对比	OR	95% 以下 CI	95% 以上 CI	P值
年龄	年龄<35岁与 年龄≥35岁	1.234	0.699	2.177	0.4686
BMI	BMI ≤25 与 BMI >25	1.662	1.033	2.676	0.0365
职业	体力劳动与 脑力劳动	1.947	1.182	3.207	0.0089
糖尿病	是：否	2.286	0.942	5.544	0.0675
慢性高血压	是：否	2.621	0.746	9.206	0.1327
哮喘	是：否	1.555	0.367	6.580	0.5489
内分泌疾病	是：否	1.420	0.594	3.396	0.4307
先天/后天子宫畸形	是：否	2.660	0.602	11.745	0.1967
流产史	是：否	1.954	1.162	3.285	0.0116
既往PTL	是：否	3.412	1.342	8.676	0.0099
剖宫产史	是：否	2.904	1.066	7.910	0.0371
距离本次分娩1年内有分娩史	是：否	0.919	0.398	2.124	0.8440
IVF	是：否	2.065	0.263	16.223	0.4906
吸烟史	是：否	1.340	0.702	2.557	0.3746
羊膜腔穿刺术/绒毛膜穿刺术	是：否	1.006	0.540	1.875	0.9845

6.3 病理生理学

人类分娩(包括早产和足月产),是发生在母体和胎儿身上的解剖、生化、生理的临床事件的表达(图6.2)。

这一途径包括:

- 蜕膜和胎膜的激活。
- 宫缩的增强。
- 宫颈成熟(扩张和消退)。

早产临产的定义是在妊娠22~36周之间出现每小时≥6次的规律宫缩,且合并以下条件之一:子宫颈进行性变化或宫口扩张≥2cm和(或)胎膜早破。

早产是其中一种或多种病理性因素过早激活的结果(图6.3)。黄体酮是调节和维持妊娠的关键激素。在许多物种中,黄体酮的停止供应是分娩激活的先决条件。然而,人类血中的黄体酮浓度却没有明显降低。尽管如此,足月黄体酮敏感性和活性的降低可能是不同机制作用的结果:如黄体酮受体(PR)亚型的比值、黄体酮抗炎作用的缺失、黄体酮在宫内分解代谢成失活化合物、辅因子蛋白水平影响PR的反式激活、炎症引起的PR转录受到抑制。

足月及早产分娩的启动机制激活可分为以下两类。

1.感染/炎症:感染途径通常从阴道经宫颈到达羊膜界面,再进入羊水,或更严重者可以感染胎儿(胎儿炎症综合征)。

现在有证据显示至少一半的"特发性自发性早产"可归因于亚临床生殖道感染,主要的致病菌包括人型支原体、解脲支原体、厌氧菌和与细菌性阴道病有关的其他亚致病性微生物。

2.非感染性因素(图6.4):

- 子宫过度膨胀,如多胎妊娠或羊水过多。
- 宫颈疾病,由于先天性异常或手术创伤,定义为子宫颈峡部失禁,导致宫颈早熟和(或)扩张的情况。
- 子宫胎盘缺血,是由子宫螺旋动脉水平的血管生成异常导致血栓形成的风险增加。
- 自身免疫,母体对胎儿胎盘单位的异常免疫机制。
- 变态反应。
- 不明原因。

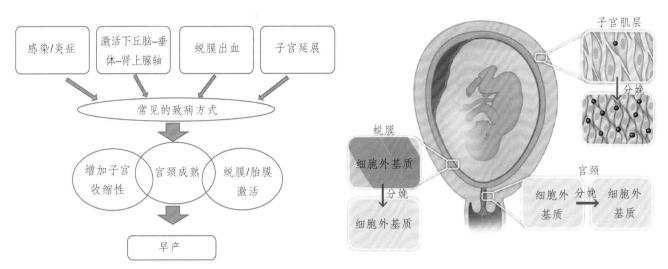

图6.2 早产与足月分娩的激活机制。

图6.3 无论是足月还是早产,分娩的特点是子宫肌层收缩力增加、宫颈扩张和绒毛膜羊膜破裂。(Adapted from Romero R et al. Science. 2014)

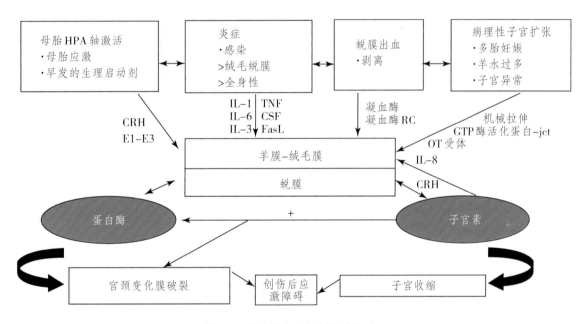

图6.4 早产的启动机制激活类型。

6.4 识别

在采取任何治疗策略之前,需要仔细鉴别以便进行管理和识别胎儿和(或)母体禁忌证。

疑似早产患者的症状包括腹痛、阴道分泌物增多、背部疼痛和行经样绞痛。为提高诊断准确率,我们结合以下两种方法评估"先兆早产"风险:

- 经阴道超声检测宫颈长度。

- 检测阴道分泌物中胎儿纤维连接蛋白(fFN)和胎盘α-1微球蛋白(PAMG-1)。

6.4.1 生物物理学标志物

对于有早产征兆的女性,宫颈长度>2.5cm具有较高的阴性预测值。宫颈长度的测量可作为两种不同临床状态下的诊断工具:①对于有宫缩症状的患者,询问宫缩情况以鉴别其他因素引起的宫缩;无论是否为漏斗形,宫颈长度<2.5cm能够识别出有早产风险的人群,其敏感性为60%~80%;②对于无症状的患者,可以

在妊娠中期（妊娠19~23周）进行解剖学的排畸检查，采用这种方法作为筛查。宫颈长度<2.5cm与早产相关，其敏感性为30%~60%。

有或无症状的妊娠女性都可以行宫颈长度的筛查，有高风险人群和低风险人群进行宫颈长度筛查的相关研究。低风险组的筛查效果尚不明确，所以进行的干预措施效果也不确定。然而，超过50%的早产来自该群体，故预测宫颈长度仍然很有意义。妊娠14~24周经阴道超声检查宫颈长度<15mm与50%的妊娠32周前早产发生有关。在2915例妊娠24周的低风险女性中，平均宫颈长度为（34±7.8）mm，呈正态分布，只有5%的女性宫颈长度<20mm，但妊娠<35周的早产率为23%（PPV 25.7%，NPV 96.5%）。作者提出一个概念：风险在宫颈长度范围中是连续的，而不是开始的阈值。妊娠14~25周之间，宫颈长度（CL）<25 mm（第十百分位数）的女性发生早产的风险更高，且风险随着宫颈长度缩短而增加。在一项关于妊娠<35周早产的前瞻性研究（183例女性）中，妊娠16~19周测量的宫颈长度<25mm的女性在妊娠<35周发生早产的相对风险为3.3（CI 2.1~5.0），而连续测量可增加到4.5（CI 2.7~7.6）。

6.4.2　生物化学标志物

fFN已被证明是预测早产的潜在新指标中最有效的指标之一。该测试有两种主要形式（Hologic, Marlborough, MA, USA）。fFN是由绒毛膜产生的糖蛋白，其功能是作为胎盘、羊膜绒毛膜和蜕膜之间的黏合剂。它可在妊娠16~19周的宫颈–阴道液中出现，随后消失，在足月前（妊娠36周后）或早产前1周左右可重新出现。fFN是由感染或炎症、胎盘早剥、机械原因引起的蜕膜绒毛膜界面变化的标志物。这项测试是为了排除早产而不是为了识别早产，对于7~14天内的分娩，其阴性预测值（97%）大于阳性预测值（<50%）。近期，Deshpande等人对27项研究进行了系统性回顾，将fFN预测有早产症状的女性的敏感性和特异性进行合并，预测7~10天PTB的敏感性和特异性分别为76.7%（95% CI：70.4%~82.0%）和82.7%（95% CI：79.4%~85.5%）。与之前的几项系统性分析一致，作者认为fFN测试敏感性最高是预测7~10天内的PTB。

最近，一种床边的定量胎儿纤维连接蛋白试验被开发应用。测试值有几种可供选择的fFN检测值（10ng/mL、50ng/mL、200ng/mL和500ng/mL），这使14天内和<34周的sPTB有较高的PPV（一种改进的"准入"试验），并且NPV在所有阈值中都可以进行排除。

在临床中所有利用fFN试验或经阴道超声检查筛查早产高危女性是切实有效的。已有研究证明，生物化学指标和生物物理学指标的联合使用具有很高的阴性预测值（100%），这种联合方法可以识别真正的高危患者，以及降低不恰当的临床处理发生率（图6.5）。

另一个标志物是阴道分泌物中的磷酸化胰岛素样生长因子结合蛋白-1（phIGFBP-1）。phIGFBP-1由胎盘蜕膜细胞产生，在绒毛蜕膜界面组织损伤后释放到CVF中。妊娠22~36周时，可用棉签在阴道窥器暴露后取阴道分泌物进行定性试验。免疫层析的试纸法（Actim Partus, Medix Biochemica, Kauniainen, Finland）可在5分钟内获得结果。

Conde-Agudelo和Romero对18项研究的结果进行合并发现，对有症状的妊娠女性进行phIGFBP-1检测，其预测7天PTB的敏感性和特异性分别为67%（62%~72%）和77%（75%~79%）。

最近推出的一项新的方法是检测宫颈–阴道分泌物中PAMG-1。PAMG-1是蜕膜合成的另一种糖蛋白。它在羊水中的浓度很高，在宫颈–阴道分泌物中含量微乎其微。阴道拭子可以直接插入阴道，并且妊娠20~37周的患者无须使用阴道窥器。床边免疫"试纸测试"（PartoSure Test, Parsagen Diagnostics, Inc., USA）可在5分钟内获得结果。胎膜完整和宫颈扩张≤3cm的有症状的患者若测试结果为阳性，7天内自发性早产的准确率较高（>80%）。若测试结果为阴性，则14天内自发性早产的可能性较低（阴性预测值>97%）（表6.2）。

通过对fFN试验、PAMG-1试验和宫颈长度测定这几种方法进行比较，PAMG-1是预测有症状、体征的先兆早产患者临产最准确的单指标检测方法。因此，识别早产风险的患者基于以下两种假设。

1.基于极好的阴性预测值，fFN或PAMG-1阴性且宫颈长度>2.5cm的患者，不建议住院，也不建议使用宫缩抑制剂和类固醇药物预防早产。

2.基于极好的阳性预测值，PAMG-1试验阳性的患者应住院进行抑制宫缩及类固醇类药物的治疗。

其他指标正在评估中，尤其是可能发生PTB的患者在妊娠中期羊水中进行促炎性细胞因子的检测；以及检测母体唾液中雌激素水平，最早可在自发性早产发生3周前进行。

我们的挑战在于开发敏感性和特异性都非常可靠的检测方法,在早产不可避免之前能够准确预测,并找到有效的干预措施,防止早产的发生,以提高干预措施的有效性(表6.3)。

6.5 治疗

反复出现分娩症状和体征的妊娠女性一般在短时间内不会分娩,且大部分在未进行干预的情况下将妊娠至足月。有危险因素的女性通常不会发生早产。相反,即使是给予预防性干预措施的妊娠女性也可能发生早产。提高预测能力可以使临床获益,以给予预防

性干预措施为目标,入院时使用最佳的新生儿设施,可以对需要进行宫内转运的患者进行分诊和促进宫内治疗以改善结局(例如,类固醇和硫酸镁)。

6.5.1 药物治疗

在特定的患者中,应用子宫收缩抑制剂和皮质类固醇促进胎肺成熟是治疗先兆早产的首要治疗方案,通常也建议这些患者卧床休息和水化治疗(无切实受益的证据)。

产前皮质类固醇(倍他米松或地塞米松12mg肌内注射共2次,间隔时间为24小时)进行抗早产治疗,将提高胎儿存活率,降低胎儿发生呼吸窘迫综合征(RDS)、坏死性小肠炎和脑室出血的风险。单一疗程

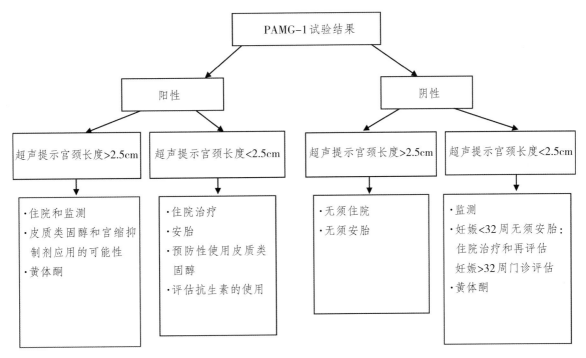

图6.5 PAMG-1试验与超声检测宫颈长度联合应用于有症状早产的预测。

表6.2 预测有早产症状的女性检测后7天内的自然早产试验生物化学标志物

生物标志	测试名称	测试截止值(ng/mL)	N	SN(%)	SP(%)	PPV(%)	NPV(%)
fFN(定性)	快速fFN/快速检测	50	4285	76	83	25	98
fFN(定量)	快速fFN 10Q分析	10	350	96	42	29	98
		50	350	91	65	39	97
		200	350	71	84	52	92
		500	350	42	96	71	87
phIGFBP-1	Actim Partus	10	2159	67	79	35	93
PAMG-1	PartoSure	1	353	84	95	77	97

fFN,胎儿纤维连接蛋白;phIGFBP-1,磷酸化胰岛素样生长因子结合蛋白-1;PAMG-1,胎盘α-1微球蛋白。

表6.3   识别真正有早产风险的患者的益处

对医院的益处	对患者的益处
减少不必要的住院和转至NICU	不必要的医疗干预
节省医院费用	减少焦虑
减少医疗管理	不间断旅行
合理利用床位	正常工作
	减轻家庭负担

未对母亲或胎儿短期造成不良影响。产前类固醇的益处与20世纪70年代进行的研究类似,这意味着在现代新生儿护理中,它仍然是有益的。

倍他米松可能比地塞米松更有效,但也有更多的副作用。地塞米松可减少胎儿躯体和呼吸运动,并可导致胎心率变化,持续时间为1~3天,且无证据表明对胎儿有不利影响。在监测胎儿状况时,需要考虑上述因素。而倍他米松不会引起胎心减速,也不会影响胎儿多普勒血流。

尽管有相对禁忌证,但子宫收缩抑制剂的使用能够更好地确保皮质类固醇疗程的完成。目前普遍接受的使用子宫收缩抑制剂的适应证是延迟分娩24~48小时,以便开始和(或)完成皮质类固醇的治疗,或在妊娠女性转诊至可提供新生儿重症监护中心时抑制子宫收缩,尤其是妊娠<32周的女性。

6.5.1.1   子宫收缩抑制剂

治疗指征:

- 妊娠22~34周(妊娠晚期除外)。
- 胎儿监护仪显示30分钟≥4次子宫收缩,持续至少30秒。
- 宫颈扩张1~3cm(初产妇为0~3cm)和宫颈缩短>50%或<1.5cm。
- 胎心正常。

前列腺素合成抑制剂(吲哚美辛、萘普生、酮洛芬、双氯芬酸)

这类药物会干扰前列腺素的合成,同时抑制环氧合酶(COX),而COX会催化花生四烯酸转化为前列腺素E、F的前体。

吲哚美辛是一类COX抑制剂,口服或直肠吸收后,1~2小时内达到血浆峰值。几项研究表明,该类子宫收缩抑制的药物与β-拟交感神经药比较,妊娠女性的副作用更少。但长期服用可能引起头痛、头晕和抑郁,而且可能使产妇出血时间加倍。

子宫收缩抑制类药物前列腺素合成抑制剂的主要副作用是可能导致动脉导管闭合(停药后24小时内消失)、新生儿肺动脉高压(血液由动脉导管向肺血管床的长期分流)、脑室出血(为延长妊娠期采取其他治疗无效或与硫酸镁联合使用时)和羊水过少(胎儿尿液产生),尤其在妊娠32周后给药时。吲哚美辛也能增加坏死性小肠炎的风险。

栓剂的剂量为50mg或100mg,也可口服给药;首剂50mg,随后每6~8小时口服25~50mg。

吲哚美辛抑制子宫收缩的适应证为:妊娠<32周的女性、羊水量正常、无胎儿生长受限。使用时间不应超过48~72小时。

钙拮抗剂

硝苯地平的作用是抑制质膜的钙离子通道,尤其是干扰电压依赖性离子通道。钙拮抗剂在停止治疗时效果消失。

该药物引起血管舒张,因此它可以引起充血、头痛、恶心、心动过速和血压轻度降低。与镁结合使用可能会引起神经肌肉毒性。

硝苯地平首剂10mg口服,若子宫收缩持续,20分钟后重复用药。每4~6小时口服10~20mg。有低血压风险的患者必须避免舌下含服。

β-拟交感神经药(克舒令、海索那林、非诺特罗、利托君、沙丁胺醇、特布他林)

这个家族的药物在子宫上具有β2-肾上腺素、部分β1-肾上腺素能活性。它们的作用是由环磷酸腺苷介导的,环磷酸腺苷抑制肌球蛋白轻链的激酶,从而抑制子宫肌细胞收缩。

β-拟交感神经药可以使妊娠女性子宫中子宫肌β受体减少。尽管这类药物对子宫的作用最强,而在子宫外的作用最弱,但它们仍可能显著影响母体的心血管系统和代谢系统。最主要的副作用是低血压、心律失常、心肌缺血和肺水肿,这些副作用在停止药物使用和使用利尿剂后消失。低剂量对胎儿胎心率无明显改变,而高剂量可引起胎儿心动过速并降低变异性。

利多君静脉给药初始剂量为 0.005~0.10mg/min,每10~30分钟增加0.05mg/min,到最大剂量0.350mg/min。特布他林静脉内给药初始剂量为0.01mg/min,每10~30分钟增加0.01mg/min,最高剂量为0.08mg/min。

催产素受体拮抗剂

催产素受体拮抗剂在人和动物模型中都可以抑制催产素受体。它们对子宫肌层有双重抑制催产素作用,激活通道并间接刺激蜕膜和胎膜产生前列腺素。

阿托西班(市售的唯一化合物)是催产素的类似物,它与催产素产生特异性竞争子宫肌层和蜕膜催产素受体,可快速起效且为剂量依赖性作用。阿托西班能够延迟早产,它对子宫有特异性作用,因此比其他子宫收缩抑制剂更安全。

阿托西班的推荐剂量和给药方案分为三步:初始剂量为 6.75mg/min,然后以 18mg/h 的速度维持 3 小时,最后以 6mg/h 的速度输注直至 45 小时。罕见的妊娠女性的副作用是恶心、头痛、头晕、心动过速、高血压、高血糖、过敏反应。

一氧化氮供体

一氧化氮(NO)是一种肌松气体,主要作用于血管、肠和子宫平滑肌。硝酸甘油贴剂是一种 NO 供体,在抑制子宫以收缩治疗早产可能有效。急性治疗以10mg 的透皮贴剂为代表,最初每 6 小时 1 次,然后每12 小时 1 次,最后每 24 小时更替贴剂。

NO 与环磷酸鸟苷结合,引起血管平滑肌松弛并抑制血小板聚集和内皮黏附。妊娠女性的主要副作用是恶心、呕吐、心动过速、直立性低血压和皮疹。胎儿不良反应是由母体血管扩张引起的胎盘血流量变化引起的,可以观察到新生儿低血压。

没有证据支持常规使用 NO 供体治疗早产。它们与其他宫缩抑制剂(阿托西班和吲哚美辛)合用可能更有效,可以产生协同作用及预防妊娠女性副作用。

硫酸镁(主要在美国应用,欧洲国家不应用)

在过去的 20 年中,硫酸镁已被广泛用于治疗先兆子痫和作为一种子宫收缩抑制剂。其对平滑肌活性的抑制已经被证明,但其作用机制仍未知。高浓度的镁具有中枢抑制作用,干扰乙酰胆碱的释放,随后干扰神经传导。镁还会抑制离体子宫肌层的收缩活性,增加环磷酸腺苷并降低细胞内的钙离子。

推荐的起始剂量是静脉注射 4~6g,维持时间 20 分钟以上,然后维持剂量为 1~4g/h。静脉治疗必须持续约 12 小时,直到子宫收缩小于每小时 4~6 次为止。

静脉给药的主要副作用是潮热、头痛、眼球震颤、嗜睡、低病毒或复视。母体血清 5~8mg/dL 的浓度会抑制子宫肌层的收缩。浓度为 9~13mg/dL 可能会引起深部腱膜反射,而浓度超过 14mg/dL 可能会引起呼吸抑制。

镁的治疗也可能导致肺水肿,因此需要严格观察出入量,每天减少液体的摄入量,控制在 1500~2500mL以下。建议经常检查腱膜反射和钙、镁血清水平,以避免毒性作用。如果因高镁血症引起中毒,应立即服用葡萄糖酸钙。

由于许多研究认为硫酸镁抑制子宫收缩的作用差且副作用明显,因此该药很少作为子宫抑制剂使用。

6.5.1.2 非药物治疗

- 高危患者的识别(联合应用fFN试验和超声测量宫颈长度)(表6.3)。
- 改变生活习惯。高危患者需要改变工作条件;建议卧床休息,并且避免吸烟和使用非法药物。
- 宫颈-阴道微生物菌群的研究。阴道加德纳菌和厌氧菌在15%~20%的妊娠女性阴道中定植。细菌性阴道病和早产之间存在显著相关性。益生菌的应用目前尚在研究中。
- 宫颈环扎术。在过去的几年中,宫颈环扎术被广泛用于早产高风险的妊娠女性。文献表明,宫颈环扎术只有在被诊断为"宫颈功能不全"的情况下才能提供明确且可靠的益处。

随机试验的结果通常不支持这种方法,未获益的原因可能是患者的诊断标准不达标,而这种标准通常基于产科病史。最近已经证明,宫颈环扎术仅在早产高风险的情况下才有效:既往有 3 次或以上晚期流产、早产史,早产史和宫颈长度减少(通过阴道超声检测宫颈缩短者)或无症状的子宫颈扩张患者。在进行性宫颈扩张和子宫收缩的情况下,紧急环扎术与子宫收缩抑制剂联合使用的效果具有争议。

在最近校正随机对照试验的间接荟萃分析中,已经证明无论是阴道黄体酮还是宫颈环扎术,对妊娠中期、单胎、既往有早产史和子宫超声提示短宫颈的妊娠女性的预防有相同功效。

此外,在一项多中心试验的二次分析中,宫颈环扎术对于接受 17-α-羟基黄体酮己酸酯治疗、宫颈长度

<25mm的复发性早产女性的早产预防并没有额外的获益，但样本的大小不足以得出有效结论。

• 宫颈托。多年前，宫颈托被用于治疗宫颈功能不全的结局不一。近年来，它被认为在经过合理选择的高危人群中放置宫颈托具有预防早产的效果，这些女性既往没有宫颈功能不全并在妊娠中期进行了宫颈长度评估（危险因素为无症状患者、单胎且宫颈缩短、宫颈长度< 25mm、妊娠< 20~24 周）。各种研究表明，在不增加阴道感染率的情况下，早产风险显著降低，但对此无统一意见。

相反，关于双胎妊娠，在最近的一项亚分析（PREDICT 研究）中，宫颈托作为安慰剂来评估高危双胎妊娠中阴道黄体酮使用的预防效果，从妊娠 20~24 周开始到妊娠 34 周，双胎妊娠被随机分配每日使用黄体酮或安慰剂宫颈托治疗。事实证明，在高危双胎妊娠中，与宫颈托相比，黄体酮治疗不能显著改善预后。

6.5.2　预防方式

6.5.2.1　黄体酮

内源性黄体酮和相关的合成化合物，例如，已酸 $17-\alpha-$ 羟基黄体酮（17-OHPC）以及其他黄体酮（地屈孕酮）在临床试验中已被用来预防早产。

子宫肌层中足够的黄体酮浓度能够抵消前列腺素的刺激活性和增强 β 受体激动剂活性的催产素。

此外，黄体酮降低子宫肌层催产素受体的浓度，抵消雌激素的作用。其作用于缝隙连接的数量和性能也很明显。黄体酮还通过羊膜-绒毛膜-蜕膜抑制前列腺素的产生，足月妊娠时，胎膜上黄体酮的结合减少可证明雌激素在促进前列腺素产生和触发分娩中的主要作用。

大剂量的黄体酮可能是一种抗子宫收缩药物。

黄体酮的起效很慢，仅可与其他起效快的子宫收缩抑制剂联合应用于急性期。例如，天然微颗粒黄体酮和利托君的联合使用具有协同作用，可以降低因 β 受体激动剂的使用浓度而引起的副作用（表 6.4 和表 6.5）。

尽管如此，黄体酮在被推荐为三级预防早产的药物之前需要更多的研究证实。

在双胎妊娠或三胎妊娠的多胎妊娠中，尚未显示黄体酮及孕激素类可防止早产发生，但是使用天然微颗粒黄体酮与改善新生儿发病率有关。

无论生育史如何，超声检查宫颈缩短（≤25mm）的女性均应接受阴道黄体酮治疗，以预防早产和降低新生儿患病率。有两种形式的阴道微颗粒黄体酮可以使用：200mg 阴道软胶囊或 90mg 阴道凝胶。

最近的一次荟萃分析说明了该方式的统计学意义和成本效益优势（图 6.6）。

6.5.2.2　硫酸镁

许多研究已经检验了硫酸镁在神经系统疾病预防

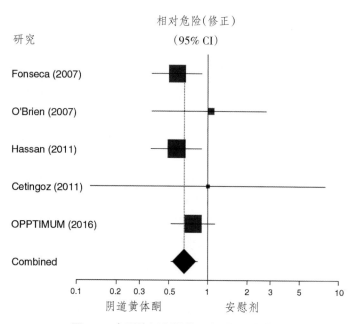

研究	相对危险（修正）（95% CI）	阴道黄体酮 n/N	安慰剂 n/N	所占比（%）	相对危险（95%CI）
Fonseca (2007)		23/114	39/112	30.4	0.58 (0.37~0.90)
O'Brien (2007)		4/12	6/19	3.6	1.06 (0.37~2.98)
Hassan (2011)		26/235	43/223	34.1	0.57 (0.37~0.90)
Cetingoz (2011)		1/4	1/4	0.8	1.00 (0.09~11.03)
OPPTIMUM (2016)		33/133	38/118	31.1	0.77 (0.52~1.14)
Combined		87/498	127/476	100.0	0.66 (0.52~0.83)

0.1 0.2 0.3 0.5 1 2 3 5 10
阴道黄体酮　　安慰剂

h 非一致性：$I^2=0$
整体效果：$Z=3.44, P=0.0006$

图 6.6　宫颈缩短和阴道天然颗粒化黄体酮：一项荟萃分析。（Reproduced form Romero et al. UOG 2016.）

表6.4 β受体激动剂及黄体酮联合使用

病例	
47例（β受体激动剂）	42例（β受体激动剂）
平均妊娠年龄：30.5（3.2）岁	平均妊娠年龄：30.2（2.7）岁
治疗	
利托君（100mg稀释于生理盐水，0.1~0.3mg/min）	利托君（50mg稀释于生理盐水，0.1~0.3mg/min）+微颗粒酮（200mg/die）
结局	
48小时后分娩：87%	48小时后分娩：85%
7天后分娩：65%	7天后分娩：68%

Adapted from Di Renzo et al.(2005)

表6.5 β受体激动剂单独应用或与黄体酮联合应用的副作用

副作用	β受体激动剂（%）	β受体激动剂+黄体酮（%）
心动过速	97	42
恶心、呕吐	28	6
震颤	26	12
心悸	32	12
胸痛	15	8
高血糖	92	28
低血钾	47	23

Adapted from Di Renzo et al.(2005)

和脑瘫预防中的应用。硫酸镁可用于预防新生儿在妊娠期的神经系统并发症。

研究通过一种新的产前联合药理学方法预防新生儿严重神经系统疾病的方法包括：

- 倍他米松（12mg，每24小时2次）；
- 氨茶碱（每天480mg，持续48小时）；
- 硫酸镁（每天8g，持续48小时）。

已有研究表明，对有早产危险的母亲给予氨茶碱和硫酸镁辅助治疗可显著降低妊娠30周以下新生儿的脑室出血率（表6.6）。

硫酸镁对儿童早期的总体运动功能的影响是有利的，还应评估是否会对儿童产生远期潜在的重要神经系统影响，尤其是对运动或认知功能的影响。

如果是发生在妊娠32周前的早产，可以考虑给予$MgSO_4$来降低新生儿脑瘫的风险（FIGO良好的临床实践建议）。

用于神经系统疾病预防的硫酸镁的剂量远远小于建议用于安胎的剂量（每天8~12g，而安胎每天的剂量

表6.6 不同产前脑神经预防性治疗的早产儿死亡率和发病率（A组：倍他米松、氨茶碱、硫酸镁；B组单独用倍他米松）

	A组	B组	意义
RDS[a]（呼吸窘迫综合征）	28（35.9%）	26（38.2%）	NS
IVH和PVL（合计）	4（5.1%）	14（20.6%）	$P<0.001$
IVH（3~4度）	1（1.3%）	7（10.3%）	$P<0.001$
PDA	7（9.0%）	5（7.5%）	NS
ROP	2（2.6%）	4（5.9%）	NS
新生儿死亡[b]	8（10.2%）	7（10.3%）	NS

Adapted from Di Renzo et al.(2005)

[a]严重程度需要更换表面活性剂和HPPV；[b]自分娩后28天内。

为32~48g)。

6.6 分娩方式

早产新生儿结局取决于许多因素,这就是早产儿的分娩方式如今备受争议的原因。

在20世纪80年代,即使没有医学证据支持,也建议采取选择性剖宫产(CS),目的是减少与早产有关的产时缺氧和滞产。

6.6.1 阴道分娩

对于"顶先露"的低出生体重儿和极低出生体重儿,尚无证据支持分娩方式与新生儿并发症之间有明确的相关性。单胎出生体重低于1500 g在CS和阴道分娩(VD)后的存活率和新生儿结局方面无差异,或者在VD后有所改善。此外,Cochrane的综述对单胎早产在CS和VD后的产伤、窒息和围生期死亡率进行比较发现两种分娩方式相似。与CS相比,VD早产母亲的患病率显著降低,因此无胎儿和产科指征的情况下,早产应选择阴道分娩。

6.6.2 早产剖宫产

胎儿生长受限和妊娠26~36周早产儿的剖宫产率较高。事实上,这种分娩方式提高了妊娠<31周的小于胎龄儿(SGA)的存活率,降低了出生体重低于1500g的胎儿生长受限新生儿的死亡率,但不增加SGA>33周的存活率。

在妊娠22~25周的先天存活婴儿中,作为独立危险因素,CS可能与较好的新生儿结局相关。

在臀位早产中,数据是矛盾的。一项回顾性研究指出阴道分娩后动脉pH值较低,但新生儿重症监护室的转诊率无差异。最近的一项系统评价得出结论,CS组的新生儿死亡率低于VD组。

对于极低出生体重双胎儿,CS的保护作用尚不清楚[1,2],因此VD对于胎位正常的双胎早产被认为相对安全。对于胎位不正的双胎,大多数指南建议选择CS。

6.6.3 早产的助产

因早产儿静脉窦脆弱,吸引产会增加胎儿脑出血风险。但是,有研究发现,吸引产及正常VD的早产儿在脑出血发病率方面并没有显著差异。有研究表明,产钳和吸引产分娩的晚期早产儿[妊娠31周至(34+4)周]结局无差异,这表明对于有经验的产科医生,两种方式都是安全的选择。瑞典一项基于人群的队列研究报道,与CS或正常VD相比,早产儿在吸引产中脑出血和Erb麻痹的发生率增加。

结论

- 正确识别高危或真正早产的患者至关重要。
- 考虑新的风险因素(年龄、PMA、胎儿性别、心理社会压力、剖宫产史等)。
- PAMG-1和宫颈超声测量是识别真正早产患者或排除早产的最佳检查。
- 在适合的病例中使用安全的阿托西班,并且时间最短。
- 有的放矢地使用子宫收缩抑制剂[使用皮质类固醇和(或)宫内移植]。
- 请注意,对子宫收缩无反应可能意味着存在感染/炎症(绒毛膜羊膜炎和胎儿炎症综合征)。
- 只在需要时使用一次类固醇(倍他米松或地塞米松)。
- 联合使用药物(产前氨茶碱可能会减少新生儿IVH)。
- 在妊娠32周前即将早产时使用硫酸镁预防。
- 除非有产科适应证,否则早产本身不是CS的有效适应证。
- 阴道分娩似乎是安全的,是单胎和双胎早产儿的金标准分娩方式。
- 建议在胎儿宫内生长受限、臀位或双胞胎胎儿无顶征的情况下早产时进行CS。不推荐CS分娩,但先天存活的婴儿可以考虑应用。
- 不建议早产儿使用工具分娩。然而,如有必要,妊娠34周以下的阴道助产术应首选低产钳分娩。

参考文献

1. Corcoran S, Daly N, Eogan M, Holohan M, Clarke T, Geary M (2013) How safe is preterm operative vaginal delivery and which is the instrument of choice? J Perinat Med 41(1):57–60

2. Darlow B, Austin N, French N, Campbell C, Carse E, Hayes M et al (2014) School-age outcomes of very preterm infants after antenatal treatment with magnesium sulfate vs placebo. JAMA 312:1105–1113

3. Di Renzo GC, Giardina I, Rosati A, Clerici G, Torricelli M, Petraglia F (2011) Italian Preterm Network Study Group. Maternal risk factors for preterm birth: a country-based population analysis. Eur J Obstet Gynecol Reprod Biol 159(2):342–346. doi: 10.1016/j.ejogrb.2011.09.024. 27. Epub 2011.

推荐阅读

4. Åberg K, Norman M, Ekéus C (2014) Preterm birth by vacuum extraction and neonatal outcome: a population-based cohort study. BMC Pregnancy Childbirth 14:42

5. Abeysena C, Jayawardana P, Seneviratne RA (2010) Effect of psychosocial stress and physical activity on preterm birth: a cohort study. J Obstet Gynaecol Res 36(2):260–267

6. Alfirevic Z, Milan SJ, Livio S (2013) Caesarean section versus vaginal delivery for preterm birth in singletons. Cochrane Database Syst Rev 9:CD000078

7. Bauer J, Hentschel R, Zahradnik H, Karck U, Linderkamp O (2003) Vaginal delivery and neonatal outcome in extremely-low-birth-weight infants below 26 weeks of gestational age. Am J Perinatol 20(4):181–188

8. Baumbach J, Shi SQ, Shi L, Balducci J, Coonrod DV, Garfield RE (2012) Inhibition of uterine contractility with various tocolytics with and without progesterone: in vitro studies. Am J Obstet Gynecol. 206(3):254.e1–5. doi: 10.1016/j.ajog.2011.12.011. Epub 2011.

9. Bergenhenegouwen LA, Meertens LJ, Schaaf J, Nijhuis JG, Mol BW, Kok M, Scheepers HC (2014) Vaginal delivery versus caesarean section in preterm breech delivery: a systematic review. Eur J Obstet Gynecol Reprod Biol 172:1–6

10. Bolotskikh VM, Borisova VY (2015) Role of biochemical tests and cervicometry in the diagnosis of threatened preterm birth. Akusherstvo i ginekologiya/Obstetrics and Gynecol 2: (in Russian). http://www.aig-journal.ru/en/archive/article/30875

11. Bruijn M, Vis JY, Wilms FF, Oudijk MA, Kwee A, Porath MM, Oei G, Scheepers H, Spaanderman M, Bloemenkamp K, Haak MC, Bolte AC, Vandenbussche F, Woiski MD, Bax CJ, Cornette J, Duvekot JJ, Nij Bijvanck B, van Eyck J, Franssen M, Sollie KM, van der Post J, Bossuyt P, Opmeer BC, Kok M, Mol B, van Baaren GJ (2016) Quantitative fetal fibronectin testing in combination with cervical length measurement in the prediction of spontaneous preterm delivery in symptomatic women. BJOG 123(12):1965–1971. doi: 10.1111/1471-0528.13752. Epub 2015.

12. Centra M, Coata G, Picchiassi E, Alfonsi L, Meniconi S, Bini V, Di Tommaso MR, Cozzolino M, Facchinetti F, Ferrari F, Gervasi MT, Rusconi S, Todros T, Frisina V, Rizzo N, Bisulli M, Di Renzo GC (2017) Evaluation of quantitative fFn test in predicting the risk of preterm birth. J Perinat Med 45(1):91–98. doi: 10.1515/jpm-2015-0414.

13. Choudhari K, Choudhari Y (2003) Posterior fossa haemorrhage in a preterm infant following vacuum assisted delivery. BJOG 110(8):787

14. Cicinelli E, de Ziegler D, Bulletti C, Matteo MG, Schonauer LM, Galantino P (2000) Direct transport of progesterone from vagina to uterus. Obstet Gynecol 95(3):403–406

15. Cohlen BJ, Stigter RH, Derks JB, Mulder EJ, Visser GHA (1996) Absence of significant hemodynamic changes in the fetus following maternal betamethasone administration. Ultrasound Obstet Gynecol 8:252–255

16. Conde-Agudelo A, Romero R, Nicolaides K, Chaiworapongsa T, O'Brien JM, Cetingoz E, da Fonseca E, Creasy G, Soma-Pillay P, Fusey S, Cam C, Alfirevic Z, Hassan SS (2013) Vaginal progesterone vs. cervical cerclage for the prevention of preterm birth in women with a sonographic short cervix, previous preterm birth, and singleton gestation: a systematic review and indirect comparison metaanalysis. Am J Obstet Gynecol 208(1):42.e1–42.e18 Epub 2012 Nov 15. Review

17. Conde-Agudelo A, Romero R (2016) Cervical phosphorylated insulin-like growth factor binding protein-1 test for the prediction of preterm birth: a systematic review and metaanalysis. Am J Obstet Gynecol 214(1):57–73

18. Delbaere I, Verstraelen H, Goetgeluk S, Martens G, De Backer G, Temmerman M (2007) Pregnancy outcome in primiparae of advanced maternal age. Eur J Obstet Gynecol Reprod Biol 135(1):41–46 Epub 2006 Nov 22

19. Deshpande SN, van Asselt AD, Tomini F, Armstrong N, Allen A, Noake C, Khan K, Severens JL, Kleijnen J, Westwood ME (2013) Rapid fetal fibronectin testing to predict preterm birth in women with symptoms of premature labour: a systematic review and cost analysis. Health Technol Assess 17(40):1–138

20. Di Renzo GC, Mignosa M, Gerli S, Burnelli L, Luzi G, Clerici G, Taddei F, Marinelli D, Bragetti P, Mezzetti D, Della Torre B, Fantauzzi A, Lungarotti MS (2005) The combined maternal administration of magnesium sulfate and aminophylline reduces intraventricular hemorrhage in very preterm neonates. Am J Obstet Gynecol 192(2):433–438

21. Di Renzo GC, Rosati A, Mattei A, Gojnic M, Gerli S (2005) The changing role of progesterone in preterm labour. BJOG 112(Suppl 1):57–60 Review

22. Di Renzo GC, Mattei A, Gojnic M, Gerli S (2005) Progesterone and pregnancy. Curr Opin Obstet Gynecol 17(6):598–600 Review

23. Di Renzo GC, Roura LC (2006) European Association of Perinatal Medicine-Study Group on preterm birth. Guidelines for the management of spontaneous preterm labor. J Perinat Med 34(5):359–366

24. Di Renzo GC, Roura LC, Facchinetti F, Antsaklis A, Breborowicz G, Gratacos E, Husslein P, Lamont R, Mikhailov A, Montenegro N, Radunovic N, Robson M, Robson SC, Sen C, Shennan A, Stamatian F, Ville Y (2011) Guidelines for the management of spontaneous preterm labor: identification of spontaneous preterm labor, diagnosis of preterm premature rupture of membranes, and preventive tools for preterm birth. J Matern Fetal Neonatal Med 24(5):659–667

25. Di Renzo GC, Giardina I, Coata G, Di Tommaso M, Facchinetti F, Petraglia F, Tranquilli AL, Rizzo N (2011) Identification of preterm labor: the role of the fibronectin and ultrasound cervicometry and their association. Minerva Ginecol 63(6):477–483

26. Di Renzo GC, Giardina I, Clerici G, Mattei A, Alajmi AH, Gerli S (2012) The role of progesterone in maternal and fetal medicine. Gynecol Endocrinol 28(11):925–932

27. Di Renzo GC, Cabero L, Facchinetti F, Helmer H, Hubinont C, Jacobsson B, Stener Jorgensen J, Lamont, RF; Mikhailov, A; Papantoniou, N; Radzinsky V, Shennan, Andrew; Visser, Gerard; VILLE, Yves; Wielgos, Miroslaw (2017) Preterm labor and birth management: recommendations from the European Association of Perinatal Medicine. Preterm labor and birth management – recommendations from EAPM. J Matern Fetal Neonatal Med. 8:1–28. doi: 10.1080/14767058.2017.1323860. [Epub ahead of print]

28. Doyle LW, Crowther CA, Middleton P, Marret S, Rouse D (2009) Magnesium sulphate for women at risk of preterm birth for neuroprotection of the fetus. Cochrane Database Syst Rev 1:CD004661 Review

29. European consensus guidelines on the management of neonatal respiratory distress syndrome- 2016 update (D.G. Sweet et al, Neonatology, in press)

30. FIGO Working Group On Best Practice In Maternal-Fetal Medicine, International Federation of Gynecology and Obstetrics (2015 Jan) Best practice in maternal-fetal medicine. Int J Gynaecol Obstet 128(1):80–82

31. Freak-Poli R, Chan A, Tucker G, Street J (2009) Previous abortion and risk of pre-term birth: a population study. J Matern Fetal Neonatal Med 22(1):1–7

32. Furukawa S, Sameshima H, Ikenoue T (2014) The impact of cesarean section on neonatal outcome of infants born at 23 weeks of gestation. Early Hum Dev 90(3):113–118

33. Goya M, Pratcorona L, Merced C, Rodó C, Valle L, Romero A, Juan M, Rodríguez A, Muñoz B, Santacruz B, Bello-Muñoz JC, Llurba E, Higueras T, Cabero L, Carreras E, on behalf of the Pesario Cervical para Evitar Prematuridad (PECEP) Trial Group (2012) Cervical pessary in pregnant women with a short cervix (PECEP): an open-label randomised controlled trial. Lancet 379(9828):1800–1806

34. Grant A, Penn ZJ, Steer PJ (1996) Elective or selective caesarean delivery of the small baby? A systematic review of the controlled trials. Br J Obstet Gynaecol 103(12):1197–1200

35. Grant A, Glazener CM (2001) Elective caesarean section versus expectant management for delivery of the small baby. Cochrane Database Syst Rev 2:CD000078Review

36. Hartikainen-Sorri AL, Kauppila A, Tuimala R (1980) Inefficacy of 17 alpha-hydroxyprogesterone caproate in the prevention of prematurity in twin pregnancy. Obstet Gynecol 56(6):692–695

37. Hui AS, Lao TT, Ting YH, Leung TY (2012) Cervical pessary in pregnant women with a short cervix. Lancet 380(9845):887 author reply 887

38. Iams JD, Goldenberg RL, Meis PJ, Mercer BM, Moawad A, Das A, Thom E, McNellis D, Copper RL, Johnson F, Roberts JM (1996) The length of the cervix and the risk of spontaneous premature delivery. National Institute of Child Health and Human Development Maternal Fetal Medicine Unit Network. N Engl J Med 334(9):567–572

39. Lee HC, Gould JB (2006) Survival rates and mode of delivery for vertex preterm neonates according to small- or appropriate-for-gestational-age status. Pediatrics 118(6):e1836–e1844

40. Lettieri L, Vintzileos AM, Rodis JF, Albini SM, Salafia CM (1993) Does "idiopathic" preterm labor resulting in preterm birth exist? Am J Obstet Gynecol 168(5):1480–1485

41. Kurjak A, Chervenak FA (2006) Textbook of perinatal medicine, 2nd ed. Informa Healthcare 2006. Cap. 130. Management of preterm labor: pharmacological and non-pharmacological aspects, 1394–1400

42. Malloy MH, Doshi S (2008) Cesarean section and the outcome of very preterm and very low-birthweight infants. Clin Perinatol 35(2):421–435

43. McDonald SD, Han Z, Mulla S, Beyene J (2010) Knowledge synthesis group. Overweight and obesity in mothers and risk of preterm birth and low birth weight infants: systematic review and meta-analyses. BMJ 341:c3428. doi:10.1136/bmj.c3428 Review

44. Mercer BM, Goldenberg RL, Moawad AH, Meis PJ, Iams JD, Das AF, Caritis SN, Miodovnik M, Menard MK, Thurnau GR, Dombrowski MP, Roberts JM, McNellis D (1999 Nov) The preterm prediction study: effect of gestational age and cause of preterm birth on subsequent obstetric outcome. National Institute of Child Health and Human Development Maternal-Fetal Medicine Units Network. Am J Obstet Gynecol 181(5 Pt 1):1216–1221

45. Mercer BM (2013) Mode of delivery for periviable birth. Semin Perinatol 37(6):417–421

46. Morales R, Adair CD, Sanchez-Ramos L, Gaudier FL (1995) Vacuum extraction of preterm infants with birth weights of 1,500–2,499 grams. J Reprod Med 40(2):127–130

47. Morken NH2010 Preterm delivery in IVF versus ICSI singleton pregnancies: a national population-based cohort. Eur J Obstet Gynecol Reprod Biol 28. [Epub ahead of print]

48. Mulder EJH, Derks JB, Visser GHA (1997) Antenatal corticosteroid therapy and fetal behaviour: a randomised study of the effects of betamethasone and dexamethasone. Br J Obstet Gynaecol 104:1239–1247

49. Nikolova T, Bayev O, Nikolova N, Di Renzo GC (2014 Jul) Evaluation of a novel placental alpha microglobulin-1 (PAMG-1) test to predict spontaneous preterm delivery. J Perinat Med 42(4):473–477

50. Nikolova T, Bayev O, Nikolova N, Di Renzo GC (2015) Comparison of a novel test for placental alpha microglobulin-1 with fetal fibronectin and cervical length measurement for the prediction of imminent spontaneous preterm delivery in patients with threatened preterm labor. J Perinat Med 43(4):395–402

51. Operative vaginal delivery. Green – top guideline n°26, January 2011. Royal College of Obstetrics and Gynecology

52. Owen J, Yost N, Berghella V et al (2001) Mid-trimester endovaginal sonography in women at high risk for spontaneous preterm birth. JAMA 286(11):1340–1348

53. Raghupathy R, Al-Mutawa E, Al-Azemi M, Makhseed M, Azizieh F, Szekeres-Bartho J (2009) Progesterone- induced blocking factor (PIBF) modulates cytokine production by lymphocytes from women with recurrent miscarrieges or preterm delivery. J Reprod Immunol 80(1–2):91–99 Epub 2009 Apr 15

54. Revah A, Hannah ME, Sue-A-Quan AK (1998) Fetal fibronectin as a predictor of preterm birth: an overview. Am J Perinatol 15(11):613–621

55. Romero R, Dey SK, Fisher SJ (2014) Preterm labor: one syndrome, many causes. Science 345(6198):760–765

56. Romero R, Nicolsides K, Conde-Agudelo A, O'Brien J M, Cetingoz E, E Fonseca , Creasy GW, Hassan S S (2016) An updated meta-analysis including opptimum study data: vaginal progesterone prevents preterm birth <34 weeks of gestation in women with a singleton gestation and a short cervi. Ultrasond Ob GYn 2016 in press

57. Roberts D, Dalziel S (2006) Antenatal corticosteroids for accelerating fetal lung maturation for women at risk of preterm birth. Cochrane Database Syst Rev 3:CD004454

58. Ruddok NK, Shi SQ, Jain S, Moore G, Hankins GDV, Romero R, Garfield RE (2008) Progesterone, but not 17-alpha-hydroxyprogesterone caproate, inhibits human myometrial contractions. Am J Obstet Gynecol 199(391):e1–e7

59. Saurel-Cubizolles MJ, Zeitlin J, Lelong N, Papiernik E, Di Renzo GC, Bréart G (2004) Europop Group Employment, working conditions, and preterm birth: results from the Europop case-control survey. J Epidemiol Community Health 58(5):395–401

60. Swingle HM, Colaizy TT, Zimmerman MB, Morriss FH Jr (2009) Abortion and the risk of subsequent preterm birth: a systematic review with meta-analyses. J Reprod Med 54(2):95–108

61. Szychowski JM, Berghella V, Owen J, Hankins G, Iams JD, Sheffield JS, Perez-Delboy A, Wing DA, Guzman ER (2012) Vaginal ultrasound trial consortium. Cerclage for the prevention of preterm birth in high risk women receiving intramuscular 17-α-hydroxyprogesterone caproate. J Matern Fetal Neonatal Med 25(12):2686–2689

62. Tejani N, Verma U, Hameed C, Chayen B (1987) Method and route of delivery in the low birth weight vertex presentation correlated with early periventricular/intraventricular hemorrhage. Obstet Gynecol 69(1):1–4

63. Tita AT, Rouse DJ (2009) Progesterone for preterm birth prevention: an evolving intervention. Am J Obstet Gynecol 200(3):219–224

64. Vidovics M, Jacobs VR, Fischer T, Maier B (2014) Comparison of fetal outcome in premature vaginal or cesarean breech delivery at 24–37 gestational weeks. Arch Gynecol Obstet 290(2):271–281

65. Werner EF, Han CS, Savitz DA, Goldshore M, Lipkind HS (2013) Health outcomes for vaginal compared with cesarean delivery of appropriately grown preterm neonates. Obstet Gynecol 121(6):1195–1200

66. Whitehead N, Helms K (2010) Racial and ethnic differences in preterm delivery among low-risk women. Ethn Dis 20(3):261–266

67. Wylie BJ, Davidson LL, Batra M, Reed SD (2008) Method of delivery and neonatal outcome in very low-birthweight vertex-presenting fetuses. Am J Obstet Gynecol 198(6):640.e1–640.e7

第7章
子痫

Amir A. Shamshirsaz，Nicole Ruddock Hall，

Antonio Malvasi，Andrea Tinelli，Michael A. Belfort

子痫的定义是在妊娠期或产后出现抽搐或不明原因的昏迷，并伴有先兆子痫的症状和体征[107]。子痫是先兆子痫患者发生的不能用其他原因解释的抽搐。尽管目前对于先兆子痫/子痫这种疾病的监测和治疗取得了很大进步，但先兆子痫/子痫仍然是导致孕产妇发病和死亡的常见原因。

7.1 发病率和流行病学

子痫的发病率在世界范围内各不相同（表7.1）。2005年英国的发病率为2.7/10 000[51]；2007年加拿大的发病率为5.7/10 000[57]；1998—2000年，丹麦、挪威和瑞典三国的发病率为5.0/10 000[5]；荷兰的发病率为6.0/10 000[124]。Wallis等人报告了1987—2004年美国每10 000例分娩中有8.2例患者发生子痫[117]。但工业化程度较低国家的子痫发病率明显高于发达国家，为16/10 000~69/10 000[41]。

近几十年来，妊娠期高血压的发病率一直保持稳定，但发达国家的子痫发病率有所下降。英国的子痫发病率从1992年的4.9/10 000（95% CI：4.5~5.4）下降到2005年的2.7/10 000（95% CI：2.4~3.1）[51]。过去一

个世纪以来，子痫的发病率持续下降，自20世纪20年代以来已经下降了90%以上[57]。1987—1995年，美国的子痫发病率为10.4/10 000，1996—2004年，其略下降到8.2/10 000[117]。子痫发病率下降可以归因于产前保健服务的改善、对于重度先兆子痫患者的住院管理、适时分娩以及硫酸镁（$MgSO_4$）的使用[3]。

如果没有预防性治疗，2%~3%的重度先兆子痫患者会发生子痫，而仅有0.6%的轻度先兆子痫患者会发生子痫[106]。

7.2 病理生理学改变

子痫发作的病因至今不明，有关子痫-脑部表现的发病机制更是不解之谜。关于子痫的发病机制目前存在一些理论或学说，但都没有得到最终证实。

当血压变化时，大脑有自动调节的机制来维持脑血流量的恒定。当脑灌注压力为60~120mmHg（1mmHg≈0.133kPa）时，脑血流量通常保持相对恒定[9]。在这个范围内，血压升高会导致大脑血管收缩，血压降低会导致大脑血管扩张。

有研究利用多普勒超声来对比正常妊娠和先兆子

表7.1 发达国家每10 000次分娩的子痫发病率

作者	国家	年份	发病率（万分之一）
Wallis 等	美国	1987—2004 年	8.2
Zwart 等	荷兰	2004—2006 年	6.2
Liu 等	加拿大	2007 年	5.7
Andersgaard 等	丹麦、挪威和瑞典	1998—2000 年	5
Knight 等	英国	2005 年	2.7

痛患者的脑血流动力学改变。发现正常妊娠期女性的大脑中动脉的收缩速度和阻力指数在妊娠期间均降低约20%[9]。与此同时,从妊娠早期到妊娠足月,妊娠期女性的脑灌注压(CPP)会增加约50%(图7.1至图7.4)。

多普勒超声的研究也得到了MRI的证实。MRI研究表明,正常妊娠晚期大脑中动脉和大脑后动脉的直径保持不变,但血流(与血流速度成比例)量下降了大约20%[123]。妊娠期大脑的调节机制仍非常高效,尽管脑灌注压显著增加,但脑血流量的变化要小得多。在正常妊娠中,随着血压升高,脑血管阻力略有下降,这被认为是随着血管壁的扩张而前列环素释放的结果。但是,随着血压进一步升高超过正常范围(没有头痛症状的先兆子痫患者),脑血管阻力会增加以限制脑灌注的增加,这是种生理现象[11,12](图7.5)。

一旦脑灌注压达到130~150mmHg,大脑的自动调节机制就失灵了[107]。在血压很高的情况下,正常的代偿性血管收缩功能丧失,导致脑过度灌注。当血管完整性被破坏时,可能会伴有或不伴有血管痉挛和缺血[9,13,78]。Belfort等人对72例轻度先兆子痫和120例重度先兆子痫患者的脑灌注压进行了比较[13](图7.6)。重度先兆子痫患者出现高脑灌注压的占多数(52%),轻度先兆子痫患者出现高脑灌注压的很少。总体来说,他们发现,症状严重的重度先兆子痫患者脑血管阻力异常升高,而轻度先兆子痫患者脑血管阻力正常[13]。

由于脑过度灌注,血管节段性扩张,随着血管通透性的增加,血浆渗出,而逐渐导致局灶性脑水肿,脑组织和脑血管受压,最终导致脑血流量减少[107]。

现在认为大多数与脑出血无关的子痫的原因是高血压性脑病和脑过度灌注,而不是脑缺血和脑血管痉挛[9,106]。高血压性脑病是由突然的严重高血压和随后发生的颅内压显著升高引起的急性临床综合征[122,123]。通过大脑影像学检查,我们发现高血压脑病的许多临床表现、影像学和病理学特征与子痫相同。高血压性脑病患者和部分子痫患者都存在脑血流自动调节功能异常[33,34,92]。对于这些异常,目前有两种理论解释:血管被迫扩张和血管痉挛[34]。血管被迫扩张理论认为,子痫发作时经常出现的血管源性水肿是由脑血管自身调节功能失灵所致[11,12,111]。随着血压升高,脑血管生理性收缩自动调节血流量,但随着血压继续升高达到自我调节的上限时,局部动脉的血容量过多,就开始出现局部血管被迫扩张(与高血压持续时间或范围有关),从而出现因局部过度灌注而引起的间质水肿或血

管源性水肿[11,12,34,111]。脑血管痉挛理论则认为,急性重度高血压引起脑过度灌注,随后导致脑灌注不足、缺血、细胞毒性水肿和脑梗死[34,112,122]。最近Van Veen等人进行了一项对比研究,对20例先兆子痫患者与20例正常妊娠女性的大脑调节功能进行比较[113]。他们认为,脑的自动调节功能异常与血压无关(与Belfort等人的研究发现相同[9,11,12]),这可能可以解释为什么子痫可以在没有突然血压升高或血压不高的情况下都会发生。

1996年,Hinchey等人将子痫与某种他们称之为可逆性后白质脑病综合征的疾病联系起来[46]。该综合征的表现包括头痛、视力障碍、精神状态改变和抽搐,伴有脑水肿,主要见于枕叶和脑后部。可逆性后白质脑病综合征这一概念一直存在,但这种综合征后来被重新命名为后部可逆性脑病综合征(PRES)[44](图7.7)。

PRES主要影响顶枕叶,原因目前尚不清楚[42,46,53,92]。这可能与支配脑椎基底动脉的交感神经减退有关(与颈内动脉相比)[56],导致与交感神经支配密度较高的部位相比,急性高血压患者在较低压力下,其自身调节能力过强[25,56]。

Aukes等人研究了子痫和未足月先兆子痫患者(孕龄<37周)的远期结局。他们认为,与对照组(正常妊娠或足月才发生先兆子痫患者)相比,远离足月的先兆子痫患者的MRI表现为脑白质病变的发病率增高[6,7]。

然而,很难确定这些脑白质病变是由PRES引起的,因为这些病灶主要见于大脑的额叶(不仅在后部区域),同时这种病变也会在没有抽搐的患者中出现。可能有先兆子痫史的女性日后更容易患上脑血管疾病[119]。

总之,许多子痫患者的大脑显像检查显示有血管源性水肿,病灶主要位于枕叶和顶叶。虽然这不是确切证据,但这提供了很好的旁证,说明高血压性脑病在子痫的发病机制中起着极为重要的作用。子痫(和重度先兆子痫)的远期结局尚不清楚。

7.3　临床诊断

目前或短期内孕产妇出现的与高血压有关的抽搐(伴有或不伴有蛋白尿)提示诊断为子痫[107]。患者有可能不会出现严重高血压,但仍需高度怀疑,不能忽视

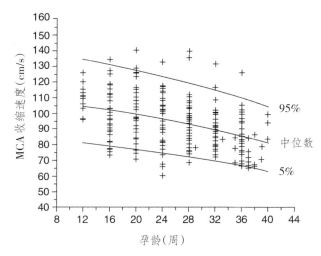

图 7.1　正常妊娠患者大脑中动脉(MCA)收缩速度(cm/s)的变化。每例患者的个别数据点用+符号表示。(Reproduced from Belfort et al.[9])

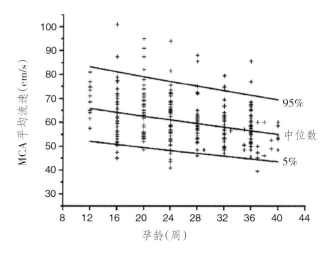

图 7.2　正常妊娠患者MCA平均流速(cm/s)的变化。每例患者的个别数据点用+符号表示。(Reproduced from Belfort et al.[9])

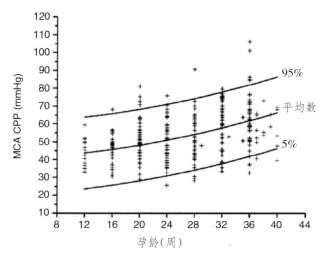

图 7.3　正常妊娠患者MCA脑灌注压(mmHg)的变化。每例患者的个别数据点用+符号表示。(Reproduced from Belfort et al.[9])

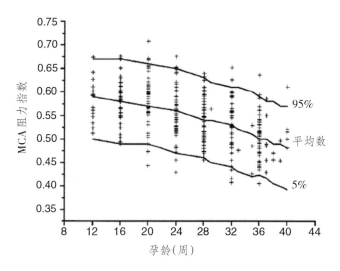

图 7.4　正常妊娠患者MCA阻力指数(RI)的变化,每例患者的个别数据点用+符号表示。(Reproduced from Belfort et al.[9])

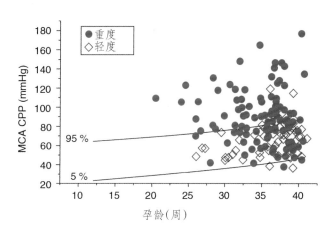

图 7.5　轻度先兆子痫(无头痛)患者的脑血流指数和脑灌注指数数据。(Reproduced from Belfort et al.[11])

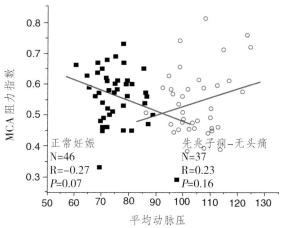

图 7.6　重度先兆子痫与轻度先兆子痫患者MCA灌注压的数据。(Reproduced from Belfort et al.[9])

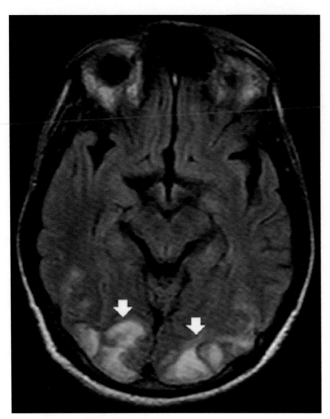

图7.7　脑部 MRI 图像显示后部可逆性脑病综合征(PRES),箭头所示为血管源性水肿(可逆)。

子痫的诊断。子痫患者在子痫发生之前的症状多种多样,可谓"千人千面",从无先兆到轻度高血压到重度高血压,从微量蛋白尿到严重蛋白尿,从无水肿到全身水肿均有报道[104,107]。大部分患者会出现一定程度的高血压,但也有16%的患者血压不升高[74]。20%~54%的患者出现严重高血压[收缩期血压≥160mmHg 和(或)舒张期血压≥110mmHg],30%~60%的患者出现轻度血压升高(收缩压波动为140~160mmHg,舒张压为90~110mmHg)[37,74]。重度高血压在产前子痫的患者中更常见(占58%),尤其是在妊娠32周之前或更早之前发生子痫的患者(占71%)[74]。

蛋白尿(蛋白质/肌酐比值≥0.3或每24小时尿蛋白≥300mg 或尿蛋白定性试验1+)也可能与子痫有关[74]。Mattar 和 Sibai 分析了399例子痫患者后,发现仅48%的患者出现重度蛋白尿(尿蛋白≥3+),14%的患者没有出现蛋白尿[74]。妊娠晚期体重的异常增加可能是子痫的唯一前驱症状,对于妊娠晚期体重每周增加大于2磅(1磅≈0.45kg)(伴有或无伴有临床水肿)的情况要更加关注。但这项研究的399例子痫患者中有26%的患者没有水肿[74]。

大多数女性在初次子痫发作前几个小时有前驱症状。这些症状包括持续的枕部或额部头痛、视力模糊、畏光、上腹或右上腹疼痛以及精神状态的改变。59%~75%子痫患者会出现至少一种症状(表7.2)。50%~75%的患者以头痛为主要前驱症状,同时有19%~32%的患者出现了以视力改变为主的前驱症状[23,37,50]。另外,包括来自26个国家21 000多例子痫患者的系列研究(59项研究)显示,最常见的前驱症状是高血压(75%)、头痛(66%)、视觉障碍[例如,出现视野盲点、视觉丧失(皮质盲)、视力模糊、复视、视野缺损、畏光](27%)、右上腹痛或上腹痛(25%)[14]。但与此同时,25%的病例在发作前没有任何前驱症状[14]。

子痫通常表现为全身强直性阵挛发作或昏迷。发作时,通常是伴随着一声尖叫,患者突然失去意识,手臂、下肢、胸部和背部肌肉僵硬强直[94]。期间患者可能出现发绀,持续几秒到大约1分钟。之后患者通常会出现肌抽搐或阵挛,持续1~2分钟。在阵挛期,患者可能会咬伤舌头,口吐血性泡沫痰。当急性抽搐结束后患者随即进入发作后期,患者处于深度睡眠状态,呼吸加深,然后逐渐恢复意识,患者清醒后通常会诉有头痛。大多数患者在全身性抽搐后10~20分钟内开始恢复。清醒后患者可能会有记忆缺失,但一般没有局灶性的神经功能缺陷,可能会出现深反射增强、视觉障碍、精神状态改变和脑神经缺损的症状[94]。

7.4　发作时间

子痫可以在产前、产时或产后发作。据报道,产前子痫的发病率为38%~53%[23,37,50,74]。Mattar 和 Sibai 的研究显示,绝大多数产前子痫发生在妊娠28周或以后(占91%)。7.5%的子痫发生在妊娠21~27周之间,而在妊娠20周或更早发生的子痫仅仅占1.5%[74]。

如果子痫发生在妊娠20周之前,需要排除葡萄

表7.2　子痫患者的症状

	Katz 等 (n=53)	Chamets 等 (n=89)	Douglas 和 Redman (n=325)
头痛	64%	70%	50%
视力障碍	32%	30%	19%
右上腹痛或上腹痛	没有报道	12%	19%
至少一种症状	没有报道	75%	590%

胎[81,102]。虽然没有合并葡萄胎的患者在妊娠早期出现子痫很罕见,但仍有几例这样的报道[74,81]。因此,一旦妊娠女性出现抽搐,无论处于哪个妊娠期,都需要首先排除子痫[102]。妊娠早期子痫的患者可能被误诊为癫痫、高血压脑病或血栓性血小板减少性紫癜。在妊娠早期出现抽搐并伴有高血压和(或)蛋白尿的女性,除非已经确诊为其他疾病,否则都需考虑子痫的可能性[104]。所有妊娠早期发生子痫的女性都应进行子宫附件的超声检查以排除葡萄胎。此外,还应对患者进行系统的医学评估和神经学方面的检查,以排除脑膜炎、脑脓肿、脑炎、脑出血或脑血栓形成、脑血管炎、血栓性血小板减少性紫癜(TTP)、脑肿瘤和代谢性疾病;另外还需排除化学物品和药物(合法和非法)暴露所导致的抽搐[104,107]。

产后子痫的发病率为11%~44%,大多数产后子痫在产后48小时内发生[23,37,50,74,102]。然而产后48小时以后仍可以发生子痫,曾有产后23天出现子痫的病例报道[23,50,74]。产后迟发型子痫是指大于产后48小时但小于产后4周内发生的子痫[62,102]。产后迟发型子痫的患者中,约56%的患者会在产时或分娩后立即出现先兆子痫的症状,其余44%的患者则会在产后48小时后首次出现临床症状[62]。先兆子痫的女性,无论在分娩时及分娩后是否预防性使用硫酸镁(至少24小时),都仍有可能出现产后迟发型子痫[23,62]。因此,除非已经确诊为其他疾病,否则产后48小时内或以后出现与高血压和(或)蛋白尿相关的抽搐和(或)头痛或视力障碍的产妇应被视为子痫患者,并按子痫进行治疗[23,62,102]。这些患者需要全面的神经学方面检查,包括中枢神经系统检查、脑血管检查、脑的影像学检查[MRI和(或)CT,视情况而定]和常规实验室检查(例如,全血细胞学检查和血小板、肝功能、肾功能、电解质和凝血功能)在内的检查都应被完善,然后根据这些检查的结果决定是否需要进行更进一步的检查(例如,腰椎穿刺、脑电图和血管造影)[23,62,102]。

7.5 神经诊断学研究

目前一些神经诊断学方面的测试项目,如脑电图(EEG)、计算机断层扫描(CT)、磁共振成像(MRI)、弥散加权成像(DWI)、脑多普勒测速和脑血管造影(传统造影和MRI血管造影)都有应用于子痫研究中。

子痫患者的EEG提供的信息有限。一般来说,子痫患者的EEG几乎都是(急性)异常的。但没有明确的可以诊断子痫的EEG模式[107]。对子痫患者的EEG文献进行回顾分析,发现发生子痫女性的EEG普遍异常,但在产后的长期随访中发现患者的EEG几乎都恢复了正常[18]。然而,这些研究绝大多数是在1955年至1984年间报道的,并没有近期文献报道。考虑到采用的方法过时和设备陈旧的问题,这些研究的可靠性受到了质疑。

腰椎穿刺术对于子痫的诊断和治疗没有帮助,在患者颅内压急剧升高时进行腰椎穿刺术甚至是危险的。因此,腰椎穿刺术只有在有必要进行鉴别诊断,以及利大于弊的情况下进行[107]。

先兆子痫患者子痫发作后应进行CT和MRI检查,通常显示皮层下白质和邻近的灰质内(主要在顶叶和枕叶)存在水肿和梗死。CT和MRI的一些其他表现见表7.3。

无其他脑部并发症的子痫患者(例如,无脑出血、脑积水或大脑先天异常)的脑部影像学表现类似于高血压脑病的患者。典型表现是PRES[53]。Brewer和他的团队对47例子痫患者进行了CT或MRI(平扫或增强)检查,发现46例(97.9%)表现为PRES[17]。

过去的20年里,弥散加权成像(DWI)和表观弥散系数(ADC)映射技术在临床普遍应用。DWI有助于鉴别血管源性脑水肿和细胞毒性脑水肿[24]。DWI利用弥散梯度的不同检测脑组织水分子分布的变化。在脑梗死的情况下,由于钠泵故障,导致质子减少,弥散减弱,引起细胞毒性水肿,在DWI上表现为高强度("亮")的信号(图7.8)。相反,血管源性水肿的特征是细胞外液增多,水扩散增强。这在DWI上表现为亮度

表7.3 子痫患者的CT和MRI表现

出现弥漫性白质低密度区域
出现斑块状低密度区域
枕白质水肿
正常大脑皮沟消失
脑室缩小
急性脑积水
脑出血
  脑室出血
  脑实质出血
脑梗死
  低衰减区
  基底节梗死

正常或亮度减低的信号。这是一种可靠的鉴别血管源性脑水肿和细胞毒性脑水肿的方法,但是偶尔一些不是细胞毒性脑水肿患者的DWI上也可见到高强度的信号,这被称为"T2穿透效应"(图7.9和图7.10)。因此,这时(在进行相应治疗或就预后进行咨询前)就需要(放射科专家)判断是弥散受限导致的高信号,还是T2穿透效应导致的高信号。

这个问题可以通过对可疑区域采用ADC映射技术进行鉴别。因为ADC的T2效应是独立、不受干扰的,可用于鉴别可疑区域的水分子的弥散是受限还是不受限。DWI上表现为高强度信号的区域,若ADC减弱,弥散受限,患者则为细胞毒性脑水肿;若增加则提示组织中水分子弥散不受限,患者则为血管源性脑水肿。

两项小型系列研究[61、123]评估了子痫患者的血管源性脑水肿和细胞毒性脑水肿的发病率,发现93%~100%的患者存在脑水肿(大部分是血管源性)。其中Zeeman及其同事的研究[123]显示,27例病例中有6例出现脑梗死灶和细胞毒性脑水肿。而Loureiro及其同事[61]的研究则显示,17例病例中有3例出现脑梗死灶和细胞毒性脑水肿。这些病例都是采用ADC映射技术,证实弥散受阻,是细胞毒性脑水肿。另外,在后续研究中,Zeeman及其同事[123]发现有5例在6~8周后

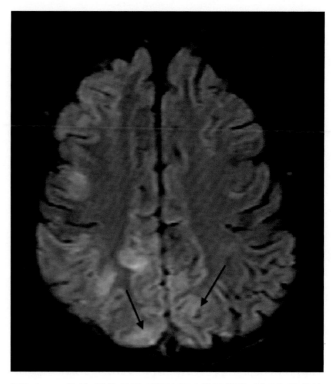

图7.9　T2信号,箭头显示双侧枕顶叶信号增强,提示细胞毒性脑水肿。

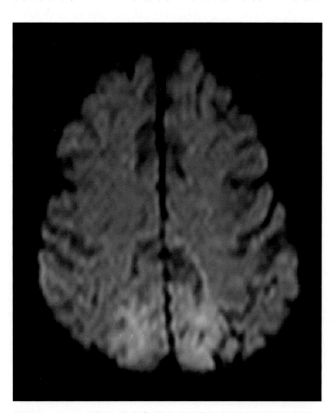

图7.8　DWI,双侧矢状窦旁顶叶增强信号提示细胞毒性水肿。

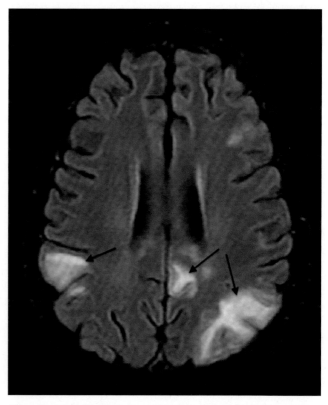

图7.10　T2信号,箭头显示双侧顶叶增大,显示血管源性脑水肿皮质和皮质下信号。

复查MRI仍有异常,而Loureiro等的研究[61]显示,17例中有4例患者复查的MRI有异常,提示损伤可能是不可逆的。

单纯性子痫(完全恢复、无并发症)通常是临床诊断,不需要进行大脑影像学检查。但对于有局灶性神经功能缺损、长期昏迷、发热、怀疑TTP的患者或其他疑似先兆子痫的患者,以及那些用治疗量$MgSO_4$仍出现子痫或对$MgSO_4$治疗无反应的患者建议进行脑部的影像学检查[107]。同时我们也建议对所有产后子痫患者进行检查。

对于上述这些子痫患者,必须排除有脑出血和其他脑部严重异常、需要特殊的药物治疗或手术治疗的情况。脑部的影像学检查也可能有助于诊断不典型的子痫,包括血压正常和(或)无蛋白尿性的子痫、妊娠20周之前发作的子痫(排除葡萄胎后)或产后子痫,以及可能患有抗磷脂抗体综合征或自身免疫性疾病女性发生的子痫[107]。目前MRI、MRA以及脑血管多普勒测速技术应用于子痫的研究进展,可能有助于我们理解子痫的发病机制,改善患者的预后[106]。

鉴别是PRES还是可逆性脑血管收缩综合征(RCVS)很重要。因为两者病因不同[39]。RCVS是由血管痉挛引起。RCVS的特点是复发性雷霆性头痛、癫痫、脑卒中和非动脉瘤蛛网膜下隙出血[39]。RCVS似乎与较大或中等脑血管的异常收缩和(或)扩张有关,而PRES的病变位于远端小动脉和毛细血管。这两种症状的重叠提示两者是一个整体。产后脑血管病是一种不典型的RCV,通常发生在无并发症妊娠分娩后的30天内。该病可以采用血管造影明确诊断(图7.11)[39]。

7.6 鉴别诊断

如上文所述,子痫的鉴别诊断见表7.4。关于这些疾病的诊断和治疗不在本章的讨论范围。

7.7 孕产妇和围生儿结局

7.7.1 孕产妇结局

在发达国家,与子痫有关的孕产妇死亡率为

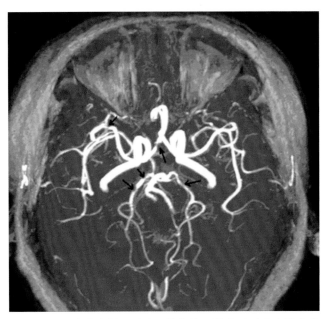

图7.11 脑动脉造影显示脑血管收缩。箭头显示小血管内弥漫性血管收缩。

表7.4 子痫的鉴别诊断

癫痫
脑出血
可逆性脑血管收缩综合征
血管炎、血管病
高血压性脑病
血栓性血小板减少性紫癜
羊水栓塞
低血糖、低钠血症
硬膜后穿刺综合征
动脉瘤破裂
动脉栓塞、血栓形成
血管瘤
缺氧缺血性脑病

0.4%~7.2%。但在三级医疗中心有限和医疗专业知识缺乏的发展中国家,子痫导致孕产妇的死亡率可高达14%[37,41,69,84]。

一项研究回顾性分析了1992年以前墨西哥的990例子痫患者的情况,发现死亡率高达13.9%(138/990),其中妊娠28周前发生子痫的孕产妇死亡风险最高,达22%(12/54)。缺乏产前护理和在院外多次子痫发作病史是重要的危险因素[59]。由McKay及其团队进行的一项研究显示,1979—1992年4024例孕产妇死亡,有790例(19.6%)是与先兆子痫/子痫相关。这790例患者中,有49%的死亡直接与子痫有关[69]。这些研究均显示缺乏产前保健的妊娠女性、黑人女性和年龄大于30岁的妊娠女性发生先兆子痫或子痫导致死亡的风险更高;妊娠< 28周的女性发生子痫死亡的风险最大。而加拿大最近一项以人口为基础的队列研究分析了2003—2009 年发生的 1481 例子痫病例,死亡率仅为 0.34%(5/1481)[58]。

子痫所导致的严重并发症主要包括胎盘早剥(7%~10%)(Lo'pez-LIera 等人,1992 年、1993 年[59,60,74,104])、弥散性血管内凝血病(7%~11%)(Lo'pez-LIera 等人,1992 年、1993 年[59,60,74,104])、肺水肿(3%~5%)、急性肾衰竭(5%~9%)、吸入性肺炎(2%~3%)、心肺骤停(2%~5%)(Lo'pez-LIera 等人,1992 年、1993 年[59,60,74,104])。但急性呼吸窘迫综合征(ARDS)和脑出血在发达国家是罕见的子痫并发症(Pritchard 等,1984 年[37,74])。

7.7.2　胎儿和新生儿结局

发生子痫的孕产妇的围生儿死亡率和病死率仍然很高。近期报告的围生儿死亡率为 5.6%~11.8%[37,55,104]。来自加拿大的一项基于人口的队列研究报告显示,子痫孕产妇和非子痫孕产妇的胎儿死亡率分别为 10.8‰和 4.1‰;新生儿死亡率分别为 7.5% 和 2.2‰[58]。围生儿的死亡率和发病率在很大程度上取决于胎龄和子痫母亲本身状况,但胎儿的主要风险还是胎盘早剥、胎儿生长受限(FGR)和妊娠晚期终止妊娠所继发的早产并发症和母体抽搐惊厥引起的缺氧[29,84,96]。子痫的早产率约为 50%,其中 25% 发生在妊娠 32 周之前[37,104]。许多回顾性和前瞻性的研究评估了子痫母亲的婴儿近期和远期并发症的结局。Sibai 等人追踪随访了 28 例早产儿和 14 例足月儿 50 个月[96],大多数婴儿是小于胎龄儿或宫内生长受限,发现平均在 20.6 个月时绝大部分婴儿在体重、身长和头围方面都达到适当的生长速度。远期神经后遗症方面,以上病例观察到的重大缺陷与非子痫女性所生的早产儿或异常婴儿的情况相似,无明显差别[96]。另一项瑞典专家的队列研究也观察到了类似的结果。值得注意的是,虽然这些研究是在不同时期的,但孕产妇或围生儿的结局并没有差别(1973—1979 年、1980—1989 年和 1990—1999 年)[88]。其他回顾性研究中也观察到了类似的结果,但发展中国家的患者终止妊娠的孕龄小,导致胎儿和新生儿的发病率和死亡率较高[55,43]。

7.8　疾病的预防和管理

7.8.1　疾病预防

由于我们对子痫发病机制知之甚少,目前对子痫的预防措施相当有限。子痫的发生无法根据母体特征、母亲产前状态或胎儿孕龄进行有效预测[1]。子痫患者的管理目标包括及时诊断和积极治疗先兆子痫,并使用适当的药物预防子痫发生和预防脑出血、脑水肿、脑卒中和子痫再次发作。

在预测先兆子痫发生方面,医务人员在人口因素、生物化学分析或生物物理发现等方面做了大量的工作。虽然其中有一些令人鼓舞的发现,但这些试验还不能应用于临床[16,22,38]。此外,即使某项试验能够可靠地预测先兆子痫的发病,也没有有效的方法来防止它的发生、发展。显然,抗氧化剂维生素 C 和维生素 E 不能预防先兆子痫的发生或有效改善先兆子痫的不良结局[89,90]。补充钙剂(每天 1.5~2g)可能有助于改善钙摄入量低的人群(每天<600mg)的先兆子痫的严重程度,但补钙对钙摄入量充足的人群没有意义[47]。小剂量阿司匹林(60~80mg)能否预防先兆子痫? 一项包括 3 万多名女性的荟萃分析的结果显示小剂量阿司匹林对减少先兆子痫的发生和改善围生期不良结局的作用轻微。而这些研究发现其与先兆子痫的低危人群无关,但可能对子痫的高危人群有帮助,使高危人群中的先兆子痫患者需要治疗的次数明显减少[21,28,91,116]。在美国,对于有早发型先兆子痫病史、有因先兆子痫而妊娠< 35(34+7)周分娩病史的女性和(或)曾有一次以上先兆子痫病史的女性,建议在妊娠 12 周起每天口服小剂量阿司匹林(每天 81mg)[49]。但没有证据表明卧床休息或限制食盐摄入可以降低先兆子痫的风险[40,75]。

目前,预防子痫的管理措施是早期发现妊娠高血压或先兆子痫,随后积极治疗疾病,包括密切监护(住院或门诊)、抗高血压治疗、及时分娩和在产时和产后预防性使用 $MgSO_4$(大多伴有严重临床症状下)[103]。这些管理方案依据的是一个假设,假设子痫的发生、发展是一个渐进的过程,即从体重增加开始,然后是出现高血压、蛋白尿,最后出现抽搐或昏迷[95]。部分子痫患者的发病确实遵循这一过程。然而,大量来自美国和欧洲的数据表明,20%~40%的子痫患者在抽搐发作前,无任何前驱症状[20,50,95,97,104]。Sibai等人[98]对179例子痫患者进行了回顾性研究,发现与预防子痫发作失败的相关或至少部分相关的因素包括医生失误(36%)、MgSO₄未能预防癫痫发作(13%)、产后晚期发作(12%)、早发型子痫[<21周(3%)]、突然发作(8%)和产前护理不足(19%)[98]。

在随机试验中对妊娠期高血压或先兆子痫患者采取住院治疗的措施以预防子痫的有效性尚未得到评估。但来自发达国家的回顾性研究表明,约有50%的子痫患者在"密切医疗监护"的情况下,仍在医院发生第一次抽搐[20,50,98,104]。因此,轻度妊娠高血压或无严重症状的先兆子痫患者的提前住院和长期住院治疗并不能防止大多数子痫的发生。这些患者可以在门诊进行管理,每周产检一次,进行包括全血细胞计数(CBC)、血小板计数和肝功能等的实验室检查,以排除病情加重。医生应让患者熟悉重度先兆子痫的症状和体征,并知道出现相应症状和体征应立即通知医生[49]。

有一些随机试验在对轻度妊娠高血压或轻度(没有严重症状)先兆子痫前期患者的治疗中,使用降压药物与不使用药物治疗或使用安慰剂的疗效进行了观察。总体来说,这些试验揭示了使用降压药物组疾病进展到严重程度的概率较低(Magee等人,1999年)。然而,这些试验的样本量太小,不足以准确评估其预防子痫的潜在益处(Magee等人,1999年)。

因为无法准确地预测哪一些患者会发生子痫,许多人建议对症状严重的先兆子痫患者[包括HELLP综合征(溶血、肝酶升高、血小板降低)]和血压持续严重升高的患者(收缩压>160mmHg或舒张压>110mmHg)要预防子痫的发生[98,106,107]。在过去的几十年里,多项试验对各种预防子痫发作药物的有效性和安全性进行了研究。

当具有里程碑意义的MgSO₄预防子痫(Magpie)的试验结果发表后,MgSO₄可以预防子痫发生成了国际共识[72]。共有33个国家的175个二级和三级医疗机构中的10 141例先兆子痫患者参与了这项随机对照试验。研究表明,使用MgSO₄的患者子痫发病率明显少于服用其他药物的患者(相对风险降低58%)。使用MgSO₄组中每1000例患者仅有11例发生了子痫。虽然Magpie的研究表明MgSO₄能有效预防子痫发作,但MgSO₄不能降低产妇、胎儿或围生儿的发病率,在这方面MgSO₄与其他药物没有显著差异[72]。

基于对硫酸镁作用机制的假设,其他具有类似生理或药理作用的药物也被研究用于子痫的预防。但迄今为止,没有任何替代疗法或药物比MgSO₄在预防子痫或降低产妇发病率或死亡率方面更有效。

考虑到MgSO₄的舒张脑血管作用,Belfort等人进行了一项多中心随机试验,这项研究比较了钙通道阻滞剂尼莫地平(有选择性舒张脑血管的作用)和MgSO₄对重度先兆子痫患者的疗效[10]。与预期相反,作者发现MgSO₄比尼莫地平能更有效地预防子痫。令人感兴趣的是,MgSO₄不仅使子痫发病率明显降低,而且它主要是在产后发挥作用[10]。

关于其他抗精神病药物,Lucas等人已证明MgSO₄比苯妥英钠在预防子痫方面更具优势[63]。在他们的研究中,2138例先兆子痫女性被随机分为两组,入院后分别使用MgSO₄或苯妥英治疗[63]。使用MgSO₄治疗的患者子痫发作次数明显减少,两组的产妇和新生儿结局相同。

7.8.2　及时治疗子痫

子痫发作是一种危及生命的紧急情况,需要适当处理以尽量减少其发病率和死亡率。关键的管理原则包括:

- 预防产妇缺氧和创伤。
- 防止再发作。
- 重度高血压的治疗。
- 评估终止妊娠的必要性。

我们建议对那些在高血压和子痫控制后症状没有及时改善的患者和伴有局部神经异常体征的患者,都要请神经内科会诊。

7.8.2.1　支持治疗

治疗子痫的第一要务是预防患者受伤,并进行呼吸和循环功能的支持治疗。支持治疗包括提高床的侧栏杆并在栏杆填充垫子以防止患者摔伤,在牙齿之间插入牙垫以防止舌咬伤(避免诱发呕吐反射)。同时为了尽量减少误吸的风险,患者应侧卧位,并根据需要用吸引器吸出呕吐物和口腔分泌物[105,107]。误吸可能是由于将牙垫压到喉咙后部,诱发呕吐反射而引起的。对短期有进食的患者、反应迟钝或昏迷患者以及其他有误吸危险的患者,均应考虑行气管内插管以保持气道通畅[105,107]。

子痫发作期间常常会发生通气不足和呼吸性酸中

毒。虽然最初的抽搐发作只持续短短几分钟,但这时保持氧供很重要,建议面罩给氧,氧流量一般控制在8~10L/min[105,107]。在抽搐停止后,患者开始自主呼吸,氧合不成问题。然而,当子痫反复发作或并发吸入性肺炎、肺水肿或上述情况并存时,母亲会出现低氧血症和酸中毒[105,107]。我们建议对所有子痫患者采用经皮脉搏血氧测定(无创)监测患者血氧情况。如果患者经皮测定的血氧饱和度异常(血氧饱和度<92%)时,需要行动脉血气分析。

另外,地西泮不应作为制止或缩短子痫发作的药物,特别是在患者没有建立静脉通道,也没有气管插管技术熟练的人员在场的情况下。如果需要使用安定,剂量不应超过5mg,注射时间大于60秒。快速注射地西泮可能会导致呼吸暂停和心脏骤停,或两者兼而有之[105,107]。

7.8.2.2 防止子痫再发作

子痫治疗的下一步是防止子痫再发作。硫酸镁是治疗和预防子痫的再次发作的首选药物[120]。它可以静脉滴注,也可以通过间断肌内注射。硫酸镁方案如表7.5所示。

由于Sibai等人研究认为MgSO₄负荷剂量4g静脉推注,随后维持剂量1~2g/h静注的方案未能预防先兆子痫女性发生子痫[99],他们将该方案调整为负荷剂量4g静脉推注,随后以2~3g/h静脉推注维持。Sibai将Pritchard的方案(负荷剂量4g静脉推注或10g肌内注射,随后维持剂量每4小时肌内注射一次MgSO₄,每次5g),与负荷剂量4g静脉推注,随后维持剂量1~2g/h静注的方案相比较[99]。Sibai认为静脉给予负荷剂量后,维持剂量1g/h不能使血镁达到足够的浓度(既往认为是足够的);因此,他们建议采用2~3g/h维持剂量[99]。但在Magpie临床试验中,与采用负荷剂量6g、随后2g/h持续静脉滴注维持剂量的患者相比,采用负荷剂量4g静脉推注、随后1g/h持续静脉滴注的患者并

没有观察到子痫发病率更高的情况[72]。镁中毒的风险很低,因此在那些无法密切监测和无法测定血镁浓度的国家和地区,完全可以使用4g负荷剂量和1g/h持续静脉滴注的维持剂量。而在有恰当的安全预防措施的国家和机构中,使用MgSO₄以预防或治疗先兆子痫的女性通常给予静脉注射剂量为4~6g,随后维持剂量为1~2g/h的方案[49](没有任何一项随机试验证明这是一种更好的方法)。大约10%的子痫患者在接受MgSO₄治疗后会出现第二次子痫抽搐发作。1995年,子痫试验合作小组公布了一项国际多中心的随机对照试验(子痫合作小组,1995年)的研究结果。试验将1687例先兆子痫患者随机分配到两个治疗组:①MgSO₄与地西泮;②MgSO₄和苯妥英钠。这项研究旨在观察子痫的复发率和孕产妇死亡率。分配到MgSO₄组患者的子痫复发率比服用地西泮的患者低52%(13.2%对27.9%),比服用苯妥英钠的患者低67%(5.7%对17.1%)。应用MgSO₄治疗后,孕产妇死亡率没有显著降低。在其他严重的产妇并发症发病率或围生儿发病率或死亡率方面没有显著差异[110]。

对于反复发作的患者,可以再次给予MgSO₄ 2g,在3~5分钟内完成静脉注射。对于接受足剂量的MgSO₄治疗,但仍反复抽搐的患者应进行影像学检查,排除脑出血和其他引起癫痫原因[107]。对于反复发作的子痫患者也可用异戊巴比妥钠250mg静脉注射治疗,3~5分钟内完成[107]。

使用MgSO₄的过程中一般不监测血清镁水平,因为正如前面所提到的,目前没有明确的"治疗性的"血清镁浓度的标准[107]。接受大剂量MgSO₄治疗的患者应通过对反射、呼吸频率和尿量的连续评估来监测镁中毒的体征和症状。关于镁毒性与血镁浓度水平有关的体征和症状见表7.6[107]。

如果患者出现镁中毒的迹象,应立即停止输液(所有含MgSO₄的输液袋和输液管都应被丢弃),并对患者进行呼吸功能评估[脉搏血氧测定和(或)动脉血气]。

表7.5 MgSO₄用量

MgSO₄	负荷剂量	维持剂量	血清镁水平(使用负荷剂量后6小时监测)
静脉输液	4~6g MgSO₄加入100~150mL液体中,15~30分钟滴完	维持2g/h	2~4mmol/L
肌内注射	50% MgSO₄ 10g,每次臀部肌内注射5g	每4小时1次,每次5g	2~4mmol/L
难治性子痫	再次 MgSO₄ 2g加入20%的溶液静脉推注,时间大于10分钟,不超过2次	/	/

表7.6 MgSO₄中毒的症状和体征

表现	血清镁的浓度(mg/dL)
膝反射消失	9~12
复视	9~12
感觉热、面潮红	9~12
嗜睡	10~12
语言不清	10~12
肌肉麻痹	15~17
呼吸暂停	15~17
心脏停搏	30~35

此外,我们建议在这种情况下必须有能够评估呼吸功能和进行气管插管的医生在场进行检查。对于任何接受 MgSO₄ 治疗的患者,如果怀疑呼吸功能受到损害,应立即给予氧疗(以任何适当的方法维持足够的氧合)。如有可能,应测定血清镁水平,并应立即给予 1g 钙(葡萄糖酸钙或氯化钙溶液)治疗,静脉注射时间大于 3 分钟[1]。

子痫基本是自限性的,发作时间很少持续 3~4 分钟。尽管神经内科和急诊科的医生们可能建议使用其他的抗精神病药物,但产科医生必须了解,产科相关文献中显示就子痫患者的发病机制而言,这些药物的使用是没必要也不恰当的(Witlin 和 Sibai 1998[99,107])。

7.8.2.3 MgSO₄ 使用的禁忌证

我们对使用 MgSO₄ 的禁忌证了解有限。它包括重症肌无力和心肌缺血或心肌梗死。就后者而言,镁离子可以与其他心血管药物相互作用(如钙通道阻滞剂)从而诱发心律失常或降低心肌收缩力。此外,由于镁离子需要通过肾脏排泄,肾衰竭的患者应谨慎应用 MgSO₄,因为患者有镁中毒和由此引起心肺抑制的风险[1]。在肾衰竭的子痫患者中,使用 MgSO₄ 的初始负荷剂量 4g 是安全的,但严禁再使用维持剂量持续输注 MgSO₄。因为在肾衰竭患者中,4g 负荷剂量已经可以使血镁浓度达到有效治疗水平,由于肾衰竭患者肾小球滤过率低,再输注 MgSO₄ 会使血镁浓度迅速增加达到中毒范围[1]。当血浆肌酐水平大于 1.0mg/mL 时,要注意,根据血镁浓度变化调节 MgSO₄ 的输液速度[1]。

7.8.3 降压治疗

当子痫患者出现严重高血压时及时降压成为关键步骤。处理严重高血压的目的有两点:①避免失去对高血压性脑病的调节;②避免对左心衰竭、主动脉夹层以及休克处理不当,从而进一步影响由子痫导致的脑缺血灌注及宫腔血供不足[107]。

脑出血占到子痫死亡的 15%~20%,并与典型的血压升高有关[1]。目前,当收缩压超过 160mmHg,或者舒张压为 105~110mmHg 时建议使用抗血压治疗[1,49]。然而这些数值范围并没有在回顾性研究中得到确认[80]。特别建议将收缩压降到 160mmHg 以下[80]。Martin 和其他同事也证实了治疗收缩压的重要性[73]。他们描述了 28 例患有重度先兆子痫并伴相关脑卒中的女性。大多数患者(93%)为出血性脑卒中,所有女性的收缩压均超过 160mmHg。相反,仅有 20% 的女性舒张压超过 110mmHg。处理高血压子痫患者的目标不是降低血压到正常值,而是通过稳定持续的治疗达到血压 15%~20% 的降低,从而最终使收缩压控制在 140~150mmHg,同时舒张压控制在 90~100mmHg。这样可以避免患者长时间处于收缩期高压状态,有人认为这种状态会导致脑血管丧失自我调节功能。如果出现了脑血管丧失自我调节功能的情况,即便是在紧急情况下,也应在分娩前控制血压范围,保持产妇状态稳定[67]。

目前有一些药物可以迅速降低先兆子痫或子痫患者的高血压症状。虽然有许多不同种类的抗高血压药可以选择,但是我们只讨论那些最常用于妊娠期急性高血压危重症的药物(表 7.7)。北美及欧洲前三位常用的抗高血压药是拉贝洛尔、肼屈嗪和硝苯地平。长期以来肼屈嗪是美国妊娠期唯一可以使用的抗高血压药。当拉贝洛尔问世之后,它被推荐为产科的有效用药,与肼屈嗪一起被推荐为临床一线用药。口服硝苯地平也被证明是有效的,并已成为严重高血压的一线治疗方法[114]。

7.8.3.1 肼屈嗪

长期以来,肼屈嗪一直是美国产科医生抗高血压治疗的黄金药物。肼屈嗪通过直接舒张血管平滑肌降低血管阻力(被认为是由一氧化氮释放介导的),它对毛细血管前阻力血管的影响大于毛细血管后阻力血管[52]。因为肼屈嗪会使胎盘血液分流,可能会导致产妇低血压和胎儿血容量降低[108]。因此,肼屈嗪的初始剂量为 5~10mg,静脉注射,持续 2 分钟。然后每隔 20 分钟静脉注射 5~10mg,直到血压达到理想水平[31]。一般认为肼屈嗪最大剂量为 20~30mg。使用上述治疗后血压控制仍不满意时，可以使用其他的抗高血压药替代。与使用任何抗高血压药一样，应避免在血压较高时给予较大初始剂量的肼屈嗪。因为即使是使用5~10mg的小剂量肼屈嗪，也很难预测血压对药物的反应（低血压）。因此，肼屈嗪的初始剂量不应超过10mg。

7.8.3.2 拉贝洛尔

另一种常用的抗高血压药是静脉注射拉贝洛尔（一种 α_1 和非选择性 β 受体阻滞剂）。它通过降低患者的小血管阻力（SVR）来快速降低严重高血压患者的血压[64]。关于拉贝洛尔用于治疗妊娠期高血压的疗效和安全性的报道一直是正面的[30,65,76]。Mabie 等人[68]比较了静脉注射拉贝洛尔和静脉注射肼屈嗪对严重高血压急性治疗的疗效。他们发现，拉贝洛尔起效更快，且不会导致反射性心动过速。Belfort 等人对 8 例使用拉贝洛尔的患者进行了研究，结果表明，用药 60~180 分钟时患者的脑灌注压以及收缩压、舒张压和平均血压水平显著降低，但心率和大脑中动脉血流速度没有受到明显影响[13]（图7.12）。推荐起始剂量为20mg，静脉推注大于2分钟完成。如果患者血压在10分钟内没有降到理想的水平，则继续给予40mg拉贝洛尔。如果在接下来的10分钟内药物反应还是不佳，则再给予80mg拉贝洛尔，必要时可以再注射一次80mg的剂量。每个治疗周期的最大剂量为220mg[31,107]。静脉用拉贝洛尔可引起新生儿心动过缓，患有哮喘、心脏病或充血性心力衰竭的女性应避免使用该药物[31]。

7.8.3.3 硝苯地平

硝苯地平，钙通道阻滞剂，主要通过舒张动脉的血管平滑肌来降低血压。因其可有效地降低与妊娠相关的急性高血压，硝苯地平成为治疗妊娠高血压的首选药物。2000 年，NHBPEP 工作组和皇家妇产科医师学院建议，若给予初始剂量 10mg 口服 30 分钟后降压效果不明显，可再次给药[80,87]。美国妇产科医师协会也推荐口服 10mg 硝苯地平作为初始剂量，并进一步建议，若服药 20 分钟后血压没有下降，可继续口服 20mg，若 20 分钟后血压仍没有下降到目标范围内，可再口服 20mg[31]。随机试验比较了硝苯地平和拉贝洛尔的疗效，并未发现两种药物在治疗效果上有明显差异[114]。Raheem 等人[85]最近进行了一项随机对照试验，将重度高血压患者随机分为 4 组，一组使用硝苯地平治疗（10mg，口服，最多应用 5 次），一组静脉注射安慰

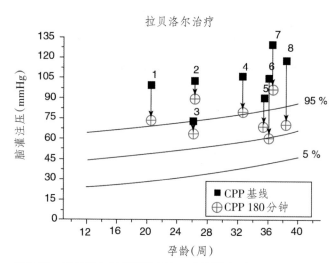

图7.12 拉贝洛尔对脑灌注压（CPP）的影响。（Reproduced from Belfort et al.[13]）

剂生理盐水，一组静脉注射拉贝洛尔（按 20mg、40mg、80mg、80mg 和 80mg 的剂量递增方案实施），一组每 15 分钟口服一次安慰剂，直到达到目标血压≤150/100mmHg。他们发现口服硝苯地平和静脉注射拉贝洛尔治疗妊娠期重度高血压的疗效无明显差异性[85]。Rezaie 等人进行的另一项研究中[86]，将静脉注射肼屈嗪与口服硝苯地平的降压效果进行比较，发现两者在降低妊娠期重度高血压的疗效无明显差异性。

硝苯地平会加快产妇心率，过度降低血压[114]。虽然目前没有大型回顾性研究证明，同时使用硝苯地平和 $MgSO_4$ 会引起神经肌肉阻滞和严重低血压，但由于这两种药物都是钙拮抗剂，若同时运用，需密切监测[70]。

7.8.3.4 硝酸甘油和硝普钠

硝酸甘油主要舒张静脉血管，但其对动脉血管平滑肌也有舒张作用，低剂量应用可降低前负荷，大剂量应用可降低后负荷[45]。硝普钠通过阻抗钙离子内流和减少细胞内钙离子释放使动、静脉舒张。硝普钠［初始剂量为 $0.25\mu g/(kg\cdot min)$，最大剂量为 $5\mu g/(kg\cdot min)$］和硝酸甘油（初始静脉滴注速率为 $5\mu g/min$，每 3~5 分钟根据血压调节滴速，最大滴速为 $100\mu g/min$）均用于治疗高血压危重症状[1]。因药物的特定作用机制，这两种药物都被作为妊娠期降压治疗的一线药物。临床上硝酸甘油作为静脉滴注药物，是控制先兆子痫合并肺水肿与气管操作诱发的高血压的首选药物。硝酸甘油的副作用包括头痛、心动过速和高铁血红蛋白血症。

由于它能增加脑血流量和颅内压,高血压性脑病患者禁用硝酸甘油[1]。硝普钠是高血压性脑病的首选药物,可作为急诊药物治疗[1]。由于氰化物和硫氰酸盐可能对母体和胎儿/新生儿产生毒性作用,且硫氰酸盐具有增加颅内压的作用,可能加重母体的脑水肿,应尽可能短时间地使用硝普钠。一旦高血压急症得到控制,就需要对母体和胎儿的状况进行全面和详细的评估,同时考虑到其他许多问题,例如后续药物治疗和合适的分娩时机等[79]。

7.8.3.5 利尿剂

强效利尿可进一步损害胎盘血流灌注。直接的影响包括血容量的减少。与正常妊娠患者相比,先兆子痫患者的血容量通常已经减少。因此,在分娩前一般不推荐使用利尿剂降压[121]。利尿剂的使用通常仅限于伴有肺水肿或明显的容量过多的患者[107]。

7.8.4 并发症的处理

一旦与子痫相关的紧急问题得到处理,就必须排除重度先兆子痫或子痫的相关并发症,如弥散性血管内凝血(DIC)和肺水肿。关于DIC和肺水肿处理的具体细节不在本章的讨论范围,将在本书的其他部分讨论。对于妊娠女性子痫抽搐发作后,必须排除误吸入胃内容物的可能;若患者出现任何肺水肿的表现,都应进行彻底的心功能评估,包括心电图和超声心动图(如条件允许的情况下)以排除潜在的高血压心肌病、缺血性损伤、心律失常和先前未发现的心脏瓣膜疾病[107]。

7.9 关于分娩的考虑

7.9.1 产时管理

在大多数情况下,稳定和控制严重高血压后,建议子痫患者引产或分娩。然而,这并不意味着行紧急剖宫产[1,49,107]。在极少数胎儿状况稳定的极早产病例中,若母体神经功能完全恢复且血压稳定,可以使用类固醇药物促胎肺成熟而适当推迟分娩。但这必须让患者充分知情并同意以及进行个体化管理。

子痫发作期间和发作之后,母体的低氧血症和高

碳酸血症可引起胎心率的变化和子宫活动的变化。胎心监护可显示胎心率过缓、短暂晚期减速、胎心变异减少和代偿性胎心过快。子宫收缩变得更加频繁,以及子宫张力增大[105,107]。这些变化通常在子痫终止和母亲低氧血症纠正后3~10分钟内自行消失。出现胎心率改变,如果产妇状况稳定,就不需行紧急剖宫产。但是,如果在尝试所有复苏手段后,胎儿心动过缓和(或)出现反复晚期减速持续超过10~15分钟,则需考虑胎盘早剥和胎儿窘迫的诊断,需行紧急剖宫产。大部分子痫患者的胎儿结局良好[105,107]。一过性胎儿心动过缓可能是强烈的血管痉挛和子宫收缩引起的子宫血流量减少所导致的[105,107]。此外,子痫抽搐期间母体闭气、低通气引起低氧血症也可能导致胎儿缺氧和胎心率变化[105,107]。

对于患者是否行剖宫产要结合母体和胎儿的情况考虑。专家共识(三级证据)支持对妊娠< 30周、没有产兆且Bishop评分低于5分的患者进行剖宫产[105,107]。同样,专家共识建议在没有产科并发症的情况下,应允许已临产或已破膜患者尝试阴道分娩[1,105,107]。对于妊娠> 30周的患者,无论Bishop评分如何,均可使用前列腺素或催产素,让患者尝试阴道分娩。如果宫颈Bishop评分≥ 5分,则妊娠30周前出现子痫的患者也可应用类似的方法[105,107]。

7.9.2 输液疗法

对于子痫患者,输液应根据具体情况进行个体化处理。一般而言,由于毛细血管通透性增加,这些患者有患肺水肿的危险,限制输液量是合理的[118]。乳酸林格液补液速度为60~125mL/h,除非在分娩时出现呕吐、腹泻、大量流汗或严重失血等液体流失的异常情况下补液速度加快[118]。如果患者合并肾衰竭和少尿,可能会使子痫的治疗变得更复杂,患者在任何大量的静脉补液之前,都需要先评估肾功能。子痫患者通常会有明显的细胞内液外渗,这会明显增加她们患肺水肿和脑水肿的风险[93,95],因此,即使在子痫患者发生危及生命的大出血,需要大量输血的紧急情况下,补液措施也需要全盘考虑。

7.9.3 侵入性(有创)监测

目前,许多有关先兆子痫/子痫的心血管和血流动力学改变的知识来自我们采用侵入性监测和肺动脉定向置管进行的研究[4,26,27,32,35,36]。然而,没有证据显示

表7.7　先兆子痫/子痫抗高血压药物治疗

药物	作用机制	剂量	评价
肼屈嗪	动脉扩张剂	5mg静脉注射,然后间隔20分钟观察血压变化,再使用下一剂,5~10mg 20mg药物,静脉推注时间20分钟或持续静脉滴注,5~10mg/h	每次用药需间隔20分钟,可能导致母体低血压
拉贝洛尔	α₁和非选择性β受体阻滞剂	20mg静脉注射,然后间隔10分钟观察血压变化,再使用下一剂,40~80mg, 220mg药物,静脉推注10分钟或持续静脉滴注,1~2mg/min	反射性心动过速,与肼屈嗪合用会低血压
硝苯地平	钙通道阻滞剂	10mg口服,可在口服20分钟后重复	与MgSO₄合用,会增强降压效果
硝酸甘油	静脉(和动脉)血管平滑肌松弛	5μg/min静脉输注,血压控制不满意时,每5分钟剂量加倍	需要连续血压监测,可能发生高铁血红蛋白血症
硝普钠	血管扩张剂	0.25μg/(kg·min)静脉输注,血压控制不满意时,每5分钟0.25μg/(kg·min)增加剂量	需要连续血压监测,可能发生氰化物中毒

大多数情况下使用侵入性血流动力学监测是有用的。ACOG指南建议,此类监测仅限于伴有心脏疾病、肾脏疾病,或两者兼有之,以及伴有难治性高血压、少尿和肺水肿的重度先兆子痫患者[4]。

7.9.4　镇痛与麻醉

重度先兆子痫或子痫不是硬膜外麻醉的禁忌证[103]。随着技术的发展,使用稀释的麻醉剂溶液缓慢诱导硬膜外镇痛,减少了快速注入大量晶体或胶体溶液以纠正母体低血压的需要,显著降低了发生肺部并发症的风险[48,115]。

此外,硬膜外阻滞避免了气管插管的需要,避免因气管插管而引起交感神经系统兴奋和严重高血压的进一步突然恶化。血压突然大幅度升高会导致肺水肿、脑水肿或颅内出血[54]。对于因先兆子痫或子痫导致气道水肿的患者,气管插管可能是困难且危险的[4]。有气道或喉部水肿的患者可能需要使用可弯曲的纤维喉镜在清醒状态下插管,并做好随时行气管切开的准备[105]。可以通过预先使用拉贝洛尔或硝酸甘油来减轻血压或脑压的变化[105]。

只要没有凝血障碍或严重血小板减少(血小板计数<50 000/mm³),对先兆子痫和近期发生过子痫的患者来说,剖宫产使用硬膜外麻醉、脊椎麻醉或二者联合等麻醉方式都被认为是安全的[105]。

7.10　产后管理

产后应密切监测子痫患者的病情变化至少48小时,注意患者的症状、生命体征、血液指标和生化指标变化、尿量和液体摄入量[104]。子痫患者通常在产时和产后接受大量的静脉输液。产后组织液生理性回流会导致血容量增加。因此,子痫患者,特别是有肾功能异常、输注血制品,以及存在慢性高血压的患者出现肺水肿和严重高血压加重或复发的风险较高[74,100,105]。

建议在产后或子痫发作后24小时内静脉注射MgSO₄至少24小时,但支持这一建议的数据很少。如果患者出现少尿(4小时内尿量不足100mL),补液速度和MgSO₄的剂量都要减少[105,107]。一旦分娩,口服降压药如硝苯地平、拉贝洛尔,甚至也可应用血管紧张素抑制剂(ACEI),将收缩压维持在160mmHg以下,舒张压维持在110mmHg以下。口服拉贝洛尔推荐剂量为每8小时200mg(最大剂量为2400mg/d),硝苯地平的推荐剂量为每6小时10mg(最大剂量为120mg/d)[8]。目前,没有比较产后应用拉贝洛尔和硝苯地平疗效的随机试验,但有少量数据支持产后女性使用ACEI类药物[109],鉴于肾素-血管紧张素(RA)轴在先兆子痫中的重要性,这一领域值得探讨。

7.11 再次妊娠的结局

妊娠合并子痫可能发生危及母婴生命的并发症。有子痫病史的女性再次妊娠时发生先兆子痫的风险增加[2,19,60]。一般这类患者再次妊娠发生先兆子痫的风险约为25%，如果子痫是在妊娠32周之前发生，则发病率更高[15,101,107]。有子痫病史的女性再次妊娠复发子痫的风险约为2%[15]。

近年来，有研究观察到妊娠出现先兆子痫/子痫增加了患者日后患心血管疾病和肾脏疾病的风险。有先兆子痫病史的女性日后患慢性心血管疾病（CVD）的风险增加了两倍，患终末期肾病（ESRD）的风险增加了5~12倍[66,77,82,83]。现在我们认识到先兆子痫/子痫是肾脏疾病和心血管疾病的一个危险因素，可以确定这些年轻女性是日后罹患心血管和肾脏疾病的高危人群。因此，建议对有先兆子痫病史的女性进行定期的心血管检查和治疗。然而，这些建议所依据的循证医学证据等级较低，目前缺乏对有先兆子痫病史女性进行筛查和预防的研究证据[83]。

参考文献

1. Aagaard-Tillery KM, Belfort MA (2005) Eclampsia: morbidity, mortality and management. Clin Obstet Gynecol 48(1):12–23
2. Adelusi B, Ojengbede OA (1986) Reproductive performance after eclampsia. Int J Gynaecol Obstet 24:183–189
3. Altman D, Carroli G, Duley L et al (2002) Do women with preeclampsia, and their babies, benefit from magnesium sulphate? The Magpie Trial: a randomised placebo-controlled trial. Lancet 359:1877–1890
4. American College of Obstetricians and Gynecologists: Obstetrics analgesia and anesthesia (2002). Practice bulletin, No 36
5. Andersgaard AB, Herbst A, Johansen M et al (2006) Eclampsia in Scandinavia: incidence, substandard care, and potentially preventable cases. Acta Obstet Gynecol Scand 85:929–936
6. Aukes AM, de Groot JC, Aarnoudse JG et al (2009) Brain lesions several years after eclampsia. Am J Obstet Gynecol 200(504): e1–e5
7. Aukes AM, De Groot JC, Wiegman MJ et al (2012) Long-term cerebral imaging after pre-eclampsia. BJOG 119:1117–1122
8. Barton JR, Hiett AK, Conover WB (1990) The use of nifedipine during the postpartum period in patients with severe preeclampsia. Am J Obstet Gynecol 162:788–792
9. Belfort MA, Tooke-Miller C, Allen J et al (2001) Changes in flow velocity, resistance indices, and cerebral perfusion pressure in the maternal middle cerebral artery distribution during normal pregnancy. Acta Obstet Gynecol Scand 80:104–112
10. Belfort MA, Anthony J, Saade GR et al (2003) A comparison of magnesium sulfate and nimodipine for the prevention of eclampsia. N Engl J Med 348:304–311
11. Belfort MA, Grunewald C, Saade GR et al (1999) Preeclampsia may cause both overperfusion and underperfusion of the brain. Acta Obstet Gynecol Scand 78:586–591
12. Belfort MA, Saade GR, Grunewald C et al (1999) Effects of blood pressure on orbital and middle cerebral artery resistances in healthy pregnant women and women with preeclampsia. Am J Obstet Gynecol 180:601–607
13. Belfort MA, Varner MW, Dizon-Townson DS et al (2002) Cerebral perfusion pressure, and not cerebral blood flow, may be the critical determinant of intracranial injury in preeclampsia: a new hypothesis. Am J Obstet Gynecol 187:626–634
14. Berhan Y, Berhan A (2015) Should magnesium sulfate be administered to women with mild pre-eclampsia? A systematic review of published reports on eclampsia. J Obstet Gynaecol Res 41(6): 831–842
15. Bhattacharya S, Prescott GJ, Iversen L et al (2012) Hypertensive disorders of pregnancy and future health and mortality: a record linkage study. Pregnancy Hypertens 2:1–7
16. Bossuyt PM (2012) Clinical validity: defining biomarker performance. Scand J Clin Lab Investig Suppl 24:246–252
17. Brewer J, Owens MY, Wallace K et al (2013) Posterior reversible encephalopathy syndrome in 46 of 47 patients with eclampsia. Am J Obstet Gynecol 208(6):468. e1–e6
18. Brussé IA, Peters NC, Steegers EA et al (2012) Electroencephalography during normotensive and hypertensive pregnancy: a systematic review. Obstet Gynecol Surv 65(12): 794–803
19. Bryans CI, Southerland WL, Zuspan FP (1963) Eclampsia: a follow-up study of eclamptic women. Obstet Gynecol 21:701–707
20. Campbell DM, Templeton AA (1980) Is eclampsia preventable? In: Bonnar J, MacGillivray I, Symonds EM (eds) Pregnancy hypertension, proceedings. University Park Press, Baltimore, pp 483–488
21. Caritis S, Sibai B, Hauth J et al (1998) Low-dose aspirin to prevent preeclampsia in women at high risk. National Institute of Child Health and Human Development Network of Maternal-Fetal Medicine Units. N Engl J Med 338:701–705
22. Cerdeira AS, Karumanchi SA (2011) Biomarkers in preeclampsia. In: Edelstein CL (ed) Biomarkers of kidney disease, 1st edn. Academic/Elsevier, Amsterdam/Boston, pp 385–426
23. Chames MC, Livingston JC, Invester TS et al (2002) Late postpartum eclampsia: a preventable disease? Am J Obstet Gynecol 186:1174–1177
24. Chien D, Kwong KK, Gress DR et al (1992) MR diffusion imaging of cerebral infarctions in humans. Am J Neuroradiol 13: 1097–1102
25. Cipolla MJ, Bishop N, Chan SL (2012) Effect of pregnancy on autoregulation of cerebral blood flow in anterior versus posterior cerebrum. Hypertension 60:705–711
26. Clark SL, Divon MY, Phelan JP (1985) Preeclampsia/eclampsia: hemodynamic and neurologic correlations. Obstet Gynecol 66:337–340
27. Clark SL, Horenstein JM, Phelan JP et al (1985) Experience with the pulmonary artery catheter in obstetrics and gynecology. Am J Obstet Gynecol 152:374–378
28. CLASP (1994) A randomised trial of low-dose aspirin for the prevention and treatment of pre-eclampsia among 9364 pregnant women. CLASP (Collaborative Low-dose Aspirin Study in Pregnancy) Collaborative Group. Lancet 343:619–629
29. Coetzee EJ, Dommisse J, Anthony J (1985) A randomized controlled trial of intravenous magnesium soleplate versus placebo in the management of women with severe preeclampsia. Br J Obstet Gynaecol 105:300–303
30. Coevoet B, Leuliet J, Comoy E et al (1980) Labetalol in the treatment of hypertension of pregnancy: clinical effects and interactions with plasma renin and dopamine betahydroxylase activities, and with plasma concentrations of catecholamine. Kidney Int 17:701

31. Committee Opinion No. 623 (2015) Emergent therapy for acute-onset, severe hypertension during pregnancy and the postpartum period. Committee on Obstetric Practice. Obstet Gynecol 125(2):521–525

32. Cotton DB, Lee W, Huhta JC, Dorman KF (1988) Hemodynamic profile of severe pregnancy – induced hypertension. Am J Obstet Gynecol 158:523–529

33. Cunningham FG, Twickler DM (2000) Cerebral edema complicating eclampsia. Am J Obstet Gynecol 182:94–100

34. Dahmus MA, Barton JR, Sibai BM (1992) Cerebral imaging in eclampsia: magnetic resonance imaging versus computed tomography. Am J Obstet Gynecol 167:935–941

35. Dildy GA, Cotton DB (1988–1989) Hemodynamic changes in pregnancy and pregnancy complicated by hypertension. Acute Care 14–15:26–46. Pubmed (PMID:3155032)

36. Dildy GA, Cotton DB (1991) Management of severe preeclampsia and eclampsia. Crit Care Clin 7:829–850

37. Douglas KA, Redman CW (1994) Eclampsia in the United Kingdom. BMJ 309:1395–1400

38. Duckitt K, Harrington D (2005) Risk factors for pre-eclampsia at antenatal booking: systematic review of controlled studies. BMJ 330:565

39. Ducros A (2012) Reversible cerebral vasoconstriction syndrome. Lancet Neurol 11:906–917

40. Duley L, Henderson-Smart DJ, Meher S (2005) Altered dietary salt for preventing pre-eclampsia, and its complications. Cochrane Database Syst Rev Issue (4). Art. No.: CD005548

41. Duley L (2009) The global impact of pre-eclampsia and eclampsia. Semin Perinatol 33:130–137

42. Easton JD (1998) Severe preeclampsia/eclampsia: hypertensive encephalopathy of pregnancy? Cerebrovasc Dis 8:53–58

43. El-Nafaty AU, Melah GS, Massa AA et al (2004) The analysis of eclamptic morbidity and mortality in the Specialist Hospital Gombe, Nigeria. J Obstet Gynaecol 24:142–147

44. Euser AG, Cipolla MJ (2007) Cerebral blood flow autoregulation and edema formation during pregnancy in anesthetized rats. Hypertension 49:334–340

45. Herling IM (1984) Intravenous nitroglycerin: clinical pharmacology and therapeutic considerations. Am Heart J 108:141–149

46. Hinchey J, Chaves C, Appignani B et al (1996) A reversible posterior leukoencephalopathy syndrome. N Engl J Med 334:494–500

47. Hofmeyr GJ, Lawrie TA, Atallah ÁN et al (2010) Calcium supplementation during pregnancy for preventing hypertensive disorders and related problems. Cochrane Database Syst Rev (8). Art. No.: CD001059

48. Hogg B, Hauth JC, Caritis SN et al (1999) Safety of labor epidural anesthesia for women with severe hypertensive disease. Am J Obstet Gynecol 181:1096–1101

49. Hypertension in pregnancy (2013) Report of the American College of Obstetricians and Gynecologists' Task Force on Hypertension in Pregnancy. Obstet Gynecol 122(5):1122–1131

50. Katz VL, Farmer R, Kuller J (2000) Preeclampsia into eclampsia: toward a new paradigm. Am J Obstet Gynecol 182:1389–1396

51. Knight M (2007) Eclampsia in the United Kingdom 2005. BJOG 114:1072–1078

52. Koch-Weser J (1976) Hydralazine. N Engl J Med 295:320–323

53. Lamy C, Oppenheim C, Meder JF et al (2004) Neuroimaging in posterior reversible encephalopathy syndrome. J Neuroimaging 14:89–96

54. Lavies NG, Meiklejohn BH, May AE et al (1989) Hypertensive and catecholamine response to tracheal intubation in patients with pregnancy-induced hypertension. Br J Anaesth 63:429–434

55. Leitch CR, Cameron AD, Walker JJ (1997) The changing pattern of eclampsia over a 60-year period. Br J Obstet Gynaecol 104:917–922

56. Lincoln J (1995) Innervation of cerebral arteries by nerves containing 5-hydroxytryptamine and noradrenaline. Pharmacol Ther 68:473–501

57. Liu S, Joseph KS, Bartholomew S et al (2010) Temporal trends and regional variations in severe maternal morbidity in Canada, 2003 to 2007. J Obstet Gynaecol Can 32:847–855

58. Liu S, Joseph KS, Liston RM, Bartholomew S et al (2011) Maternal Health Study Group of Canadian perinatal surveillance system (Public Health Agency of Canada). Incidence, risk factors, and associated complications of eclampsia. Obstet Gynecol 118(5):987–994

59. Lo'pez-LIera M (1992) Main clinical types and subtypes of eclampsia. Am J Obstet Gynecol 166:4–9

60. Lo'pez-LIera M (1993) Recurrent eclampsia; clinical data, morbidity and pathogenic considerations. Eur J Obstet Gynecol Reprod Biol 50:39–45

61. Loureiro R, Leite CC, Kahhale S et al (2003) Diffusion imaging may predict reversible brain lesions in eclampsia and severe preeclampsia: initial experience. Am J Obstet Gynecol 189:1350–1355

62. Lubarsky SL, Barton JR, Friedman SA et al (1994) Late postpartum eclampsia revisited. Obstet Gynecol 83:502–505

63. Lucas MJ, Leveno KJ, Cunningham FG (1995) A comparison of magnesium sulfate with phenytoin for the prevention of eclampsia. N Engl J Med 333:210–215

64. Lund-Johnson P (1983) Short- and long- term (six year) hemodynamic effects of labetalol in essential hypertension. Am J Med 75:24–31

65. Lunell NO, Hjemdahl P, Fredholm BB et al (1981) Circulatory and metabolic effects of a combined α – and β – adrenoceptor blocker (labetalol) in hypertension of pregnancy. Br J Clin Pharmacol 12:345–348

66. Lykke JA, Langhoff-Roos J, Lockwood CJ et al (2010) Mortality of mothers from cardiovascular and non-cardiovascular causes following pregnancy complications in first delivery. Paediatr Perinat Epidemiol 24:323–330

67. Lyons G (2008) Saving mothers' lives: confidential enquiry into maternal and child health 2003–5. Int J Obstet Anesth 17:103–105

68. Mabie WC, Gonzalez AR, Sibai BM et al (1987) A comparative trial of labetalol and hydralazine in the acute management of severe hypertension complicating pregnancy. Obstet Gynecol 70:328–333

69. MacKay AP, Berg CJ, Atrash HK (2001) Pregnancy related mortality from preeclampsia and eclampsia. Obstet Gynecol 97:533–538

70. Magee LA, Miremadi S, Li J et al (2005) Therapy with both magnesium sulfate and nifedipine does not increase the risk of serious magnesium-related maternal side effects in women with preeclampsia. Am J Obstet Gynecol 193:153–163

71. Magee LA, Ornstein MP, VonDadelszen P (1999) Fortnightly review: management of hypertension in pregnancy. BMJ 318:1332–1336

72. Magpie Trial Collaborative Group (2002) Do women with preeclampsia, and their babies, benefit from magnesium sulfate? The Magpie Trial: a randomized placebo-controlled trial. Lancet 359:1877–1890

73. Martin JN Jr, Thigpen BD et al (2005) Stroke and severe preeclampsia and eclampsia: a paradigm shift focusing on systolic blood pressure. Obstet Gynecol 105:246–254

74. Mattar F, Sibai BM (2000) Eclampsia. VIII. Risk factors for maternal morbidity. Am J Obstet Gynecol 82:307–312

75. Meher S, Duley L (2006) Rest during pregnancy for preventing preeclampsia and its complications in women with normal blood pressure. Cochrane Database Syst Rev (2). Art. No.: CD005939

76. Michael CA (1979) Use of labetalol in the treatment of severe hypertension during pregnancy. Br J Clin Pharmacol 8:211S–215S

77. Mongraw-Chaffin ML, Cirillo PM, Cohn BA (2010) Preeclampsia and cardiovascular disease death: prospective evidence from the child health and development studies cohort. Hypertension 56:166–171

78. Morriss MC, Twickler DM, Hatab MR et al (1997) Cerebral blood flow and cranial magnetic resonance imaging in eclampsia and severe preeclampsia. Obstet Gynecol 89:561–568

79. National Heart, Lung, and Blood Institute (2004) The seventh report of the Joint National Committee on prevention, detection, evaluation, and treatment of high blood pressure, NIH Publication No. 04-5230. NHLBI, Bethesda

80. National High Blood Pressure Education Program (2000) Working Group report on high blood pressure in pregnancy. Am J Obstet Gynecol 183:51

81. Newman RB, Eddly GL (1988) Association of eclampsia and hydatidiform mole: case report and review of the literature. Obstet Gynecol Surv 43:185–190

82. Nilsson PM, Li X, Sundquist J et al (2009) Maternal cardiovascular disease risk in relation to the number of offspring born small for gestational age: national, multi-generational study of 2.7 million births. Acta Paediatr 98:985–989

83. Paauw ND, Luijken K, Franx A et al (2016) Long-term renal and cardiovascular risk after preeclampsia: towards screening and prevention. Clin Sci (Lond) 130(4):239–246

84. Pritchard JA, Cunningham FG, Pritchard SA (1984) The Parkland Memorial Hospital protocol for treatment of eclampsia: evaluation of 245 cases. Am J Obstet Gynecol 148:951–963

85. Raheem IA, Saaid R, Omar SZ et al (2012) Oral nifedipine versus intravenous labetalol for acute blood pressure control in hypertensive emergencies of pregnancy: a randomised trial. BJOG 119:78–85

86. Rezaei Z, Sharbaf FR, Pourmojieb M et al (2011) Comparison of the efficacy of nifedipine and hydralazine in hypertensive crisis in pregnancy. Acta Med Iran 49:701–706

87. Royal College of Obstetrician and Gynecologists (2006) The management of severe preeclampsia. RCIG Guideline 10A:1

88. Rugarn O, Carling Moen S, Berg G (2004) Eclampsia at a tertiary hospital 1973 to 1999. Acta Obstet Gynecol Scand 83:240–245

89. Rumbold A, Duley L, Crowther CA et al (2008) Antioxidants for preventing pre-eclampsia. Cochrane Database Syst Rev (1). Art. No.: CD004227

90. Rumbold AR, Crowther CA, Haslam RR et al (2006) Vitamins C and E and the risks of preeclampsia and perinatal complications. ACTS Study Group. N Engl J Med 354:1796–1806

91. Schiff E, Peleg E, Goldenberg M et al (1989) The use of aspirin to prevent pregnancy-induced hypertension and lower the ratio of thromboxane A2 to prostacyclin in relatively high risk pregnancies. N Engl J Med 321:351–356

92. Schwartz RB, Feske SK, Polak JF et al (2000) Preeclampsia-eclampsia: clinical and neuroradiographic correlates and insights into the pathogenesis of hypertensive encephalopathy. Radiology 217:371–376

93. Sciscione AC, Ivester T, Largoza M et al (2003) Acute pulmonary edema in pregnancy. Obstet Gynecol 101:511–515

94. Shah AK, Rajamani K, Whitty JE (2008) Eclampsia: a neurologic perspective. J Neurol Sci 271:158–167

95. Sibai BM, Abdella TN, Spinnato JA (1986) Eclampsia. V. The incidence of nonpreventable eclampsia. Am J Obstet Gynecol 154:581–586

96. Sibai BM, Anderson GD, Abdella TN et al (1983) Eclampsia. III. Neonatal outcome, growth, and development. Am J Obstet Gynecol 146:307–315

97. Sibai BM, El-Nazer A, Gonzalez-Ruiz A (1986) Severe preeclampsia- eclampsia in young primigravid women: subsequent pregnancy outcome and remote prognosis. Am J Obstet Gynecol 155:1011–1016

98. Sibai BM, Gordon T, Thom E et al (1995) Risk factors for preeclampsia in healthy nulliparous women: a prospective multicenter study. Am J Obstet Gynecol 172:642–648

99. Sibai BM, Graham JM, McCubbin JH (1984) A comparison of intravenous and intramuscular magnesium sulfate regimens in preeclampsia. Am J Obstet Gynecol 150:728–733

100. Sibai BM, Makie WC, Harvey CJ et al (1987) Pulmonary edema in severe preeclampsia-eclampsia: analysis of 37 consecutive cases. Am J Obstet Gynecol 156:1174–1179

101. Sibai BM, Sarinoglu C, Mercer BM (1992) Eclampsia. VII. Pregnancy outcome after eclampsia and long-term prognosis. Am J Obstet Gynecol 166:1757–1763

102. Sibai BM, Stella CL (2009) Diagnosis and management of atypical preeclampsia-eclampsia. Am J Obstet Gynecol 200(481):e1–481e6

103. Sibai BM (2003) Diagnosis and management of gestational hypertension and preeclampsia. Obstet Gynecol 102:181–192

104. Sibai BM (1990) Eclampsia. VI. Maternal-perinatal outcome in 254 consecutive cases. Am J Obstet Gynecol 163:1049–1055

105. Sibai BM (2012) Hypertension. In: Gabbe SG, Niebyl JR, Simpson JL (eds) Obstetrics: normal and problem pregnancies, 6th edn. Churchill Livingstone, New York

106. Sibai BM (2004) Magnesium sulfate prophylaxis in preeclampsia: lessons learned from recent trials. Am J Obstet Gynecol 190:1520–1526

107. Sibai BM (2005) Diagnosis, differential diagnosis, and management of eclampsia. Obstet Gynecol 105:402–410

108. Spinnato JA, Sibai BM, Anderson GD (1986) Fetal distress after hydralazine therapy for severe pregnancy – induced hypertension. South Med J 79:559–562

109. Taslimi MM, Harbin AR, Gonzalez-Ruiz A (1991) Captopril in severe preeclampsia. J Natl Med Assoc 83:721–723

110. The Eclampsia Trial Collaborative Group (1995) Which anticonvulsant for women with eclampsia? Evidence from the collaborative eclampsia trial. Lancet 345:1455–1463

111. Trommer BL, Homer D, Mikhael MA (1988) Cerebral vasospasm and eclampsia. Stroke 19:326–329

112. Van den Veyver IB, Belfort MA, Rowe TF et al (1994) Cerebral vasospasm in eclampsia: transcranial Doppler ultrasound findings. J Matern Fetal Med 3:9–13

113. Van Veer TR, Panerai RB, Haeri S et al (2013) Cerebral autoregulation in normal pregnancy and preeclampsia. Obstet Gynecol 122(5):1064–1069

114. Vermillion ST, Scardo JA, Newman RB (1999) A randomized, double-blind trial of oral nifedipine and intravenous labetalol in hypertensive emergencies of pregnancy. Am J Obstet Gynecol 181:858–861

115. Wallace DH, Leveno KJ, Cunningham FG et al (1995) randomized comparison general and regional anesthesia for cesarean delivery in pregnancies complicated by severe preeclampsia. Obstet Gynecol 86:193–199

116. Wallenburg HC, Dekker GA, Makovitz JW et al (1986) Low-dose aspirin prevents pregnancy-induced hypertension and pre-eclampsia in angiotensin-sensitive primigravidae. Lancet 1:1–3

117. Wallis AB, Saftlas AF, Hsia J et al (2008) Secular trends in the rates of pre-eclampsia, eclampsia, and gestational hypertension, United States, 1987–2004. Am J Hypertens 21:521–526

118. Wasserstrum N, Cotton DB (1986) Hemodynamic monitoring in severe pregnancy- induced hypertension. Clin Perinatol 13:781–799

119. Wiegman MJ, Zeeman GG, Aukes AM et al (2014) Regional distribution of cerebral white matter lesions years after preeclampsia and eclampsia. Obstet Gynecol 123:790–795

120. Witlin AG, Sibai BM (1998) Magnesium sulfate in preeclampsia and eclampsia. Obstet Gynecol 92:883–889

121. Zeeman GG, Cunningham FG, Pitchard JA (2009) The magnitude of hemoconcentration in eclampsia. Hypertens Pregnancy 28:127–137

122. Zeeman GG, Fleckenstein JL, Twickler DM et al (2004) Cerebral infarction in eclampsia. Am J Obstet Gynecol 190:714–720

123. Zeeman GG, Hatab MR, Twickler DM (2003) Maternal cerebral blood flow changes in pregnancy. Am J Obstet Gynecol 189:968–972

124. Zwart JJ, Richters A, Ory F et al (2008) Eclampsia in the Netherlands. Obstet Gynecol 112:820–827

第8章
脐带异常

Salvatore Andrea Mastrolia, Matteo Loverro, Giuseppe Loverro

8.1 母胎关系

每个人的腹部都有一个标记——脐,是脐带附着处于出生后形成的瘢痕,是我们在出生前与母亲亲密联系的唯一可见印记。与胎盘一样,脐带在胎儿健康和发育中起着关键作用,其在胎盘和胎儿之间建立循环,允许气体和营养交换(图8.1)。

尽管脐带是人类最有趣的器官之一,但它也是被研究最少的器官之一[1],主要是因为脐带结构在出生后发生了变化,并且在妊娠期间很难通过超声波(图8.2)来研究这一器官,这高度依赖于技术人员的水平。与脐带相关研究的缺乏对产科来说是一个严重缺陷,因为一些产科疾病,包括宫内生长受限(IUGR)、死产与先兆子痫,都与脐带异常有关。

8.1.1 脐带的正常解剖

正常的脐带由两条动脉和一条静脉组成,并由一种称为华通胶的均质物质包裹,华通胶是一种黏液性结缔组织,大小不一,可以用高频超声换能器对其成像[3](图8.3)。

脐带被羊膜覆盖(图8.4),其直径在足月时通常在1~2cm之间(脐带直径的变化通常归因于华通胶体积,但也可能取决于血管的口径),其平均长度在足月时为55~61cm。这样的长度足以使在胎盘植入的情况下满足阴道分娩的要求[4]。

脐带在整个妊娠期间都在生长发育,但在妊娠28周后它的生长速度会变慢。妊娠6周时,脐带平均长度约为0.5cm(图8.5);到第4个月时,脐带平均长度为16~18cm(图8.6);到妊娠第6个月时,脐带长度达到

33~35cm[5](图8.7)。

胎儿脐带在妊娠34~43周时生长趋势呈标准曲线[4]。

脐动脉起源于胎儿髂内动脉,与胎儿膀胱相连,并从脐部流出,形成脐带的一部分。一对脐动脉呈螺旋状围绕脐静脉,在胎儿和胎盘插入点之间环绕10~11圈[3],然后沿着胎盘的绒毛膜板分支。

胎盘绒毛静脉汇合形成脐静脉。其主要目的是将氧合血输送给胎儿。它经过脐部,在通过肝脏时与左门静脉汇合。脐静脉也通过静脉导管连接下腔静脉,将1/3的氧合血直接分流到心脏,而不是进入肝循环[6]。脐带血管的腹腔内部分在出生后退化;脐带动脉成为膀胱的侧韧带,而脐静脉则退化为肝的圆韧带[6]。

脐带通常是逆时针向左扭曲或盘绕,左右比例约为7:1。大约绕40圈,每1cm大约有0.2圈。后者是指脐带螺旋的指数[7]。在妊娠早期就出现了脐带螺旋,最早在妊娠第9周就可以通过超声看到。脐带螺旋的起源一直有争议,但一些数据表明,这至少部分是由胎儿运动所致。

8.1.2 脐带胚胎学

脐带于妊娠5周(7个月经周)形成,是由脐肠系膜卵黄囊柄和尿囊管融合而成。从膀胱流出形成脐尿管,脐尿管向连接的柄部延伸形成尿囊。尿囊血管形成最终的脐带血管。随着羊膜腔的扩张及羊膜包裹脐带,脐带获得了上皮层。肠的生长速度比腹部快,大约在7周时会突出到脐带近端,并一直保持到大约妊娠10周。脐带进入腹壁处是一个重要的超声解剖学标志,因为该区域被用于评估腹壁缺损,如脐膨出、腹裂或四肢-体壁复合体[8]。

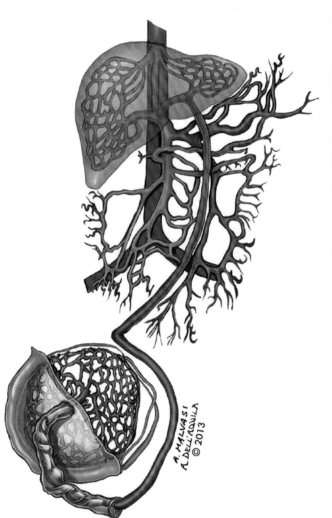

图 8.1 母胎血管系统。

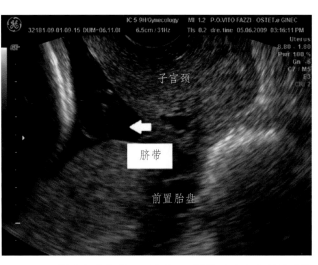

图 8.3 经阴道超声扫描显示妊娠28周前置胎盘患者的脐带剖面图。

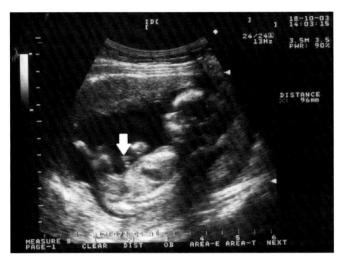

图 8.2 经腹部超声扫描,显示妊娠14周时胎儿的脐带(白色箭头所示)。

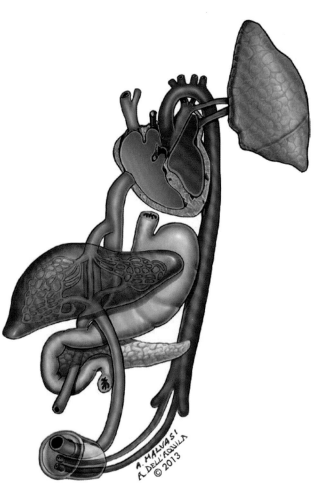

图 8.4 脐带解剖学。(Modified from: Antonio Malvasi Gian Carlo Di Renzo, Semeiotica Ostetrica. C. I. C. International Publisher, Rome, Italy, 2012.)

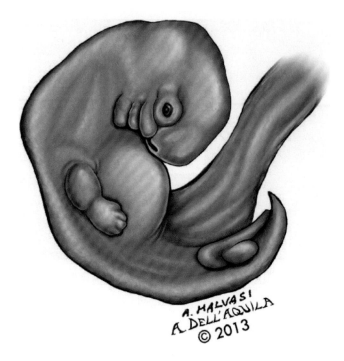

图 8.5   妊娠 6 周时有脐带的胚胎。

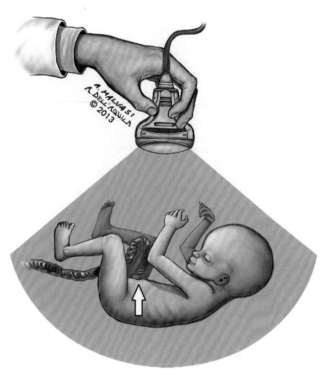

图 8.7   胎儿 24 周,脐带发育完全。

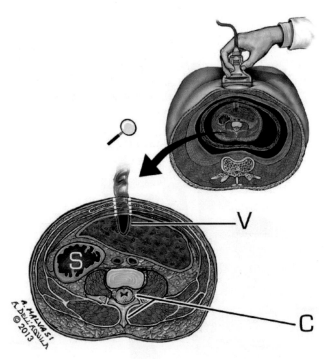

图 8.6   妊娠 20 周时胎儿在胎儿脐带嵌入源水平的交叉扫描图像。(Modified from: Antonio Malvasi Gian Carlo Di Renzo, Semeiotica Ostetrica. C.I.C. International Publisher, Rome, Italy, 2012.)

8.2   脐带异常类型

有几种脐带的异常可能影响妊娠结局,尤其是新

生儿结局。分为以下几种:①结构或形态异常,即不具有典型的三血管结构,或表现出与上述正常解剖不同的变化;②在正常结构条件下导致脐带受压的异常,这是最常见的类型;③脐带组织病理学状态,具有正常的结构和形态,包括分娩期间或分娩前累及脐带的产科急症。

表 8.1 总结了上述脐带异常的类别,但读者应注意,不同类别的异常有可能重叠,因为分组只是为了更清楚地描述情况。结构或形态异常的脐带确实完全有可能因为压迫而受到影响,或者由于额外的病理事件而发生组织学改变。

8.3   脐带的结构或形态异常

8.3.1   单脐动脉

单脐动脉(SUA)是指只有一条脐动脉(图 8.8)。据报道,这种情况的发生率为 0.2%~2%[9],与一些导致胎儿和新生儿并发症的胎儿结构异常和染色体异常(包括心脏、胃肠道和肾脏异常)有关[10]。

因此,美国超声医学研究所建议在常规产前超声

表8.1　脐带异常的分类

异常类型	各类异常列表
结构或形态异常	单脐动脉
	永久性右脐静脉
	脐血管边缘或帆状插入
	前置血管
	分叉线插入
	脐静脉曲张
	脐带囊肿
	脐带动脉瘤和血管瘤
	异常卷曲
	脐带直径或长度异常
导致脐带受压的异常	脐带缠绕
	脐带结
	脐带脱垂
脐带组织病理学状态	脐带炎（FIRS）
	胎粪引起的脐带损伤

检查期间对脐带进行检测，包括脐带中血管的数量，如果发现SUA，则有必要进行针对性超声以排除已知的相关异常[11]。在大多数情况下，SUA表现为孤立性，超声未发现其他明显异常[12-14]。

对孤立性SUA进行的许多研究都集中在胎儿生长上。许多研究[9,10,15-22]表明，孤立性SUA与胎儿生长受限和小于胎龄儿有关，但其他的一些研究[23-26]和该方面的荟萃分析驳斥了这一说法[27]。

一些研究评估了孤立性SUA的重要性，揭示了其与早产的关系[9,10,15,16]，并认为孤立性SUA是围生儿死亡率的危险因素[18]，但其他研究未支持这一结论[23,27,28]，因此，该发现的意义是有争议的。最近的研究发现，较正常脐带的胎儿，这些胎儿的剖宫产率增加（主要是由于难以评估胎儿心率）和脐带血pH值降低[17]。

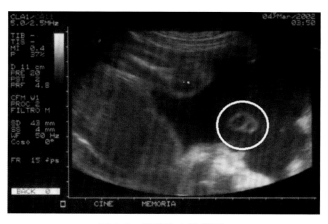

图8.8　脐带的血管截面。

关于围生期死亡率，也还没有定论。上文提及的荟萃分析得出结论[27]，在孤立性SUA妊娠中，围生儿死亡率有升高的趋势，但其不具有统计学意义。

关于孤立性SUA与围生儿结局之间关系的矛盾结果可以解释为，这些关于围生儿死亡率增加的研究包括生长受限或早产（妊娠37周前）的胎儿[10,16,18]，无围生期死亡风险增加的研究样本量较小[9,17,29]，或者只针对活产婴儿进行[30]。

为了克服这一点，在最近的一项研究中，Gutvirtz等人[31]评估了没有其他围生期并发症危险因素的孤立性SUA胎儿的围生期结局。他们排除了其他公认的围生儿死亡危险因素（多胎、结构和染色体异常、早产和生长受限胎儿），并控制了可能的混杂因素（胎盘早剥、出生体重、胎龄），希望能够分离出SUA与不良围生儿结局的独立关联。

该组研究的队列是文献中报道的最大队列，共有786例孤立性SUA，均达到妊娠37周。这些作者已经证明，足月时分娩的SUA新生儿，围生儿死亡率等结局不良的风险明显增加[31]。

孤立性SUA会导致不良围生儿结局的原因，目前尚不清楚。另一种可能的解释是，健康足月胎儿围生期死亡率的增加与结构异常有关，可能这些异常会增加脐带异常的风险。Lacro等人[32]发现SUA脐带扭曲的发生率较小，而Raio等人[33]观察到这些脐带中华通胶体积减小，两组均显示死产发生率增加。

目前，根据指南，孤立性SUA不被认为是引产的指征。然而，根据现有文献，患有孤立性SUA的胎儿应接受更密切的健康监测，以防止可能的妊娠并发症和与此异常相关的不良结局。

8.3.2　持续性右脐静脉

持续性右脐静脉是妊娠第4周至第7周间脐带发育改变的结果，此时左脐静脉退行，但右脐静脉仍然未闭。这将导致胎儿肝脏出现异常血流[34]。0.1%~0.3%的妊娠会发生这种异常，可能是孤立存在的，也可能伴有其他异常，特别是在有器官逆位和异位的胎儿中，也可能与泌尿生殖系统、胃肠道、心脏和骨骼发育障碍有关[35]。

胎儿腹围标准横切面图像的一些超声表现有助于诊断持续性右脐静脉[36]。胎儿门静脉向胃弯曲而并不与其平行，胎儿胆囊位于脐静脉内侧而不是位于其正常的外侧位置，可见于脐静脉和胃之间，脐静脉与右门静脉(而非左门静脉)相连[34]。彩色多普勒根据其路径有助于确定这种异常的具体类型。在较常见的肝内持续性右脐静脉中，孤立的右脐静脉在静脉窦处与胎儿门静脉系统相连，形成静脉导管。在肝外持续性右脐静脉中，右脐静脉完全绕过肝脏，直接流入右心房、下腔静脉或右髂静脉，没有静脉导管。

8.3.3 脐带异常插入

脐带血管异常插入包括脐带未插入胎盘中心或其附近胎盘胎儿面(图 8.9)。这些情况可能与连续的异常胎心率、胎儿生长受限、低出生体重、低 Apgar 评分[5,38,39]以及与并发症相关的不良围生期结局有关，如异常插入的脐带血管破裂、血栓形成或压迫。

8.3.3.1 脐带边缘性插入和帆状插入

大约 7% 的足月胎盘存在脐带边缘性插入；大约 1% 的胎盘存在脐带插入胎膜，这被称为帆状插入[5,40]。边缘性插入和帆状插入在双胞胎中更为常见[41]。在没有华通胶保护的情况下，帆状血管在羊膜内自由活动，因此容易发生血栓形成、压迫或破裂，特别是在膜破裂后，羊水提供的保护丧失。帆状的脐带插入位置可位于胎盘边缘的几厘米内或离它很远。紧密插入更为常见，预后通常较好。

帆状血管血栓形成与新生儿紫癜和胎儿死亡有关[41]。

8.3.3.2 前置血管

帆状血管可能穿过子宫颈口，位于胎儿前面，称为前置血管(图 8.10)。如果尝试阴道分娩，可能会导致这些血管破裂。帆状血管破裂出血并不常见，大约每

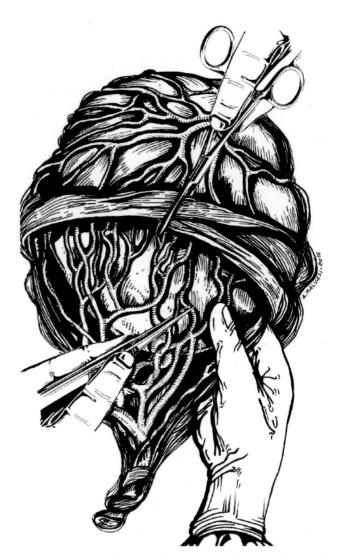

图 8.10 以帆状血管为特征的前置血管可能穿过宫颈口，在先露的胎儿部分之前(图中为夹子所夹住的血管)。

50 例帆状脐带插入者中有 1 例会破裂出血，如果发生破裂，死亡率为 58%~73%[42]。与这种情况相关的其他结果包括胎儿窘迫和分娩时血管压迫引起的缺氧、新生儿血小板减少或严重的神经功能损害[43]。

8.3.3.3 脐带分叉插入

脐带分叉插入是一种罕见的异常，脐带血管在到达胎盘表面前与脐带物质分离。与帆状插入一样，这些血管失去了华通胶的保护，易于形成血栓和受伤[41]。

8.3.4 脐带静脉曲张

正常胎儿腹腔内脐静脉的直径在妊娠 15 周时约为 3mm，在足月时增长至 1cm[44]。脐带静脉曲张是一种罕见的以脐带局部扩张为特征的疾病。其可能出现

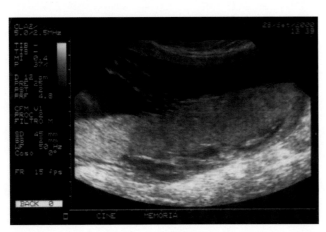

图 8.9 正常脐带插入。

在静脉肝内部分或肝外部位[45]。5.8%的发生在非整倍体异常胎儿中,特别是21三体;28%伴有其他胎儿异常,如水肿、贫血和宫内发育迟缓[46]。妊娠早期发现或与胎儿异常相关会使预后恶化[46-48]。尽管大多数情况下预后良好,但如果扩张的静脉段形成血栓,阻碍胎儿循环,或因体积过大导致胎儿心功能不全,则可能发生胎儿死亡[47]。

虽然脐带静脉曲张的确切大小尚未确定,但有些作者认为,如果直径>9mm,或肝外脐静脉的横径超过肝内部分的1.5倍,则为静脉直径异常。或者静脉直径比适于胎龄的平均直径高出两个以上的标准差[49]。多普勒超声检查是诊断脐带静脉曲张的关键。腹部静脉曲张的超声图像表现为椭圆形的囊性结构,斜向位于腹壁和肝脏下缘之间[46]。Weissmann-Brenner等人[48]认为彩色多普勒成像时,静脉曲张内的湍流与静脉曲张的尺寸、早产和低出生体重有关,而Cohen等人[49]认为彩色多普勒超声成像中的线性双向血流可能与腹腔段弯曲的脐静脉有关,而并非与静脉曲张有关。

脐带静脉曲张的胎儿从诊断到分娩都应进行连续超声检查。如果发现其他胎儿异常,应考虑胎儿核型诊断或排除非整倍体。胎儿超声心动图通常能有所发现,因为脐带静脉曲张与胎儿心脏异常有关[50]。

这种情况应与超声检查胎儿腹部和脐带时可能观察到的其他囊性结构进行鉴别诊断,包括正常胎儿的胆囊和胃;脐尿管、重复输尿管、肠系膜或网膜囊肿等囊性肿块;脐动脉瘤;脐带囊肿[47]。

8.3.5　脐带囊肿

超声检查可鉴别妊娠不同阶段的脐带囊性病变(图8.11)。在妊娠早期,脐带囊肿的患病率为0.4%~3.4%[51-55]。脐带囊肿在妊娠中、晚期的患病率尚不清楚,仅存在病例报道或小系列研究[56-70]。脐带囊肿通常分为真囊肿和假囊肿。真囊肿来自尿囊或脐肠系膜管的胚胎残余,通常位于胎儿脐带的插入处,大小为4~60mm[71-73]。

假囊肿比真囊肿更常见,可以位于脐带的任何地方;它们没有上皮细胞,源于华通胶的局部水肿和液化[74]。超声显像鉴别真假囊肿是一项具有挑战性的工作。只有少数病例可通过超声分辨其组织学,这使得很难确定不同类型脐带囊肿的临床意义。

此外,这些病变可能是多发性的或单发性的,也可能位于中心性或者位于邻近胎儿或胎盘的脐带插

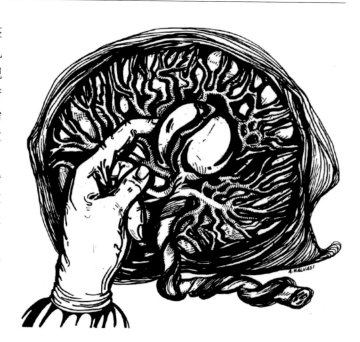

图 8.11　脐带囊肿的表现。

入处[75]。

8.3.5.1　与脐带囊性病变相关的预后和其他异常

妊娠期女性脐带囊肿的发现提出了一些主要问题:诊断为脐带囊肿的胎儿的围生儿结局如何？是否与染色体异常和额外的胎儿结构缺陷相关？

如上所述,关于影响妊娠的数据匮乏,因此这些问题的答案仍然不清楚。然而,文献显示,大多数妊娠早期的囊肿是暂时性的,对妊娠结局没有不良影响[51,52,54],而妊娠中期或晚期的脐带囊肿可能与胎儿畸形有关。这在Smith以及Sepulveda等人的报道中有所描述。世界卫生组织发现80%~85%的胎儿畸形与脐带囊性病变有关。在Ross等人的研究中[53],持续性妊娠中期囊肿均会伴有胎儿畸形,而Shipp等人的[68]报道中,胎儿畸形在此类胎儿中的发生率为38%。

在这些结构缺陷中,脐带囊肿与腹壁异常(包括脐膨出[56,58,76-78]和脐尿管未闭[57,63,66,79-85])之间存在显著的相关性。在这些病例中,正确的诊断是至关重要的,因为脐尿管未闭的新生儿在手术纠正后预后良好,而脐膨出需要复杂的连续腹壁重建,并且与非整倍体高度相关。

关于妊娠中、晚期这些病变的诊断文献如下:

1.Shipp等人[68]首次报道了13例妊娠中、晚期脐带囊性病变。他们报告了4例明确的脐带囊肿,8例复杂肿块,1例全脐带完整的囊性形态。产后转归包括8例

正常新生儿(其中1例患有脐炎和绒毛膜羊膜炎)、1例13三体、2例尿囊未闭、1例多发性血管畸形(室间隔缺损、上腔静脉和无名静脉曲张、左侧静脉不对称扩张)。其中1例伴有小的脐疝和IUGR,脐带病理显示在一个复杂的脐带囊肿旁有多个细胞核。总的来说,13个新生儿中有12个存活,绝大多数都有良好的结果。

2. Sepulveda等人[58]报道了不同的结果[58]。在13例妊娠中、晚期发现脐带囊肿的胎儿中,11例由超声诊断。对其中10例胎儿进行了产前遗传诊断,其中7例检测到非整倍体。3例染色体核型正常的胎儿中,有2例伴有多发畸形,1例伴有孤立性脐膨出。在另一个孤立性脐膨出病例中,未进行核型分析。所有染色体异常胎儿和两个染色体正常并伴有多处结构缺陷的胎儿在子宫内或出生后死亡。单纯囊肿及核型正常的胎儿无围生期并发症。脐膨出胎儿出生时没有其他缺陷,而脐膨出是可以修复的。在所有染色体异常的病例中,超声均检测到结构畸形。

3. Smith等人[56]报道了3例脐带囊肿的治疗结果。其中一例在妊娠早期末发现一个暂时性囊肿,妊娠结局正常;另两例在妊娠23周和39周时发现囊肿,诊断为18三体。他们回顾了1982—1996年报道的21例妊娠中、晚期持续性脐带囊性肿块的文献并总结了上述两种的妊娠结局。其中19例为非整倍体或先天性畸形。对15例患者进行了遗传检测,发现13例有染色体异常,其中18三体11例,13三体2例。其中一例核型正常的胎儿诊断为VATER综合征。在19例畸形中,8例诊断为脐膨出,2例为单纯囊肿(并成功修复)。23例报告病例中只有4例胎儿结局正常。合并IUGR的脐带囊肿有2例。

4. Zangen等[75]报道了10例妊娠中、晚期发现的脐带囊肿。其中7例只存在脐带囊肿;其中1例,尽管解剖检查非常仔细,额外的发现仅有羊水过多和IUGR,但未发现结构畸形。在所有这些病例中,新生儿出生均正常。

Sepulveda等人[58]研究发现多个小囊肿与非整倍体之间存在相关性。Ross等人[53]发现,当插入胎儿或胎盘部位的脐带出现囊肿时,胎儿畸形的风险增加。然而,从这一小部分病例中,很难甚至不可能确定囊肿与预后之间的关系。

总之,由于与致死性染色体非整倍体和(或)先天性畸形明显相关,当发现孤立的脐带囊性肿块时,应在上级医疗单位进行详细的超声评估。当发现IUGR或其他畸形时,应推荐进行核型检测。

8.3.6　脐带动脉瘤和血管瘤

脐动脉瘤的脐血管通常为静脉。弹性染色显示这种静脉的弹性纤维局部缺乏。脐动脉瘤样扩张可压迫其他血管或引起脐带破裂或血肿。胎儿死亡、神经损伤[86-88]和IUGR被认为与这些并发症有关。此外,动脉瘤还与异常脐带插入、单脐动脉和其他胎盘异常有关[5]。

在组织学上,血管瘤与身体其他部位的血管瘤相似,在脐带内发育的血管瘤可能与胎儿的血管瘤共存[89]。它们更常见于脐带的胎盘插入处,起源于一个或多个脐血管[90]。产前诊断有时可以通过超声评估。这些肿瘤都不是恶性的,但如果肿瘤很大,胎儿死亡是很常见的[41]。

不良结局主要取决于囊肿破裂和继发性出血或血肿的形成。有报道发现血管瘤的长度可达18cm、直径可达14cm、重量可达900g[5]。在其中一些病例中,肿瘤内存在像华通胶一样的黏液质[86],在这些病例中,肿瘤被称为血管黏液瘤。与胎盘实质内的绒毛膜血管瘤不同,脐带血管瘤通常与羊水过多或积液无关。值得注意的是,母体血清甲胎蛋白可能升高。

8.3.7　异常脐带缠绕

关于脐带缠绕的起源(图8.12),部分人认为是胎儿旋转和活动的结果,因此缺乏缠绕可能在一定程度上反映胎儿不活动或可能存在神经系统异常[91],而过多的缠绕可能反映胎儿多动[5]。不存在或轻微的缠绕是不常见的,但如果存在,则可能与胎儿窘迫、胎儿异常、染色体异常以及胎儿和围生儿死亡率增加有关[7,91-93]。同样,过度的缠绕与早产、胎儿死亡、低脐动脉pH值、胎儿窒息和慢性胎儿缺氧有关[7,91-93]。过度缠绕也更常见于有收缩和过长的脐带,两者都与不良结局有关[7,94,95]。不管病因如何,过度的缠绕都有可能阻碍脐带血管的血流。与其他类型的机械性梗阻一样,脐带血管和胎儿循环中的血栓形成可能反映了影响新生儿预后的病变。

8.3.8　脐带直径和长度异常

8.3.8.1　脐带过细和IUGR

据报道,产前超声检查中的脐带过细与小于胎龄

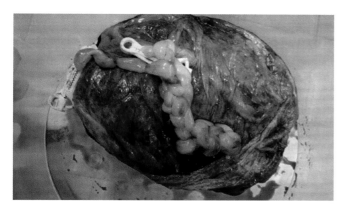

图 8.12 由胎儿过度旋转和活动导致的脐带缠绕。

儿和分娩时胎儿窘迫的风险关系很小[96]。此外,据报道,早发型先兆子痫但胎儿发育适当女性的脐带比正常妊娠女性的脐带更可能变细,脐静脉的体积更小[97]。此外,在脐动脉多普勒血流正常的 IUGR 胎儿中也发现了脐静脉直径减小[98,99]。

病理学[100]证实了这些发现,计算机显微形态测量分析显示,与健康胎儿相比,IUGR 胎儿的脐带明显更细,其特征是脐静脉横截面积减少。Inan 等人[101]发现患有高血压的妊娠期女性的脐带有类似发现。值得关注的是,生化方面的研究表明,在患有先兆子痫的女性中,与健康女性相比,其华通胶内的硫酸化糖胺聚糖和Ⅲ型胶原比例更高,透明质酸含量较低[102]。透明质酸具有高度的亲水性,其浓度会影响华通胶的含量,这对脐带的力学性能和外观尤为重要,至少可以部分解释其中一些胎儿出现窘迫的原因。

Raio 等人[103]评估了 IUGR 的胎儿脐带不同参数(脐带横截面积、静脉面积、动脉面积、华通胶面积)的超声形态改变与脐动脉多普勒血流异常的关系。他们研究了 84 例宫内生长受限胎儿和 168 例适于胎龄的胎儿。生长受限的胎儿脐带成分均减少。具体来说,生长受限胎儿的细脐带率(定义为横截面积小于胎龄的第 10 百分位)明显高于适于胎龄的胎儿(73.8% 对 11.3%;$P<0.0001$)。随着脐动脉多普勒血流异常的加重,脐静脉面积明显缩小。不过,脐动脉面积与脐动脉血流动力学变化无关。

此外,一些解剖学研究调查了存在 IUGR 和高血压时的脐带结构[100,101]。Bruch 等人[100]报道,脐带多普勒参数正常的 IUGR 胎儿的脐带与健康胎儿相比,其特征是总血管面积和华通胶面积均减小。脐动脉多普勒参数正常的 IUGR 胎儿与多普勒参数异常的 IUGR 胎儿相比,总血管面积进一步减小,主要原因是血管壁

厚度减小。这些发现与 Inan 等人[101]的报道一致。然而,病理学研究的局限性是脐带固定后的分析,其结构的显著变化可能是分娩后生理变化的结果,也可能是因固定本身造成的[104,105]。IUGR 胎儿脐带血管面积减小的一个原因可能是由局部作用因子的功能改变引起的脐带血管收缩。由于人的脐带血管缺乏神经支配,血管活性的作用物质可能是调控的关键[103]。

值得注意的是,血管活性物质可导致胎盘中滋养层和血管的结构变化合并胎儿生长受限,其会降低一氧化氮的生成,而一氧化氮是一种有效的血管扩张剂[106-108]。事实上,一氧化氮不仅存在于胎盘中,也存在于人脐带血管中,特别是在脐静脉内皮细胞中[109]。这可能解释了在脐动脉多普勒参数正常的 IUGR 胎儿中可观察到脐带血管收缩的组织学表现[100,101]。

8.3.8.2 脐带横截面研究:胎儿病理的间接征象?

当怀疑为巨大胎儿时,通常需要进行超声检查,建议不要根据估计的胎儿体重改变临床治疗方案,但这些发现可能会影响产科管理[110]。此外,包括 ACOG 指南[111]在内的一些方案使用估计胎儿体重作为临床决策的基础,而这些建议已成为当前法医场景中难以忽视的医学标准。

与超声测量的传统生物参数不同(由于胎儿头部位置较低、腹部屈曲和股骨后位,在妊娠后期可能在超声诊断技术上很困难),对脐带面积的成功评估似乎不受胎龄或羊水量的影响[112]。

Cromi 等人[112]研究了一系列妊娠 34 周以上的患者,她们在分娩前 4 周内接受超声检查。这些作者分析了脐带、脐带血管和华通胶在脐带游离祥中的横截面积。此外,他们还进行了 Logistic 回归分析,以确定巨大儿的显著预测因素(实际出生体重>4000g 和>4500g)。以胎儿生物特征参数(双顶径、腹围和股骨长度)、超声估计胎儿体重和脐带面积>95% 作为协变量。他们发现,如果超声检测到脐带横截面积大于 95cm,只有 25% 的新生儿实际体重超过 4000g,结论是脐带大的横截面积本身作为胎儿巨大儿的预测指标表现不佳。

然而,通过将此参数与腹围>95% 相结合,100% 预测为巨大儿的新生儿在出生时得到证实。结合脐带面积预测胎儿体重的新公式似乎比 Hadlock 公式的表现稍好,但不具有统计学意义。作者认为,这一公式可能会在更多的选择组或更多患者中显著改善胎儿体重的预测[112]。

本研究的另一个发现是,与患糖尿病的母亲相比,一般产科人群中巨大胎儿的脐带形态不同。糖尿病女性的胎儿脐带较大主要是因为华通胶的含量增加,而在没有糖尿病但诊断为巨大儿的女性中,与华通胶区域相关的大脐带并没有相同的发现[112]。

这一发现得到了 Weissman 和 Jakobi[113]的证实,在一组适于胎龄儿合并妊娠糖尿病的胎儿中,超声测量的脐带直径明显大于对照组。这种直径的增大主要是由于华通胶的含量高于对照组。

有趣的是,当超声检测到较大的脐带时,了解华通胶区和脐血管对脐带横截面积的相对贡献,有助于区分糖尿病母亲先天性巨大胎儿和异常巨大胎儿。

8.3.8.3　脐带过短

与脐带缠绕一样,脐带长度似乎与胎儿在子宫内的活动有关。因此,在胎儿运动受到宫内约束的情况下,如子宫异常和羊膜带,或胎儿运动减少时,如神经系统状况、骨骼发育不良和其他胎儿异常时,会出现脐带过短[40,114]。

关于脐带过短的具体定义尚没有被很好地确定,据报道,在足月时,其范围为32~40cm。此外,有一个实际的原因定义了脐带过短的长度,因为据证实,长度 < 32cm 的脐带将不允许从阴道分娩。脐带过短的发生率低于脐带过长,约为2%[5]。脐带过短与胎儿和新生儿的各种并发症和中枢神经系统损害[115]以及之后智商(IQ)降低有关[5]。然而,最基本的问题是,脐带过短是由产前中枢神经系统的改变所致,还是这些改变是由婴儿分娩时脐带过短引起的并发症引起。脐带过短,特别是<15cm时,与胎儿畸形,特别是腹壁缺损、脊柱和四肢畸形,以及其他一些畸形有着密切的联系。与脐带过短相关的并发症也与"相对"过短有关,这些过短是由脐带缠绕造成的。脐带破裂或分娩时脐带与胎盘过早分离可能导致胎儿大出血,然后出现严重的神经后遗症或死亡。胎盘早剥也可能是由分娩时脐带牵引力增加所致[116]。不幸的是,由于送检的脐带长度变化太大,病理检查很难诊断出脐带过短。因此,送检样本时告知临床病史可能有助于诊断。

8.3.8.4　脐带过长

脐带过长和胎动过多之间的关系比脐带过短更难评估,这是由于缺少产前胎动的数据和脐带过长婴儿的随访,以确定他们是否在出生后的生活中表现为如

常人所说的"过度活跃"[117]。实验研究支持了胎动与脐带长度的关系:身体束缚或使用胎动减少的药物会导致脐带过短,而没有受到束缚时则会出现脐带过长[118,119]。

有趣的是,脐带过长有一定的遗传性,曾有脐带过长妊娠史的妊娠女性再次妊娠时脐带过长的再发风险有所增加[94]。对于是否将脐带过长的最低标准定义为70~90cm目前尚无一致结论(图8.13)。

未达一致意见的部分原因是在分娩时难以准确测量脐带长度,以及缺乏整个脐带的病理检查。3.95%的胎盘存在脐带过长[94]。

脐带右缠绕、过度缠绕、真结、单脐动脉、扭曲(图8.14)和缠结在脐带过长中更为常见[94]。有人提出,过长的螺旋状脐带由于增加了对血流的阻力,需要更大的灌注压力,但并没有得到实验的直接证实。这一理论得到了如下事实的支持:脐带过长与胎盘静脉回流受阻(如绒毛毛细血管充血和胎儿血管血栓形成)的

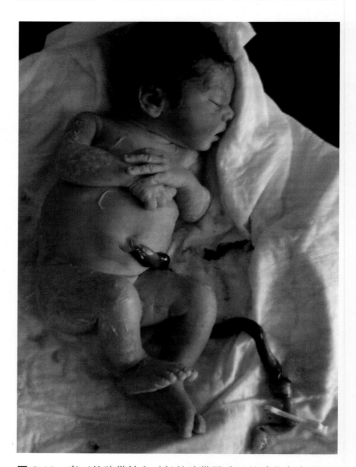

图 8.13　真正的脐带结和过长的脐带导致足月胎儿宫内死亡。(Modified from: Antonio Malvasi Gian Carlo Di Renzo, Semeiotica Ostetrica. C.I.C. International Publisher, Rome, Italy, 2012.)

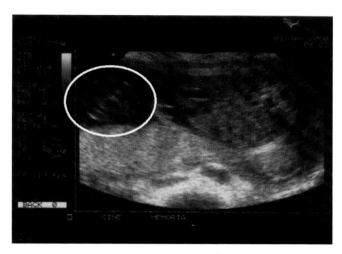

图 8.14 超声扫描显示扭曲的脐带。

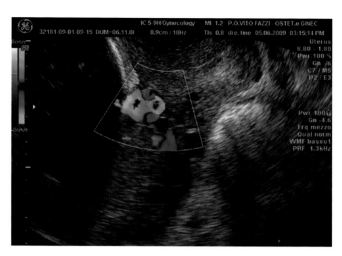

图 8.15 分娩时或临近分娩时发生急性胎儿进展的急性脐带压迫。

组织学异常有关[94,120],以及研究表明脐带较长的婴儿出现了心脏增大和肥大[94,121]。宫内缺氧(绒毛膜血管瘤,有核红细胞增多症)的风险在伴有胎盘上脐带过长以及生长受限、宫内死亡和新生儿凝血功能紊乱时增加[94]。脐带过长与大脑退行性改变有关,与脑成像异常、神经损伤和神经功能不良的显著增加有关[93-95,120,122,123]。

8.4 在正常结构条件下导致脐带受压的异常情况

脐带的机械性受压可能发生于压迫脐带血管的各个类型的作用力[5,7,40,94,123,124]。

受压可能由脐带真结、异常扭曲、异常长度或收缩引起。通常,这些结构异常是联系在一起的,例如,缠结和结经常出现于脐带过长中,过度的卷曲经常会引起脐带收缩。这些情况通常持续数周或数月,因此可能导致血流的慢性阻塞。然而,急性阻塞也有可能发生在接近分娩时(图8.15)。

当出现真结或者当胎儿通过产道时缠结变紧,或者当胎膜破裂后膜血管受到压迫,羊水的缓冲作用丧失时,就会发生这种情况。如果发生阻塞,胎儿可能发生死亡,而较严重的阻塞可能导致不同程度的神经损伤[5,7,95,123,125-127]。这与动物研究一致,在动物研究中,受到间歇性部分脐带受压的胎儿会发生脑坏死和严重的胎儿神经损伤[128]。慢性部分阻塞也可导致胎儿生长受限。异常卷曲的脐带、过短或过长的脐带、丝状脐带插入、真结、脐带缠绕和脐带脱垂都与胎儿死亡、神

经损伤或发育异常的风险增加有关[5,7,40,95,123-125,127]。

当出现急性压迫时,先压迫扩张的脐静脉,随后压迫脐动脉。这会导致胎盘充血,严重时会导致胎儿低血容量和贫血。多普勒方面的研究证实,脐带阻塞和压迫导致静脉回流障碍[129]。胎盘中含氧血液的静脉回流减少将导致脐血管扩张,特别是静脉、绒毛膜中脐静脉支流和绒毛毛细血管。

慢性脐带受压是由相同的机制压迫而导致,而其有更明确的病理变化机制。静脉循环的慢性阻塞最初导致静脉停滞,最终可能导致内皮损伤和随后形成胎儿血管血栓,从而进一步改变胎儿的血液供应。脐带血管和胎儿循环中的血栓可继发于脐带压迫或静脉回流减少的任何过程[95,122,123,130]。

8.4.1 脐带缠绕

脐带缠绕最常见的部位是胎儿颈部,但也会发生在四肢或躯干。正如所预料的那样,任何类型的脐带缠绕在长脐带上都更为常见[94,131],它们可能导致脐带受压,如前文所述。早在妊娠10周时,超声即可发现缠绕,但一些早期的脐带缠绕可能随妊娠的发展而消失[132]。

大多数脐带缠绕不会导致不良后果,可能是因为它们有点松脱。其中一些在胎膜破裂和胎儿在产道中下降时可能变得更紧。紧密的缠绕与低阿普加评分和较高的死产率有关[127]。

脐带绕颈很常见(见图8.6),占所有妊娠的15%~20%。它们可能以解锁或锁定的方式环绕颈部,后者被认为有更严重的胎儿结局[133]。多个脐带环绕在

胎儿颈部较少见，但据报道脐带环可多达8个[5]。脐带绕颈与胎儿生长受限有关，提示缠绕及其相关的脐带压迫是长期存在的产前事件[134]。脐带绕颈的新生儿出现贫血的风险明显高于对照组，这可能是由脐静脉受压的静脉回流减少所致[135]，而紧密脐带绕颈可能非常严重，可导致新生儿低血容量性休克[136]。另一方面，在分娩时紧密脐带绕颈与脑性瘫痪之间有统计学上的显著相关性[137,138]。

8.4.2　脐带结

脐带可能出现真结（图8.16）或假结。假结，其中结的术语可能不合适，是由脐带血管的循环或局部冗余，主要是脐静脉引起的异常。有时局部静脉曲张或结缔组织血管周围积聚可导致相似的粗大外观。不像真正的结，这些结构没有实质的临床意义[41]。像脐带缠绕一样，结可能是紧的或松的，并且可能随着胎儿的移动或分娩过程中胎儿的下降而急剧收紧。结会导致华通胶的压缩，而在解开后会在一段时间内保持卷曲的形状。静脉扩张和远端血管充血是具有临床意义紧密结的特征性表现。相关静脉瘀滞常导致胎盘表面静脉血栓形成。

据报道，真结的发生率为0.4%~1.2%[5]，在羊水过多、脐带过长或过度盘绕的情况下，真结的发生率更高[5,94]。

虽然并非所有真结都会导致围生期不良结局，但它们与胎儿窘迫和胎儿缺氧、围生儿死亡和长期神经损伤相关[5,138]。

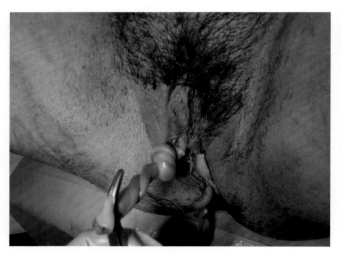

图8.16　脐带真结。

8.4.3　脐带脱垂

脐带脱垂的临床诊断是分娩时脐带先于胎儿娩出（图8.17）。因此，当胎儿从产道下降时，脐带可能在胎头和子宫颈之间被剧烈挤压（图8.18）。

脐带脱垂的危险因素包括胎儿畸形、早产、经产、多胎妊娠、低出生体重、产科操作、羊水过多、剥离、前置胎盘和脐带过长[139]。

虽然脱垂是比较少见的，发生率不到1%，但其围生儿死亡率为10%~13%[5]。

脐带脱垂被认为是产科急症，因为脐带阻塞可能导致相对迅速的胎儿死亡或神经损伤，需要立即呼叫产科和新生儿医学团队。

8.5　正常脐带结构的组织病理学

8.5.1　胎儿炎症反应综合征

胎儿炎症反应综合征（FIRS）是一种以胎儿免疫系统的激活为特征并伴随内分泌紊乱的疾病。其最初在早产和胎膜早破的患者中被报道[140-142]。早产儿的FIRS发病率约为39%，脐血穿刺后1周内胎儿的FIRS

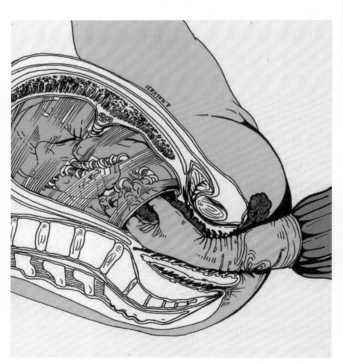

图8.17　阴道分娩时脐带脱垂。

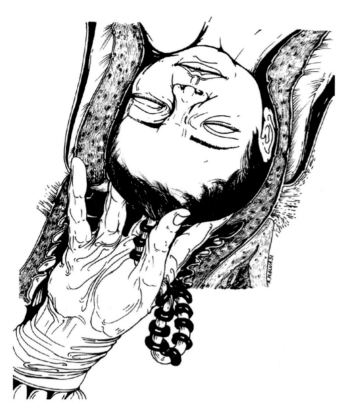

图 8.18 当胎儿下降到产道时,脐带可能会在胎头和宫颈之间被急剧压缩。

发病率增加至49.3%[140,142]。值得注意的是,近50%的胎膜早破胎儿存在FIRS[140,141]。该综合征与羊膜腔的微生物侵入(MIAC)和组织学上绒毛膜羊膜炎有关(仅在MIAC患者中,17%有FIRS,而在有MIAC和组织绒毛膜羊膜炎的患者中,68%有FIRS)[143]。然而,早产的一些胎儿在没有MIAC的情况下也会发生FIRS,而在有MIAC的女性中,并非所有胎儿都会发展成FIRS。

采用羊膜腔穿刺术和脐带穿刺术等方法,可通过白细胞介素-6的值确定胎儿是否患FIRS(截断值为0.034nmol/L)。此外,脐带炎与绒毛膜血管炎被认为是FIRS的组织学和组织病理学特征,可在产后进一步确诊[140,144]。

炎症与内皮细胞活化有关,这是发生器官损伤的关键机制[145]。

8.5.2 脐带的胎粪相关组织学改变

胎粪,是胎儿的肠道内容物,进入羊水是一种比较常见的事件,特别是在足月或过期胎儿。在大多数情况下,它没有临床意义。在少数情况下,胎粪由胎儿吸入,然后可能发展为胎粪吸入综合征,与新生儿发病率

和死亡率显著相关[41]。

胎粪是一种有毒物质,含有胆汁盐、胆酸、酶和其他化合物[146]。如果胎粪持续存在于羊水中,会损害羊膜、脐带和胎儿血管。最初,在胎粪暴露数小时内,在大体检查中胎膜和胎儿表皮被染为绿色。水肿也经常出现,使细胞膜呈现黏液性外观。显微镜下,胎膜和绒毛膜的羊膜上皮有退行性改变,表现为上皮细胞堆积、空泡化、上皮细胞脱落和色素填充引起的巨噬细胞坏死[146,147]。

肌坏死最常累及动脉,很可能是因为动脉更表浅。肌纤维,通常为纺锤形或圆形,细胞质具有更深的嗜酸性粒细胞。细胞核可能会固缩并可能完全消失。极少数情况下,由于羊膜和华通胶的损伤,脐带动脉可能会完全脱离脐带,或者脐带可能会溃烂[148,149]。即使胎粪毒性的确切机制尚不清楚,但其已被认为是导致这些类型组织损伤的原因。

胆酸是胎粪的一种成分,其血管收缩作用也已经被证实[149]。血管收缩可能是由白细胞介素-1介导的,因为白细胞介素-1已被证实在胎粪染色中存在[150],而在上行感染的情况下,细菌产物引起的血管收缩也可能存在类似的机制[151]。这种血管收缩效应更可能发生于长期胎粪暴露。

如果累及脐静脉,可能会减少胎盘中含氧血的静脉回流,如果涉及动脉,可能会降低胎盘的血流量。所有这些变化,特别是与胎粪相关的肌坏死,可能导致血流量减少的情况,这与胎儿窘迫、脑灌注不足以及神经损伤和脑性瘫痪显著相关[124,152]。动脉坏死合并脐带溃疡与缺氧缺血性脑病有关[153]。

结论

脐带在胎儿的正常发育和胎儿的健康状况中起着至关重要的作用,在妊娠和分娩期间,脐带需要在超声检查中进行仔细的评估,并需要高度结合临床综合评估。它可能发生一些结构、形态、弹性和组织学的异常,并可能伴有胎儿其他解剖结构和染色体异常。在这种情况下,母体、胎儿和新生儿都可能受到上述异常所造成的不良后果的影响。

关于脐带异常目前的证据尚少,这是由它的发生率低、病理检查困难以及脐带本身的异常特质(诊断并

不容易,有时会误诊)所致。

这需要人们进行高质量的研究,以改善孕产妇和围生期结局,以及避免由脐带异常引起的严重并发症。

参考文献

1. de Laat MW, Franx A, van Alderen ED, Nikkels PG, Visser GH (2005) The umbilical coiling index, a review of the literature. J Matern Fetal Neonatal Med 17:93–100
2. Tantbirojn P, Saleemuddin A, Sirois K et al (2009) Gross abnormalities of the umbilical cord: related placental histology and clinical significance. Placenta 30:1083–1088
3. Benirschke K, Kaufmann P (1995) Pathology of the human placenta, 3 edn. Springer, New York
4. Naeye RL (1985) Umbilical cord length: clinical significance. J Pediatr 107:278–281
5. Benirschke K, Kaufmann P, Baergen RN (2006) Pathology of the human placenta, 5 edn. Springer, New York
6. Dudiak CM, Salomon CG, Posniak HV, Olson MC, Flisak ME (1995) Sonography of the umbilical cord. Radiographics 15:1035–1050
7. Machin GA, Ackerman J, Gilbert-Barness E (2000) Abnormal umbilical cord coiling is associated with adverse perinatal outcomes. Pediatr Dev Pathol 3:462–471
8. Hagen-Ansert SL (2013) The umbilical cord. In: Textbook of diagnostic sonography, 7th edn. Elsevier Health Sciences, St Louis, United States
9. Mailath-Pokorny M, Worda K, Schmid M, Polterauer S, Bettelheim D (2015) Isolated single umbilical artery: evaluating the risk of adverse pregnancy outcome. Eur J Obstet Gynecol Reprod Biol 184:80–83
10. Murphy-Kaulbeck L, Dodds L, Joseph KS, Van den Hof M (2010) Single umbilical artery risk factors and pregnancy outcomes. Obstet Gynecol 116:843–850
11. Medicine AIoUi (2013) AIUM practice guideline for the performance of obstetric ultrasound examinations. J Ultrasound Med 32:1083–1101
12. Pierce BT, Dance VD, Wagner RK, Apodaca CC, Nielsen PE, Calhoun BC (2001) Perinatal outcome following fetal single umbilical artery diagnosis. J Matern Fetal Med 10:59–63
13. Granese R, Coco C, Jeanty P (2007) The value of single umbilical artery in the prediction of fetal aneuploidy: findings in 12,672 pregnant women. Ultrasound Q 23:117–121
14. Rochon M, Eddleman K (2004) Controversial ultrasound findings. Obstet Gynecol Clin N Am 31:61–99
15. Hua M, Odibo AO, Macones GA, Roehl KA, Crane JP, Cahill AG (2010) Single umbilical artery and its associated findings. Obstet Gynecol 115:930–934
16. Khalil MI, Sagr ER, Elrifaei RM, Abdelbasit OB, Halouly TA (2013) Outcomes of an isolated single umbilical artery in singleton pregnancy: a large study from the Middle East and Gulf region. Eur J Obstet Gynecol Reprod Biol 171:277–280
17. Ashwal E, Melamed N, Hiersch L et al (2014) The impact of isolated single umbilical artery on labor and delivery outcome. Prenat Diagn 34:581–585
18. Burshtein S, Levy A, Holcberg G, Zlotnik A, Sheiner E (2011) Is single umbilical artery an independent risk factor for perinatal mortality? Arch Gynecol Obstet 283:191–194
19. Christensen KM, Heilbrun ME, Patel N, Woodward PJ, Kennedy A (2015) Estimated fetal weight and birth weight associated with isolated single umbilical artery: the University of Utah experience. Ultrasound Q 31:19–22
20. Mu SC, Lin CH, Chen YL, Sung TC, Bai CH, Jow GM (2008) The perinatal outcomes of asymptomatic isolated single umbilical artery in full-term neonates. Pediatr Neonatol 49:230–233
21. Naveiro-Fuentes M, Carrillo-Badillo MP, Malde-Conde J, Gallo-Vallejo JL, Puertas-Prieto A (2016) Perinatal outcomes in singleton pregnancies with a single umbilical artery. J Matern Fetal Neonatal Med 29:1562–1565
22. Doğan S, Özyüncü Ö, Atak Z, Turgal M (2014) Perinatal outcome in cases of isolated single umbilical artery and its effects on neonatal cord blood gas indices. J Obstet Gynaecol 34:576–579
23. Predanic M, Perni SC, Friedman A, Chervenak FA, Chasen ST (2005) Fetal growth assessment and neonatal birth weight in fetuses with an isolated single umbilical artery. Obstet Gynecol 105:1093–1097
24. Bombrys AE, Neiger R, Hawkins S et al (2008) Pregnancy outcome in isolated single umbilical artery. Am J Perinatol 25:239–242
25. Wiegand S, McKenna DS, Croom C, Ventolini G, Sonek JD, Neiger R (2008) Serial sonographic growth assessment in pregnancies complicated by an isolated single umbilical artery. Am J Perinatol 25:149–152
26. Horton AL, Barroilhet L, Wolfe HM (2010) Perinatal outcomes in isolated single umbilical artery. Am J Perinatol 27:321–324
27. Voskamp BJ, Fleurke-Rozema H, Oude-Rengerink K et al (2013) Relationship of isolated single umbilical artery to fetal growth, aneuploidy and perinatal mortality: systematic review and meta-analysis. Ultrasound Obstet Gynecol 42:622–628
28. Araujo Júnior E, Palma-Dias R, Martins WP, Reidy K, da Silva Costa F (2015) Congenital heart disease and adverse perinatal outcome in fetuses with confirmed isolated single functioning umbilical artery. J Obstet Gynaecol 35:85–87
29. Parilla BV, Tamura RK, MacGregor SN, Geibel LJ, Sabbagha RE (1995) The clinical significance of a single umbilical artery as an isolated finding on prenatal ultrasound. Obstet Gynecol 85:570–572
30. Chetty-John S, Zhang J, Chen Z et al (2010) Long-term physical and neurologic development in newborn infants with isolated single umbilical artery. Am J Obstet Gynecol 203:368 e1-7
31. Gutvirtz G, Walfisch A, Beharier O, Sheiner E (2016) Isolated single umbilical artery is an independent risk factor for perinatal mortality and adverse outcomes in term neonates. Arch Gynecol Obstet 294:931–935
32. Lacro RV, Jones KL, Benirschke K (1987) The umbilical cord twist: origin, direction, and relevance. Am J Obstet Gynecol 157:833–838
33. Raio L, Ghezzi F, Di Naro E, Franchi M, Brühwiler H, Lüscher KP (1999) Prenatal assessment of Wharton's jelly in umbilical cords with single artery. Ultrasound Obstet Gynecol 14:42–46
34. Wolman I, Gull I, Fait G et al (2002) Persistent right umbilical vein: incidence and significance. Ultrasound Obstet Gynecol 19:562–564
35. Weichert J, Hartge D, Germer U, Axt-Fliedner R, Gembruch U (2011) Persistent right umbilical vein: a prenatal condition worth mentioning? Ultrasound Obstet Gynecol 37:543–548
36. Gindes L, Pretorius DH, Romine LE et al (2009) Three-dimensional ultrasonographic depiction of fetal abdominal blood vessels. J Ultrasound Med 28:977–988
37. Blazer S, Zimmer EZ, Bronshtein M (2000) Persistent intrahepatic right umbilical vein in the fetus: a benign anatomic variant. Obstet Gynecol 95:433–436
38. Shanklin DR (1970) The influence of placental lesions on the newborn infant. Pediatr Clin N Am 17:25–42
39. Heinonen S, Ryynänen M, Kirkinen P, Saarikoski S (1996) Perinatal diagnostic evaluation of velamentous umbilical cord insertion: clinical, Doppler, and ultrasonic findings. Obstet Gynecol 87:112–117
40. Miller ME, Higginbottom M, Smith DW (1981) Short umbilical cord: its origin and relevance. Pediatrics 67:618–621

41. Baergen RN (2007) Cord abnormalities, structural lesions, and cord "accidents". Semin Diagn Pathol 24:23–32

42. Torrey WE (1952) Vasa previa. Am J Obstet Gynecol 63:146–152

43. Cordero DR, Helfgott AW, Landy HJ, Reik RF, Medina C, O'Sullivan MJ (1993) A non-hemorrhagic manifestation of vasa previa: a clinicopathologic case report. Obstet Gynecol 82:698–700

44. Mahony BS, McGahan JP, Nyberg DA, Reisner DP (1992) Varix of the fetal intra-abdominal umbilical vein: comparison with normal. J Ultrasound Med 11:73–76

45. Sciaky-Tamir Y, Cohen SM, Hochner-Celnikier D, Valsky DV, Messing B, Yagel S (2006) Three-dimensional power Doppler (3DPD) ultrasound in the diagnosis and follow-up of fetal vascular anomalies. Am J Obstet Gynecol 194:274–281

46. Byers BD, Goharkhay N, Mateus J, Ward KK, Munn MB, Wen TS (2009) Pregnancy outcome after ultrasound diagnosis of fetal intra-abdominal umbilical vein varix. Ultrasound Obstet Gynecol 33:282–286

47. Mankuta D, Nadjari M, Pomp G (2011) Isolated fetal intra-abdominal umbilical vein varix: clinical importance and recommendations. J Ultrasound Med 30:273–276

48. Weissmann-Brenner A, Simchen MJ, Moran O, Kassif E, Achiron R, Zalel Y (2009) Isolated fetal umbilical vein varix – prenatal sonographic diagnosis and suggested management. Prenat Diagn 29:229–233

49. Cohen Y, Har-Tov J, Fait G, Wolman I, Jaffa A (2012) Ultrasonographic evidence of intra-abdominal umbilical vein dilatation: is it a true varix? Ultrasound Med Biol 38:412–416

50. Fung TY, Leung TN, Leung TY, Lau TK (2005) Fetal intra-abdominal umbilical vein varix: what is the clinical significance? Ultrasound Obstet Gynecol 25:149–154

51. Sepulveda W, Leible S, Ulloa A, Ivankovic M, Schnapp C (1999) Clinical significance of first trimester umbilical cord cysts. J Ultrasound Med 18:95–99

52. Rempen A (1989) Sonographic first-trimester diagnosis of umbilical cord cyst. J Clin Ultrasound 17:53–55

53. Ross JA, Jurkovic D, Zosmer N, Jauniaux E, Hacket E, Nicolaides KH (1997) Umbilical cord cysts in early pregnancy. Obstet Gynecol 89:442–445

54. Skibo LK, Lyons EA, Levi CS (1992) First-trimester umbilical cord cysts. Radiology 182:719–722

55. Ghezzi F, Raio L, Di Naro E, Franchi M, Cromi A, Dürig P (2003) Single and multiple umbilical cord cysts in early gestation: two different entities. Ultrasound Obstet Gynecol 21:215–219

56. Smith GN, Walker M, Johnston S, Ash K (1996) The sonographic finding of persistent umbilical cord cystic masses is associated with lethal aneuploidy and/or congenital anomalies. Prenat Diagn 16:1141–1147

57. Tolaymat LL, Maher JE, Kleinman GE, Stalnaker R, Kea K, Walker A (1997) Persistent patent urachus with allantoic cyst: a case report. Ultrasound Obstet Gynecol 10:366–368

58. Sepulveda W, Gutierrez J, Sanchez J, Be C, Schnapp C (1999) Pseudocyst of the umbilical cord: prenatal sonographic appearance and clinical significance. Obstet Gynecol 93:377–381

59. Stella A, Babbo GL (2000) Omphalocele and umbilical cord cyst. Prenatal diagnosis. Minerva Ginecol 52:213–216

60. Kuwata T, Matsubara S, Izumi A et al (2003) Umbilical cord pseudocyst in a fetus with trisomy 18. Fetal Diagn Ther 18:8–11

61. Tourne G, Chauleur C, Varlet MN, Tardieu D, Varlet F, Seffert P (2007) Prenatal discovery of an omphalocele associated with an inner umbilical cord Meckel's diverticulum. J Matern Fetal Neonatal Med 20:427–430

62. Tong SY, Lee JE, Kim SR, Lee SK (2007) Umbilical cord cyst: a prenatal clue to bladder exstrophy. Prenat Diagn 27:1177–1179

63. Matsui F, Matsumoto F, Shimada K (2007) Prenatally diagnosed patent urachus with bladder prolapse. J Pediatr Surg 42:e7–e10

64. Alimoglu E, Simsek M, Ceken K, Mendilcioglu I, Kabaalioglu A, Sindel T (2006) Umbilical cord pseudocyst in a fetus with Down syndrome. Prenat Diagn 26:193–194

65. Lugo B, McNulty J, Emil S (2006) Bladder prolapse through a patent urachus: fetal and neonatal features. J Pediatr Surg 41:e5–e7

66. Kilicdag EB, Kilicdag H, Bagis T, Tarim E, Yanik F (2004) Large pseudocyst of the umbilical cord associated with patent urachus. J Obstet Gynaecol Res 30:444–447

67. Babay ZA, Lange IR, Elliott PD, Hwang WS (1996) A case of varix dilatation of the umbilical vein and review of the literature. Fetal Diagn Ther 11:221–223

68. Shipp TD, Bromley B, Benacerraf BR (1995) Sonographically detected abnormalities of the umbilical cord. Int J Gynaecol Obstet 48:179–185

69. Ramirez P, Haberman S, Baxi L (1995) Significance of prenatal diagnosis of umbilical cord cyst in a fetus with trisomy 18. Am J Obstet Gynecol 173:955–957

70. Chen CP, Jan SW, Liu FF et al (1995) Prenatal diagnosis of omphalocele associated with umbilical cord cyst. Acta Obstet Gynecol Scand 74:832–835

71. Rosenberg JC, Chervenak FA, Walker BA, Chitkara U, Berkowitz RL (1986) Antenatal sonographic appearance of omphalomesenteric duct cyst. J Ultrasound Med 5:719–720

72. Heifetz SA, Rueda-Pedraza ME (1983) Omphalomesenteric duct cysts of the umbilical cord. Pediatr Pathol 1:325–335

73. Sachs L, Fourcroy JL, Wenzel DJ, Austin M, Nash JD (1982) Prenatal detection of umbilical cord allantoic cyst. Radiology 145:445–446

74. Iaccarino M, Baldi F, Persico O, Palagiano A (1986) Ultrasonographic and pathologic study of mucoid degeneration of umbilical cord. J Clin Ultrasound 14:127–129

75. Zangen R, Boldes R, Yaffe H, Schwed P, Weiner Z (2010) Umbilical cord cysts in the second and third trimesters: significance and prenatal approach. Ultrasound Obstet Gynecol 36:296–301

76. Jauniaux E, Jurkovic D, Campbell S (1991) Sonographic features of an umbilical cord abnormality combining a cord pseudocyst and a small omphalocele; a case report. Eur J Obstet Gynecol Reprod Biol 40:245–248

77. Emura T, Kanamori Y, Ito M et al (2004) Omphalocele associated with a large multilobular umbilical cord pseudocyst. Pediatr Surg Int 20:636–639

78. Fink IJ, Filly RA (1983) Omphalocele associated with umbilical cord allantoic cyst: sonographic evaluation in utero. Radiology 149:473–476

79. Schiesser M, Lapaire O, Holzgreve W, Tercanli S (2003) Umbilical cord edema associated with patent urachus. Ultrasound Obstet Gynecol 22:646–647

80. Osawa K, Ito M, Sugiyama M, Kanamori Y, Hashizume K, Marumo G (2003) A case of fetal vesicoallantoic cyst in the umbilical cord. Fetal Diagn Ther 18:87–90

81. Managoli S, Chaturvedi P, Vilhekar KY (2004) Umbilical cord allantoic cysts in a newborn with vacterl association. Indian J Pediatr 71:419–421

82. Bunch PT, Kline-Fath BM, Imhoff SC, Calvo-Garcia MA, Crombleholme TM, Donnelly LF (2006) Allantoic cyst: a prenatal clue to patent urachus. Pediatr Radiol 36:1090–1095

83. Pal K, Ashri H, Al-Ghazal FA (2009) Allantoic cyst and patent urachus. Indian J Pediatr 76:221–223

84. Jona JZ (1998) Allantoic cyst and persistent urachal-allantoic communication: a rare umbilical anomaly. J Pediatr Surg 33:1441–1442

85. Fuchs F, Picone O, Levaillant JM et al (2008) Prenatal diagnosis of a patent urachus cyst with the use of 2D, 3D, 4D ultrasound and fetal magnetic resonance imaging. Fetal Diagn Ther 24:444–447

86. Fortune DW, Ostör AG (1978) Umbilical artery aneurysm. Am J Obstet Gynecol 131:339–340

87. Qureshi F, Jacques SM (1994) Marked segmental thinning of the umbilical cord vessels. Arch Pathol Lab Med 118:826–830

88. Schreier R, Brown S (1962) Hematoma of the umbilical cord. Report of a case Case. Obstet Gynecol 20:798–800

89. Barry FE, McCoy CP, Callahan WP (1951) Hemangioma of the umbilical cord. Am J Obstet Gynecol 62:675–680

90. Heifetz SA, Rueda-Pedraza ME (1983) Hemangiomas of the umbilical cord. Pediatr Pathol 1:385–398

91. Strong TH, Elliott JP, Radin TG (1993) Non-coiled umbilical blood vessels: a new marker for the fetus at risk. Obstet Gynecol 81:409–411

92. de Laat MW, van Alderen ED, Franx A, Visser GH, Bots ML, Nikkels PG (2007) The umbilical coiling index in complicated pregnancy. Eur J Obstet Gynecol Reprod Biol 130:66–72

93. Benirschke K (1994) Obstetrically important lesions of the umbilical cord. J Reprod Med 39:262–272

94. Baergen RN, Malicki D, Behling C, Benirschke K (2001) Morbidity, mortality, and placental pathology in excessively long umbilical cords: retrospective study. Pediatr Dev Pathol 4:144–153

95. Redline RW (2004) Clinical and pathological umbilical cord abnormalities in fetal thrombotic vasculopathy. Hum Pathol 35:1494–1498

96. Raio L, Ghezzi F, Di Naro E et al (1999) Prenatal diagnosis of a lean umbilical cord: a simple marker for the fetus at risk of being small for gestational age at birth. Ultrasound Obstet Gynecol 13:176–180

97. Raio L, Ghezzi F, Di Naro E, Franchi M, Bolla D, Schneider H (2002) Altered sonographic umbilical cord morphometry in early-onset preeclampsia. Obstet Gynecol 100:311–316

98. Di Naro E, Ghezzi F, Raio L et al (2001) Umbilical vein blood flow in fetuses with normal and lean umbilical cord. Ultrasound Obstet Gynecol 17:224–228

99. Di Naro E, Raio L, Ghezzi F, Franchi M, Romano F, Addario VD (2002) Longitudinal umbilical vein blood flow changes in normal and growth-retarded fetuses. Acta Obstet Gynecol Scand 81:527–533

100. Bruch JF, Sibony O, Benali K, Challier JC, Blot P, Nessmann C (1997) Computerized microscope morphometry of umbilical vessels from pregnancies with intrauterine growth retardation and abnormal umbilical artery Doppler. Hum Pathol 28:1139–1145

101. Inan S, Sanci M, Can D, Vatansever S, Oztekin O, Tinar S (2002) Comparative morphological differences between umbilical cords from chronic hypertensive and preeclamptic pregnancies. Acta Med Okayama 56:177–186

102. Bańkowski E, Sobolewski K, Romanowicz L, Chyczewski L, Jaworski S (1996) Collagen and glycosaminoglycans of Wharton's jelly and their alterations in EPH-gestosis. Eur J Obstet Gynecol Reprod Biol 66:109–117

103. Raio L, Ghezzi F, Di Naro E, Duwe DG, Cromi A, Schneider H (2003) Umbilical cord morphologic characteristics and umbilical artery Doppler parameters in intrauterine growth-restricted fetuses. J Ultrasound Med 22:1341–1347

104. Spivack M (1946) The anatomic peculiarities of the human umbilical cord and their clinical significance. Am J Obstet Gynecol 52:387–401

105. Moinian M, Meyer WW, Lind J (1969) Diameters of umbilical cord vessels and the weight of the cord in relation to clamping time. Am J Obstet Gynecol 105:604–611

106. Khaliq A, Dunk C, Jiang J et al (1999) Hypoxia down-regulates placenta growth factor, whereas fetal growth restriction up-regulates placenta growth factor expression: molecular evidence for "placental hyperoxia" in intrauterine growth restriction. Lab Investig 79:151–170

107. Tsurumi Y, Murohara T, Krasinski K et al (1997) Reciprocal relation between VEGF and NO in the regulation of endothelial integrity. Nat Med 3:879–886

108. Chaudhuri G, Cuevas J, Buga GM, Ignarro LJ (1993) NO is more important than PGI2 in maintaining low vascular tone in feto-placental vessels. Am J Phys 265:H2036–H2043

109. Dikranian K, Trosheva M, Nikolov S, Bodin P (1994) Nitric oxide synthase (NOS) in the human umbilical cord vessels. An immuno-histochemical study. Acta Histochem 96:145–153

110. Landon MB, Gabbe SG, Sachs L (1990) Management of diabetes mellitus and pregnancy: a survey of obstetricians and maternal-fetal specialists. Obstet Gynecol 75:635–640

111. American College of Obstetricians and Gynecologists (2000) Fetal macrosomia. Practice bulletin no. 22. ACOG, Washington, DC

112. Cromi A, Ghezzi F, Di Naro E, Siesto G, Bergamini V, Raio L (2007) Large cross-sectional area of the umbilical cord as a predictor of fetal macrosomia. Ultrasound Obstet Gynecol 30:861–866

113. Weissman A, Jakobi P (1997) Sonographic measurements of the umbilical cord in pregnancies complicated by gestational diabetes. J Ultrasound Med 16:691–694

114. Snider W (1997) Placental casebook. J Perinatol 17:327–329

115. Gilbert-Barness E, Drut RM, Drut R, Grange DK, Opitz JM (1993) Developmental abnormalities resulting in short umbilical cord. Birth Defects Orig Artic Ser 29:113–140

116. Corridan M, Kendall ED, Begg JD (1980) Cord entanglement causing premature placental separation and amniotic fluid embolism. Case report. Br J Obstet Gynaecol 87:935–940

117. Naeye RL, Tafari N (1983) Noninfectious disorders of the placenta, fetal membranes and umbilical cord, In: Naeye RL, Tafari N (eds) Risk factors in pregnancy and disease of the fetus and newborn. Williams and Wilkins, Baltimore, pp 145–172

118. Moessinger AC, Blanc WA, Marone PA, Polsen DC (1982) Umbilical cord length as an index of fetal activity: experimental study and clinical implications. Pediatr Res 16:109–112

119. Barron S, Riley EP, Smotherman WP et al (1985) Umbilical cord length in rats is altered by prenatal alcohol exposure. Teratology 31:49A–50A

120. Boué DR, Stanley C, Baergen RN (1995) Placental pathology casebook. Long umbilical cord with torsion and diffuse chorionic surface vein thrombosis: multiple associated congenital abnormalities including destructive encephalopathy. J Perinatol 15:429–431

121. Faye-Petersen O, Baergen RN (2001) Long umbilical cords and pre-viable fetal death. Pediatr Dev Pathol 4:414

122. Kraus FT, Acheen VI (1999) Fetal thrombotic vasculopathy in the placenta: cerebral thrombi and infarcts, coagulopathies, and cerebral palsy. Hum Pathol 30:759–769

123. Grafe MR (1994) The correlation of prenatal brain damage with placental pathology. J Neuropathol Exp Neurol 53:407–415

124. Redline RW, O'Riordan MA (2000) Placental lesions associated with cerebral palsy and neurologic impairment following term birth. Arch Pathol Lab Med 124:1785–1791

125. Peng HQ, Levitin-Smith M, Rochelson B, Kahn E (2006) Umbilical cord stricture and overcoiling are common causes of fetal demise. Pediatr Dev Pathol 9:14–19

126. Murphy DJ, MacKenzie IZ (1995) The mortality and morbidity associated with umbilical cord prolapse. Br J Obstet Gynaecol 102:826–830

127. Spellacy WN, Gravem H, Fisch RO (1966) The umbilical cord complications of true knots, nuchal coils, and cords around the body. Report from the collaborative study of cerebral palsy. Am J Obstet Gynecol 94:1136–1142

128. Ikeda T, Murata Y, Quilligan EJ et al (1998) Physiologic and histologic changes in near-term fetal lambs exposed to asphyxia by partial umbilical cord occlusion. Am J Obstet Gynecol 178:24–32

129. Gembruch U, Baschat AA (1996) True knot of the umbilical cord: transient constrictive effect to umbilical venous blood flow demonstrated by Doppler sonography. Ultrasound Obstet Gynecol 8:53–56

130. Heifetz SA (1988) Thrombosis of the umbilical cord: analysis of 52 cases and literature review. Pediatr Pathol 8:37–54

131. Earn AA (1951) The effect of congenital abnormalities of the umbil-

ical cord and placenta on the newborn and mother; a survey of 5,676 consecutive deliveries. J Obstet Gynaecol Br Emp 58:456–459

132. Collins JH, Collins CL, Weckwerth SR, De Angelis L (1995) Nuchal cords: timing of prenatal diagnosis and duration. Am J Obstet Gynecol 173:768

133. Collins JH (2002) Umbilical cord accidents: human studies. Semin Perinatol 26:79–82

134. Sørnes T (1995) Umbilical cord encirclements and fetal growth restriction. Obstet Gynecol 86:725–728

135. Shepherd AJ, Richardson CJ, Brown JP (1985) Nuchal cord as a cause of neonatal anemia. Am J Dis Child 139:71–73

136. Vanhaesebrouck P, Vanneste K, de Praeter C, Van Trappen Y, Thiery M (1987) Tight nuchal cord and neonatal hypovolaemic shock. Arch Dis Child 62:1276–1277

137. Nelson KB, Grether JK (1998) Potentially asphyxiating conditions and spastic cerebral palsy in infants of normal birth weight. Am J Obstet Gynecol 179:507–513

138. Hershkovitz R, Silberstein T, Sheiner E et al (2001) Risk factors associated with true knots of the umbilical cord. Eur J Obstet Gynecol Reprod Biol 98:36–39

139. Lin MG (2006) Umbilical cord prolapse. Obstet Gynecol Surv 61:269–277

140. Gomez R, Romero R, Ghezzi F, Yoon BH, Mazor M, Berry SM (1998) The fetal inflammatory response syndrome. Am J Obstet Gynecol 179:194–202

141. Romero R, Espinoza J, Gonçalves LF et al (2004) Fetal cardiac dysfunction in preterm premature rupture of membranes. J Matern Fetal Neonatal Med 16:146–157

142. Romero R, Gomez R, Ghezzi F et al (1998) A fetal systemic inflammatory response is followed by the spontaneous onset of preterm parturition. Am J Obstet Gynecol 179:186–193

143. Kacerovsky M, Cobo T, Andrys C et al (2013) The fetal inflammatory response in subgroups of women with preterm prelabor rupture of the membranes. J Matern Fetal Neonatal Med 26:795–801

144. Pacora P, Chaiworapongsa T, Maymon E et al (2002) Funisitis and chorionic vasculitis: the histological counterpart of the fetal inflammatory response syndrome. J Matern Fetal Neonatal Med 11:18–25

145. Gotsch F, Romero R, Kusanovic JP et al (2007) The fetal inflammatory response syndrome. Clin Obstet Gynecol 50:652–683

146. Benirschke K (1996) The use of the placenta in the understanding of perinatal injury. In: Donn SM, Fisher CW (eds) Risk management techniques in perinatal and neonatal practice. Futura Publishing Co, Armonk, pp 325–345

147. Miller PW, Coen RW, Benirschke K (1985) Dating the time interval from meconium passage to birth. Obstet Gynecol 66:459–462

148. Labarrere C, Sebastiani M, Siminovich M, Torassa E, Althabe O (1985) Absence of Wharton's jelly around the umbilical arteries: an unusual cause of perinatal mortality. Placenta 6:555–559

149. Sepúlveda WH, González C, Cruz MA, Rudolph MI (1991) Vasoconstrictive effect of bile acids on isolated human placental chorionic veins. Eur J Obstet Gynecol Reprod Biol 42:211–215

150. Baergen R, Benirschke K, Ulich TR (1994) Cytokine expression in the placenta. The role of interleukin 1 and interleukin 1 receptor antagonist expression in chorioamnionitis and parturition. Arch Pathol Lab Med 118:52–55

151. Hyde S, Smotherman J, Moore JI, Altshuler G (1989) A model of bacterially induced umbilical vein spasm, relevant to fetal hypoperfusion. Obstet Gynecol 73:966–970

152. Redline RW (2005) Severe fetal placental vascular lesions in term infants with neurologic impairment. Am J Obstet Gynecol 192:452–457

153. Khurana A, Huettner PC, Cole FS (1995) Umbilical cord ulceration as a cause of hypoxic-ischemic encephalopathy: report of a case and review of the literature. J Perinatol 15:423–425

第9章
阴道手术助产的现代评估

Stephen O'Brien, Anna Denereaz, Antonio Malvasi, Andrea Tinelli, Tim Draycott

9.1 引言

就本章而言,阴道手术助产(OVB)是由助产士用来加速阴道分娩进程的干预措施。理想情况下,OVB应遵循自然阴道分娩的过程。OVB已经在临床上应用多年。随着对OVB的风险和获益理解加深,相关的仪器和方法随着时间而变化。表现良好的OVB与良好的母胎结局相关,而OVB表现不佳与母胎损伤有关。有经验的妇产科医生应熟悉最常用的OVB方法、应用它们的原理以及每种方法的风险和获益。他们还应该了解减少不良结果的最佳措施,通过系统化培训发挥改善母胎结局的作用。这种系统化培训的内容超出了本章的讨论范围。

9.2 OVB的全球趋势

几个世纪以来,助产士一直试图帮助处于困境中的母亲,但直到最近才改善了婴儿的状况。一个早期的,可能是无效的例子,来自11世纪萨莱诺(译者注:意大利的一个城市)的一个医生说:"当有因难产而死的婴儿时,将患者放在四位强壮的男性紧握着角的床单中并让患者的头稍微抬起来,四位男性用力地摇动床单,患者就能顺利生下孩子[1]。"

从那时起,个体从业者开发和采用了许多不同的仪器,但通常是孤立的并且具有区域性。然而,从19世纪开始,用于加速阴道分娩的器械标准化进程开始缓慢推进。

目前,大多数的医生都熟悉胎头吸引器(柔性或刚性杯、柔性或刚性杆)和非旋转钳(Rhodes产钳)。此外,大多数助产士接生者也将熟悉如何使用人工旋转来纠正胎位不正和(或)胎头吸引。有些人可能还会使用旋转钳(Kielland产钳)。

9.3 阴道手术助产的重要性

由具有一定经验的医生实施OVB,对处于第二产程的妊娠女性及胎儿来说仍然是最安全的分娩方式,OVB是可适用的也是合理的。了解产道的解剖结构和胎先露是熟练使用产钳或胎头吸引器的先决条件。OVB的目标是模拟自然顺产,在尽可能降低产妇或新生儿并发症发病率的情况下加速产程。决定是否使用OVB需要综合评估其对产妇、胎儿和新生儿的影响,以及其与剖宫产术或期待治疗相比的利弊。

通常情况下,第二产程延长、可疑胎儿窘迫和因母体因素需要缩短第二产程是OVB(产钳或胎头吸引术)的适应证(图9.1)。与OVB相比,剖宫产(图9.2)会增加严重产科出血、延长住院时间和提高新生儿特别护理病房转入率[2]。此外,OVB需要的镇痛剂较少,并且可以更快起效[3],同时有助于女性在下一次妊娠时阴道分娩(>80%)[4,5]。此外,重复剖宫产可能会限制女性将来妊娠时分娩方式的选择,并增加发生胎盘异常的风险,而这种胎盘异常会给母体带来严重的风险[6]。

因此,在第二产程,OVB可能是对于产妇和婴儿最佳的选择,但至关重要的是,医生要进行仔细、准确和全面的临床评估,以确认符合安全阴道分娩的适应证。

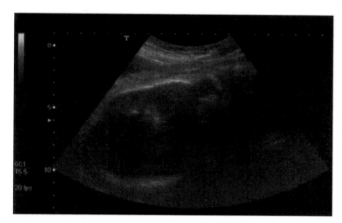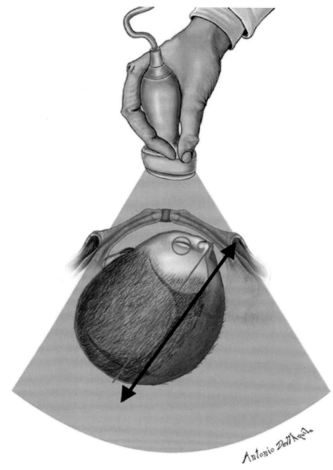

图9.1　第二产程延长的阴道手术助产时处于枕后位的胎头:在左侧,超声检查显示左眼眶(斜视征象)和前牙不顺,右侧相对平整。

9.4　阴道手术助产的趋势

在世界范围内,总的趋势是OVB比例降低和剖宫产比例增加,这是因为第二产程剖宫产的应用比例增加、产钳使用比例减少和胎头吸引器使用比例增加(但无补偿作用)。

例如,在美国,总的OVB比例从1990年的9.01%下降到2013年的3.30%。在此期间,尤其是产钳的使用比例从5.11%急剧下降至0.59%,胎头吸引器的使用比例也从3.9%下降到2.72%。剖宫产(选择性和急诊)率从20.7%上升到32.7%[2]。

在英国,随着剖宫产率的增加,产钳的使用率已经在降低,特别是1980—2014年,产钳使用率从11.3%下降到7%,而腹腔出生率已经从0.7%上升到

5.8%,但剖宫产率仍然从9%增加到26.2%(其中,紧急剖宫产,即分娩时剖宫产率从5%增加到15.2%)[3]。

在澳大利亚,尽管剖宫产的比率仍在增加,但产钳应用比例下降的趋势明显减缓:1991—2013年,应用产钳的比例从10%下降至7%,应用胎头吸引器的比例从2.5%增加至11%,而剖宫产率从18%增加到33%[4,5]。

尽管有充分的证据表明,剖宫产会大大增加后续妊娠的风险——如果女性初次妊娠为阴道分娩,随后再妊娠的成功阴道分娩率高达80%,在随后的剖宫产手术中器官损伤的风险增加(1/1000),胎盘植入的发生率增加,以及死产率增加2倍[6]。

关于这些情况出现的原因,有许多推论,但都尚未被证实。

首先,有一种可能的解释是,一些女性认为阴道分娩会导致无法接受风险,而有些证据在一定程度上证明了这一点。例如,瑞典的一项包括5236例女性的回顾性队列研究证明,相比于剖宫产,阴道分娩增

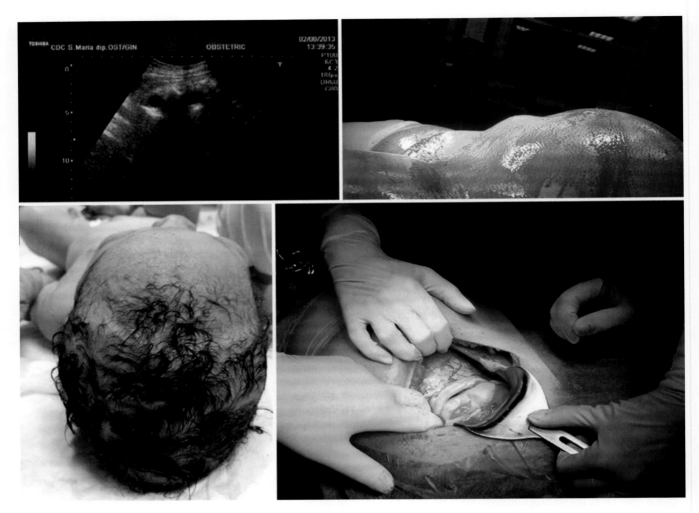

图 9.2　全扩张剖宫产术。以顺时针方向显示图片:胎儿位于枕后侧位置的产时超声图像;母亲耻骨处的"台阶"征;剖宫产时打开母体腹部,胎儿在骶骨旋转,脐带环绕颈部;新生儿出生时伴较大的先锋头。

加了女性生育后 20 年盆底疾病的风险(生育后 20 年功能性尿失禁的发生率:40.3％对 28.8％; OR 1.67[7])。

女性关于分娩方式的期望也发生了变化,剖宫产可能越来越被女性接受。

数十年来,选择性剖宫产(没有产科指征)是被限制的。但是,美国无产科指征的剖宫产发生率仍增加到 2.7％[8],英国为 3％[9],在巴西的一些私人医院中其比率甚至高达 84％[10]。

除了这些因素外,没有证据证明为什么剖宫产的应用越来越普遍,而 OVB 的应用有所下降。

9.5　阴道手术助产的最新问题

9.5.1　器械使用顺序或失败的风险

在尝试手术阴道分娩过程中器械使用顺序还有其他风险。

尽管手术阴道分娩失败，但使用单一器械（如胎头吸引器），随后进行剖宫产，胎儿心率正常，似乎与较差的新生儿结局不相关，但使用第二顺序器械（最常见的是在胎头吸引器后使用产钳）出生的婴儿更可能脐动脉pH<7.10（OR 3.0），并且母亲更有可能发生肛门括约肌撕裂（OR 1.8）[12]。

其他研究也表明，使用器械导致继发性新生儿颅内出血的发生率增加（在腹腔中使用产钳对单独使用产钳，OR 2.0）[13]。

旋转分娩更容易失败，尤其是使用吸引杯时[14]，这使得人们又开始关注旋转式产钳（Kielland产钳）的应用。

自2005年英国皇家妇产科医师学院手术性阴道分娩指南发表以来，已有许多发表的作品观察到，在英国，对于发生在第二产程的胎位不正，Kielland产钳所导致的母胎不良结局的风险与应用旋转吸引器和转为紧急剖宫产相当，但失败率明显降低[13]。

最近的一篇论文报道，没有发生与产钳有关的新生儿外伤或缺氧缺血性脑病的病例，因此，与早先的报道相反，使用Kielland产钳分娩成功率高，产妇和新生儿发病率低[14]。

苏格兰的另一项研究显示，通过旋转式产钳分娩的新生儿入院率（3.3%）与头位顺产（3.7%）或剖宫产（3.8%）没有显著差异，并且低于紧急剖宫产（11.2%）"[15]。

显然，所有胎儿不正的分娩都是困难的，英国少数中心以外在胎儿不正时增加使用产钳进行助产是否可行或有用仍值得探讨。

9.5.2 培训

应该对所有从业人员进行适当的培训，以便在需要时可以安全、有效地加速阴道分娩，并且通过一系列技术的应用获得足够的经验。值得注意的是，在英国，初级产科医生已经将胎儿不正分娩的培训确定为他们的三大培训要求之一[15]。完成住院医师培训后，美国产科医生的调查表明，受训者在其4年的培训中至少需要进行13次产钳手术，才有可能在独立实践中应用它们（阳性预测值0.83）[16]。

但是，在最新一代的毕业生中，初级产科医生对手术阴道分娩的接触机会有所下降。这在一定程度上是由初级产科医生在培训期间工作时间的合理减少所致。1991年，在英国，初级医生平均每周工作90小时[17]；到2014年，这一数字已降至理论上的平均48小时。这一变化在其他大多数国家也有出现。此外，高级产科医生在产房中的人数有所增加。在英国，2005年以后采取了一项措施，在更大的产房（分娩量>6000例/年）中，会诊医生应24小时待命[18]。这可能会产生意想不到的结果，即使其意图是增加监管，但初级产科医生尝试进行的手术阴道分娩次数也可能会进一步减少。尽管事实可能如此，但英国最近发表的研究表明，高级产科医生进行复杂分娩的比例仍然很低——在一项关于产钳助产的研究中，这一比例不超过20%[19]，因此，这可能不是导致OVB下降的原因。

可以理解的是，妊娠女性也不愿意由经验不足的产科医生执行复杂的手术，但是如果有良好的监督，并且其他产房的工作人员也不反对，可以使初级产科医生的学习实践更多地接触患者。因此，产科医生采用其他方法是至关重要的，主要是基于模拟培训，来缩短这种学习曲线并提高他们对手术的熟悉程度和技能水平。

培训和经验可能是并存的。培训可用于教授个人技能和更复杂的技术，从而使受训者感到能够安全地在产房使用这些技术。

可以使用重复和即时反馈模型来教授个人技能——这已显示可将产钳在模拟分娩中的成功放置率从32%提高到70%[20]。

也可以有效地教授更复杂的完整程序：在美国的某些医院中，通过指定专门的手术产教学培训，产钳助产的比率提高了62%[21]。

有充分的证据表明，结构化的产科模拟训练可以改善结局。例如，已证明可以降低肩难产后永久性臂丛神经损伤[22]、阿普加评分低和出生后出血性缺血性脑病的比例[23]。

尚无对OVB进行结构化培训后临床结局变化进行调查的数据。但是，从其他产时培训计划中可推断出，结构化的模拟培训（例如RCOG ROBuST培训课程）可以改善与OVB相关的结局，这可在前瞻性研究中进行有效评估。

总之，对于有指征的妊娠女性，由受到良好培训的医生行OVB是可行的。

9.5.2.1 适应证和要求

各国OVB的适应证因国家而异，最重要的适应证是获益大于手术干预和（或）持续推动的风险（表9.1）。

表9.1　阴道手术助产的适应证

胎儿	可疑胎儿窘迫
产妇	缩短和减少第二产程对母体健康的影响（即3级或4级心脏病、重症肌无力、高血压危象、增生性视网膜病变、有自主神经反射不良风险的脊髓损伤、房室畸形等）
	在当地公认的第二产程活跃期（在英国，对于没有镇痛作用的初产女性来说，2个小时），胎头下降停滞
	产妇疲劳/疲惫

Adapted from the Royal College of Obstetricians & Gynaecologists 2011.

表格内所列内容并非详尽无遗，应根据患者的情况、健康和劳动状况以及所讨论的方案对每位患者进行评估。

9.5.2.2　手术的前提条件

在开始任何OVB之前，产科医生都应向产妇及其伴侣充分传达情况、风险和获益，以便获得知情同意以进行OVB。理想情况下，应以书面形式进行记录，并且RCOG为OVB提供了标准同意信息[24]。

在尝试进行OVB之前，必须满足一些特定要求，具体见表9.2。

表9.2　阴道手术助产的要求

全面腹部和阴道检查	宫口已开全，胎膜破裂
	可以确定头部的确切位置，从而可以正确放置仪器
	胎头完全衔接
	骨盆径线正常
	不能衔接可能表示头盆不称
	胎头在腹部可扪及≤1/5
	顶先露
妊娠女性准备	应给出明确的解释并获得其知情同意
	适当的镇痛适合于中腔旋转分娩，通常应用区域阻滞麻醉。会阴部阻滞麻醉可能是适当的，尤其是在紧急分娩的情况下
	产妇膀胱已排空。应移除留置导管或气囊放气无菌技术
人员准备	操作者必须具备必要的知识、经验和技能
	有足够的设施（适当的设备、床、照明设备）
	万一分娩失败，要有后备计划
	在进行中腔分娩时，手术人员应立即可用，以允许立即进行剖宫产（少于30分钟）
	初级培训生在处理分娩时，应有一位能执行中腔分娩的高级产科医生在场
	预测可能出现的并发症（如肩难产、产后出血）
	在场的人员经过新生儿复苏培训

Adapted from the Royal College of Obstetricians & Gynaecologists 2011.

9.6　阴道手术助产禁忌证

尽管应该对每位妊娠女性和分娩方式进行单独评估，但是OVB有特定的相对禁忌证和绝对禁忌证，具体见表9.3。

9.7　阴道手术助产的证据

9.7.1　器械选择

助产士应该使用他们最熟练的工具，并在特定的情况下会取得成功。不同的工具（胎头吸引器和产钳）具有不同的风险和获益，助产士在选择任何工具时都应考虑这些因素。

9.7.2　胎头吸引器还是产钳？

关于OVB最新的循证医学系统评价和荟萃分析表明，与使用产钳相比，使用任何胎头吸引器都与分娩失败和通过剖宫产分娩的可能性更高相关（OR 1.67）。

然而，胎头吸引器分娩与母体应用会阴切开术、阴道创伤、三/四度撕裂或大小便失禁的相关性较低，且与婴儿面部损伤的相关性也较低[14]。其他记录的结果，包括阿普加评分、脐带pH值、头皮血肿、视网膜出血或新生儿重症监护病房的入院率等方面均无显著的差异。

不能确定在尝试性的胎头吸引器分娩中失败的可能性增加是否反映了产科医生在使用产钳方面的经验，还是胎头吸引器在协助分娩方面存在固有缺陷；但是，这是一个重要发现。下文将讨论设备类型的特定优缺点。

表9.3　阴道手术助产禁忌证

类型	相对禁忌证	绝对禁忌证
胎儿	疑似头盆不称	胎儿凝血功能障碍
	额或面先露	仅限胎头吸引术：妊娠
	成骨不全	34~36周
	仅限胎头吸引术：妊娠	面先露
	34~36周	
产妇	血液传播的病毒（即乙型肝	拒绝该分娩方式
	炎/人类免疫缺陷病毒）	

Adapted from the Royal College of Obstetricians & Gynaecologists 2011.

9.7.3 胎头吸引器

与所有OVB器械一样,胎头吸引器的使用必须符合前文所述的纳入或排除标准。但是,胎头吸引器的另一禁忌证是妊娠34周以下不宜使用,妊娠34~36周应谨慎使用。吸引器通常分为软吸引杯和硬吸引杯。每种都有各自的优点与缺点,下面将对此进行讨论。

尽管软吸引杯和硬吸引杯之间存在差异,但两者的工作原理都是通过校正胎头在骨盆中的角度,以使屈曲点(额顶头径的出口点)指向产道,并且胎头直径应为处于最有利于分娩的状态(图9.3)。

两种类型的胎头吸引器都在胎儿头部上施加直接牵引力。通常,软吸引杯被认为不太适合校正胎儿头部的位置。硬吸引杯将更适于纠正位置不正确,但使用起来可能更困难。因此,器械的选择取决于每种分娩的具体情况。产科医生在选择器械时应注意软吸引杯和硬吸引杯之间存在一些关键区别。

9.7.4 软吸引杯

9.7.4.1 优势与获益

软吸引杯最适合胎头位于枕前位且位置低(坐骨棘下2cm或更长)的情况。

通常,与硬吸引杯相比,软吸引杯的失败率较低(图9.4),因此,应用软吸引杯转为剖宫产的概率更低。但是,这种差异虽然在个别研究中得到了证实[25],但在汇总所有可用的试验数据时,这种差异并不明显[14]。

软吸引杯比硬吸引杯能够产生更小的牵引力(11.1kg对15.8kg)[26],但这可能是因为它们的表面积更大,更容易产生辅助分娩所需的牵引力。

尽管目前的硬吸引(塑料)杯尚无优势,但可能与

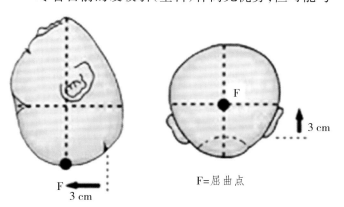

图9.3 屈曲点的位置。

直觉相反,已有先前的研究证实,与金属吸引杯相比,软吸引杯更少导致头颅血肿(RR 0.61)和头皮损伤(RR 0.67)[14]。

9.7.4.2 缺点与风险

通常不建议将软吸引杯用于旋转胎儿(图9.5)。因为其较大的杯子尺寸及其灵活性导致它们难以精确地操纵出口点。因此,不应将其用于非右枕前或左枕前的胎儿旋转位置分娩。

软吸引杯的另一个主要缺点是,它们的使用受限于需要有稳定的电源提供吸力。

9.7.5 硬吸引杯

为了清晰起见,我们将在本节中讨论新一代的塑料硬吸引杯(即Kiwi OmniCup)(图9.6),而不直接讨论金属吸引杯(Bird,Malström,O'Neil,etc.)。

9.7.5.1 优点与获益

对于需要旋转胎儿的分娩,硬吸引杯被认为优于软吸引杯。硬吸引杯比软吸引杯可更精确地定位在出口点上,从而可以通过弯曲来纠正头盆不称和旋转。因此,它们是一种伴随手动旋转或使用旋转式产钳的旋转分娩技术。硬吸引杯也可以再移回产妇的骶骨凹陷处,从而可以在枕后位(OP)分娩时将其正确放置在出口点上,而这通常不能使用软吸引杯。硬吸引杯通常也比软吸引杯小,在使用时可能会使女性感觉更加舒适。但是,硬吸引杯使用也可能会出现失败(图9.7)。

9.7.5.2 缺点与风险

当正确使用时,软吸引杯并没有任何明显的缺点。然而,当产科医生直接握住硬吸引杯并旋转时,则会在胎儿头皮上产生很大的扭矩,这可能会导致吸引杯连同头皮与其余头皮发生剪切。这将除去带有头发的头皮,导致婴儿发生永久性的"秃顶"。

9.7.6 产钳

产钳根据其使用方式可分为直接式产钳和旋转式产钳。产钳的使用条件也需满足表9.3中列出的纳入/排除标准,但早产是使用产钳的相对指征,尤其是妊娠34周以下者,胎头吸引器是绝对禁止使用的。

虽然在全球范围内产钳的使用普遍减少,对于有

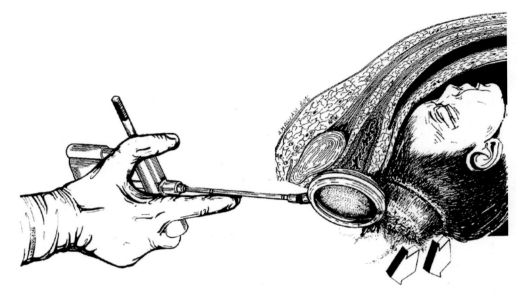

图9.4　在枕后位应用软吸引杯失败。

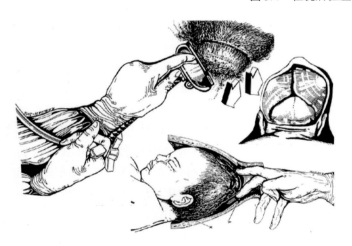

图9.5　硬吸引杯应用的禁忌证:先锋头。

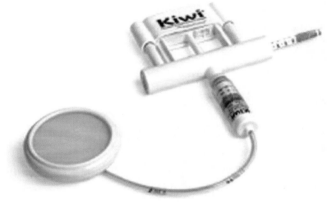

图9.6　Kiwi吸引器,一种塑料硬吸引杯。

经验的操作者来说,它们仍然是第二产程中安全加速分娩的最有效方法[27]。

9.7.7　直接式产钳

直接式产钳是针对无须旋转即可分娩胎儿而设计的产钳,因此适用于胎儿直接处于枕前位(OA)或OP位置的分娩(图9.8)。

它们也可用于手动旋转至OA或OP位置。对于经验丰富的操作者,它们也可用于协助娩出面先露胎儿。

直接式产钳有很多种类,但最常见的是用于低骨盆平面(如Rhodes产钳)和出口平面(如Wrigley产钳)。所有非旋转式产钳均具有骨盆曲线(旋转式产钳不具备),可以使产钳沿骨盆的J形曲线准确施加牵引力。

9.7.7.1　优点与获益

如前所述,直接式产钳与胎头吸引分娩相比失败率更低(RR 0.65),从而减少了阴道分娩失败所致的并发症[14]。使用产钳阴道分娩成功率较高也意味着后续工具的使用需求更少,以及母亲和新生儿风险更低。最后,使用产钳所致的头颅血肿发生率也比胎头吸引更低[14]。

9.7.7.2　缺点与风险

但是,与胎头吸引分娩相比,产钳助产明显增加了三度或四度撕裂的风险(RR 1.89),并且行外阴切开术也没能降低这种风险[28]。这不仅在于损伤本身很重要,而且肛门括约肌损伤后,其对未来肛门功能也有实际影响；损伤女性比无损伤者在6周（OR 2.8）和6个月（OR 1.9）时更容易出现大便失禁[29]。除了肛门括约肌损伤的风险外，产钳分娩似乎也会使肛提肌撕脱的风险增加2~3倍，这也可能（尽管证据处于非常初步的阶段）独立地增加以后生活中盆底症状的发生率[30]。应用产钳也更容易导致婴儿面部损伤（RR 5.1）[14]。

9.7.8　旋转式产钳（Kielland 产钳）

旋转式产钳（Kielland 产钳）在设计上与直接式产钳的不同点在于其不具备滑锁和骨盆曲线（图9.9），从而使产科医生可以纠正胎儿位置和头盆不称（图9.10）。

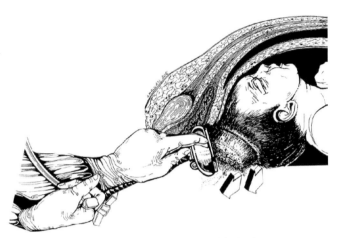

图9.7　在枕后位应用硬吸引杯失败。

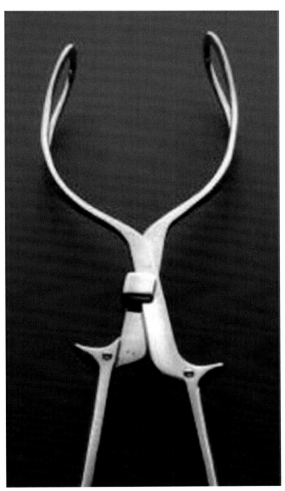

图9.9　Kielland 产钳。

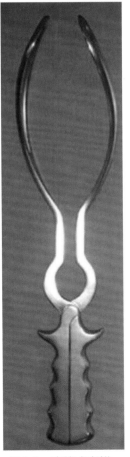

图9.8　直接式产钳。

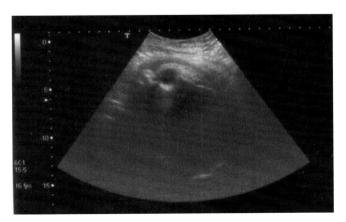

图9.10　胎儿的超声检查，胎儿位于左枕后位，后部头盆不称。

它们的使用比其他OVB方法更为复杂,尽管旋转式产钳助产的使用率多年来一直在下降,但对于经验丰富的操作者,它们仍然是所有OVB方法中失败率最低的[31]。

除了可以用于旋转式助产,骨盆曲线的缺乏也意味着它们可以用于臀位分娩中胎头的分娩。

9.7.8.1 优点与获益

旋转式产钳的主要优点是失败率低,从而降低了后续第二产程剖宫产的风险。对旋转式产钳与旋转式胎头吸引进行比较的综合荟萃分析显示,其失败率分别为4.4%和16.3%($P<0.009$)[31]。

相同的荟萃分析表明,旋转式产钳与旋转式胎头吸引相比,复杂的阴道裂伤、宫颈裂伤和产生出血的发生率相似[31]。

同样,尽管以前认为旋转式产钳会增加肛门括约肌的损伤率,但即使进行了会阴切开术(6.6%),旋转式产钳的肛门括约肌损伤率(4.15%)[31]也比其他所有产钳低(32%)[32]。而且,尽管旋转式产钳的损伤率在数值上高于旋转式胎头吸引报道的肛门括约肌损伤率(2.2%),但在调整混杂因素后,这并不显著($P=0.18$)[31]。

因此,不应认为旋转式产钳比其他OVB方式更容易造成肛门括约肌损伤,并且鉴于其较高的成功率,应将其视为受过适当培训操作者的可选方案。

9.7.8.2 缺点与风险

尽管个别研究发现某些并发症的发病率较高,但最新的荟萃分析并未显示使用旋转式产钳与旋转式胎头吸引相比,母亲或新生儿的结局在统计学上更差[31]。

9.7.9 会阴切开术

会阴切开术在常规OVB中的作用在当前的产科实践中尚存在争议。迄今为止,尚无前瞻性研究探讨会阴切开术在肛门括约肌损伤或母亲结局(尿失禁、脱垂和性交困难)中的作用,已证明其对这些存在一定影响。然而,小型试验表明,会阴切开术对预防肛门括约肌损伤的保护作用很小,无显著意义[33]。但是,从总体上看,这些措施并没有显示出整体的保护性获益,以及可能的后续并发症(图9.11)[34]。

在英国和荷兰进行的大规模回顾性观察性研究均收集了全国范围内的数据,结果表明,在OVB时行会阴切开术可降低肛门括约肌损伤的发生率。例如,在英国,一项针对英国2000—2012年间所有初产女性(1 035 253名女性)的研究中,使用产钳助产同时行会阴切开术者肛门括约肌的损伤率为6.1%,而使用产钳助产未行会阴切开术的损伤率为22.7%。对于胎头吸引分娩者,进行会阴切开术的损伤率为2.3%,未进行外阴切开术的损伤率为6.4%。这与研究期间肛门括约肌损伤的发生率有关,为1.8%~5.6%[32]。在荷兰进行的研究[35]显示了相似的结果。

鉴于上述结论的差异,RCOG当前的实用立场支持限制性使用会阴切开术[24]。

9.8 阴道手术助产新器械

9.8.1 Odon设备

Odon设备是用于OVB的新器械。Odon设备包括一个充气的环状气室,该气室连接到一个薄的环状聚乙烯套管上。使用半刚性塑料敷料器,将气室和套管插入产道并滑过胎头最大径线。为气室充气,在胎头周围形成密封,然后取下敷料器。在产妇子宫收缩期间,助产士将牵引力施加到聚乙烯套管上,以帮助胎儿分娩。人们希望它的失败率比胎头吸引器更低或相当,并且并发症发病率更低。尤其是,缺少负压形成杯意味着它不应发生与负压形成相关的不良后果(例如帽状腱膜下出血或视网膜出血)。

尽管其前景很好,但Odon设备需要在可靠的临床试验中进行全面评估(目前正在进行中,应在2017年底之前进行报道[36],然后才能将其视为OVB的可行手段之一)。

所有产科医生都应熟悉直接分娩和OVB的所有方法,但应使用他们最擅长的器械。若操作良好,OVB比任何其他处理方法都更安全。良好的OVB技术和后续操作教学与模拟培训将对所有初级产科医生的未来发挥重要作用。

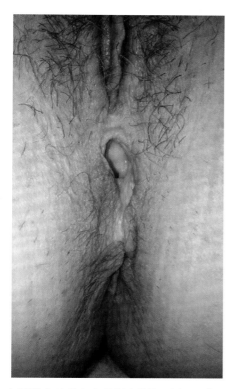

图9.11 应用胎头吸引和中外侧会阴切开术后,位于外阴和肛门之间的肛周瘘患者。

参考文献

1. Hibbard B (2000) The Obstetrician's armamentarium, vol 1, 1 edn. Norman Publishing, San Anselmo
2. National Center for Health Statistics (2015) National vital statistics reports, vol. 64, no. 1, 15 Jan 2015, pp 1–68
3. H. S. C. I. Centre (2015) Hospital episode statistics, Department of Health, London, UK
4. Australian Institute of Health and Welfare (2015) Australia's mothers and babies, Sydney, Australia, 2013: in brief, pp 1–74
5. Australian Institute of Health and Welfare (1994) Australia's Mothers and Babies 1991, Sydney, Australia
6. RCOG (2015) Birth after previous caesarean birth
7. Gyhagen M, Bullarbo M, Nielsen TF, Milsom I (2012) The prevalence of urinary incontinence 20 years after childbirth: a national cohort study in singleton primiparae after vaginal or caesarean delivery. BJOG 120(2):144–151
8. Boyle A, Reddy UM, Landy HJ, Huang C-C, Driggers RW, Laughon SK (2013) Primary cesarean delivery in the United States. Obstet Gynecol 122(1):33–40
9. Thomas J, Paranjothy S, RCOG (2001) The National Sentinel Caesarean Section Audit Report, pp 1–141
10. de Almeida S, Bettiol H, Barbieri MA, Silva AAMD, Ribeiro VS (2008) Significant differences in cesarean section rates between a private and a public hospital in Brazil. Cadernos de Saúde Pública 24(12):2909–2918
11. Alexander JM, Leveno KJ, Hauth JC, Landon MB, Gilbert S, Spong CY, Varner MW, Caritis SN, Meis P, Wapner RJ, Sorokin Y, Miodovnik M, O'Sullivan MJ, Sibai BM, Langer O, Gabbe SG (2009) Failed operative vaginal delivery. Obstet Gynecol 114(5):1017–1022
12. Murphy DJ, Macleod M, Bahl R, Strachan B (2011) A cohort study of maternal and neonatal morbidity in relation to use of sequential instruments at operative vaginal delivery. EJOG 156(1):41–45
13. Ali U, Norwitz E (2009) Vacuum-assisted vaginal delivery. Rev Obstet Gynecol 2(1):5–17
14. O'Mahony F, Hofmeyer GJ, Menon V (2010) Choice of instruments for assisted vaginal delivery. Cochrane Database Syst Rev (11):CD005455
15. Gale A, Siassakos D, Attilakos G, Winter C, Draycott T (2014) Operative vaginal birth: better training for better outcomes. BJOG 121(5):642–643
16. Andrews SE, Alston MJ, Allshouse AA, Moore GS, Metz TD (2015) Does the number of forceps deliveries performed in residency predict use in practice? Am J Obstet Gynecol 213(1):93.e1–93.e4
17. McKee M, Black N (1991) Hours of work of Junior Hospital Doctors: is there a solution? J Manage Med 5(3):40–54
18. RCOG (2014) Reconfiguration of women's services in the London, UK, pp 1–12
19. Aiken AR, Aiken CE, Alberry MS, Brockelsby JC, Scott JG (2015) Management of fetal malposition in the second stage of labor: a propensity score analysis. Am J Obstet Gynecol 212(3):355.e1–355.e7
20. Dupuis O, Decullier E, Clerc J, Moreau R, Pham M-T, Bin-Dorel S, Brun X, Berland M, Redarce T (2011) Does forceps training on a birth simulator allow obstetricians to improve forceps blade placement? EJOG 159(2):305–309
21. Solt I, Jackson S, Moore T, Rotmensch S, Kim MJ (2011) Teaching forceps: the impact of proactive faculty. Am J Obstet Gynecol 204(5):448.e1–448.e4
22. Crofts JF, Lenguerrand E, Bentham GL, Tawfik S, Claireaux HA, Odd D, Fox R, Draycott TJ (2015) Prevention of brachial plexus injury-12 years of shoulder dystocia training: an interrupted time-series study. BJOG 123(1):111–118
23. Smith A, Siassakos D, Crofts J, Draycott T (2013) Simulation: improving patient outcomes. Semin Perinatol 37(3):151–156
24. RCOG (2011) Operative vaginal delivery, London, UK, pp 1–19
25. Attilakos G, Sibanda T, Winter C, Johnson N, Draycott T (2005) A randomised controlled trial of a new handheld vacuum extraction device. BJOG 112(11):1510–1515
26. Hofmeyer GJ, Gobetz L, Sonnendecker EWW, Turner MJ (1990) New design rigid and soft vacuum extractor cups: a preliminary comparison of traction forces. BJOG 97(8):681–685
27. Murphy DJ, Liebling RE, Verity L, Swingler R, Patel R (2001) Early maternal and neonatal morbidity associated with operative delivery in second stage of labour: a cohort study. Lancet 358(9289):1203–1207
28. Macleod M, Strachan B, Bahl R, Howarth L, Goyder K, Van de Venne M, Murphy DJ (2008) A prospective cohort study of maternal and neonatal morbidity in relation to use of episiotomy at operative vaginal delivery. BJOG 115(13):1688–1694
29. Wheeler TL, Richter HE (2007) Delivery method, anal sphincter tears and fecal incontinence: new information on a persistent problem. Curr Opin Obstet Gynecol 19(5):474–479
30. Memon HU, Blomquist JL, Dietz HP, Pierce CB, Weinstein MM, Handa VL (2015) Comparison of levator ani muscle avulsion injury after forceps-assisted and vacuum-assisted vaginal childbirth. Obstet Gynecol 125(5):1080–1087
31. Al Wattar BH, Wattar BA, Gallos I, Pirie AM (2015) Rotational vaginal delivery with Kielland's forceps. Curr Opin Obstet Gynecol 27(6):438–444
32. Gurol-Urganci I, Cromwell DA, Edozien LC, Mahmood TA, Adams EJ, Richmond DH, Templeton A, van der Meulen JH (2013) Third- and fourth-degree perineal tears among primiparous women in England between 2000 and 2012: time trends and risk factors. BJOG 120(12):1516–1525
33. Murphy DJ, Macleod M, Bahl R, Goyder K, Howarth L, Strachan B (2008) A randomised controlled trial of routine versus restrictive

use of episiotomy at operative vaginal delivery: a multicentre pilot study. BJOG 115(13):1695–702 – discussion 1702–3

34. Hartmann K, Viswanathan M, Palmieri R, Gartlehner G, Thorp J, Lohr KN (2005) Outcomes of routine episiotomy: a systematic review. JAMA 293(17):2141–2148

35. de Leeuw JW, de Wit C, Kuijken JPJA, Bruinse HW (2008) Mediolateral episiotomy reduces the risk for anal sphincter injury during operative vaginal delivery. BJOG 115(1):104–108

36. The World Health Organization Odon Device Research Group (2013) Feasibility and safety study of a new device (Odón device) for assisted vaginal deliveries: study protocol. Reprod Health 10(1):33

Hadar Rosen，Ryan Hodges，Antonio Malvasi，Andrea Tinelli，
Dan Farine，Enrico Marinelli

10.1 引言

使用工具干预以实现阴道分娩可以追溯到公元前1500年，史料上记载了一些有关原始产钳一类工具的文字和图片。第一例阴道助产是在由于分娩时间过长，导致死亡风险高的女性身上实施的。早期，为了挽救母亲的生命，大多数胎儿不能存活。如今，在阴道分娩中使用产钳或胎头吸引的目的是降低产妇和新生儿的发病率和死亡率。

公元1600年左右，Peter Chamberlin 发明了现代产钳的前身。几个世纪以来，法国人 Huguenot 发明了神秘的助产工具的故事，一直吸引着读者。这简直就是一出好戏，这门手艺秘密地流传了四代。为了避免更多人知道，应用产钳分娩时用毯子覆盖会阴，操作者独立使用[2]。多年来，这些产钳经过了改进和重新发明。纵观历史，曾经出现过700多种产钳[3]（图10.1），其中一些是由当时的产科先驱们发明的，包括 Simpson、Barnes 和 Kejlland。然而，令人震惊的是，现代产钳与1813年在 Chamberlin 家族位于英国埃塞克斯的住宅的阁楼地板下发现的原始秘密工具极其相似，这证明了这个家庭的独创性和进取心[4]（图10.2）。

1848年，James Young Simpson 首次描述了胎头吸引器。1954年，Malmstrom 在欧洲对其进行了推广普及[5]。这个助产工具多年来也经历了许多改进，最引人注目的是从金属杯转变为硅胶杯和橡胶杯，再到现代的负压吸引帽。20世纪70年代，在大多数北欧国家，负压吸引几乎完全取代了产钳用以辅助阴道分娩，甚至普及到许多讲英语的国家，包括美国和英国在内，

然而它的普及程度仍是有限的。在后来的几年里，美国吸引助产分娩的数量超过了产钳助产的数量，在2000年，吸引助产占阴道助产的66%[6]。对吸引器的最新修改是由已故澳大利亚产科医生 Aldo Vacca 完成的。这种便携式设备通过连接管将胎头吸引帽与主机相连，对于枕骨以上部位容易操作，可以使用在胎头部任何位置。在澳大利亚，这个工具应用新西兰岛一种鸟的名字命名为 Kiwi[7]（图10.3）。

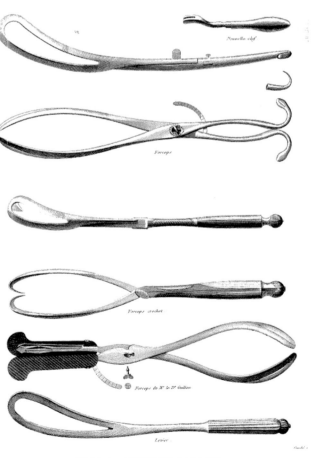

图10.1 不同类型产钳旧图。

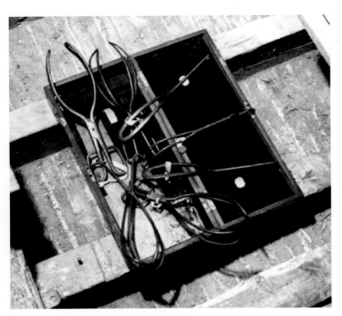

图 10.2 在英国埃塞克斯 Woodham Mortimer 发现的最初的 Chamberlen 产钳。(By Sheikh et al.[4])

10.2 发生率

在西方国家，5%~10% 的分娩是阴道助产分娩。在英国，阴道助产分娩率为 10%~13%[8]。一项对法国

37 家妇产医院的调查结果显示，2002 年，这一比率占所有活产婴儿的 11.2%[9]。在澳大利亚和新西兰，1999—2000 年，产钳和胎头吸引分娩占总分娩的 7.4%~16.4%[10]。最近来自美国的数据显示，美国阴道助产分娩率正在下降，从 1992 年的 9.01% 下降到 2013 年的 3.3%[11]。虽然在世界上的一些地区，产钳仍然是首选工具，但在美国，尽管有较好的证据证明它们的有效性和安全性[13]，产钳分娩仅占阴道分娩的 0.6%，而胎头吸引分娩占阴道分娩的 2.7%[12]。这反映了世界范围内阴道助产率下降的趋势，相应地，剖宫产率在上升。1996—2006 年，剖宫产率增加了 50%，而自然阴道分娩率和阴道助产分娩率均下降[14]。尽管剖宫产率在上升，但这种做法并没有降低脑损伤的发生率[13,15]。相反，对这一下降的解释包括缺乏对当地医生的适当培训，以及诉讼方面的担忧等原因。令人震惊的是，一项对美国即将毕业的妇产科医生的调查报告显示，一半的人对实施产钳助产没有信心[16]。

ACOG 最近的一份实践公告强调，阴道助产分娩，无论是产钳还是胎头吸引，仍然是现代产科治疗的重要组成部分，在适当情况下安全使用可降低剖宫产率[13]。

然而，美国食品药品监督管理局（FDA）确实在 1998 年发布了一份公共卫生建议，警告胎头吸引可能

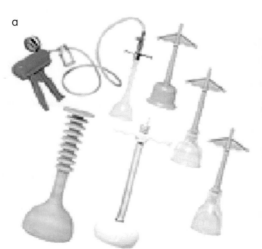
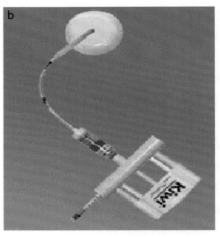

图 10.3 （a）不同类型的真空吸引器。（b）Kiwi 胎头吸引器（Kiwi Omni Cup）。

出现的并发症,并对其使用提出警告。这一警告在2015年仍出现在美国FDA的网站上。

10.3 适应证

阴道助产分娩是通过使用产钳或胎头吸引直接牵引胎头来完成的。无论选择哪一种助产工具,助产指征是相同的。只有存在适当临床助产指征时,才应进行阴道助产分娩。在助产之前要充分评估胎儿、妊娠女性及新生儿的风险和获益,以选择助产或剖宫产。这显然也依赖于操作人员的技能、培训和专业知识。

产钳和胎头吸引协助阴道分娩,因为它们可以增加排出力(缓慢增加牵引或可替代产妇的排出力),通过改变改变胎头周长来降低产道抗力(图10.4至图10.17),以及通过增加软骨盆的周长来纠正胎头错位、畸形和偏斜,从而减少产道抗力(应用产钳的情况下)[17,18]。

因此,如果产妇存在基础疾病,如充血性心力衰竭、脑血管畸形,要求必须严格控制产妇的排出力[18],以及因脊髓损伤或神经肌肉疾病导致产妇排出力不足的情况下[19],可以选择阴道助产分娩。

然而,更多情况下,当产程进展存在问题或怀疑胎儿窘迫时,需进行紧急剖宫产(表10.1)。

另一个常用的指征是产妇疲惫,但这显然是高度主观的,在将此作为单一指征之前,应仔细权衡风险和获益。其他不常见的器械干预适应证是,臀位分娩时助产,以及在剖宫产时协助"浮动"的胎头娩出。

10.4 禁忌证

在某些情况下,阴道助产分娩可能会对产妇或胎儿造成伤害,请谨慎使用。在进行阴道助产分娩前,操作人员应充分评估产妇或胎儿有无禁忌证。

与产程相关的禁忌证包括:胎头高直位、胎位不清、胎膜未破、头盆不称或胎儿胎位不正(如臀位、面先露)。

已知或高度怀疑胎儿存在骨脱矿症(如成骨不全症)或出血性疾病(例如,同种免疫性血小板减少症、血友病或血管性血友病)时,无法行阴道助产[13,19]。

对疑似巨大儿的胎儿进行阴道助产分娩得到了ACOG的支持,但考虑到可能增加肩难产等风险,手术应谨慎进行。由于存在颅内出血的风险,估计体重低于2500g(相当于妊娠34周)的胎儿不推荐使用胎头吸引[19]。

10.5 减少阴道助产分娩必要性的保守干预措施

有几种保守干预措施已被证明可以减少阴道助产分娩的发生:

1.一对一助产士的参与,他们在分娩期间提供有经验的持续的身体和情感支持护理[20]。

2.用产程图监测产程进展,在进展不充分的情况下使用缩宫素[21,22]。

3.灵活管理第二产程,包括直立体位、充分镇痛,以及如果产妇不想用力的时候,可延迟产妇用力[23,24]。

4.灵活掌握第二产程时限。在进入第二产程前,如母亲和胎儿条件允许,应允许下列情况:经产妇产程限制在2小时,初产妇产程限制在3小时,产程延长应个体化对待(例如使用硬膜外镇痛或存在胎位不正)。只要产程有进展,胎监满意即可[25,26]。

10.6 阴道助产分娩的前提条件

在实施阴道助产分娩前,操作者应确认所有标准均符合。胎头已衔接,宫颈完全扩张,胎膜已破,膀胱空虚。必须了解胎位、先露位置、胎头位置和胎头前不均倾位的程度(图10.18至图10.20)。

应通过临床骨盆测量充分评估母体骨盆,会阴部进行充分麻醉。加拿大产科医生的一项最新研究显示,第二产程详细的操作清单对阴道助产分娩来说非常有必要(表10.2)。

10.7 阴道助产分娩的分类

阴道助产分娩应根据胎儿头部位置和分娩所需的旋转度进行分类(表10.3)。胎儿头部在母体骨盆中的位置越低,所需的旋转度就越小,对母亲和胎儿的相关风险也越小。如果胎头高浮或无法确定双顶径位置,则禁止实施阴道助产分娩。

10.8 知情同意

阴道助产分娩不存在绝对指征,应根据具体情况告知患者其他分娩选择,如可选择剖宫产或者加强缩宫素的应用继续期待治疗。如上所述,阴道助产分娩对产妇和胎儿并不是没有风险。因此,作为阴道助产分娩准备的一部分,应关于阴道助产分娩的潜在风险、获益和替代方案获得患者的知情同意。当发生急性胎儿窘迫需要采取紧急干预措施时,这些考虑可能不全面,但仍能很快解决问题,并且产妇的依从性对于安全有效地实施手术阴道分娩至关重要。在非紧急情况下,患者的知情同意非常重要。2011 年的 ROGC 指南也提出了知情同意的问题。指南中指出,作为常规产前教育的一部分,妊娠女性应该提前了解阴道助产分娩的情况。

如上所述,这一信息应包括可以有效减少阴道助产分娩的方法。应当遵循产程中取得的有效同意原则。在可能的情况下,应在子宫收缩间歇期向临产的女性提供信息。产科医生必须详细记录患者决定、进行阴道助产分娩的原因和患者的同意,以及必须准确记录阴道助产手术的过程[27]。

10.9 产钳

产钳有许多不同的设计,其都由两个独立钳叶,以及 4 个基础部分组成,包括刀片、柄、锁和把手。超过 700 种不同类型的产钳已被描述(见图 10.1)。

经典产钳:具有胎头弯曲和母体骨盆弯曲。通常用于不需要旋转胎头者。常见的类型包括 Simpson 产钳、Tucker-McLane 产钳和 Elliot 产钳。有些人进一步将其细分为更适合初产妇(如 Simpson 产钳)和经产妇(Tucker-McLane 产钳)的产钳。

旋转产钳:有胎头弯曲,但缺乏母体骨盆弯曲。其还有一个滑动锁,可使产钳滑动以纠正胎头前不均倾位,当旋转产钳旋转胎头完成后,可继续使用经典产钳

助胎儿头部娩出,但这具有个体化倾向。这种类型包括 Kielland 产钳、Luikart 产钳、Barton 产钳(用于深部枕横位)和 Salinas 产钳。

臀位产钳:在臀位分娩时用来帮助后出胎头娩出。这种产钳没有母体骨盆弯曲,刀片位于柄的下方,包括 Piper 产钳和 Laufe 产钳。

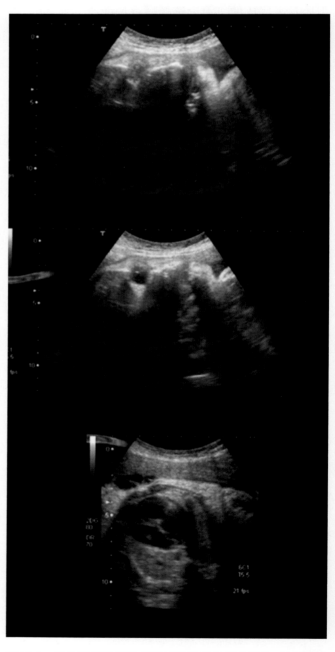

图 10.4 胎头前不均倾位和持续性枕后位超声征象:①上图显示胎儿轮廓不对称(矢状切面);②中图显示斜位征象(横切面);③下图显示四个腔室(横向胸部);④脊柱后部(胎儿胸部横切面)。

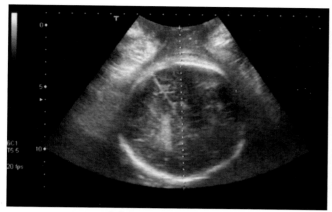

图10.5 胎儿头部错位的经会阴横向超声检查,因内部旋转失败导致。事实上,在此图像中,胎儿中线与耻骨联合-骶骨线(或骨盆前后线)的夹角>45°。在这种情况下,胎头处于枕后位。

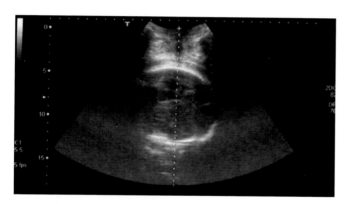

图10.6 经会阴2D超声切面显示第二产程的难产。胎头在骨盆中的旋转不良和错位,中线角度为90°(胎儿中线以90°交叉,前后直径垂直)。

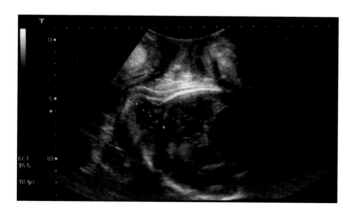

图10.7 经会阴2D超声检查显示,胎头持续性枕后位和胎头前不均倾位(中线位于前部,斜径标志未检出)。胎头为先锋头,直径为35.7mm,这降低了手指触诊诊断缝合线和囟门位置的有效性。然而,先锋头的尺寸与分娩方式并没有临床相关性。

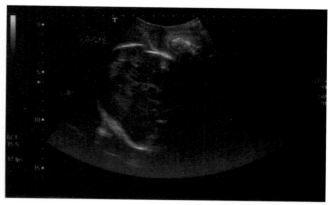

图10.8 第二产程中经会阴矢状位超声检查显示,胎头为枕后位,方向向上。该图显示了生理胎头变形和先锋头。在阴道助产分娩中,胎头吸引失败多半与先锋头有关。

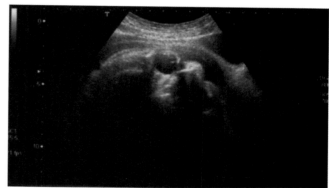

图10.9 第二产程难产分娩的胎儿头部经腹横向2D超声图像显示,胎儿头部在右侧枕后位以前不均倾位进入骨盆。

10.10 产钳应用

10.10.1 虚拟应用

操作者手持产钳置于会阴前方,以预期应用的相同角度和位置进行虚拟应用。

10.10.2 应用

使用并检查产钳的两叶。后囟门应位于叶片两侧之间的正中,人字缝与叶片的距离相等,且距离手柄平面一指宽。矢状缝必须垂直于整个手柄平面;两叶之间的缝隙应几乎没有,并且每侧的缝隙宽度应相同,如果叶片放置不够深,可触及的缝隙将超过一个指尖,操作者应警惕面神经损伤。

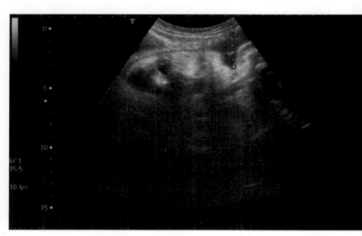

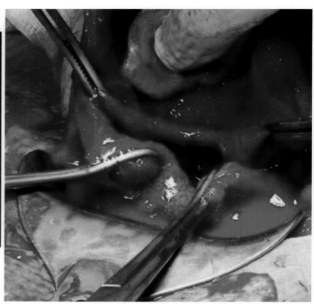

图10.10 第二产程难产的胎儿头部经腹部纵向超声图像显示,胎儿头部持续性枕后位,并出现旋转不良和错位,以及外侧胎头前不均倾位。左图中显示了标记超声检查下的缩复环;右图中,剖宫产时显示缩复环。

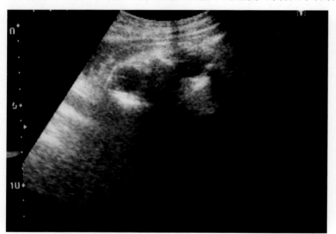

图10.11 第二产程难产中经腹横向超声图像显示,胎儿头部持续性枕后位。这种错位通常会导致胎头吸引失败,尤其是在软吸引杯应用的情况下。为避免胎头吸引失败,文献建议通过产前超声检查对胎儿头部的位置和旋转进行初步诊断。

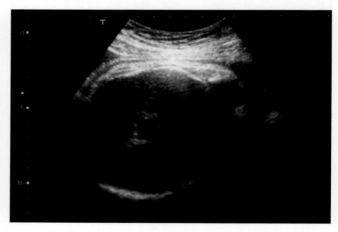

图10.13 横位(右枕后位)和前不均倾位的胎儿头部经腹横向超声图像。横向中线标志、横向丘脑和横轴代表超声检查标志。

10.10.3 牵引

在子宫收缩和产妇用力的同时,沿阴道方向轻轻牵引。两次子宫收缩间期,握力放松,以减少婴儿头部的压迫。如下所述情况时,应考虑行会阴切开术。

如果三次子宫收缩或牵拉后胎头下降不明显,或已超过15分钟,应选择放弃,转而行剖宫产。针对产钳和旋转式产钳的专家共识如表10.4和表10.5所示。

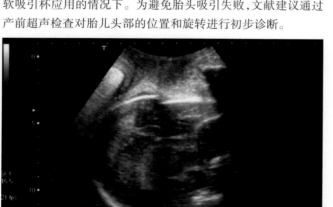

图10.12 由于第二产程中胎头处于枕后位和胎头前不均倾位,胎儿头部经会阴纵向2D超声图像显示胎头变形。

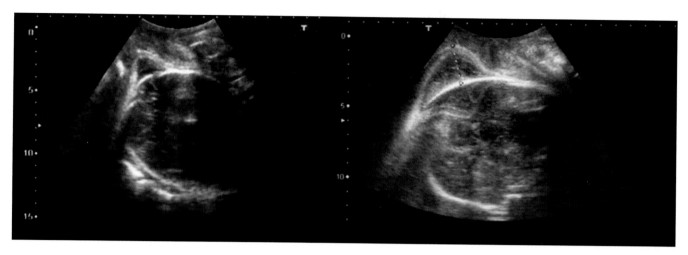

图10.14 经会阴矢状位超声图像:由于第二产程难产,产道中的胎头出现先锋头。在这种情况下,胎头位于左枕后,并出现后不均倾位。头盆不均倾位和产程停滞需阴道助产分娩,并且有可能胎头负压吸引失败,需行紧急剖宫产。

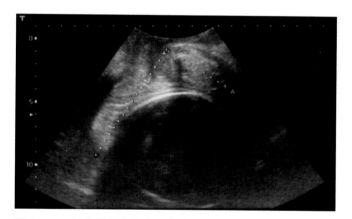

图10.15 经会阴纵向超声图像:第二产程难产,测量的角度显示向下的方向。在这种情况下,应用胎头负压吸引会导致胎儿娩出失败(阴道助产分娩失败)。

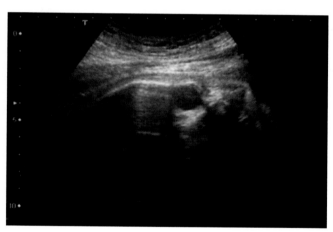

图10.16 经腹横向超声图像:第二产程难产,胎头位于右枕后位,并有后不均倾位(右斜后征)。

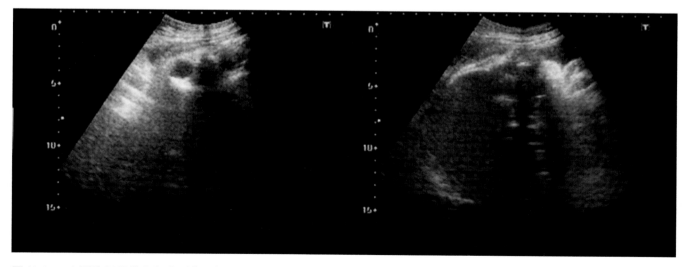

图10.17 左图为经腹横向超声图像:胎头位于枕后位(前眼眶晶状体和鼻梁)。右图为经腹矢状位超声图像:胎儿轮廓不对称。这些征象表明外侧不均倾位。

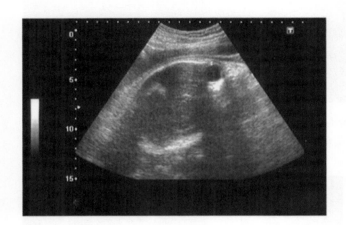

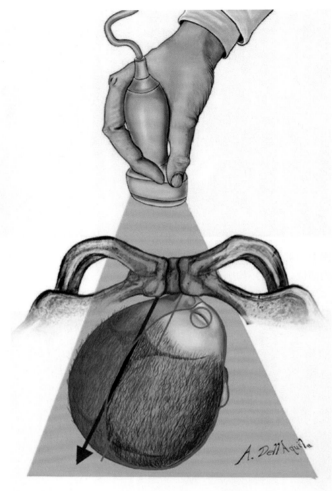

图10.18 高度不均倾位。

表10.1 阴道助产分娩指征

适应证	ACOG	RCOG	SOGC	RANZCOG
胎儿	怀疑有危急或潜在的胎儿损害	可疑胎儿损害	无法保证的胎儿状况	可疑或预计胎儿损害
产妇/基础疾病	缩短第二产程对产妇有益	避免瓦尔萨尔瓦动作的情况: 心脏功能Ⅲ级或Ⅳ级 高血压危象 脑血管疾病 重症肌无力 脊髓损伤	避免瓦尔萨尔瓦动作的情况:脑血管疾病 心脏状况	禁止产妇用力的情况: 动脉瘤 主动脉夹层 增生性视网膜病变 严重高血压或心力衰竭
产程	第二产程延长 初产妇:有麻醉下产程无进展3小时或无麻醉下产程无进展2小时 经产妇:有麻醉下产程无进展2小时或无麻醉下产程无进展1小时	产程进展不佳 初产妇:有麻醉下产程无进展3小时(包括所有活跃或不活跃的第二产程)或无麻醉下产程无进展2小时 经产妇:有麻醉下产程无进展2小时(包括所有活跃或不活跃的第二产程)或无麻醉下产程无进展1小时,产妇疲劳/疲惫	产程进展不佳 充分的子宫活动记录没有证据表明头盆不称 缺乏有效的产妇用力	延迟第二产程 对于产程无进展,何时开始使用器械助娩,没有明确的时间界定 而对于临床医生和患者而言,明确使用器械助娩的特定情境非常重要

ACOG,美国妇产科医师学会;RANZCOG,皇家澳大利亚和新西兰妇产科医师学会;RCOG,英国皇家妇产科医师学院;SOGC,加拿大妇产科医师协会。

By Gei and Belfort.[17]

Data from Refs.[15,21,26,452]

10.11　胎头吸引助产分娩

10.11.1　负压吸引杯的选择

最初的负压吸引杯是刚性的,由金属制成。目前主要有两种类型的负压吸引杯,硬吸引杯和软吸引杯。硬吸引杯由金属或塑料制成,而软吸引杯由塑料、聚乙烯或硅胶制成。软吸引杯正在逐渐取代硬吸引杯,因为它们对胎儿头皮损伤的风险较低(13%对24%)。但相对而言,软吸引杯在实现阴道分娩中失败率更高(16%对9%)[6,28,29]。产妇损伤、1分钟或5分钟时阿普加评分低、脐动脉pH值<7.20、头颅血肿、高胆红素血症/光疗、视网膜/颅内出血和围生期死亡率,两种类型吸引杯之间没有差别[28]。因此,对于枕前位分娩应考虑使用软吸引杯,而硬吸引杯可保留用于更具挑战性的干预,如较大婴儿、明显头皮水肿、枕后位或胎头前不均倾位。Kiwi杯已在许多中心普遍使用。它的优点是其为一种小型的手持设备,既可以用于常规分娩,也可以用于旋转分娩[29,30]。金属杯已经成为历史,目前的选择主要为Kiwi杯和硅胶杯(Kobayashi杯);应在更好地应用产钳和施加适当牵引力之间进行权衡。

10.11.2　吸引杯放置

吸引杯应该对称地放置在矢状缝的枢轴点(或屈曲点)上,位置在后囟门前2cm或前囟门后6cm,并且无论胎儿位置如何,都应位于正中线[6](图10.21)。

正确放置吸引杯在施加牵引力时将促进胎头俯屈、下降和旋转,并将对胎儿和产道软组织的伤害降至最低[19]。

例如,Kiwi杯对细管进行了测量,因此可以确保吸引杯放置在根据其详细的阴道检查所确定的轴心点上。一旦吸引杯放到正确的位置,在杯内产生负压之前,操作员就会用手指在吸引杯周围滑动,以确保避免将母体组织夹在杯内,从而避免组织损伤。

负压吸引从低吸力开始,如果连接到壁吸,则负压增加到0.7~0.8kg/cm²(500~600mmHg)。一项比较分步加压和快速加压应用的研究表明,快速加压技术能够显著减少平均6分钟的负压吸引时间,而不会对胎儿

和母体结局产生不利影响[31]。Kiwi杯通过反复挤压手柄和观察绿色和红色区域的颜色框来产生吸力,以确保正确的负压值。惯用手顺着阴道方向施加稳定的牵引力,并保持阴道与吸引杯成90°,不做摇摆运动,而非惯用手通过直接对吸引杯施加适度的反压力来监控下降过程并防止吸引杯脱落。

完成胎头吸引最安全的时长范围和可接受的脱离次数尚未明确定义。在一项对393例单胎足月妊娠女性的观察性研究中,牵拉尝试次数为1~3次中有82%成功分娩,牵拉尝试次数超过3次的与45%的新生儿创伤风险相关[32]。通常建议胎头负压吸引辅助分娩中牵拉尝试次数不超过3次,以及吸引杯脱落最多为2~3次[19]。

10.11.3　器械的选择

使用产钳和胎头吸引器的术后并发症风险很低,都可以用于阴道助产分娩[11,33]。这两种器械在分娩胎儿和缩短分娩时间方面都是有效的。两种方式的选择取决于特定的临床情况、手术者的喜好和使用时的舒适度。产妇应根据个人情况进行选择,并进行相应的咨询。另外,选择时也应考虑两种方式不同的风险。

10.12　胎头吸引器与产钳

10.12.1　胎头吸引器的优点

人们认为胎头吸引更容易学习。一般来说,当没有或不充分镇痛时,胎头吸引的耐受性会更好,并且产后疼痛较少[33]。

10.12.2　产钳的优点

与吸引器相比,产钳更容易实现阴道分娩[33-35],并且从胎头脱落的可能性较小。大多数权威人士认为,产钳是在妊娠<34周时实施阴道助产分娩的首选工具,以防止胎儿颅内出血。对于面先露和臀先露分娩中后娩出的胎头,应使用产钳,而不能使用吸引器。一篇有关阴道助产分娩器械选择的综述中指出,使用产钳发生头颅血肿的病例越来越少[36]。

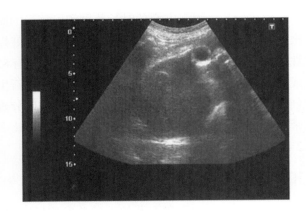

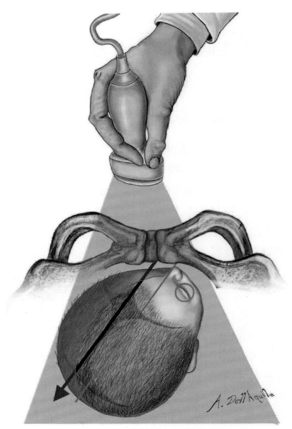

图 10.19 中度不均倾位。

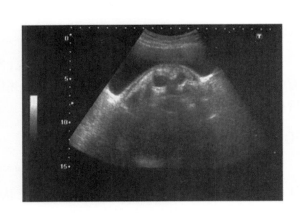

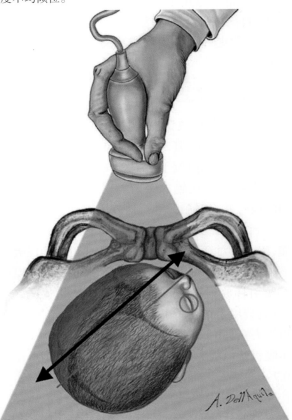

图 10.20 低度不均倾位。

10.12.3　阴道助产分娩的并发症

10.12.3.1　产妇并发症

阴道助产分娩可能会增加产妇的近期和远期发病率,包括分娩时的会阴痛、产后立即疼痛、会阴撕裂伤、血肿、失血和贫血、尿潴留以及远期的大小便失禁等问题[19]。然而,必须将这些风险与预期管理和宫颈完全扩张时剖宫产的风险进行比较。

10.12.3.2　短期并发症:产科相关肛门括约肌损伤

不同研究指出,产钳造成三度和四度撕裂伤的发生率高达7%[37]。与胎头吸引相比,产钳助产分娩似乎有更高的肛门括约肌损伤风险。在一项关于产钳分娩与胎头吸引分娩的13项随机试验(包括3338例产妇)的回顾性分析中,使用产钳与较高的三度和四度撕裂伤发生相关[36]。另一项对10项临床试验的荟萃分析

得出结论,与产钳助产分娩相比,胎头吸引助产分娩对产妇的创伤明显较少,如严重会阴损伤的发生率较低(OR 0.41;95% CI:0.33~0.50[331])。

另一项回顾性研究分析了508例阴道助产分娩发现,与胎头吸引助产分娩组相比,产钳助产分娩组行会阴切开术的风险增加(90.5%对81.8%;$P=0.001$),且合并三、四度会阴撕裂伤发生率较高(44.4%对27.9%;$P<0.001$)。两组之间三度会阴撕裂伤的人数无明显差异。胎头吸引助产分娩组的尿道周围撕裂伤的人数增加(4.2%对0.5%;$P=0.026$)[38]。

迈阿密大学对50 000多例阴道分娩的回顾报告中提到,与自然阴道分娩(2%)相比,胎头吸引助产分娩(10%)和产钳分娩(20%)的产后肛门括约肌损伤率更高[39]。

产妇会阴创伤发生率最高与胎儿枕后位、旋转大于45°的分娩以及中位产钳操作相关[40-42]。

阴道助产分娩也可能导致长期并发症。

上述Cochrane综述得出结论,与胎头吸引分娩相

表10.2　行阴道助产分娩前必须对第二产程进行详尽评估

阴道助产分娩前第二产程评估内容专家共识

1. 主要病史

人口统计学、病史、过去的产科及相关妇科病史、产前病史、用药史、过敏史、分娩史、缩宫素的使用、镇痛需要、胎儿健康(EFM、头皮样本、羊水颜色)

2. 生命体征(母亲和胎儿心率监测/胎儿头皮样本)

3. 腹部检查(先进行)

胎儿大小

胎位

胎儿臀部和妊娠女性肋骨之间的空间

在腹部可触及的头部(与产妇呼吸协调):骨盆边缘上方宽达0/5指宽,较可靠,达1/5可考虑进行试验性阴道助产分娩,超过1/5禁止行阴道助产分娩

4. 阴道检查

完全宫颈扩张时"扫查"

检查胎位的策略:计数缝合技术、3指技术、平安征、10点方向至2点方向、胎耳(耳屏和耳郭),很少需要超声检查

确认进程:坐骨棘的一致定义;注意胎头;母体骨棘不对称;与腹部的手配合上推胎头,可触及耳朵通常意味着位置够低可以行阴道助产分娩;胎儿头部和颈部的关系(例如弯曲);深度横向抓拿可能会导致不均倾位,真正位置的后方空间比前方空间多

先锋头和胎头变形:相对(或绝对)头盆比例失调的程度

骨盆是否足够大:不需要格式化测量;一般感觉即可;如果胎儿头部接触到骨盆的三个点(坐骨棘、耻骨前支、骶骨),可能没有足够的空间使胎儿经阴道分娩

5. 产妇用力时评估胎头下降程度:胎儿是否充满了骨盆?

6. 与产妇及其支持人员就婴儿尚未出生的原因、实现分娩的策略以及获得知情同意进行详细沟通

7. 签署同意书

By Hodges et al.[79]

表10.3　阴道助产分娩

不同类型的产钳助产分娩操作标准
出口钳←
阴唇没有分离,阴道口可见胎儿头皮
胎头已到达骨盆底
胎头达会阴处
矢状缝位于前后的正中线或左枕前/后位或右枕前/后位
旋转不超过45°
低位产钳
胎儿头骨的最低点位置在+2 cm或更多,而不在骨盆底
不旋转:旋转角度不超过45°（左枕前/后位或右枕前/后位）
有旋转:旋转大于45°
中位产钳
位置在+2 cm以上,但头部已衔接

By Practice Bulletin No.154. American College of Obstetricians and Gynecologist.[11]

表10.4　关于产钳的专家共识

1.详细的母婴评估;确保足够的镇痛作用;排空膀胱
2.评估团队:触诊子宫收缩情况;检查设备
3.虚拟应用产钳的操作
4.应用:润滑、子宫收缩之间应用、"铅笔握力"、检查应用情况
5.半圆形牵引力:过早向上倾斜可能会导致深部裂伤;倾斜太晚会导致会阴体损伤;考虑行会阴切开术
6.做好肩难产和产后出血处理准备
7.在分娩时和产后第2天(理想情况下)与婴儿父母汇报;详尽记录

By Simpson et al.[80]

比,产钳分娩后尿失禁或控便能力改变更常见[36]。

如果阴道助产分娩时没有发生肛门括约肌撕裂,分娩后5~10年的肛门失禁发生率与自然阴道分娩的女性相似[43]。

危险信号:产钳的手柄消失在阴道内(胎头太高);产钳不能轻松应用;或有子宫收缩时操作胎头没有下降(调整角度,如果牵拉2次后仍然没有下降,则放弃)。

10.12.4　胎儿/新生儿损伤

使用产钳和胎头吸引助产分娩对新生儿损伤的绝对伤害率很低[11]。

10.12.4.1　近期并发症

当确实发生损伤时,其程度可能从轻度头皮损伤到不同程度的出血(图10.22),包括头颅血肿和睑下血肿,导致颅内出血、面神经麻痹、高胆红素血症和视网膜出血[19]。胎儿并发症的风险约为5%[44]。

通常,与胎头吸引相比,使用产钳发生头皮损伤和血肿的风险更低[45],而产钳分娩更容易发生新生儿面部损伤[36]。

胎头吸引比产钳头皮血肿发生率更高(14%~16%对2%)[33;46],但通常是自限性的,可以自发消退。

新生儿颌下及颅内出血可能是危及生命的并发症。胎头吸引助产分娩后的发病率为每千次分娩中发生26~45次[11]。它们主要是由疏松的腱膜下组织中的导静脉破裂引起的,在分娩后1~24小时内出现。血肿在大的空间内扩散,从眼眶延伸至颈项部,引起大量血液聚集,可导致低血容量性休克。血肿在胎头吸引中比产钳助产分娩中更常见。最可怕的并发症是颅内出血。对超过580 000例足月单胎分娩的大量回顾性分析指出,胎头吸引助娩中胎儿颅内出血的发病率为1/860,

而自然分娩的女性为 1/1900。在联合使用产钳和胎头吸引助产分娩的女性中,该病的发病率最高(280 例中就有 1 例发生)[15]。

一项评估新生儿视网膜出血发病率的横断面研究发现,胎头吸引助产分娩(75%)的视网膜出血发病率高于自然阴道分娩(33%)和剖宫产(7%)[47]。1998 年,美国 FDA 发布了有关使用胎头吸引器的公共卫生咨询。建议产科医生告知患者,与胎头吸引助产分娩有关的胎儿并发症包括颌下血肿和颅内出血[48,49]。

据报道,1994 年至 1998 年间使用胎头吸引器分娩的婴儿中有 12 例死亡和 9 例严重并发症,与前 11 年相比,这一比率增加了 5 倍。美国 FDA 建议安全使用胎头吸引器,特别是不要摇摆运动和应用旋转,而要在产道上产生稳定的牵引力。他们还强调了儿科医生参与分娩后密切监测的重要性。

10.12.4.2　长期并发症

尽管数据稀少,但通过阴道助产分娩出生的儿童似乎神经发育缺陷的风险较小。1991 年,一项队列研究评估了用产钳或胎头吸引器分娩的新生儿的长期结局。共有 52 282 例 17 岁的青年接受了智力测验和身体检查。在控制了混杂因素之后,该研究认为,通过自然分娩或通过胎头吸引器或产钳助产分娩的受试者,其认知能力无明显差别[50]。在 2007 年,一项前瞻性队列研究了第二产程中通过助产器械辅助分娩或剖宫产分娩的儿童在 5 岁时的神经发育结果,两组的结果相似,表明 5 岁时神经发育异常的风险非常低[51]。

10.12.5　阴道器械助产分娩失败

当阴道器械助产分娩失败时,操作者将面临困境,要么尝试其他器械继续阴道分娩,要么进行剖宫产。宫口开全,胎头位置低,增加了妊娠女性剖宫产术中发生并发症的风险。但是,多种助产器械的使用会增加新生儿发生产伤的风险。与单独使用胎头吸引或产钳助产分娩的新生儿相比,通过两次或更多次手术干预分娩的新生儿更容易发生严重产伤,尤其是发生新生儿硬膜下或脑内出血、蛛网膜下隙出血、面神经损伤和臂丛神经损伤[15,52,53]。

因此,最近的 ACOG 操作指南表明,已有的证据显示反对在阴道分娩中常规使用器械助产[11]。就此而言,如果担心阴道分娩困难时,建议在手术室中进行阴道助产分娩操作。这种方法与安全分娩相关,不会增

表10.5　产钳使用的专家共识

旋转式产钳使用的关键因素

1. 胎位不正的预防
   胎位的早期评估及记录
   缩宫素的使用时机
   是否手工扭转胎位
   是否符合产钳助产的适应证
2. 评估并确定适应证
   第二产程的准确评估
   充分镇痛
   排空膀胱
   危险信号:由于胎头受压变形而影响胎位判断
3. 沟通及知情同意
   产妇并发症:会阴/宫颈损伤(类似于其他手术分娩)
   胎儿并发症:颅内出血、颈椎损伤、脐带受压(类似于其他手术分娩)
   讨论继续试产的原因
   讨论手术时机
   建议行会阴切开术
4. 多学科团队的组建
   护士/助产士触诊是否有子宫收缩
   儿科医生/呼吸治疗师/麻醉医生
   手术室内分娩
   摆好患者体位,检查设备
5. 虚拟应用
   再次明确胎位
6. "虚拟技术"的应用
   子宫收缩期间使用
   子宫收缩期间纠正头盆不称
   危险信号:操作困难
7. 胎头旋转
   子宫收缩期间
   单手用力,另一只手置于产妇的腹部
   确定旋转后为枕前位
   危险信号:旋转困难
8. 胎头牵引的使用
   子宫收缩期间
   仅单手用力
   会阴切开术
   危险信号:需要超过一只手的力量
9. 胎儿娩出
   胎头娩出后移走器械
   预防肩难产和(或)产后出血
10. 检查与记录
    检查宫颈/阴道/会阴
    检查新生儿
    记录适应证、讨论内容及时间

By Simpson et al.[81]

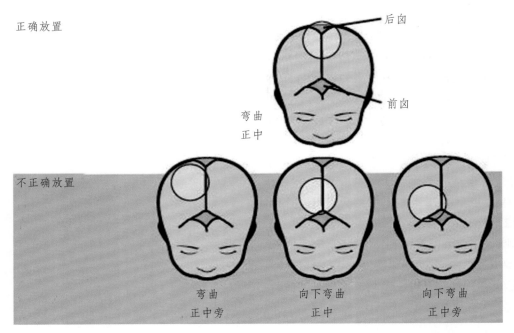

图 10.21　正确放置胎头吸引器（防止产妇和新生儿在胎头吸引辅助阴道分娩中受到伤害）。
[Delivery Pa Patient Saf Advis 2009 Dec 16；6（Suppl 1）：7-17.]

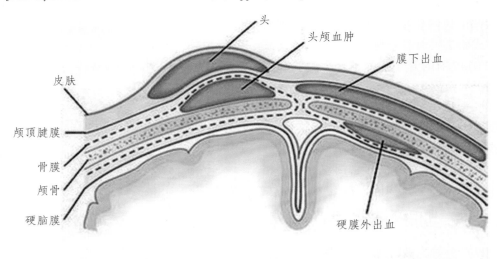

图 10.22　胎儿头皮和头部软组织平面的损伤位置。

加新生儿或产妇的并发症发病率，并可在必要时尽早进行剖宫产手术。

10.12.6　阴道助产分娩失败的可能因素

由于阴道助产分娩失败后剖宫产相关的严重并发症发病率较高，因此，正确选择剖宫产终止妊娠的时机至关重要。一项研究回顾分析了 5120 例阴道助产分娩的患者，与分娩失败显著且独立相关的因素包括：应用胎头吸引代替产钳助产、没有进行全身或局

部镇痛、持续的枕后位和出生体重超过 4000g[55]。其他研究发现，阴道助产分娩失败与产妇年龄、体重指数增加、妊娠期糖尿病、羊水过多、医源性引产、分娩功能障碍、产程延长和新生儿出生体重大于 4000g 有关[56]，并且 Sheiner 等补充也可能与缺乏产前保健相关[57]。在决定进行阴道助产分娩之前，应仔细评估胎儿体重及胎位，包括在适当情况下考虑使用超声检查，并应鼓励使用止痛药。

10.12.7 阴道助产分娩失败的标准

ALARM课程和SOGC指南主张三次牵引失败是产钳助产失败的标准,而三次胎头吸引脱落则是胎头吸引失败的标准,其他一些文章数据也提供了相似的结果[29,56]。

10.12.8 阴道助产分娩成功的超声预测指标

近期,产中超声检查已成为评估阴道助产分娩的重要预测指标。在操作前确定胎头位置和胎位是患者评估的核心内容。这些数据指标的评估是主观的,有证据认为其准确性较低。最近有研究报道,阴道助产过程的数据检查中有25%[59]~65%[60]的病例未能正确评估胎头位置。超声检查可以帮助确定胎头位置和胎位。因此,产中经会阴道超声检查可准确提供抬头位置、胎位及产程进展等客观数据来协助评估。由于出生体重和胎头位置是导致阴道助产失败的一致危险因素,因此一些学者建议在分娩时常规进行腹部和经阴道超声检查[61]。

使用超声检查确定胎位的主要目的是用以诊断持续性枕后位(POPP),该胎方位约占分娩的5%。POPP可导致阴道助产分娩发生率升高4倍,剖宫产手术率升高13倍[62,63]。

最近一项研究表明,第二产程早期经腹部超声诊断的POPP或枕横位(OT)都是阴道助产分娩的独立危险因素,与枕前位(OA)相比OR值为2.1。

另一项有趣的研究针对了第二产程时胎儿脊柱位置和头部位置之间的关系。结果显示,第二产程时脊柱的位置可以作为预测出生时枕后位(OP)的诊断指标。在超声检查中当枕骨和脊柱在前时,没有一个新生儿是以OP位出生的。当在超声检查中枕骨位于后方而脊柱位于前部时,也没有一个新生儿是以OP位出生的。然而,当超声检查发现枕骨和脊柱位于后方时,只有1/7的新生儿是以OA位出生的[64]。

已经有特定的参数用来预测第二产程中胎头下降的进展情况。对于术者而言,使用超声检查来协助成功进行阴道助产是非常重要的,可因此减少因为阴道助产失败而导致的母婴发病率和死亡率。以下是一些相关超声参数的定义:

• 进展角(AoP),耻骨联合纵轴与胎儿颅骨轮廓线的切线之间的夹角(图10.23)。

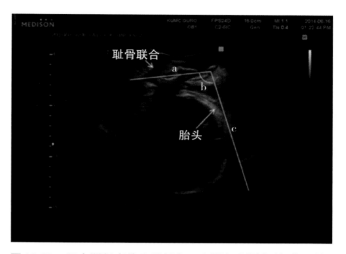

图10.23 经会阴超声检查进展角。会阴超声图像(矢状面)描绘耻骨联合(a)、进展角(b)的长轴,并从切线的最低点延伸到胎儿颅骨轮廓线。(By Ahn and Oh.[78])

• 胎头方向(HD),与耻骨长轴垂直的线和与胎头最宽横向直径的垂直线的并合所成的角度(图10.24)。

角度>30°对应于"向上",角度<0°对应于"向下",0°~30°之间的角度对应于水平方向。在90%的病例中,进展角≥120°、头向上和旋转角<45°是与自然分娩有关的。

Henrich等分享了他们在第二产程中使用经会阴超声检查的经验。他们指出,在成功的阴道助产病例中,产妇用力过程可使得耻骨下线的胎儿头部发生"抬头征兆",同时胎头下降[65]。Cuerva等通过产前超声检查来预测产钳助产分娩中的困难。他们将产程中静止时和用力时的扫描图像进行了比较。产力、进展角及胎位都是超声预测产钳助产成功的最佳指标。此外,他们认为用力时进展角>138°,更有利于阴道产钳助产分娩[66]。

Sainz等人报道,产程用力时进展角>128°,大于85%的产妇可顺利阴道分娩,其假阳性率为9.3%。该研究组还发现,产程用力时进展角<105°、PD <25mm、"头朝下"方向和MLA>45是非常不利的参数,认为病例进行胎头吸引助产阴道分娩时失败率会增高。目前这些技术仍在研究中[67]。

10.12.9 抗生素

阴道助产的产后感染风险会增加,其增长比率为3.5%~16%[68]。其风险增高的原因与阴道损伤、常规留置尿管、多次阴道检查、阴道器械的使用和污染有关[69,70]。

剖宫产术后使用抗生素已被证明可减少产后感染[71],但尚无足够证据支持阴道助产分娩后常规预防性应用抗生素可预防产后感染。

一项针对393例女性的回顾性研究比较了胎头吸引或产钳助产分娩中子宫内膜异位症的发生率,发现使用和未使用预防性抗生素的患者其感染率或住院时间无统计学差异。

胎头吸引或产钳助产分娩时静脉注射2g头孢替坦后,并未显著降低子宫内膜炎的发病率(0%对3.5%)[68,72]。

10.12.10   会阴切开术

会阴切开术曾被认为是阴道助产术分娩的一种,越来越多证据表明,阴道助产过程中常规行会阴切开术仍存在争议。会阴切开术是为了预防肛门括约肌损伤,但有证据表明,会阴切开术实际上可能会增加而不是减少会阴部和直肠损伤的风险[73,74]。

一项最近的随机试验比较了常规会阴切开术和选择性会阴切开术,结果显示两组之间的肛门括约肌撕裂、新生儿创伤或尿失禁方面均无显著差异[75]。当选择性进行会阴切开术时,建议行会阴侧切而不是直切的方式。尽管这种方式会阴部愈合时间更长且疼痛度更高,但不容易损伤肛门括约肌,因此是首选方式。另一方面,来自荷兰的另一项大型观察性研究表明,在胎头吸引助产分娩(OR 0.11;95%CI:0.09~0.13)和产钳助产分娩中(OR 0.08;95%CI:0.07~0.11)中,会阴侧切术对肛门括约肌损伤风险更低。在12例会阴侧切的胎头吸引患者中会有1例发生肛门括约肌的损伤,而5例会阴侧切的产钳助产患者中会有1例发生肛门括约肌损伤。作者得出结论,会阴侧切在阴道助产分娩中具有显著的保护作用,并主张使用该方法[76]。

10.12.11   Odon设备

Odon设备是助产分娩领域中的最新进展。该器械是基于物理原理设计的,包含连接带和空气夹。当某个物体和容器内的塑料袋相通或者被包裹时,就会发生这种物理现象。这种设计来源于阿根廷,当时没有医学背景的布宜诺斯艾利斯汽车修理工Jorge Odon在互联网上观看了一段视频,视频中讲解了如何从瓶内拿出软木塞,看完这个视频后他就产生了这个想法。2008年,该项目引起了世界卫生组织(WHO)的关注。为了在临床前条件下测试该设备的可行性,WHO在2008年允许美国艾奥瓦州得梅因大学在模型上进行试验,并且在2009年批准了WHO的一项临床人体研究。最后,为了进一步检测该设备在高母婴死亡风险情况下挽救母婴生命的潜力,在2011年它获得了一笔名为"拯救生命:为了发展的重大挑战"的资助。该装置被设计为一个圆柱形的聚乙烯套管,在胎儿进入边缘安装了一个折叠装置;这个折叠装置的尺寸应适合胎儿头部的直径。该装置远端处具有用于牵引的手柄。使用完这个装置后,会有一定量的空气被吸入并使得空气夹固定住胎儿头部。这增加了用力时折叠装置内部与传送带之间的滑动效果。这种力可以是外部的,即从装置外部产生的牵引力;也可以是内部的,即由子宫收缩和妊娠女性用力所产生的自然力。一旦将套管放在胎头周围,空气会经过套管内部进入气室中而实现充气。一旦进入少量空气,就应该拉动设备以牵引胎头先露。气室具有一个调节补偿阀(用于气体或另一种极低压的液体进入),经校准后可作为自动安全措施(图10.25)。

如果这个设备被证明能有效辅助阴道分娩,它将

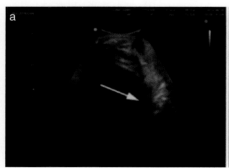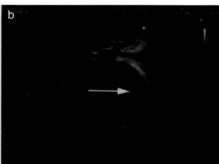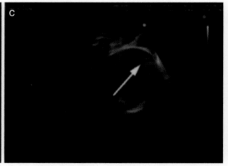

图10.24   产中经阴道超声检查胎头方向。在经阴道纵向超声检查胎头方向的分类(箭头所示):(a)向下;(b)水平;(c)向上。(By Ahn and Oh.[78])

1

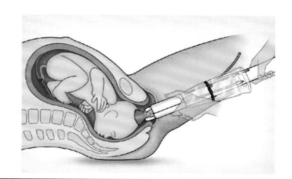

插入部位置于胎儿头部。软胶带与胎儿头部完美贴合,防止损伤。

2

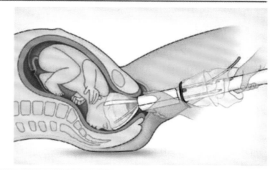

插入部位围绕胎头逐渐调整位置。调整位置时,需围绕胎头沿着产道轻柔将折叠袖套的两面逐渐滑入。

3

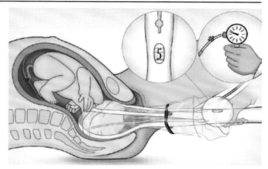

当Odon设备放置正确时,手柄部位上的读数窗口可清晰看到标记。空气的最小值和自限值可被泵入空气室内侧。

4

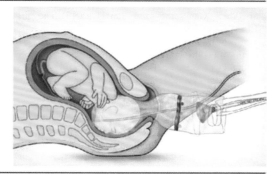

在胎儿头部周围产生一个安全的抓握,固定在内侧表面,并且可进行牵引。撤出插入部位。

5

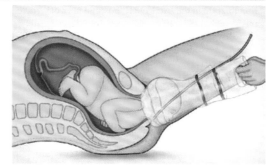

胎头利用折叠袖套两侧表面的滑行作用娩出。表面涂上润滑剂可进一步加强牵引过程。在需要的时候,牵引力可达到19kg(相当于金属真空抽气机所受的力)。

图10.25 Odon设备。(By Carmona and Farine.[77])

避免产钳助产和胎头吸引助产的两大局限性：母婴损伤及操作要求的高度培训。Odon设备的优点如下：

- 降低母婴产伤风险。
- 加强子宫收缩及产妇用力效果，协助阴道分娩。
- 降低会阴损伤风险。
- 降低围生期感染风险。
- 培训要求简单。
- 使用方便。
- 生产成本低。
- 一次性耗材。

总而言之，阴道助产分娩是产科的重要操作内容，能有效安全地促进产妇阴道分娩并避免复杂性剖宫产的发生。具备评估和决定是否进行阴道助产分娩，并具有相关的丰富操作技能和临床经验，是一名合格的产科医生的标志。我们反复强调充分培训在住院医生培训中的重要性，并且阴道助产分娩是所有产科医生的基本技能之一。在产检和分娩时，妊娠女性都应该被告知可能进行阴道助产分娩的详细情况。

参 考 文 献

1. Keriakos R, Sugumar S, Hilal N (2013) Instrumental vaginal delivery – back to basics. J Obstet Gynaecol 33(8):781–786
2. Radcliffe W (1967) Milestones in midwifery. John Wright & Sons Ltd, Bristol, p. 50
3. Dennen PC (2001) Forceps deliveries, 4th edn. FA Davis Company, Philadelphia
4. Sheikh S, Ganesaratnam I, Jan H (2013) The birth of forceps. JRSM Short Rep 4(7):1–4
5. Malmström T (1957) The vacuum extractor: an obstetrical instrument. Acta Obstet Gynecol Scand 36:5–50
6. Attilakos G, Sibanda T, Winter C et al (2005) A randomised controlled trial of a new hand held vacuum extraction device. BJOG 112:1510–1515
7. Vacca A (2003) Handbook of vacuum delivery in obstetric practice. Vacca Research, Brisbane
8. The Information Centre, Community Health Statistics (2004) NHS maternity statistics, England: 2004. The Information Centre, London. ISBN: 1-84636-056-0
9. Dupuis O, Silveira R, Redarce T et al (2003) Instrumental extraction in 2002 in the 'AURORE' hospital network: incidence and serious neonatal complications. Gynecol Obstet Fertil 31:920–926
10. The Royal Australian and New Zealand College of Obstetricians and Gynaecologists. College Statement No. C-Obs 16 instrumental vaginal delivery. November 2006.
11. American College of Obstetricians and Gynecologists (2015) Operative vaginal delivery. Practice bulletin no. 154. Obstet Gynecol 126:e56–e65
12. Martin JA, Hamilton BE, Osterman MJ, Curtin SC, Matthews TJ (2015) Births: final data for 2013. Natl Vital Stat Rep 64:1–65
13. American College of Obstetricians and Gynecologists (2014) Obstetric care consensus no. 1: safe prevention of the primary cesarean delivery. Obstet Gynecol 123(3):693–711
14. Yeomans ER (2012) Operative vaginal delivery. In: Queenan JT, Spong CY, Lockwood CJ (eds) Queenan's management of high-risk pregnancy: an evidence-based approach, 6th edn Wiley-Blackwell. New Jersey US
15. Towner D, Castro MA, Eby-Wilkens E, Gilbert WM (1999) Effect of mode of delivery in nulliparous women on neonatal intracranial injury. N Engl J Med 341:1709–1714
16. Powell J, Gilo N, Foote M, Gil K, Lavin JP (2007) Vacuum and forceps training in residency: experience and self-reported competency. J Perinatol 27(6):343–346
17. Gei AF, Belfort MA (1999) Forceps-assisted vaginal delivery. Obstet Gynecol Clin N Am 26:345–370
18. Society of Obstetricians and Gynaecologists of Canada (2005) SOGC clinical practice guidelines: guidelines for operative vaginal birth. Int J Gynaecol Obstet 88:229–236
19. Ali UA, Norwitz ER (2009) Vacuum-assisted vaginal delivery. Rev Obstet Gynecol 2(1):5–17
20. Hodnett ED, Gates S, Hofmeyr GJ, Sakala C 2007 Continuous support for women during childbirth. Cochrane Database Syst Rev(3):CD003766
21. Saunders NJ, Spiby H, Gilbert L, Fraser RB, Hall JM, Mutton PM, Jackson A, Edmonds DK (1989) Oxytocin infusion during second stage of labour in primiparous women using epidural analgesia: a randomised double blind placebo controlled trial. BMJ 299(6713):1423–1426
22. World Health Organization Maternal Health and Safe Motherhood Program (1994) World Health Organization partograph in the management of labour. Lancet 343:1399–1401
23. Fraser W, Marcoux S, Krauss I, Douglas J, Goulet C, Boulvan M (2000) Multi-center randomized controlled trial of delayed pushing for nulliparous women in the second stage of labor with continuous epidural analgesia. Am J Obstet Gynecol 182:1165–1172
24. Roberts CL, Torvaldsen S, Cameron CA, Olive E (2004 Dec) Delayed versus early pushing in women with epidural analgesia: a systematic review and meta-analysis. BJOG 111(12):1333–1340
25. Cohen WR (1977) Influence of the duration of second stage labor on perinatal outcome and puerperal morbidity. Obstet Gynecol 49:266–269
26. Myles TD, Santolaya J (2003) Maternal and neonatal outcomes in patients with a prolonged second stage of labor. Obstet Gynecol 102:52–58
27. Royal College of Obstetricians and Gynaecologists. (2011). Operative vaginal delivery. London: RCOG. Available at: www.rcog.org.uk
28. Johanson RB, Menon V (2007) Soft versus rigid vacuum extractor cups for assisted vaginal delivery. Cochrane Database Syst Rev
29. Groom KM, Jones BA, Miller N, Paterson-Brown S (2006) A prospective randomized controlled trial of the Kiwi Omnicup versus conventional ventouse cups for vacuum-assisted vaginal delivery. Br J Obstet Gynaecol 113:183–189
30. Siggelkow W, Schwarz N, Beckmann MW, Kehl S, Faschingbauer F, Schild RL (2014) Comparison of obstetric efficacy and safety of the Kiwi OmniCup with conventional vacuum extraction. Geburtshilfe Frauenheilkd 74(2):146–151
31. Lim FT, Holm JP, Schuitemaker NW et al (1997) Stepwise compared with rapid application of vacuum in ventouse extraction procedures. Br J Obstet Gynaecol 104:33–36
32. Murphy DJ, Liebling RE, Patel R et al (2003) Cohort study of operative delivery in the second stage of labour and standard of obstetric care. BJOG 110:610–615
33. Johanson RB, Menon BK (2000) Vacuum extraction versus forceps for assisted vaginal delivery. Cochrane Database Syst Rev (2):CD000224
34. Johanson RB, Rice C, Doyle M et al (1993) A randomized prospective study comparing the new vacuum extractor policy with forceps delivery. Br J Obstet Gynaecol 100:524–530
35. Patel RR, Murphy DJ (2004) Forceps delivery in modern obstetric practice. BMJ 328:1302–1305
36. O'Mahony F, Hofmeyr GJ, Menon V 2010 Choice of instruments

for assisted vaginal delivery. Cochrane Database Syst Rev (11)

37. Keriakos R, Sugumar S, Hilal N (2013 Nov) Instrumental vaginal delivery – back to basics. J Obstet Gynaecol 33(8):781–786

38. Johnson JH, Figueroa R, Garry D, Elimian A, Maulik D (2004) Immediate maternal and neonatal effects of forceps and vacuum-assisted deliveries. Obstet Gynecol 103(3):513–518

39. Angioli R, Gomez-Marin O, Cantuaria G, O'Sullivan MJ (2000) Severe perineal lacerations during vaginal delivery: the University of Miami experience. Am J Obstet Gynecol 182:1083–1085

40. Hankins GD, Rowe TF (1996) Operative vaginal delivery—year 2000. Am J Obstet Gynecol 175:275–282

41. Damron DP, Capeless EL (2004) Operative vaginal delivery: a comparison of forceps and vacuum for success rate and risk of rectal sphincter injury. Am J Obstet Gynecol 191:907–910

42. Wu JM, Williams KS, Hundley AF et al (2005) Occiput posterior fetal head position increases the risk of anal sphincter injury in vacuum-assisted deliveries. Am J Obstet Gynecol 193:525–528

43. Evers EC, Blomquist JL, McDermott KC, Handa VL (2012) Obstetrical anal sphincter laceration and anal incontinence 5–10 years after childbirth. Am J Obstet Gynecol 207:425.e1–425.e6

44. Robertson PA, Laros RK Jr, Zhao RL (1990) Neonatal and maternal outcome in low-pelvic and mid-pelvic operative deliveries. Am J Obstet Gynecol 162:1436–1442

45. Johanson R, Menon V 2000 Soft versus rigid vacuum extractor cups for assisted vaginal delivery. Cochrane Database Syst Rev (2)

46. Dell DL, Sightler SE, Plauché WC (1985) Soft cup vacuum extraction: a comparison of outlet. Obstet Gynecol 66:624–628

47. Emerson MV, Peiramici DJ, Stoessel KM et al (2001) Incidence and rate of disappearance of retinal hemorrhage in newborns. Ophthalmology 108:36–39

48. Center for Devices and Radiological Health 1998 FDA public health advisory: need for CAUTION when using vacuum assisted delivery devices

49. Ross MG, Fresquez M, El-Haddad MA (2000) Impact of FDA advisory on reported vacuum-assisted de-livery and morbidity. J Matern Fetal Med 9:321–326

50. Seidman DS, Laor A, Gale R, Stevenson DK, Mashiach S, Danon YL (1991) Long-term effects of vacuum and forceps deliveries. Lancet 337:1583–1585

51. Bahl R, Patel RR, Swingler R, Ellis M, Murphy D (2007) Neurodevelopmental outcome at 5 years after operative delivery in the second stage of labor: a cohort study. Am J Obstet Gynecol 197(2):147–148

52. Sadan O, Ginath S, Gomel A et al (2003) What to do after a failed attempt of vacuum delivery? Eur J Obstet Gynecol Reprod Biol 107:151–155

53. Gardella C, Taylor M, Benedetti T et al (2001) The effect of sequential use of vacuum and forceps for assisted vaginal delivery on neonatal and maternal outcomes. Am J Obstet Gynecol 185:896–902

54. Revah A, Ezra Y, Farine D, Ritchie K (1995) Failed trial of vacuum and/or forceps – maternal and fetal outcome. Am J Obstet Gynecol 172:289

55. Ben-Haroush A, Melamed N, Kaplan B, Yogev Y (2007) Predictors of failed operative vaginal delivery: a single-center experience. Am J Obstet Gynecol 197(3):308.e1–5

56. Gopalani S, Bennett K, Critchlow C (2004) Factors predictive of failed operative vaginal delivery. Am J Obstet Gynecol 191:896–902

57. Sheiner E, Shoham-Vardi I, Silberstein T, Hallak M, Katz M, Mazor M (2001) Failed vacuum extraction. Maternal risk factors and pregnancy out-come. J Reprod Med 46:819–824

58. Baskett TE, Calder AA, Arulkumaran S, (eds) (2014) Monroe Kerr's operative obstetrics, 12 edn. Saunders Elsevier, Edinburgh, London, New York, Oxford

59. Akmal S, Tsoi E, Kametas N, Howard R, Nicolaides KH (2002) Intrapartum sonography to determine fetal head position. J Matern Fetal Neonatal Med 12:172–177

60. Sherer DM, Miodovnik M, Bradley KS, Langer O (2002) Intrapartum fetal head position II: comparison between transvaginal digital examination and transabdominal ultrasound assessment during the second stage of labor. Ultrasound Obstet Gynecol 19:264–268

61. Zahalka N, Sadan O, Malinger G, Liberti M, Glezerman M, Rotmensch S (2005) Comparison of transvaginal sonography with digital examination and transabdominal sonography for the determination of fetal head position in the second stage of labor. Am J Obstet Gynecol 193:381–386

62. Akmal S, Tsoi E, Howard R, Osei E, Nicolaides KH (2004) Investigation of occiput posterior delivery by intrapartum sonography. Ultrasound Obstet Gynecol 24:425–428

63. Cheng YW, Shaffer BL, Caughey AB (2006) Associated factors and outcomes of persistent occiput posterior position: a retrospective cohort study from 1976 to 2001. J Matern Fetal Neonatal Med 19:563–568

64. Blasi I, D'Amico R, Fenu V, Volpe A, Fuchs I, Henrich W, Mazza V (2010 Feb) Sonographic assessment of fetal spine and head position during the first and second stages of labor for the diagnosis of persistent occiput posterior position: a pilot study. Ultrasound Obstet Gynecol 35(2):210–215

65. Henrich W, Dudenhausen J, Fuchs I, Kamena A, Tutschek B (2006) Intrapartum translabial ultrasound (ITU): sonographic landmarks and correlation with successful vacuum extraction. Ultrasound Obstet Gynecol 28:753–760

66. Cuerva M, Bamberg C, Tobias P et al (2014) Intrapartum ultrasound, a predictive method for complicated operative forceps delivery in non-occiput posterior deliveries. Ultrasound Obstet Gynecol 43:687–692

67. Sainz JA, Borrero C, Ferna'ndez-Palacı'n A et al (2014) Instrumentation difficulty with vacuum-assisted delivery in primiparous women. J Matern Fetal Neonatal Med 7:1–7

68. Liabsuetrakul T, Choobun T, Peeyananjarassri K, Islam M (2004) Antibiotic prophylaxis for operative vaginal delivery. Cochrane Database Syst Rev (3)

69. Chaim W, Bashiri A, Bar-David J, Shoham-Vardi I, Mazor M (2000) Prevalence and clinical significance of postpartum endometritis and wound infection. Infect Dis Obstet Gynecol 8:77–82

70. Pranchev N, Istatkov M, Mekhandzhieva V (1993) The current clinical approach in puerperal endometritis. Akusherstvo Ginekologiia (Sofiia) 32:12–14

71. Smaill FM, Gyte GML 2010 Antibiotic prophylaxis versus no prophylaxis for preventing infection after cesarean section. Cochrane Database Syst Rev(1)

72. Heitmann JA, Benrubi GI (1989) Efficacy of prophylactic antibiotics for the prevention of endomyometritis after forceps delivery. South Med J 82:960–962

73. Kudish B, Blackwell S, Mcneeley SG et al (2006) Operative vaginal delivery and midline episiotomy: a bad combination for the perineum. Am J Obstet Gynecol 195:749–754

74. Robinson JN, Norwitz ER, Cohen AP et al (1999) Episiotomy, operative vaginal delivery, and significant perinatal trauma in nulliparous women. Am J Obstet Gynecol 181:1180–1184

75. Murphy DJ, Macleod M, Bahl R, Goyder K, Howarth L, Strachan B (2008) A randomised controlled trial of routine versus restrictive use of episiotomy at operative vaginal delivery: a multicentre pilot study. BJOG 115:1695–1702 discussion 1702–3

76. de Leeuw JW, de Wit C, Kuijken JP, Bruinse HW (2008 Jan) Mediolateral episiotomy reduces the risk for anal sphincter injury during operative vaginal delivery. BJOG 115(1):104–108

77. Carmona S, Farine D (eds) (2015) The Odon device. New technologies for managing labor. De Gruyter, Berlin Retrieved 26 Apr. 2016

78. Ahn KH, Oh M-J (2014) Intrapartum ultrasound: a useful method for evaluating labor progress and predicting operative vaginal delivery. Obst Gynecol Sci 57(6):427–435

79. Hodges R, Simpson A, Gurau D, Secter M, Mocarski E, Pittini R, Snelgrove J, Windrim R, Higgins M (2015) Learning from experi-

ence: development of a cognitive task-list to assess the second stage of labour for operative delivery. J Obstet Gynaecol Can 37(4):354–361

80. Simpson AN, Gurau D, Secter M, Mocarski E, Pittini R, Snelgrove J, Hodges R, Windrim R, Higgins M (2015) Learning from experience: development of cognitive task list to perform a safe and successful non-rotational forceps delivery. J Obstet Gynaecol Can 37(7):589–597

81. Simpson AN, Hodges R, Snelgrove J, Gurau D, Secter M, Mocarski E, Pittini R, Windrim R, Higgins M (2015 May) Learning from experience: qualitative analysis to develop a cognitive task list for Kielland forceps deliveries. J Obstet Gynaecol Can 37(5): 397–404

Edith Gurewitsch Allen，Robert H. Allen

正确处理产程和分娩并发症的目的是防止母婴近期或远期后遗症的发生。肩难产由 Smellie 于 1730 年首次描述，是一种发生在分娩最后时刻的产科急症，此时胎头已从阴道娩出，但在分娩后出现困难（图11.1）[1-3]。如果没有处理或处理不当，肩难产可能会导致新生儿骨折、臂丛神经损伤、窒息，甚至死亡。而产妇则会出现肛门括约肌损伤、产后出血、子宫破裂，甚至死亡[4-7]。

由于肩难产具有潜在的高危因素，而且难以准确预测，因此每位产科医生必须具备准确诊断和处理肩难产的能力。

在本章结束时，读者将能够：

1.区分肩难产的前瞻性和回顾性诊断及其临床的局限性。

2.识别和区分肩难产及其相关损伤的高危因素。

3.了解肩难产的病理生理学和生物力学原理，正确处理肩难产，减少母婴的并发症。

11.1 肩难产的诊断

美国妇产科医师学会（ACOG）以及英国皇家妇产科医师学院（RCOG）所公布的肩难产发生率分别为0.6%~1.4% 和 0.58%~0.70%[8,9]。然而，文献报道显示，肩难产的发生率差异超过 50 倍，有的报道为 769 例阴道分娩中发生 1 例，有的报道为 25 例分娩中发生 1例[8-12]。与发生率的真正差异不同，造成这种高度差异最直接的原因是对肩难产的定义差异，以及计算发病率高危人群的数目不一致。由于肩难产仅发生于妊娠32 周前，且仅为头位阴道分娩的并发症，因此，肩难产

发生率考虑的最合适研究对象应排除<32 周的早产儿，以及剖宫产和臀位阴道分娩的胎儿。根据少量前瞻性研究结果，目前经正确处理的高危人群肩难产的发生率为 3.35%~7%[13-18]。

肩难产在生物力学上表现为由胎儿双肩峰宽度与母亲骨盆出口前后径不一致而导致躯干分娩受阻（图11.2）。当胎儿肩部在阴道发生嵌顿或者骶骨后角无法暴露时，只能根据经验进行主观诊断肩难产。正常胎头娩出后，双肩径自然旋转至骨盆出口斜径上，有利于后肩的正常下降和娩出，这种情况发生在胎头娩出后的外旋转过程中。若胎儿双肩径不能旋转到正常骨盆出口斜径，可能是由胎儿肩部到达骨盆出口水平之前胎头与胎体旋转的时间不够（可能发生在第二产程或阴道助产中），或者是由胎头与胎体的相对大小不对称所致。胎儿肩部在骨盆内的持续前后位置通常由指诊证实，但少数病例胎头娩出后会紧贴产妇会阴部，甚至又回缩至阴道内（乌龟征）（图 11.3），此时应怀疑肩难产的可能。阴道检查可明确当胎儿肩部方向，当胎头娩出后未发生外旋转，胎儿肩部不下降时，应诊断为肩难产。

另一个普遍接受的定义是经过常规的助产手法操作后仍不能自然娩出胎儿肩部，需要额外的产科手法干预协助娩出时应当诊断为肩难产[8,9,19]。该回顾性的诊断定义有一定缺陷，因为该诊断是以使用额外的产科手法干预协助娩出为前提。众所周知，轻型的肩难产是难以诊断的[20]。在一项对 30 000 多例阴道分娩的前瞻性研究中，胎头的牵引力度由产科医生评估，并与新生儿结局相关，评估中 2/3 的分娩需要高于平均牵引力度，但却未表现为肩难产[21]。该研究也证明了牵引力度与臂丛神经损伤的发生和严重程度直接相关（图 11.4），由此得出，肩难产的诊断与其造成的损伤有

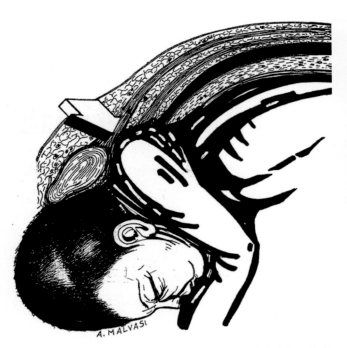

图 11.1　肩难产示意图。胎头娩出后,胎儿的前肩嵌顿于母体耻骨联合后方(箭头所示),阻碍胎儿躯干的自然娩出。

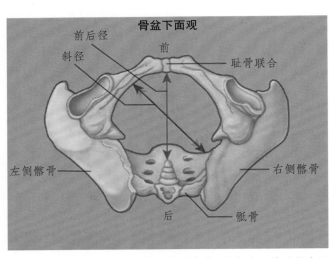

图 11.2　骨盆径线。在正常女性骨盆中,骨盆出口前后径小于骨盆出口斜径。

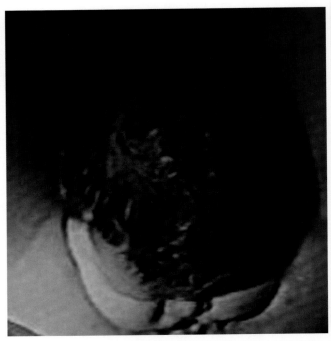

图 11.3　龟缩征。胎儿与骨盆比例失衡最常由巨大胎儿引起,表现为胎头娩出后紧贴母体会阴甚至回缩。[Reprinted with permission(Medscape,WebMD).]

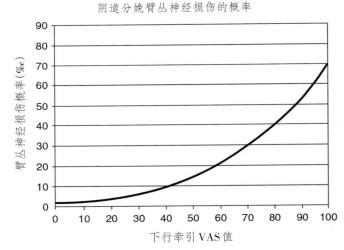

图 11.4　临床医生使用的牵引力和臂丛神经损伤的概率。不管如何诊断肩难产,臂丛神经损伤的风险和新生儿的损伤随着临床医生施加牵引力的大小而增加。[Reprinted with permission(Mollberg).]

11.2　肩难产的危险因素

很强的相关性。因此,肩难产作为阴道分娩的并发症,有可能导致胎儿损伤,临床上更有效和实用的肩难产定义应该是:临床医生认为需要将牵引力度提高到正常水平之上。在认识到"正常"的牵引力不足以娩出胎儿肩部时,应明确建议产科医生不要粗暴用力牵拉,而应采取助产方式,以减少牵引力的增加,从而将臂丛神经损伤的风险降至最低[13,22]。

在讨论肩难产的处理之前,先回顾一下流行病统计学方面的考虑。肩难产的动态原因是指:产程中正常径线的胎儿肩部,由于快速下降而在母体骨盆内自发旋转;这个过程是自然的且不可改变的(如在快速进展的第二产程)或者是医源性的并可以改变的(如阴道助产分娩)。

由胎儿生长发育比例失调引起的肩难产,通常是巨大胎儿和相对于头部大小胎儿体型不均称所导致[23,24]。少数情况下产妇身材矮小或骨盆狭窄会导致正常发育的胎儿肩部娩出受阻。

预测大于胎龄儿(LGA)应在分娩前进行。肩难产的产前高危因素与这些巨大胎儿相同:

1. 既往肩难产史[25]。

2. 妊娠前或妊娠期糖尿病[26]。

3. 妊娠女性肥胖(BMI >25)[4,27]。

4. 妊娠期体重过度增加(>15.9kg)[28]。

5. 过期妊娠[26]。

6. 经产妇[4,29]。

产妇妊娠期体重过度增加、胎儿腹围与头围之比>1.04、妊娠晚期估计胎儿体重>90%的产妇,即使妊娠前糖耐量筛查正常,均应及时诊断和治疗可能的糖耐量异常。日常应提供控糖饮食咨询,鼓励控制进一步体重增加,尤其对于肥胖产妇。仅通过饮食控制(轻度妊娠期糖尿病)的产妇若存在胎儿过度生长发育的迹象,提示妊娠前糖尿病或妊娠期糖尿病产妇血糖控制不佳,可加用药物治疗,以预防或降低肩难产等分娩并发症(图11.5)[30,31]。

当糖耐量异常或轻度糖尿病表现为胎儿过度生长发育时,经过积极治疗、控制血糖可降低肩难产的风险,而因可疑巨大胎儿行预防性引产却与肩难产的发

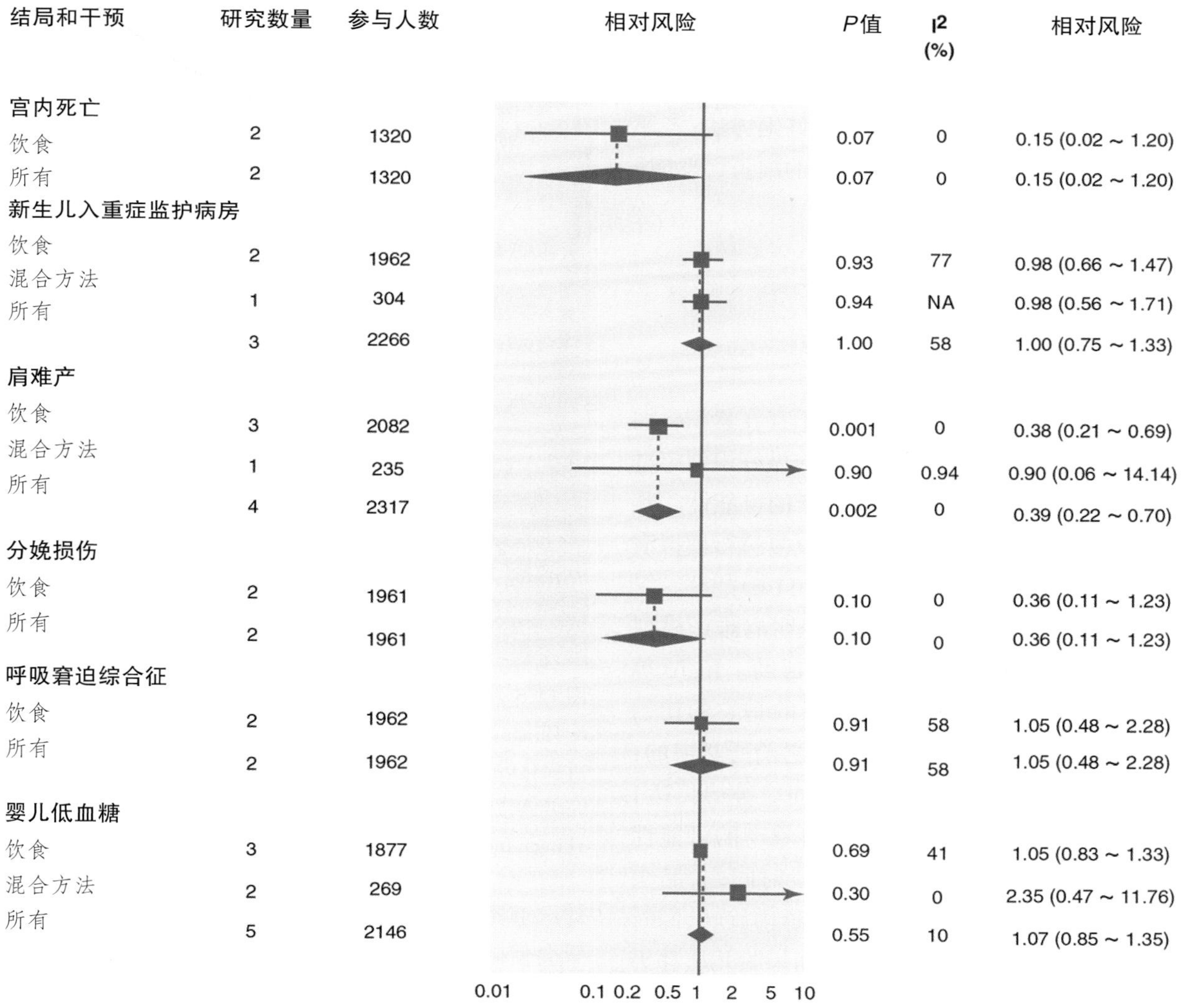

结局和干预	研究数量	参与人数	相对风险	P值	I2 (%)	相对风险
宫内死亡						
饮食	2	1320		0.07	0	0.15 (0.02 ~ 1.20)
所有	2	1320		0.07	0	0.15 (0.02 ~ 1.20)
新生儿入重症监护病房						
饮食	2	1962		0.93	77	0.98 (0.66 ~ 1.47)
混合方法	1	304		0.94	NA	0.98 (0.56 ~ 1.71)
所有	3	2266		1.00	58	1.00 (0.75 ~ 1.33)
肩难产						
饮食	3	2082		0.001	0	0.38 (0.21 ~ 0.69)
混合方法	1	235		0.90	0.94	0.90 (0.06 ~ 14.14)
所有	4	2317		0.002	0	0.39 (0.22 ~ 0.70)
分娩损伤						
饮食	2	1961		0.10	0	0.36 (0.11 ~ 1.23)
所有	2	1961		0.10	0	0.36 (0.11 ~ 1.23)
呼吸窘迫综合征						
饮食	2	1962		0.91	58	1.05 (0.48 ~ 2.28)
所有	2	1962		0.91	58	1.05 (0.48 ~ 2.28)
婴儿低血糖						
饮食	3	1877		0.69	41	1.05 (0.83 ~ 1.33)
混合方法	2	269		0.30	0	2.35 (0.47 ~ 11.76)
所有	5	2146		0.55	10	1.07 (0.85 ~ 1.35)

0.01 0.1 0.2 0.5 1 2 10

图11.5 干预产妇体重增加对新生儿结局影响的荟萃分析。大多数关于妊娠期饮食和运动干预以控制妊娠女性体重的增加和控制妊娠女性高血糖的研究都会减少分娩相关的母婴不良结局。[Reprinted with permission(BMJ).]

生率相关性更高[32]。事实上，引产和硬膜外分娩镇痛都与肩难产的风险增加有关。尽管证据不足，这可能是由在自然分娩发动前干扰胎儿的下降和胎儿肩部固定在骨盆斜径上所致。

计划分娩中肩难产发生的最有力预测因素是既往肩难产史。但是除非胎儿受到损伤，否则产妇可能不知晓有既往肩难产史的病例。对于大于胎龄儿（>90%）或既往有新生儿锁骨骨折史的病例，需谨慎核实分娩史，检查既往分娩记录中是否有娩肩困难情况。与一般的肩难产一样，确切的复发风险因定义和人群而异；然而，既往肩难产史产妇与无肩难产史产妇相比，相对风险要高出6倍[25]。

关于有肩难产史和（或）估计胎儿体重超过4kg产妇的终止妊娠方法，仍存在相当大的争议。在临产前进行选择性剖宫产并不是一种成本效益高的方法[33]。然而，对于有肩难产史或估计胎儿体重为4.5~5kg的产妇，应提供分娩前咨询，选择剖宫产分娩。对于所有其他女性来说，阴道试产仍是合适的终止妊娠方法；若评估可能出现肩难产，需做好处理肩难产的准备，例如呼叫其他产科医生、准备好助产器械。

11.3 肩难产的处理

肩难产的高危因素预测价值低，也不存在累积叠加情况。无论有无危险因素，产科医生均应做好识别超过32周以上的头位阴道分娩时出现肩难产的可能性。鉴于肩难产的紧急性和难以预测性，应该反复进行模拟演练，培养产科医生处理肩难产的能力（图 11.6）[34-40]。

与其他模拟训练相比，循证医学证明肩难产模拟训练对医生实际临床能力的提高最有帮助。Inglis 等人发布了"D方案"协议，值得研究注意的是它的初始步骤（图 11.7），这个步骤是在启动抢救之前所必需的：胎头娩出后，不宜急于娩出胎儿肩部，而应等待长达 1 分钟[36]。该步骤非常关键，可以减少肩难产的可能性和严重性[18,41-44]。在胎头娩出后的这段时间内，胎头外旋转复位，胎体也有额外的时间在产道内旋转，同时应呼叫其他救治团队成员到场援助。如果胎儿肩部仍未娩出，需要将胎儿肩部旋转至骨盆斜径，应在耻骨联合上加压，触及胎儿前肩的后方后用力按压（图11.8），使胎儿双肩径相对内收和缩小，协助前肩进入骨盆斜

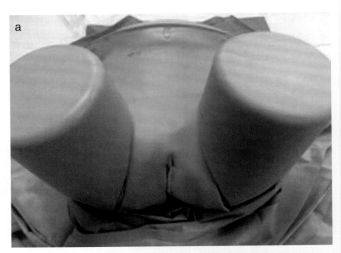

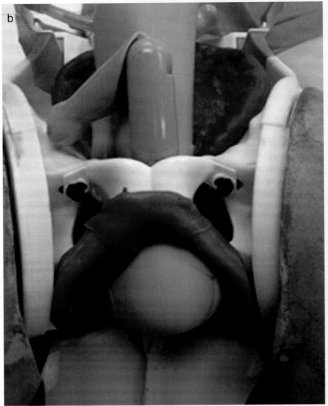

图 11.6 机械分娩模型。产科医生可使用 Prompt™ by Plumps & Things, Inc. 等模型来培训（a）和进行肩难产演练（b）。为了可视化教学目的，外部"皮肤"可以被移除以暴露胎儿人体模型在母体骨盆内的嵌顿位置。[Reprinted with permission (Limbs & Things, Inc.).]

径。通常，在识别胎儿肩部娩出受阻的观察等待时间，只会使随后的胎头到胎体分娩间隔增加0.5分钟，而对胎儿脐带 pH 值的影响微乎其微（图11.9）。此后，应用指触诊检查明确胎儿肩部的方向（图11.10）。在对胎头再次牵拉前，在前肩后方用力，旋转胎儿肩部至骨盆

图11.7 肩难产"D方案"示意图。肩难产管理协议由 Inglis 等人发表,强调在施加牵引或其他肩难产处理实施前对胎儿肩部位置进行"放手"评估,不急于娩出胎儿肩部,并将胎儿肩部旋转到骨盆斜径上。[Reprinted with permission (AJOG).]

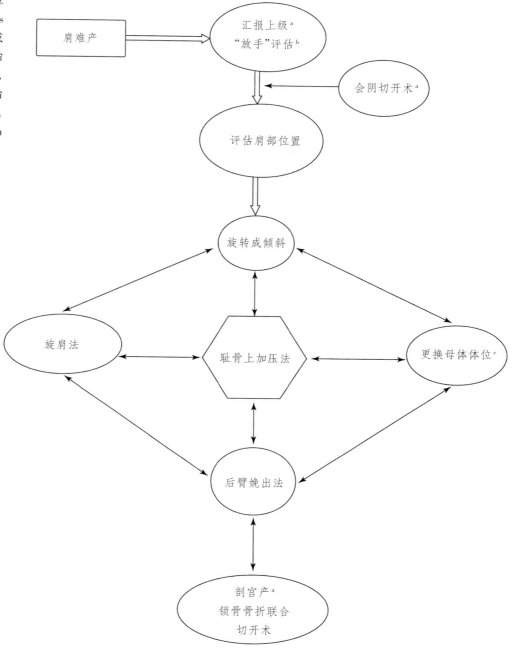

[a]有经验的产科医生、护士、麻醉师、新生儿医生;[b]无子宫压力、无推动、无头部牵引;[c] McRobert法,膝胸位、侧卧位、下蹲位;[d]方案的强制性要求部分;[e]方案的方法或选择;[f]进行剖宫产。

出口斜径上,这种手法称为 Rubin 法[45]。与 McRoberts 法相比,Rubin 法降低了后续的牵引力和对臂丛神经造成的劳损[46]。

旋转胎儿肩部进入骨盆斜径后,沿胎儿椎骨柱对齐的方向(轴向)牵拉胎头,同时注意支撑保护头部侧面(图11.11)。不论是娩出前肩还是后肩,牵引力的大小均不能超过自然分娩时的牵引力。

如果仍然遇到阻力,可以选择 McRoberts 法和(或)耻骨上加压法。从生物力学的角度来看,McRoberts 法是指产妇通过双腿极度屈曲贴近腹部,双手抱膝,使耻骨联合旋转抬高约 1 cm,同时使骶尾关节稍增宽,腰骶部前凹变直(图11.12)[47],使胎儿肩部进一步下降。再次用力向下牵拉胎头,通过骨盆旋转以缓解对前肩的嵌顿。因此,需要两者相互配合持续加压

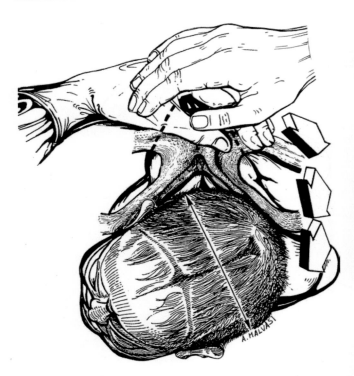

图 11.8　耻骨上加压的正确方向。处理肩难产的临床医生必须正确判断胎儿肩部方向。助手对耻骨正上方加压是从胎儿肩部后方斜向加压，使胎儿肩部肩内收，以旋转前肩至骨盆斜径上。

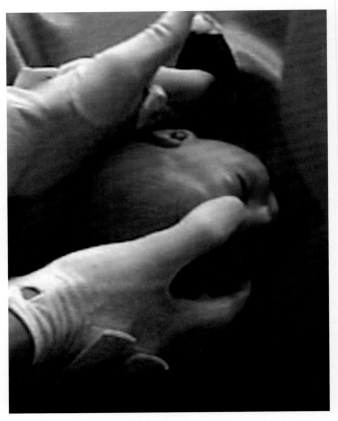

图 11.10　直接触诊评估前肩位置。避免施加不正确的牵拉力或旋转胎头，产科医生应该始终通过阴道检查直接触诊评估胎儿前肩位置，如图所示。[Reprinted with permission（Medscape，WebMD）.]

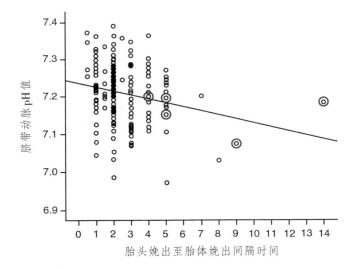

图 11.9　胎儿脐带动脉 pH 值与肩难产时胎头娩出至胎体娩出间隔时间的关系。Locatelli 等人支持阴道分娩的"两步"法，即胎头娩出后需要等待自然子宫收缩，不急于牵拉胎头。即使在肩难产胎头–胎体娩出间隔时间延长的情况下，这种延迟对胎儿脐带动脉 pH 值影响微乎其微。[Reprinted with permission（JOGC）.]

和牵引，切忌使用暴力，否则会导致臂丛神经损伤的风险（图 11.13）[19,48]。相反，所有进一步的牵拉尝试都应该改为直接牵引胎儿躯干的操作。

如果尝试将胎儿肩部旋转至骨盆斜径，并且 McRoberts 法和耻骨上加压法失败，这时最有效的处理是牵后臂娩后肩法[49]。这种手法取代了双肩径，从而减少了 2cm 以上的嵌顿（图 11.14）[47,50]。牵后臂分娩作为首选操作与更好的临床结局相关[17,38–40,51–54]。牵拉后臂时，遇到阻力时需注意避免强行牵拉。握住胎儿后上肢，使其肘关节屈曲于胸前，以洗脸方式娩出后臂，从而协助胎儿后肩娩出（图 11.15）。切忌将上臂直接从身体下方拉出，以免增加肱骨骨折和（或）肩关节脱位的风险[55]。

如果因手臂的位置而导致后臂娩出失败，应该采用 Woods 旋肩法[56]。此法如绕螺旋线旋转的缠绕动作，旋转和向前推进后肩旋转 180° 到耻骨联合处（图 11.16）。

图11.11 轴向牵引方法的正确应用。为了避免前臂丛神经过度拉伸,产科医生应沿胎儿脊椎轴线对齐的方向牵拉胎头,目标是引导后肩进入骶凹,进而使前肩下降到耻骨联合以下。不应使胎儿颈部骤然偏离中轴向下或向上,增加臂丛神经的拉伸。[From J.A.O'LeLee(ed),Shoulder Dystocia and Birth Injury,2009.]

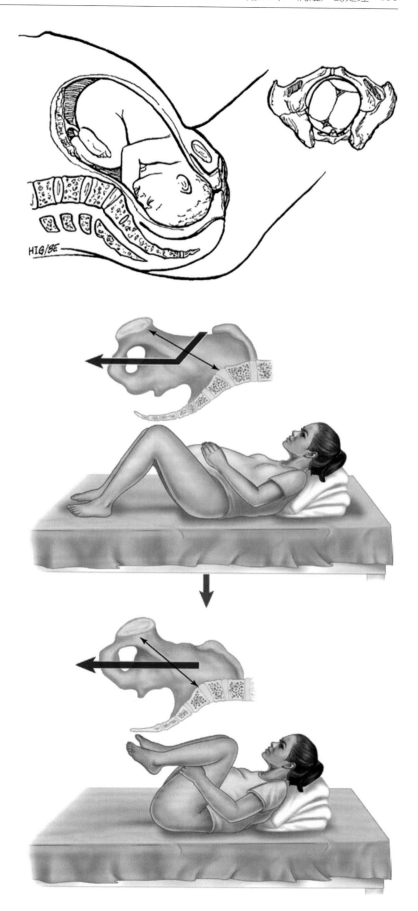

图11.12 McRoberts法示意图。对骨盆相对于腰骶脊柱方向的机械影响。将产妇双腿极度屈曲贴近腹部,稍微内收臀部。通过骨盆旋转有效地抬高耻骨联合,同时使腰骶部变直。[From L. Ganti(ed),Atlas of Emergency Medicine Procedures,2016.]

图 11.13 McRoberts 法牵引力量–时间关系图。临床医生施加牵拉力随着连续的尝试而增加(a)。如果胎儿肩部宽度大于 12.5cm,McRoberts 法将无法牵拉出耻骨联合上方的前肩,增加了持续牵拉对胎儿锁骨和臂丛神经损伤的风险(b)。[Reprinted with permission(Gonik).]

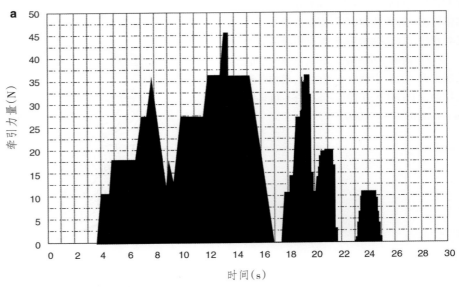

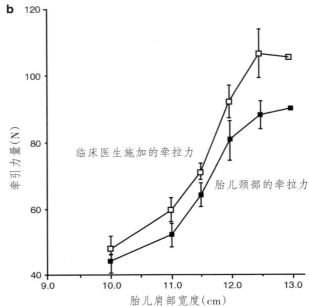

图 11.14　肩峰-腋部尺寸示意图。在牵后臂娩后肩过程中,双肩峰宽度减小至双腋宽,通常可减少2cm的嵌顿。[Reprinted with permission(Obstet Gynecol).]

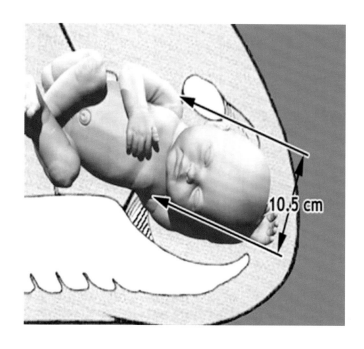

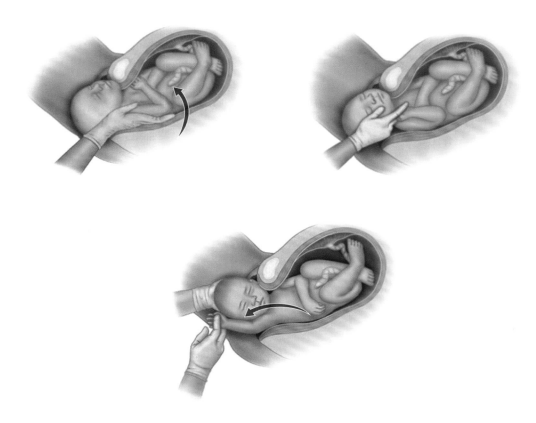

图 11.15　牵后臂技术示意图。产科医生的整只手,包括拇指,都应该伸入阴道直到手腕的水平。触及后臂,使其肘关节屈曲于胸前。(From: D. Ayres-de-Campos,Obstetric Emergencies,2017.)

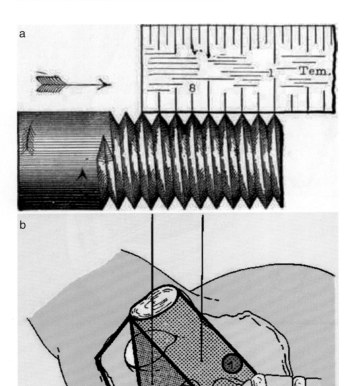

图 11.16　Woods 法的机械原理。与方向盘相比，螺钉的机械优势在于绕螺纹旋转会导致向前运动（a）（Chestofdrawers.com，Figure 115，accessed 12.8.16）。骨盆的倾斜形状依次将骶骨岬、耻骨联合和尾骨定位为螺钉的螺纹（b）在 Woods 操作期间，当躯干以缠绕动作旋转时，通过向前拉动后肩，产科医生将有效地旋转后肩至耻骨联合前方。

无论是牵后肩法还是旋肩法，目的都是为了方便直接接触胎儿躯干，避免行会阴切开术[46,57]。未行会阴切开术并不会增加臂丛神经损伤的风险，并且在 50% 的情况下，仅使用 McRoberts 法和耻骨上加压不足以解决肩难产，保持母体会阴的完整不进行会阴切开术也可直接调整胎位[7,58]。

上述 5 个操作可以重复尝试：Rubin 法、McRoberts 法、耻骨上加压法、后臂娩出法和旋肩法可成功解决 99% 以上的肩难产紧急情况。如有可能，可进行四肢着床法，甚至是横向卧位，通常都能使胎儿肩部在骨盆内重新定位[59,60]，此时仍可以进行各种阴道内操作法。只要注意避免对胎头进行不正确的引导或反复强行牵拉，永久性后遗症的风险就会显著降低。

在进行上述操作时，接产技巧是良好妊娠结局的关键。正确进行肩难产处理技巧需要组建完整的团队，反复练习。当面临实际的肩难产时，应放慢速度等待自然旋转，而操作者直觉往往认为直接操纵胎头而不是躯干，因此在紧急情况下很容易被遗忘。故应通过定期模拟培训和团队演练，以便在临床实际工作中正确管理肩难产，降低母婴并发症，改善分娩结局[35,38,40]。

参考文献

1. Swartz DP (1960) Shoulder girdle dystocia in vertex delivery: clinical study and review. Obstet Gynecol 15:194–206
2. Beer E (2003) A guest editorial: shoulder dystocia and posture for birth: a history lesson. Obstet Gynecol Surv 58:697–699
3. Allen RH Gurewitsch ED (2014) Shoulder dystocia. In: emedicine. medscape.com. Retrieved from http://emedicine.medscape.com/article/1602970-overview#a8. Accessed 3 April 2016
4. Mazouni C, Menard JP, Porcu G, Cohen-Solal E, Heckenroth H, Gamerre M, Bretelle F (2006) Maternal morbidity associated with obstetrical maneuvers in shoulder dystocia. Eur J Obstet Gynecol Reprod Biol 129:15–18
5. Hope P, Breslin S, Lamont L, Lucas A, Martin D, Moore I, Pearson J, Saunders D, Settatree R (1998) Fatal shoulder dystocia: a review of 56 cases reported to the Confidential Enquiry into Stillbirths and Deaths in Infancy. Br J Obstet Gynaecol 105:1256–1261
6. Aditya A (2013) Shoulder dystocia, a rare complication of ruptured uterus: a case report and review. Int J Reprod Contracept Obstet Gynecol 2:691–694
7. Gurewitsch ED, Donithan M, Stallings SP, Moore PL, Agarwal S, Allen LM, Allen RH (2004) Episiotomy versus fetal manipulation in managing severe shoulder dystocia: a comparison of outcomes. Am J Obstet Gynecol 191:911–916
8. Anonymous (2002) Shoulder dystocia. Am Coll Obstet Gynecol
9. Anonymous (2012) Shoulder dystocia. R Coll Obstet Gynecol Vol. 2nd ed
10. Christoffersson M, Rydhstroem H (2002) Shoulder dystocia and brachial plexus injury: a population-based study. Gynecol Obstet Investig 53:42–47
11. Spong CY, Beall M, Rodrigues D, Ross MG (1996) An objective definition of shoulder dystocia: prolonged head-to-body delivery intervals and/or the use of ancillary obstetric maneuvers. Obstet Gynecol 86:433–436
12. Beall DP, Martin HD, Mintz DN, Ly JQ, Costello RF, Braly BA, Yoosefian F (2008) Anatomic and structural evaluation of the hip: a cross-sectional imaging technique combining anatomic and biomechanical evaluations. Clin Imaging 32:372–381
13. Allen R, Sorab J, Gonik B (1991) Risk factors for shoulder dystocia: an engineering study of clinician-applied forces. Obstet Gynecol 77:352–355
14. Spong CY, Beall M, Rodrigues D, Ross MG (1995) An objective definition of shoulder dystocia: prolonged head-to-body delivery intervals and/or the use of ancillary obstetric maneuvers. Obstet Gynecol 86:433–436
15. Bofill JA, Rust OA, Devidas M, Roberts WE, Morrison JC, Martin JN Jr (1997) Shoulder dystocia and operative vaginal delivery. J Mater Fetal Med 6:220–224
16. Beall MH, Spong C, McKay J, Ross MG (1998) Objective definition of shoulder dystocia: a prospective evaluation. Am J Obstet

Gynecol 179:934–937

17. Poggi SH, Allen RH, Patel CR, Ghidini A, Pezzullo JC, Spong CY (2004) Randomized trial of McRoberts versus lithotomy positioning to decrease the force that is applied to the fetus during delivery. Am J Obstet Gynecol 191:874–878

18. Guo R, Zhang H, Ling Y 2015 Head to shoulder interval in 92 cases normal birth with good baby condition by two step shoulder delivery method. J Neonatal Biol 4(203):2167–2897

19. Anonymous (2004) Shoulder dystocia. In: Creasy RK, Resnick R, Iams J (eds) Maternal-fetal medicine, 5th edn. Saunders, Philadelphia, pp 677–678

20. Cohen AW, Otto SR (1980) Obstetric clavicular fractures. A three-year analysis. J Reprod Med 25:119–122

21. Mollberg M, Wennergren M, Bager B, Ladfors L, Hagberg H (2007) Obstetric brachial plexus palsy: a prospective study on risk factors related to manual assistance during the second stage of labor. Acta Obstet Gynecol Scand 86:198–204

22. Allen RH, Bankoski BR, Butzin CA, Nagey DA (1994) Comparing clinician-applied loads for routine, difficult, and shoulder dystocia deliveries. Am J Obstet Gynecol 171:1621–1627

23. Benedetti TJ, Gabbe SG (1978) Shoulder dystocia. A complication of fetal macrosomia and prolonged second stage of labor with mid-pelvic delivery. Obstet Gynecol 52:526–529

24. Rajan PV, Chung JH, Porto M, Wing DA (2009) Correlation of increased fetal asymmetry with shoulder dystocia in the nondiabetic woman with suspected macrosomia. J Reprod Med 54:478–482

25. Smith RB, Lane C, Pearson JF (1994) Shoulder dystocia: what happens at the next delivery? Br J Obstet Gynaecol 101:713–715

26. Acker DB, Sachs BP, Friedman EA (1985) Risk factors for shoulder dystocia. Obstet Gynecol 66:762–768

27. Cedergren MI (2004) Maternal morbid obesity and the risk of adverse pregnancy outcome. Obstet Gynecol 103:219–224

28. Jolly MC, Sebire NJ, Harris JP, Regan L, Robinson S (2003) Risk factors for macrosomia and its clinical consequences: a study of 350,311 pregnancies. Eur J Obstet Gynecol Reprod Biol 111:9–14

29. Overland EA, Vatten LJ, Eskild A (2012) Risk of shoulder dystocia: associations with parity and offspring birthweight. A population study of 1 914 544 deliveries. Acta Obstet Gynecol Scand 91:483–488

30. Landon MB, Spong CY, Thom E, Carpenter MW, Ramin SM, Casey B, Wapner RJ, Varner MW, Rouse DJ, Thorp JM Jr, Sciscione A, Catalano P, Harper M, Saade G, Lain KY, Sorokin Y, Peaceman AM, Tolosa JE, Anderson GB, Eunice Kennedy Shriver National Institute of Child Health and Human Development Maternal-Fetal Medicine Units Network (2009) A multicenter, randomized trial of treatment for mild gestational diabetes. N Engl J Med 361:1339–1348

31. Thangaratinam S, Rogozinska E, Jolly K, Glinkowski S, Roseboom T, Tomlinson JW, Kunz R, Mol BW, Coomarasamy A, Khan KS (2012) Effects of interventions in pregnancy on maternal weight and obstetric outcomes: meta-analysis of randomised evidence. BMJ 344:e2088

32. Gonen O, Rosen DJ, Dolfin Z, Tepper R, Markov S, Fejgin MD (1997) Induction of labor versus expectant management in macrosomia: a randomized study. Obstet Gynecol 89:913–917

33. Thangaratinam S, Rogozinska E, Jolly K, Glinkowski S, Roseboom T, Tomlinson JW, Kunz R, Mol BW, Coomarasamy A, Khan KS (2012) Effects of interventions in pregnancy on maternal weight and obstetric outcomes: meta-analysis of randomised evidence. BMJ 344:e2088

34. Crofts JF, Attilakos G, Read M, Sibanda T, Draycott TJ (2005) Shoulder dystocia training using a new birth training mannequin. BJOG 112:997–999

35. Draycott TJ, Crofts JF, Ash JP, Wilson LV, Yard E, Sibanda T, Whitelaw A (2008) Improving neonatal outcome through practical shoulder dystocia training. Obstet Gynecol 112:14–20

36. Inglis SR, Feier N, Chetiyaar JB, Naylor MH, Sumersille M, Cervellione KL, Predanic M (2011) Effects of shoulder dystocia training on the incidence of brachial plexus injury. Am J Obstet Gynecol 204:322 e1–322.e6

37. van de Ven J, van Deursen F, Oei G, Mol BW (2011) Effectivity and implementation of team training in managing shoulder dystocia. Am Coll Obstet Gynecol 204:S67

38. Grobman WA, Miller D, Burke C, Hornbogen A, Tam K, Costello R (2011) Outcomes associated with introduction of a shoulder dystocia protocol. Am J Obstet Gynecol 205:513–517

39. Hoffman MK, Bailit JL, Branch DW, Burkman RT, Van Veldhusien P, Lu L, Kominiarek MA, Hibbard JU, Landy HJ, Haberman S, Wilkins I, Quintero VH, Gregory KD, Hatjis CG, Ramirez MM, Reddy UM, Troendle J, Zhang J (2011) A comparison of obstetric maneuvers for the acute management of shoulder dystocia. Obstet Gynecol 11:1272–1278

40. Crofts JF, Mukuli T, Murove BT, Ngwenya S, Mhlanga S, Dube M, Sengurayi E, Winter C, Jordan S, Barnfield S, Wilcox H, Merriel A, Ndlovu S, Sibanda Z, Moyo S, Ndebele W, Draycott TJ, Sibanda T (2015) Onsite training of doctors, midwives and nurses in obstetric emergencies, Zimbabwe. Bull World Health Organ 93:347–351

41. Bottoms SF, Sokol RJ (1981) Mechanism and conduct of labor. In: Iffy L, Kaminetzky HA (eds) Principles and practice of obstetrics & perinatology. Wiley, New York, pp 815–838

42. Mortimore VR, McNabb M (1998) A six-year retrospective analysis of shoulder dystocia and delivery of the shoulders. Midwifery 14:162–173

43. Locatelli A, Incerti M, Langoni A, A. G, Casario G, Ferrini S, Strobelt N (2011) Head-to-body delivery interval using 'two-step' approach in vaginal deliveries: effect on umbilical artery pH. J Mater Fetal NeoMed 24:799–803

44. Zanardo V, Gabrieli C, de Luca F, Trevisanuto D, De Santis M, Scambia G, Straface G (2013) Head-to-body delivery by "two-step" approach: effect on cord blood hematocrit. J Matern Fetal Neonatal Med 26:1234–1238

45. Rubin A (1964) Management of shoulder dystocia. JAMA 189:835–837

46. Gurewitsch ED, Kim E, Yang J, Outland K, Allen R (2003) An objective evaluation of McRoberts' and Rubin's maneuvers for shoulder dystocia. Am Coll Obstet Gynecol 189:S208

47. Poggi SH, Spong CY, Allen RH (2003) Prioritizing posterior arm delivery during severe shoulder dystocia. Obstet Gynecol 101:1068–1072

48. Gurewitsch ED, Kim EJ, Yang JH, Outland KE, McDonald MK, Allen RH (2005) Comparing McRoberts' and Rubin's maneuvers for initial management of shoulder dystocia: an objective evaluation. Am J Obstet Gynecol 192:153–160

49. Barnum CG (1945) Dystocia due to the shoulders. Am J Obstet Gynecol 50:439–442

50. Kung J, Swan AV, Arulkumaran S (2006) Delivery of the posterior arm reduces shoulder dimensions in shoulder dystocia. Int J Gynaecol Obstet 93:233–237

51. Baskett TF, Allen AC (1995) Perinatal implications of shoulder dystocia. Obstet Gynecol 86:14–17

52. McFarland LV, Raskin M, Daling JR, Benedetti TJ (1986) Erb/Duchenne's palsy: a consequence of fetal macrosomia and method of delivery. Obstet Gynecol 68:784–788

53. Niederhauser A, Magann EF, Mullin PM, Morrison JC (2008) Resolution of infant shoulder dystocia with maternal spontaneous symphyseal separation: a case report. J Reprod Med 53:62–64

54. Grimm M, Costello R, Gonik B (2010) Effect of clinician-applied maneuvers on brachial plexus stretch during a shoulder dystocia event: investigation using a computer simulation model. Am J Obstet Gynecol 203:339

55. Chez RA, Benedetti TJ (1982) How to manage shoulder dystocia

during delivery. Contemp Obstet Gynecol 19:203

56. Woods CE, Westbury N (1945) A principle of physics as applicable to shoulder delivery. Am J Obstet Gynecol 45:796–804

57. Paris AE, Greenberg JA, Ecker JL, T.F. ME (2011) Is an episiotomy necessary with a shoulder dystocia? Am J Obstet Gynecol 205:2017

58. Viswanathan M, Hartmann K, Palmieri R, Lux L, Swinson T, Lohr KN, Gartlehner G, Thorp J Jr (2005) The use of episiotomy in obstetrical care: a systematic review. Evid Rep Technol Assess (Summ) 112:1–8

59. Meenan AL, Gaskin IM, Hunt P, Ball CA (1991) A new (old) maneuver for the management of shoulder dystocia. J Fam Pract 32:625–629

60. Bruner JP, Drummond SB, Meenan AL, Gaskin IM (1998) All-fours maneuver for reducing shoulder dystocia during labor. J. Reprod. Med 43:439–443

Filiberto M. Severi,Caterina Bocchi,Silvia Vannuccini,Felice Petraglia

12.1 引言

前置胎盘(PP)是一种严重的妊娠并发症,是指胎盘位置异常,部分或全部覆盖宫颈内口。前置胎盘是妊娠期无痛性大出血的主要原因,新生儿的死亡风险较高。事实上,它同样也可能会危及母体的生命,如产前及产后出血、侵入性胎盘植入、需行子宫切除术、输血、败血症和血栓性静脉炎。同样,有研究表明,存在前置胎盘的病例中,胎儿和新生儿的不良结局、早产和围生期死亡的风险很高[1]。

12.2 定义

胎盘完全或部分植入子宫下段被认为是前置胎盘。历史上,前置胎盘的定义是以产科标准为依据的,在阴道出血的情况下,应当进行临床检查确定。随着时间的推移,超声几乎完全取代了临床检查来评估胎盘和子宫颈之间的关系;因此,前置胎盘的类型及其定义依据超声检查的结果而发生改变。然而,胎盘诊断仍有不一致之处,而且,由于前置胎盘的类型不同,它的治疗也不同。因此,就胎盘诊断达成共识将是有益的[2]。

根据RCOG指南[3],前置胎盘应根据临床相关的情况,通过超声成像进行分类:如果胎盘覆盖子宫颈内口,则是完全性前置胎盘(重度前置胎盘)(图12.1);如果胎盘的前缘位于子宫下段,但不覆盖子宫颈内口,则为轻度前置胎盘或部分前置胎盘(图12.2)。

目前,前置胎盘的定义是基于胎盘与子宫颈内口

的距离。人们一致认为,完全性前置胎盘是胎盘完全覆盖宫颈内口[4-6]。然而,当胎盘边缘刚刚到达子宫颈边缘,没有覆盖宫颈内口,但没有一个可测量的距离,前置胎盘的定义就会变得混乱[2]。

目前,存在不同的前置胎盘术语的使用,如不完全、部分或边缘前置胎盘。当子宫颈明显扩张并被胎盘部分覆盖时,部分前置一词似乎是合适的,因为这与部分前置胎盘[4,7]的临床定义相似,但这种情况是比较罕见的,故不再提及这个术语。相反,边缘前置一词通常指的是胎盘要么到达子宫颈内口的边缘,要么位于子宫下段距宫颈口很近的地方,一般为20~25mm[4,5,8]。然而,其他一些作者也做出了区分,定义了"低置"胎盘,即胎盘距离子宫颈内口较短(≤20mm)(图12.3)[6,9]。

术语上的争议反映了胎盘覆盖子宫颈内口任何部分,进而引起推荐治疗方法的不同。为了避免混淆,到达宫颈内口的胎盘应被简单地称为前置胎盘,而如果胎盘位置较低,但未达子宫颈内口则应使用"低置胎盘"一词。在后一种情况下,阴道分娩可以实现,主要取决于下胎盘边缘和宫颈内口之间的距离[2]。

相反,如果宫颈内口与胎盘边缘的距离>20mm,则患者应按常规处理,因为大部分研究未证明剖宫产出血的风险增加[10]。

12.3 发病率和流行率

前置胎盘的发病率在过去几十年中有所增加。我们对1966—2000年发表的研究结果进行了系统性回顾,发现前置胎盘的总患病率占出生的4/1000[11]。一项关于过去30年前置胎盘流行病学的最新荟萃分析报告显示,其实际的发病率更高(每1000例妊娠发

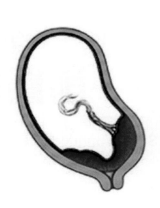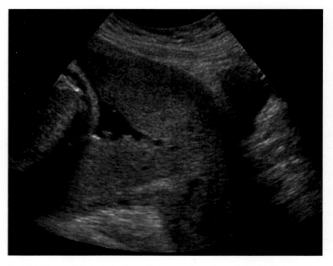

图12.1　经腹超声检查完全性前置胎盘(重度前置胎盘)。胎盘位于宫颈内口。

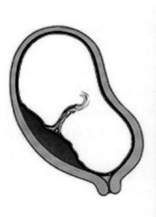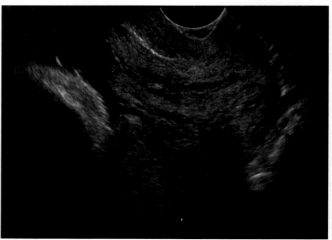

图12.2　经阴道超声检查的轻度前置胎盘或部分前置胎盘。

生5.2例),完全前置胎盘的总患病率为每1000例妊娠4.3例。根据地区差异,亚洲人群中前置胎盘的患病率最高(12.2/1000),而来自欧洲(3.6/1000)、北美(2.9/1000)和撒哈拉以南非洲(2.7/1000)的研究报道的患病率较低。

在过去30年中,剖宫产率的增加可能是前置胎盘发病率上升的原因之一[13,14]。如果一次和二次剖宫产率像最近几年那样继续上升,到2020年,剖宫产率将达到56.2%,进而每年还会增加6236例前置胎盘、4504例胎盘植入和130例产妇死亡[15]。

12.4　危险因素

前置胎盘的病因尚不清楚,但一些流行病学研究报道了一些易感因素[16]。既往剖宫产和子宫手术史(即刮宫术、肌瘤切除术、Asherman综合征)是前置胎盘的主要危险因素,因为子宫瘢痕痕易发生胎盘低着床。前置胎盘的发生似乎也与剖宫产的次数有关。

在有一次剖宫产史的产妇中,前置胎盘的发病率为10/1000,而具有3次以上剖宫产史的产妇,其发病率则上升至28/1000[17]。众所周知,在剖宫产、自然流产和人工流产过程中,子宫内膜和子宫肌层的损伤和瘢痕形成是胎盘低着床的诱因[18-20]。

此外,高龄产妇(35岁以上)、社会经济地位低下、多次分娩史、吸烟、可卡因滥用、反复流产史、人工流产史、黏膜下肌瘤、剖宫产或刮宫至本次受孕间隔时间短、男性胎儿和多胎妊娠是与前置胎盘发生相关的其他危险因素[16,21-24](表12.1)。

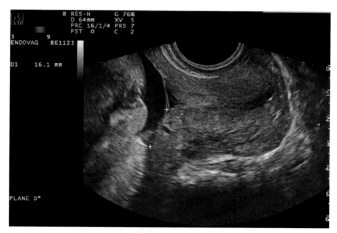

图12.3 经阴道超声检查胎盘下缘-宫颈内口距离<20mm。

表12.1 前置胎盘的危险因素

危险因素	OR(95%CI)
剖宫产史	2.7(2.3~3.2)
高龄产妇年龄(≥35岁)	1.8(1.2~2.5)
自然流产或人工流产	1.9(1.7~2.2)
吸烟	1.6(1.4~1.8)
可卡因滥用	2.9(1.9~4.3)
男性胎儿	1.2(1.1~1.3)

最后,在妊娠前有前置胎盘史的女性在随后的妊娠中出现这种情况的风险更高[11]。35岁以上的女性发生前置胎盘的风险增加的原因可能是子宫血管的动脉粥样硬化改变,导致胎盘血流受损。为了保持最佳血流量,可能需要增加胎盘附着的表面积,这可能导致胎盘易侵犯子宫下段[25]。

前置胎盘在多次分娩女性中的患病率高可能是由于先前胎盘附着部位存在子宫内膜瘢痕,导致胎盘着床较低;或者,先前胎盘附着部位血管的改变可能导致胎盘血流减少,在反复妊娠中导致胎盘过多侵犯子宫颈。妊娠期吸烟与前置胎盘危险的关系可能与尼古丁的血管活性和一氧化碳相关的慢性缺氧有关:吸烟者子宫脉管系统中的慢性低氧改变,导致胎盘的表面积增大,胎盘侵犯宫颈的可能性增加[21]。

同样,母体使用可卡因也会导致由交感神经系统支配的血管中儿茶酚胺介导的血管收缩和血管痉挛,从而导致子宫胎盘血管灌注不足,胎盘更易侵犯宫颈[23]。

在有高血压或慢性高血压的女性中,前置胎盘的发生率增加。导致慢性高血压女性胎盘附着位置较低的确切机制尚不清楚。然而,有人认为,子宫下段胎盘

更好的血液供应和氧合可防止血管活性物质进入血液,从而降低妊娠高血压和先兆子痫的风险[26]。

此外,最近的研究表明,辅助生殖技术(ART)也是前置胎盘[27-29]的一个危险因素。事实上,在一组由ART受孕的318例患者中,发现子宫内膜异位症(OR 15.1)和输卵管疾病(OR 4.4)增加了其患前置胎盘的风险。因此,即使是导致不孕症的因素也可能与前置胎盘的发病有关,因为大多数接受ART的女性都有一些潜在的不明原因不孕因素[30]。此外,最近一项关于ART周期的研究表明,子宫内膜厚度与前置胎盘的风险成正比,而与诸如吸烟和子宫内膜异位等重要的危险因素无关,但与子宫内膜的预处理和激素替代治疗有关[31]。

12.5 病理生理学

前置胎盘的病理生理学尚不完全清楚[32]。随着妊娠进展,胎盘边缘与宫颈内口的关系发生变化。事实上,在大多数情况下,妊娠中期早期的低附着胎盘会在妊娠晚期逐渐远离宫颈内口。胎盘从子宫下段向底部的"迁移"可能是因为与子宫其他部位相比,底部的血供较为丰富,可滋养层组织得到更好的发育。这一现象的发生是由于滋养层在靠近子宫颈内口处的退化过程,而不是由于胎盘组织的真正迁移[33]。因此,子宫瘢痕引起的子宫下段正常解剖结构的扭曲将阻止这种"迁移"[20]。或者,有缺陷的蜕膜血管和随后的子宫内膜低氧血症可能增加胎盘组织的表面积,容易导致靠近子宫颈的下着床[34]。

12.6 诊断

前置胎盘的特点是妊娠中晚期无痛性阴道出血。50%以上的病例在妊娠36周前开始出血。大多数情况下,出血可能会反复发生,甚至会恶化。无痛性出血被认为是前置胎盘和胎盘早剥之间的一个显著区别,但有10%的前置胎盘女性会同时存在胎盘早剥或子宫收缩。另一种情况是,在分娩开始之前,是否存在前置胎盘的情况仍是未知的[35]。尽管临床征象在前置胎盘的早期处理中非常重要,但只有超声才能做出明确

的诊断[10]。

胎盘位置通常在妊娠中期常规 B 超扫描检查时报告。当胎盘边缘被发现到达或覆盖于宫颈内口时,应在妊娠晚期安排一次随访扫描,以确认这一发现,并计划其分娩方案[3,36](图 12.4)。

超声可以通过经腹、经阴道和经阴唇的方法进行(图 12.5)。经阴道超声被认为是最准确的,假阳性的风险较低[37,38]。这种方法可以让超声医生更清晰地看到胎盘下缘和宫颈内口之间的关系,因为胎儿没有造成超声检测的可视化障碍。即使在可疑的前置胎盘病例中,经阴道超声也是安全的,前提是超声检查显示阴道内探头的位置,避免与宫颈接触密切[38-43](图 12.6)。

如果担心插入经阴道探头,经阴唇超声也是一种可接受的显示胎盘位置的技术,但它不如经阴道超声精确[8]。

扫描探头放置在阴道前的大阴唇之间,并沿阴道

轴线定向[44]。如果在妊娠早期(妊娠 15~19 周),前置胎盘或低置胎盘被诊断,反复进行超声检查是非常关键的[45]。

妊娠 20 周经腹扫描可疑前置胎盘应经阴道扫描确诊。在妊娠中期,经阴道超声可以将 26%~60% 的腹部扫描诊断为低置胎盘的病例重新分类,这意味着需要随访的女性将减少[3,40,41](图 12.7)。

总之,前置胎盘的确诊只有在妊娠晚期才有可能,因为几乎 90% 的被定义为妊娠中期胎盘低置状态在妊娠后期会离开子宫下段[46,47]。这是由于子宫下段胎盘组织萎缩,继发于血液供应不足,再加上随后在子宫底部血管增多的区域胎盘组织生长所致。这种发育事件被称为营养向性的胎盘迁移[1]。

Heller[48]等学者对妊娠中期低置胎盘的研究表明,在分娩时胎盘从子宫颈(距子宫内口 >2cm)移开的可能性非常高(>98%)。我们可利用这些结果建议患者,降低他们对围生期并发症的焦虑程度,以及减少妊娠中期发现前置胎盘而导致的剖宫产。因为在妊娠 27

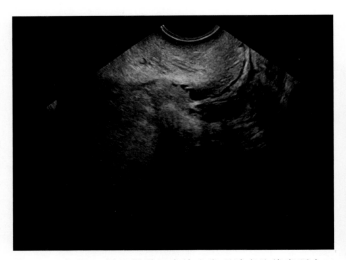

图 12.4　妊娠 20 周经阴道超声检查发现胎盘边缘宫颈内口重叠。

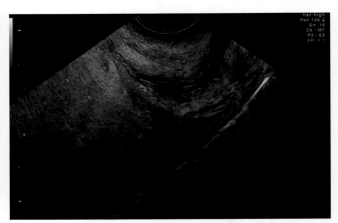

图 12.6　经阴道超声检查完全性前置胎盘(重度前置胎盘)。

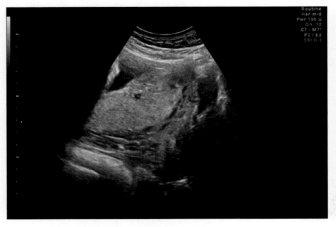

图 12.5　经腹超声检查前置胎盘。

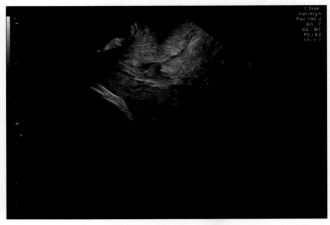

图 12.7　经阴道超声检查妊娠晚期前置胎盘。

周结束时,只有66%的前置胎盘会消退。而几乎90%的病例在妊娠32周时胎盘边缘就可以脱离子宫颈,因此,对于那些没有出血或早产倾向的妊娠,将胎盘位置的重新评估推迟到妊娠28~30周后是经济、有效的(图12.8)。

一些研究人员试图将妊娠中期胎盘的位置与妊娠晚期迁移的可能性联系起来。事实上,在一些妊娠中期低位胎盘的病例中,胎盘边缘比其他胎盘更容易"迁移"。超声在预测胎盘迁移的可能性和程度时可能会有帮助。在妊娠26周或更晚时,胎盘边缘位于宫颈内口3cm范围内的女性,胎盘边缘移位的速度为每周5.4 mm。如果胎盘边缘与宫颈内口重叠超过2cm,则任何女性均无移位;而当胎盘边缘距宫颈内口超过2cm时,则常有移位(图12.9)。

相反,如果胎盘边缘距离宫颈内口的距离小于2cm,则多数情况下会发生胎盘迁移[49]。因此,妊娠中期胎盘与宫颈内口重叠的程度可以用来判断前置胎盘

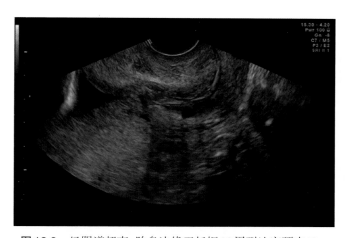

图12.8　经阴道超声:胎盘边缘于妊娠28周到达宫颈内口。

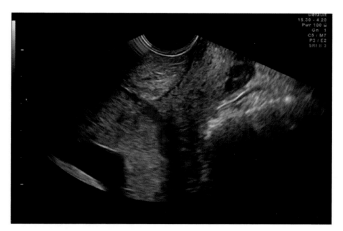

图12.9　经阴道超声检查,胎盘边缘与宫颈内口重叠2cm以上。

是否会持续到足月。妊娠20周时覆盖宫颈内口的完全性前置胎盘病例,其中的40%将作为完全性前置胎盘持续到出生。有过剖宫产史的女性,前置胎盘或低位胎盘持续到分娩前的风险更大[38]。剖宫产造成的瘢痕会削弱低位胎盘的迁移能力,同时子宫会随着妊娠的进展而扩张[38,50,51]。

28~32周胎盘边缘的形态是预测胎盘迁移的另一个因素。在发生胎盘迁移的患者中,29.6%的胎盘边缘较薄,只有5.8%的胎盘边缘较厚(如果厚度≤1cm,距边缘1cm内,基膜与绒毛膜板的夹角超过45°,或两者都超过)。事实上,在胎盘边缘较厚的病例中,产前出血、剖宫产、胎盘粘连和低出生体重的发生率明显较高[52](图12.10)。

总之,妊娠中期(妊娠16~24周)被诊断为胎盘位置较低时,98%以上的胎盘在分娩时将不再接近子宫颈。在将近90%的病例中,胎盘在妊娠32周时就可以脱离子宫颈,而在妊娠36周时,这一比例将接近96%。很少的妊娠中期低位胎盘会持续存在或进展到前置胎盘需要剖宫产,少数将发展为胎盘血管前置。在后续妊娠期检查时,仔细的超声扫描是必不可少的,以确定是否部分胎盘或胎儿血管穿过子宫颈内表面,以适当地计划分娩。

低位胎盘是已知的前置血管发生的危险因素[53],在对低位胎盘的早期诊断进行随访时,必须牢记这一因素。建议彩色多普勒超声检查评估宫颈内表面,以诊断或排除前置血管,并确定脐带与胎盘间的关系[54](图12.11)。

12.6.1　前置血管

前置血管是指胎儿的血管在宫颈内口穿行于胎膜

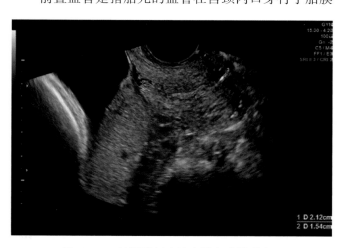

图12.10　经阴道超声检查胎盘边缘形态。

和羊膜之间，并在胎先露的下方，不受胎盘组织或脐带的保护[55]。这可能是继发于单个或双叶胎盘中的脐带帆状附着（1型前置血管），或来自一个或多个副叶胎盘叶之间的胎儿血管（2型前置血管）。至今所报道的前置血管发病率为 1/6000~1/2000[57]。与前置胎盘不同的是，前置血管不具有很大的母体风险，但与胎儿的风险密切有关。当胎膜破裂时，无论是自发的还是人为的，无保护的胎儿血管都有被破坏的危险，从而导致胎儿出血。因此，在胎膜破裂时常出现阴道出血，胎儿心率异常，如减速、心动过缓、胎监出现正弦波甚至是胎儿死亡，这种情况下胎儿的死亡率约为60%。但据报道，在产前诊断的介入下，胎儿的存活率大大提高了97%。更罕见的是，在没有胎膜破裂的情况下，前置血管仍会发生出血。因为胎儿的血容量为80~100mL/kg，所以相对较小的失血量可能会对胎儿具有很大的影响。非常罕见的是，胎儿在没有出血的情况下，继发性的心率异常可能是胎儿血管被压迫导致的。

前置血管的危险因素包括胎盘异常，如双叶胎盘或副胎盘，其中胎儿血管穿过连接胎盘分裂的膜、妊娠中期低位胎盘史、多胎妊娠和体外受精史，据报道，前置血管的发生率高达 1/300[58]。

彩色多普勒超声可准确诊断前置血管，通过经阴道探头在子宫下极宫颈内口的评估来确定胎儿的血管。经阴道彩色多普勒检查诊断前置血管的准确率为100%，特异性为99.0~99.8%[59]（图12.12 至图12.15）。

被诊断为前置血管的女性应进行手术分娩。因为暴露的血管不受脐带胶样组织或胎盘组织的保护，所以计划在自然分娩之前，在妊娠35~36周时推荐患者行剖宫产。

12.7 治疗

临床医生应明确女性在首次产前检查期间是否有前置胎盘的危险因素。妊娠期间发生的无痛阴道出血应尽量采用阴道超声检查是否存在前置胎盘[51]。前置

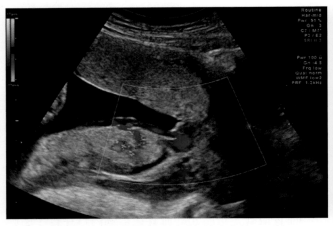

图12.11 后前置胎盘和副胎盘前叶伴前置血管。

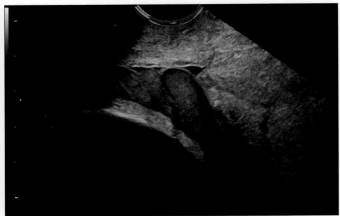

图12.12 经阴道超声检查前置血管。

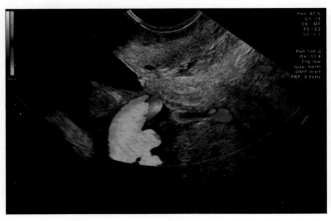

图12.13 彩色多普勒检查前置血管。

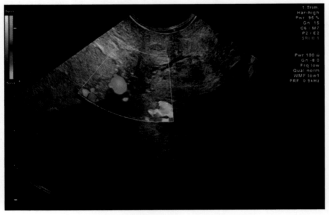

图12.14 妊娠30周时的前置胎盘和前置血管。

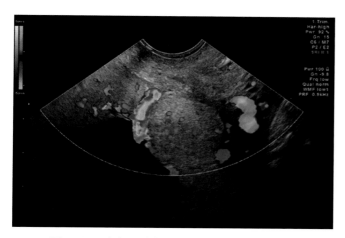

图 12.15 妊娠 32 周时的前置胎盘和前置血管。

胎盘对母体和胎儿有潜在的生命危险,在妊娠晚期确诊的女性应接受潜在危险的咨询,并根据其个人需要进行有效的护理。

产妇风险[32,60]包括:

1. 产妇死亡率:0.1%~5%。

2. 产前和产后出血,需要子宫切除和(或)输血。

3. 胎盘植入(约占前置胎盘的 15%)。

4. 空气栓塞:如果胎盘床上的血窦被撕裂。

5. 产后败血症:由上行感染引起。

6. 复发率为 4%~8%

12.7.1 植入性前置胎盘

随着剖宫产率的上升和产妇年龄的增加,植入性前置胎盘的发生率及其并发症也在继续增加。第一次妊娠发生前置胎盘的风险是 1/400,但剖宫产后,风险会上升到 1/160;2 次妊娠后,风险会上升到 1/60;3 次妊娠后,风险会上升到 1/30;4 次剖宫产后,风险会上升到 1/10。如果胎盘位于子宫下段瘢痕上方,则有胎盘侵入或穿过子宫肌层的风险。首次剖宫产,这种风险大约为 1/50,2 次剖宫产后为 1/6,3 次剖宫产后为 1/4,4 次剖宫产后为 1/3,5 次剖宫产后为 1/2[61]。事实上,10% 的胎盘植入是前壁胎盘,在既往剖宫产史和前壁胎盘的患者中,植入的发生率高达 67%[62]。因此,产前超声成像可以在不明确的病例中辅以 MRI,以鉴别出有胎盘植入特殊风险的女性[63,64](图 12.16 至图 12.19)。

妊娠合并前置胎盘的胎儿和新生儿的不良结局发生风险增加,如围生期死亡、早产。

胎儿风险[65-67]:

1. 围生期死亡率:由早产导致[OR(PTB)27.7-OR(NICU)3.4]。

2. 胎儿生长受限:在经产女性中,前置胎盘与小于胎龄儿的相关风险增加两倍。

3. 重要的先天性畸形:报告显示前置胎盘女性的发生风险加倍。最常见的是中枢神经系统、心血管系统、呼吸系统和胃肠系统。

4. 继发于前置血管或严重产妇出血的意外胎儿死亡。

5. 胎儿畸形(35%)。

6. 胎儿贫血。

7. 脐带脱垂。

8. 脐带受压。

12.7.1.1 产前管理

前置胎盘患者的临床结局变化很大,无法从产前事件中可靠预测。如果胎儿或母体的情况处于紧急危险中,胎儿已成熟,可以立即分娩。因此,需要进行初步评估,以确定母体和胎儿的状况。尽管母体从第一次妊娠期出血到胎儿分娩都需要在医院接受治疗,但若胎儿不足 30 周且母体和胎儿健康状况良好,则门诊治疗前置胎盘也是相对安全的[68]。

应鼓励所有存在重大产前出血危险的女性在妊娠晚期应尽量生活在分娩医院附近。任何家庭护理都需要离医院很近,有固定的陪护人,同时要获得妊娠女性的完全知情同意。但在妊娠晚期诊断前置胎盘的女性的产前处理方面仍没有较为具体的建议[10]。对 161 例晚期前置胎盘患者的回顾性观察表明,出血的可能性和快速分娩的需要与前置胎盘的程度无关[69]。妊娠晚期宫颈长度的测量可能对预测产前出血和紧急剖宫产的需要起到潜在的作用[70-72]。然而,任何在家中接受治疗的女性都应该清楚地知道,如出现任何阴道出血、子宫收缩或疼痛(如隐约的耻骨联合上疼痛),都应该立即入院接受治疗。避免性交似乎不会降低阴道出血的风险,但女性应避免剧烈活动。没有足够证据支持,没有发生阴道出血的妊娠女性应要求卧床休息[43]。

预防早产对减少新生儿的并发症很重要。有规律的子宫收缩会导致宫颈管展平和扩张,最终导致胎盘着床部位的出血。观察前置胎盘的女性应通过超声检查评估宫颈长度的变化(图 12.20 和图 12.21)。宫颈长度的缩短与紧急早产剖宫产和产时失血的增加

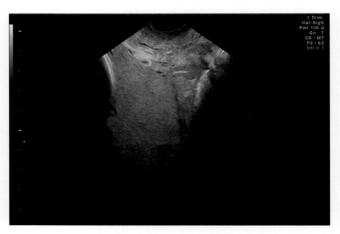

图12.16　经腹超声检查前置胎盘：无胎盘植入彩色多普勒征象。

图12.17　前置胎盘植入：胎盘后区域无低回声。

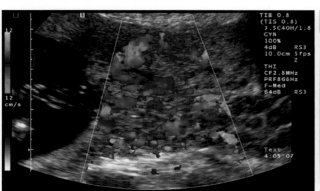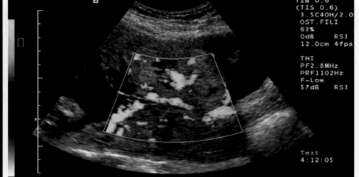

图12.18　前置胎盘植入：多普勒下多个血管腔。

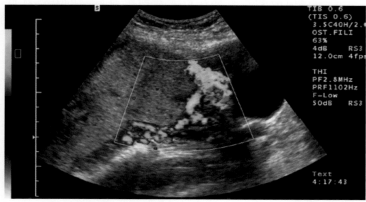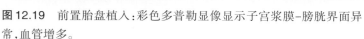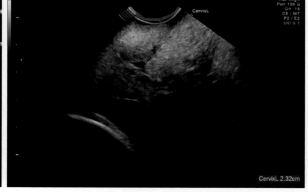

图12.19　前置胎盘植入：彩色多普勒显像显示子宫浆膜–膀胱界面异常，血管增多。

图12.20　完全性前置胎盘宫颈长度测量。

相关[73]。

存在子宫颈长度缩短的女性应住院至分娩。因为子宫收缩时可能会出血，如果没有其他禁忌证，则可以使用诸如特布他林、硝苯地平、吲哚美辛或硫酸镁之类的药物来抑制子宫收缩[43]。对于有早产症状的前置胎盘妊娠女性，使用子宫收缩抑制剂可以延长妊娠7天以上[74]。这个延长的时间可以使胎儿的肺部有更多的时间发育成熟。没有证据支持在没有早产症状的前置胎盘妊娠女性中预防性使用子宫收缩抑制剂。妊娠小于34周的女性应给予类固醇，如倍他米松，以进一步促进胎儿肺发育成熟[43,75]。

12.7.1.2　分娩的时机和方式

剖宫产是完全性前置胎盘的推荐分娩方式，而对

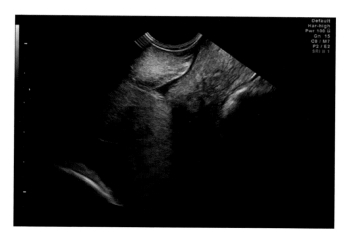

图12.21　完全性前置胎盘妊娠女性在妊娠30周时出现宫颈缩短。

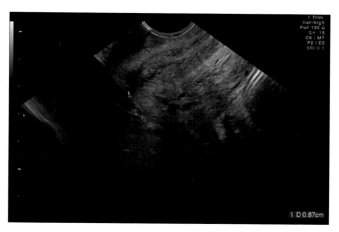

图12.22　经阴道超声检查:胎盘下边缘与宫颈内口的距离<20mm。

于轻度前置胎盘,尝试阴道分娩被认为是合适的。超声在临床实践中的应用存在一个问题,即应该使用哪一超声阈值下胎盘边缘与子宫颈之间的距离来实现安全的阴道分娩[76-78]。Oppenheimer等[49]发现因前置胎盘而需要剖宫产的女性,胎盘边缘距宫颈内口的平均距离为1.1cm(范围0~2.0cm)。在一项针对121例患有前置胎盘妊娠女性的研究中,所有妊娠女性在分娩2周内胎盘边缘位于宫颈内口的1cm以内时都需要进行剖宫产术(图12.22)。相反,如果胎盘边缘与宫颈内口的距离为2cm或以上,阴道分娩的可能性至少为63%[52]。在低位胎盘中,尽管有很高的阴道分娩机会,但产后出血的发生率仍然很高[79]。因此,低位胎盘妊娠女性可尝试阴道分娩,但临床医生应警告其发生出血及相关并发症的可能性,以便采取适当的预防措施。无论是计划剖宫产还是阴道分娩,都应该在有血库、新生儿支持和有经验的医护人员有效管理产后出血的齐全设施中分娩[43]。关于分娩时机,尚无官方指南提出前置胎盘分娩的最佳时机。但通常选择在妊娠36~37周之间进行终止妊娠。根据RCOG,对于无症状的妊娠女性,在妊娠38周前的前置胎盘或妊娠36~37周前怀疑有胎盘植入,不推荐行剖宫产计划性分娩[3]。最近的一项大型研究比较了早产晚期(妊娠35周、妊娠36周)与相对早期(妊娠37周、妊娠38周)的妊娠合并前置胎盘的新生儿结局,除产妇指征外,前置胎盘的相对早期分娩与晚期早产相比,并发症较少,风险也不高[80]。

12.7.1.3　出血的处理

胎盘植入程度不同的前置胎盘继发产科出血(产中/产后)的情况并不少见。产后出血通常来自子宫下段的胎盘覆盖面,并在胎盘娩出后立即发生。子宫切除术是不希望采取的措施,特别是首次妊娠患者。通常,当其他传统方法无法止血时,才会采取此方法。各种各样的治疗方法都可被用来控制由前置胎盘引起的出血,而保守治疗方法正逐渐取代子宫切除术[81]。在透视指导下进行动脉栓塞需要介入放射学和专业设备方面的专业知识,不仅成功率很高,而且这种手术有可能保持其后续生育能力。这一手术的实施仅限于具有高度专业知识的中心。目前,在文献中已经很好地描述了使用宫腔内球囊填塞来控制因无张力子宫对前列腺素等催产药无反应而导致的产后大出血。放置子宫球囊填塞物(Foley、Bakri球囊或三腔二囊管),可在剖宫产或阴道分娩后插入,是一种具有较多优点的选择,因此通常优于纱布填塞[82,83]。放置子宫球囊可以作为一种诊断测试,以筛选那些需要子宫切除术的女性。此外,它可以最大限度地减少隐性出血的风险,而且取出球囊也不是一个痛苦的过程。宫腔球囊填塞术可成功控制前置胎盘患者子宫下段严重出血。这项技术使用简单,几乎没有侵入性,所有产科病房都能以较低的成本获得,应被视为降低子宫切除不良风险的首要管理选择之一[84,85]。

参考文献

1. Oyelese Y, Smulian JC (2006) Placenta previa, placenta accreta, and vasa previa. Obstet Gynecol 1007:927–941

2. Dashe JS (2013) Toward consistent terminology of placental location. Semin Perinatol 37:375–379

3. RCOG Placenta previa, placenta previa accreta and vasa previa: diagnosis and management. Green–top Guideline No. 27 January 2011

4. Pri-paz SM, D'Alton ME (2012) Placenta previa. In: Copel JA, ed. Obstetric imaging. Elsevier-Saunders, Philadelphia. p. 499–502

5. Hull AD, Resnik R (2014) Placenta previa, placenta accreta, abruption placentae, and vasa previa. In: Creasy and Resnik's maternal-fetal medicine, Principles and Practice. 7th edn. Elsevier-Saunders, Philadelphia. p. 732–742

6. Kay HH (2008) Placenta previa and abruption. In: Gibbs RS, Karlan BY, Haney AF, Nygaard IE, et al (eds). Danforth's obstetrics and gynecology, 10th edn. Lippincott Williams and Wilkins, Philadelphia. p. 385–399.

7. Feldstein VA, Harris RD, Machin GA (2008) Ultrasound evaluation of the placenta and umbilical cord. In: Callen PW, ed. Ultrasonography in obstetrics and gynecology, 5th edn. Philadelphia. p.721–757

8. Francois KE, Foley MR (2012) Antepartum and postpartum hemorrhage. In: Gabbe SG, Niebyl JR, Simpson JL, et al (eds). Obstetrics: normal and problem pregnancies, 6th edn. Saunders-Elsevier, Philadelphia. p. 415–444

9. Mastrobattista JM, Toy EC (2011) Placenta, cord, and membranes. In: Fleischer A, Toy EC, Lee W, Manning FA, Romero RJ, et al (eds). Sonography in obstetrics and gynecology: principles and practice, 7th ed. McGrawMedical, New York

10. Vintzileos AM, Ananth CV, Smulian JC (2015) Using ultrasound in the clinical management of placental implantation abnormalities. Am J Obstet Gynecol 213:S70–S77

11. Faiz AS, Ananth CV (2003) Etiology and risk factors for placenta previa: an overview and meta-analysis of observational studies. J Matern Fetal Neonatal Med 13:175–190

12. Cresswell JA, Ronsmans C, Calvert C et al (2013) Prevalence of placenta previa by world region: a systematic review and metaanalysis. Tropical Med Int Health 18:712–724

13. Marshall NE, Fu R, Guise JM (2011) Impact of multiple cesarean deliveries on maternal morbidity: a systematic review. Am J Obstet Gynecol 205:262 e1–8

14. Clark EA, Silver RM (2011) Long-term maternal morbidity associated with repeat cesarean delivery. Am J Obstet Gynecol 205:S2–10

15. Solheim KN, Esakoff TF, Little SE et al (2011) The effect of cesarean delivery rates on the future incidence of placenta previa, placenta accreta, and maternal mortality. J Matern Fetal Neonatal Med 24:1341–1346

16. Rosenberg T, Pariente G, Sergienko R et al (2011) Critical analysis of risk factors and outcome of placenta previa. Arch Gynecol Obstet 284:47–51

17. Marshall NE, Fu R, Guise JM (2011) Impact of multiple cesarean deliveries on maternal morbidity: a systematic review. Am J Obstet Gynecol 205:262

18. Ananth CV, Smulian JC, Vintzileos AM (1997) The association of placenta previa with history of cesarean delivery and abortion: a metaanalysis. Am J Obstet Gynecol 177:1071–1078

19. Lyndon-Rochell M, Holt VL, Easterling TR et al (2001) First-birth cesarean and placental abruption or previa at second birth. Obstet Gynecol 97:765–769

20. Taylor VM, Kramer MD, Vaughan TL et al (1994) Placenta previa and prior cesarean delivery: how strong is the association? Obstet Gynecol 84:55–57

21. Ananth CV, Savitz DA, Luther ER (1996) Maternal cigarette smoking as a risk factor for placental abruption, placenta previa, and uterine bleeding in pregnancy. Am J Epidemiol 144:881–889

22. Ananth CV, Wilcox AJ, Savitz DA et al (1996) Effect of maternal age and parity on the risk of uteroplacental bleeding disorders in pregnancy. Obstet Gynecol 88:511–516

23. Macones GA, Sehdev HM, Parry S et al (1997) The association between maternal cocaine use and placenta previa. Am J Obstet Gynecol 177:1097–1100

24. Miller DA, Chollet JA, Goodwin TM (1997) Clinical risk factors for placenta previa-placenta accreta. Am J Obstet Gynecol 177:210–214

25. Williams MA, Mittendorf R (1993) Increasing maternal age as a determinant of placenta previa: more important than increasing parity? J Reprod Med 38:425–428

26. Leiberman JR, Fraser D, Kasis A et al (1991) Reduced frequency of hypertensive disorders in placenta previa. Obstet Gynecol 77:83–86

27. Matsuda Y, Hayashi K, Shiozaki A et al (2011) Comparison of risk factors for placental abruption and placenta previa: case-cohort study. J Obstet Gynaecol Res 37:538–546

28. Healy DL, Breheny S, Halliday J et al (2010) Prevalence and risk factors for obstetric haemorrhage in 6730 singleton births after assisted reproductive technology in Victoria Australia. Hum Reprod 25:265–274

29. Romundstad LB, Romundstad PR, Sunde A et al (2006) Increased risk of placenta previa in pregnancies following IVF/ICSI; a comparison of ART and non-ART pregnancies in the same mother. Hum Reprod 21:2353–2358

30. Takemura Y, Osuga Y, Fujimoto A et al (2013) Increased risk of placenta previa is associated with endometriosis and tubal factor infertility in assisted reproductive technology pregnancy. Gynecol Endocrinol 29:113–115

31. Rombauts L, Motteram C, Berkowitz E et al (2014) Risk of placenta previa is linked to endometrial thickness in a retrospective cohort study of 4537 singleton assisted reproduction technology births. Hum Reprod 29:2787–2793

32. D'Antonio F, Bhide A (2014) Ultrasound in placental disorders. Best Pract Res Clin Obstet Gynaecol 28:429–442

33. King DL (1973) Placental migration demonstrated by ultrasonography. A hypothesis of dynamic placentation. Radiology 109:167–170

34. Monica G, Lilja C (1995) Placenta previa, maternal smoking and recurrence risk. Acta Obstet Gynecol Scand 74:341–345

35. Potdar N, Navti O, Konje JC (2009) Antepartum haemorrhage. Best practice in labour and delivery. Warren R, Arulkumaran S (eds). Cambridge University Press, Cambridge. p.141–152

36. National Collaborating Centre for Womens and Childrens Health (2003) Antenatal care: routine care for the healthy pregnant woman. Clinical guideline. RCOG Press, London

37. Timor-Trisch IE, Yunis RA (1993) Confirming the safety of transvaginal sonography in patients suspected of placenta previa. Obstet Gynecol 81:742–744

38. Oyelese Y (2010) Evaluation and management of low-lying placenta or placenta previa on second-trimester ultrasound. Contemp Obstet Gynecol 55:30–33

39. Sherman SJ, Carlson DE, Platt LD et al (1992) Transvaginal ultrasound: does it help in the diagnosis of placenta previa? Ultrasound Obstet Gynecol 2:256–260

40. Smith RS, Lauria MR, Comstock CH et al (1997) Transvaginal ultrasonography for all placentas that appear to be low-lying or over the internal cervical os. Ultrasound Obstet Gynecol 9:22–24

41. Lauria MR, Smith RS, Treadwell MC et al (1996) The use of second-trimester transvaginal sonography to predict placenta previa. Ultrasound Obstet Gynecol 8:337–340

42. Oppenheimer LW, Farine D, Ritchie JW et al (1991) What is a low-lying placenta? Am J Obstet Gynecol 165:1036–1038

43. Rao KP, Belogolovkin V, Yankowitz J et al (2012) Abnormal placen-

tation: evidence-based diagnosis and management of placenta previa, placenta accreta, and vasa previa. Obstet Gynecol Surv 67: 523–519

44. Dawson WB, Dumas MD, Romano WM et al (1996) Translabial ultrasound. J Ultrasound Med 15:441–446

45. Cunningham FG, Leveno KJ, Bloom SL et al (2010) Obstetrical hemorrhage. In: FG C, KJ L, SL B, JC H, BJ R, CY S (eds) Williams obstetrics, 23rd edn. McGraw-Hill, New York

46. Oyelese Y (2009) Placenta previa: the evolving role of ultrasound. Ultrasound Obstet Gynecol 34:123–126

47. Copland JA, Craw SM, Herbison P (2012) Low-lying placenta: who should be recalled for a follow-up scan? J Med Imaging Radiat Oncol 56:158–162

48. Heller HT, Mullen K, Gordon RW et al (2014) Outcomes of pregnancies with a low-lying placenta diagnosed on second-trimester sonography. J Ultrasound Med 33:691–696

49. Oppenheimer L, Holmes P, Simpson N et al (2001) Diagnosis of low-lying placenta: can migration in the third trimester predict outcome? Ultrasound Obstet Gynecol 18:100–102

50. Dashe JS, McIntyre DD, Ramus RR et al (2002) Persistence of placenta previa according to gestational age at ultrasound detection. Obstet Gynecol 99:692697

51. Wiedaseck S, Monchek R (2014) Placental and cord insertion pathologies: screening, diagnosis, and management. J Midwifery Womens Health 59:328–335

52. Ghourab S (2001) Third-trimester transvaginal ultrasonography in placenta previa: does the shape of the lower placental edge predict clinical outcome? Ultrasound Obstet Gynecol 18:103–108

53. Hasegawa J, Farina A, Nakamura M et al (2010) Analysis of the ultrasonographic findings predictive of vasa previa. Prenat Diagn 30:1121–1125

54. Lee W, Lee VL, Kirk JS et al (2000) Vasa previa: prenatal diagnosis, natural evolution, and clinical outcome. Obstet Gynecol 95: 572–576

55. Society of Maternal-Fetal (SMFM) Publications Committee, Sinkey RG, Odibo AO, Dashe JS (2015) #37: diagnosis and management of vasa previa. Am J Obstet Gynecol 213:615–619

56. Catanzarite V, Maida C, Thomas W et al (2001) Prenatal sonographic diagnosis of vasa previa: ultrasound findings and obstetric outcome in ten cases. Ultrasound Obstet Gynecol 18:109–115

57. Derbala Y, Grochal F, Jeanty P (2007) Vasa previa. J Prenat Med 1:2–13

58. Baulies S, Maiz N, Muñoz A et al (2007) Prenatal ultrasound diagnosis of vasa previa and analysis of risk factors. Prenat Diagn 27:595–599

59. Ruiter L, Kok N, Limpens J et al (2015) Systematic review of accuracy of ultrasound in the diagnosis of vasa previa. Ultrasound Obstet Gynecol 45:516–522

60. Crane JM, Van den Hof MC, Dodds L et al (2000) Maternal complications with placenta previa. Am J Perinatol 17:101–105 1–3

61. Usta IM, Hobeika EM, Musa AA et al (2005) Placenta previa-accreta: risk factors and complications. Am J Obstet Gynecol 193:1045–1049

62. Alchalabi H, Lataifeh I, Obeidat B et al (2014) Morbidly adherent placenta previa in current practice: prediction and maternal morbidity in a series of 23 women who underwent hysterectomy. Matern Fetal Neonatal Med 27:1734–1737

63. Elhawary TM, Dabees NL, Youssef MA (2013) Diagnostic value of ultrasonography and magnetic resonance imaging in pregnant women at risk for placenta accreta. J Matern Fetal Neonatal Med 26:1443–1449

64. Royal Australian and New Zealand College of Obstetricians and Gynaecologists(2003) College Statement: C-Obs 20. Placenta Accreta. Melbourne: RANZCOG; [www.ranzcog.edu.au/publications/statements/C-obs20.pdf]

65. Crane JM, van den Hof MC, Dodds L et al (1999) Neonatal outcomes with placenta previa. Obstet Gynecol 93:541–544

66. Zlatnik MG, Cheng YW, Norton ME et al (2009) Placenta previa and the risk of preterm delivery. J Matern Fetal Neonatal Med 20:719–723

67. Räisänen S, Kancherla V, Kramer MR et al (2014) Placenta previa and the risk of delivering a small-for-gestational-age newborn. Obstet Gynecol 124:285–291

68. Palacios-Jaraquemada JM (2013) Caesarean section in cases of placenta previa and accreta. Best Pract Res Clin Obstet Gynaecol 27:221–232

69. Love CD, Fernando KJ, Sargent L et al (2004) Major placenta previa should not preclude out-patient management. Eur J Obstet Gynecol Reprod Biol 117:24–29

70. Ghi T, Contro E, Martina T et al (2009) Cervical length and risk of antepartum bleeding in women with complete placenta previa. Ultrasound Obstet Gynecol 33:209–212

71. Stafford IA, Dashe JS, Shivvers SA et al (2010) Ultrasonographic cervical length and risk of hemorrhage in pregnancies with placenta previa. Obstet Gynecol 116:595–600

72. Sekiguchi A, Nakai A, Okuda N et al (2015) Consecutive cervical length measurements as a predictor of preterm cesarean section in complete placenta previa. J Clin Ultrasound 43:17–22

73. Fukushima K, Fujiwara A, Anami A et al (2012) Cervical length predicts placental adherence an massive hemorrhage in placenta previa. J Obstet Gynaecol Res 38:192–197

74. Bose DA, Assel BG, Hill JB et al (2011) Maintenance tocolytics for preterm symptomatic placenta previa: a review. Am J Perinatol 28:45–50

75. Royal College of Obstetricians and Gynaecologists (2010) Green–top Guideline No.7: antenatal corticosteroids to reduce neonatal morbidity and mortality. RCOG, London

76. Matsubara S, Ohkuchi A, Kikkawa M et al (2008) Blood loss in low-lying placenta: placental edge to cervical internal os distance of less vs. more than 2 cm. J Perinat Med 36:507–512

77. Vergani P, Ornaghi S, Pozzi I et al (2009) Placenta previa: distance to internal os and mode of delivery. Am J Obstet Gynecol 201:266 e1–5

78. Bronsteen R, Valice R, Lee W et al (2009) Effect of a low-lying placenta on delivery outcome. Ultrasound Obstet Gynecol 33:204–208

79. Bhide A, Prefumo F, Moore J et al (2003) Placental edge to internal os distance in the late third trimester and mode of delivery in placenta previa. BJOG 110:860–864

80. Balayla J, Wo BL, Bédard MJ (2015) A late-preterm, early-term stratified analysis of neonatal outcomes by gestational age in placenta previa: defining the optimal timing for delivery. J Matern Fetal Neonatal Med 28:1756–1761

81. Doumouchtsis SK, Papageorghiou AT, Arulkumaran S (2007) Systematic review of conservative management of postpartum hemorrhage: what to do when medical treatment fails. Obstet Gynecol Surv 62:540–547

82. Bakri YN, Amri A, Abdul Jabbar F (2001) Tamponade-balloon for obstetrical bleeding. Int J Gynaecol Obstet 74:139–142

83. Patacchiola F, D'Alfonso A, Di Fonso A et al (2012) Intrauterine balloon tamponade as management of postpartum haemorrhage and prevention of haemorrhage related to low-lying placenta. Clin Exp Obstet Gynecol 39:498–499

84. Ishii T, Sawada K, Koyama S et al (2012) Balloon tamponade during cesarean section is useful for severe post-partum hemorrhage due to placenta previa. J Obstet Gynaecol Res 38:102–107

85. Wortman AC, Twickler DM, McIntire DD et al (2016) Bleeding complications in pregnancies with low-lying placenta. J Matern Fetal Neonatal Med 29:1367–1371

第13章
胎盘植入的管理和并发症

José M. Palacios-Jaraquemada

13.1 引言

胎盘植入(AIP)包括胎盘粘连、胎盘植入、穿透性胎盘植入[1]。在过去几年,这几种分类都依据其临床表现统一称为胎盘植入(AIP),美国的产科医生将其称为病态的胎盘附着(MAP)[2],这与欧洲学者提出的分类方法不谋而合。

全球剖宫产率的增加导致 AIP 的发生率也呈均等性增加。AIP 的发病率与剖宫产率密切相关,其主要因素是剖宫产对子宫的损伤。Munro Kerr 教授在其原著中描述子宫下段是妊娠期由子宫狭部形成的特殊区域,含丰富的胶原蛋白,他还提出剖宫产手术切口没有弹性,可能在下次妊娠出现损伤或破裂等情况。在发展中国家,人工流产是另一常见的子宫损伤高危因素[3],在其中一些国家,堕胎是非法的,因此,流产手术的实施常常没有规范的环境和设备,甚至不是由医生操作。由于宗教信仰冲突或其他原因,部分患者不会主动告知生育史,当我们怀疑胎盘植入而又没有发现其他高危因素时,需要详细询问生育史。

教科书及文献中对胎盘植入的诊断有很详细的描述,但是,一些研究表明,将近50%病例在剖宫产中可能无法确诊[4]。经腹部或经阴道超声检查是可选择的诊断方法[5]。1983年首次描述了超声诊断胎盘植入,1992年已经建立了胎盘植入的超声诊断标准,其中包括胎盘后子宫肌层正常低回声区消失,膀胱后的高回声子宫浆膜层变薄或连续性中断或出现局灶性外凸的异常回声[6]。在同一时间,胎盘磁共振成像(pMRI)也开始应用于胎盘植入的诊断,尤其适用于怀疑子宫后壁受累或子宫旁受累的病例。这两种诊断方法的敏感性和预测性都较高,但与操作员的经验十分相关[7]。超声和 pMRI 都可以通过技术上的操作而获得更好的图像,其中 pMRI 获得的图像更稳定、更大量,这使得所有的专家都可以在相同条件下的各自阅片和评估[8]。

胎盘植入的手术必须在有管理条件的医疗机构,由有管理经验的医疗团队实施[9];因此,产前的诊断尤为重要。目前,对于所有既往有过剖宫产史、流产史或任何类型子宫损伤病史的低置胎盘妊娠期女性,必须仔细评估是否存在胎盘植入。对于有具体高危因素的妊娠期女性,如果术前超声评估有疑问或者未发现阳性征时,强烈建议请相关疾病的专家重新评估[10]。产前未能诊断胎盘植入者,在无充分准备下实施剖宫产手术,术中可能发生灾难性事件,因此,产科医生必须尽一切努力在术前确认或排除胎盘植入的诊断。

13.2 胎盘植入的管理

处理胎盘植入的方法不止一种,其中最重要的是减少出血及大出血导致的并发症[11]。实行子宫切除术或切除植入的部分子宫并修复子宫形态,均需要一个专业的处理团队。还有些保守的处理方法,例如,胎盘原位保留,保留了器官,避免一开始就手术切除子宫。但是,这种方法需要密切的临床跟踪治疗,而且不能完全避免后续危及生命的并发症。足月分娩时子宫出血500~700mL,在胎盘植入患者中,新生的血管由于缺乏血管中膜而没有良好的收缩能力,导致其出血量翻倍。如果采取胎盘剥离法处理胎盘植入,其操作要尤其小心,因为这部分组织非常脆[12]。尽管大多数产科医生都知道胎盘植入的特点,也知道这类手术十分困难,但有时候他们需要在有限资源下解决紧急情况,因此,下述介绍了一些临床常见的情况及减少并发症的处理方案。

情景 1

- 产前未诊断胎盘异常。
- 子宫下段血管异常分布。
- 前置胎盘或低置胎盘+危险因素(剖宫产或其他瘢痕子宫)。
- 没有血管内介入技术条件。
- 没有专家团队、血库。
- 突发产前出血。

在采取腹部横切口行剖宫产时,术中发现明显的胎盘植入征象[13],如何最大限度地减少潜在的大出血带来的并发症是关键(图 13.1)。

13.3　可能性

(1)若有急诊手术指征(如急性胎儿窘迫、侵犯出血点等):向上做 T 形切口绕脐(向左侧绕脐)延长切口,避开胎盘取出胎儿,处理过程中避免触摸、切割或分离胎盘。子宫边界局部止血,脐带低位结扎,缝合子宫。

(2)如果可以延迟分娩:立即关闭切口,完善超声和 pMRI(了解有无子宫侧壁、后壁侵犯),并将患者转移到有处理条件的医疗机构。

(3)穿过胎盘取出胎儿,此方法常导致严重的不可控制的产后出血,甚至在数分钟内导致孕产妇死亡,应尽量避免。

如果在探查之后做出保守治疗的决定,那么影像学辅助检查是否必要呢?答案是肯定的,因为影像学检查对于子宫旁受累,子宫下段浸润深度及子宫后方受累及情况的评估十分重要。在保守治疗中,子宫下段大面积严重植入与不可预计的难治性大出血高风险相关(图 13.2 至图 13.4)。

如果存在这种情况,产科医生需要考虑在可控条件下实行子宫切除术,或在出现严重大出血时对患者进行子宫切除手术,然而这可能会显著增加患者并发症发病率和死亡率。尽管在这种情况下实行过子宫切除术,但由于死亡事件的发生,案例未发表。此外,影像学检查结果有助于对子宫旁[14]或后壁受累等少见情况做出诊断,有助于医生在术前充分掌握患者胎盘植入地程度,做好术前评估,在患者及家属了解病情及知情同意的情况下手术。

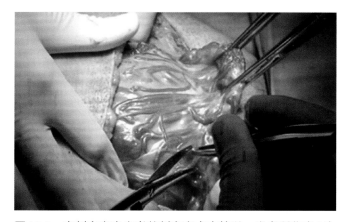

图 13.1　有剖宫产史患者的剖宫产术中情况。患者既往有 1 次剖宫产史,以及 1 次瘢痕妊娠史,患者瘢痕妊娠曾经甲氨蝶呤治疗、介入栓塞治疗、刮宫手术治疗。在第 2 次终止妊娠后 5 个月,再次自然受孕。尽管临床证据很充分,但既往 2 次超声检查均未提示胎盘植入或可疑胎盘植入。

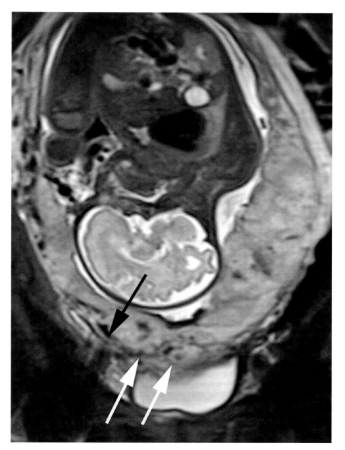

图 13.2　黑色箭头所示为子宫前壁肌层连续性中断;白色箭头所示为胎盘侵入子宫前壁。

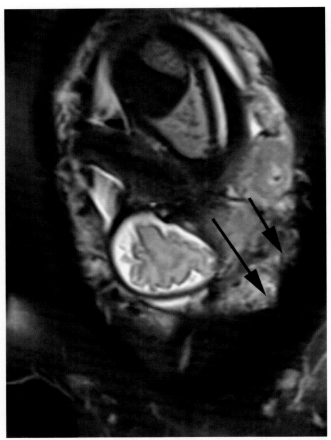

图13.3 右侧:该图为同一患者的冠状位图像,图中黑色箭头所示为胎盘穿透性植入右侧宫旁组织,但pMRI检查未发现该植入情况。

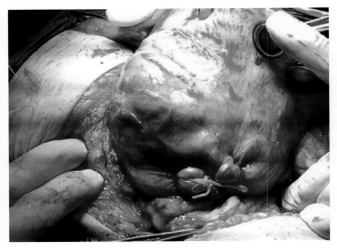

图13.4 患者有4次剖宫产史及1次人工流产史,本次妊娠未行产前检查,妊娠39周出现剧烈左下腹疼痛、面色苍白,伴低血容量性休克,就诊于一家基层医院。术中见胎盘植入子宫前壁并出现子宫破裂,导致腹腔内大量积血。术中在宫底取一切口,娩出胎儿,胎儿娩出后未采取任何剥离胎盘措施,对子宫胎盘剥离面出血点予以缝扎止血,分两层缝合子宫切口。患者血流动力学稳定后,转三级医院ICU治疗3天,经影像学检查后,在医疗资源充足的情况及专家指导下,行计划性子宫切除术,术后患者无不良并发症,并于术后第6天出院。

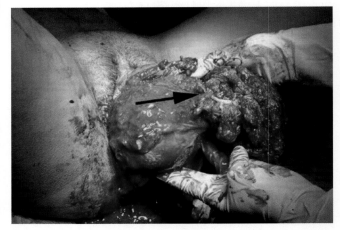

图13.5 患者26岁,2年前曾于妊娠12周行人工流产术1次,本次妊娠39周经阴道分娩并原位保留胎盘。娩胎盘过程中出现子宫外翻,部分胎盘附着在左侧宫角,遂人工复位子宫,子宫复位后出现严重的产后出血,经治疗未能解决子宫收缩乏力的问题,遂行子宫切除术。图中黑色箭头所示为胎盘附着区域(左侧宫角)。[Courtesy: Dr. Sergio Mendoza, Hospital Dr. Jose Pena, Bahía Blanca, Argentina(with permission).]

13.4 胎盘植入(AIP)和胎盘滞留 (阴道分娩或剖宫产)

尽管胎盘滞留有多重原因,但是始终需要考虑到产前未发现的胎盘植入可能[15](图13.5和图13.6)。如前所述,在所有情况下都应向患者询问有无人工流产史或刮宫病史[16]。如果确认有人工流产史,并且现出现胎盘娩出异常的情况,此时应采取一些操作避免进一步损伤子宫和(或)意外出血。

情景 2 产前已诊断的胎盘植入

对于产前已诊断的胎盘植入,可以有计划性的设计处理方案,这对于降低患者并发症发病率和死亡率非常重要。诊断后可以根据医疗团队的处置经验、患者的意愿及医疗机构的相关设备来选择合适的个体化的治疗方案[17]。如前所述,胎盘植入手术需要解决许多技术问题,例如,控制出血、组织管理和保留子宫等。

治疗方案包括:经典的消融性子宫切除术、保留子宫的保守手术(植入部分切除术)以及胎盘原位保留。

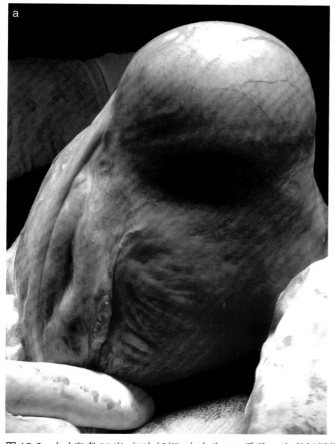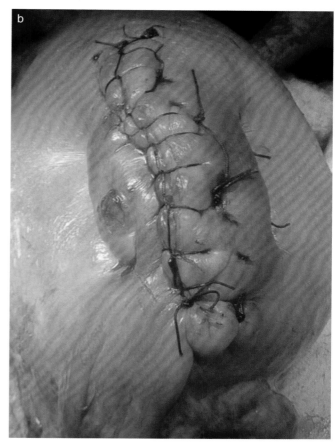

图13.6　(a)患者39岁，初次妊娠，本次为IVF受孕。患者行择期剖宫产术，术中见胎盘植入左侧宫角，产科医生决定人工剥离胎盘，术中出现大量出血，予以腹主动脉压迫，同时在子宫下段放置橡胶管捆绑止血，并予钳夹左侧卵巢蒂部止血。(b)手术切除胎盘及其植入的左侧宫角，分两层缝合修整子宫切口，创面予放置防粘连膜以预防粘连。

目前尚没有随机试验证明哪种方法对于患者是最佳选择，但有一个共识，即手术方式决定于操作医生的技术、胎盘植入程度(子宫组织损伤情况)、医生对出血的控制能力，以及患者对再次妊娠的期望值等。虽然专家对胎盘植入产前准确诊断的可靠性较高，但在手术探查过程中，某些之前的推测可能会发生变化。正如其他外科专业的情况一样，产前诊断和手术探查之间的差异可能会改变最终治疗方案。然而，这一情况并不总是适用于所有胎盘植入病例，在一些假阳性病例中可能导致患者因此失去生育能力。

13.5　手术探查

虽然熟练的超声和pMRI技术人员能对胎盘植入做出准确且可靠的产前诊断，但要知道仍有出现假阴性和假阳性病例的可能性[18,19](图13.7至图13.9)。

由于胎盘植入手术中可能出现出血、组织损伤、子宫切除等结果，当术中发现情况不符合产前诊断时，我们需要格外谨慎，因为可能当我们下推膀胱、充分暴露子宫下段时，才显现出胎盘植入征象。有时，如果没有充分探查就通过子宫底部切口娩出胎儿，在没有胎盘剥离出血、子宫前壁也看似正常的情况下，产科医生可能会决定尝试移除胎盘。但此时手术探查并未完成，手术并没有充分分离膀胱探查膀胱后壁，这种情况下进行操作非常危险，可能会导致灾难性的大出血。

千万不要低估发生严重大出血的可能性，某些情况下，当胎盘被移除时，被侵犯的子宫可能会完全分裂成两部分(即使操作轻柔)，可能在几秒钟内发生无法控制的出血[20]。

建议通过手术探查来明确产前诊断的正确性，特别是在进行诸如子宫切除等决定性操作之前应明确诊断。一些专家可能会选择避免解剖膀胱，以减少膀胱

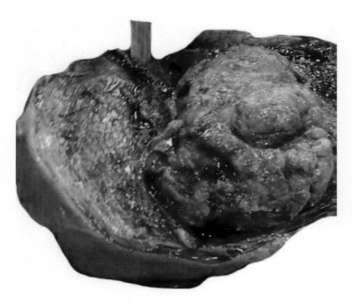

图 13.7　患者 26 岁，2 次人工流产史。本次妊娠剖宫产术中，胎盘剥离困难，人工剥离胎盘过程中出现大出血，遂停止剥离胎盘并行子宫切除术。[Courtesy: Dr. Martín Roldán. Maternidad de la mujer y el niño. La Rioja, Argentina（with permission）.]

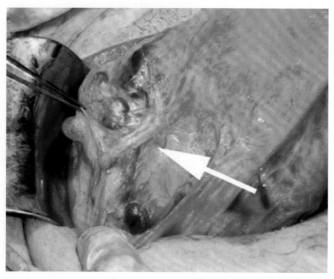

图 13.8　显然，这是 1 例严重的胎盘植入病例。胎盘植入在子宫前壁，范围约 4cm×4cm，然而，在分离膀胱后，膀胱表面仍可见大量血管附着。图中白色箭头所示，在膀胱与子宫间隙，存在疏松的软组织，便于手术操作，可经此处切除胎盘植入部位，保留子宫。

损伤及出血的可能性。虽然在胎盘植入病例中子宫切除的确切数目是未知的，但是仅根据辅助诊断和第 1 次手术观察做出最终决定，可能会导致子宫切除率增加。

一般而言，对于确诊或高度可疑胎盘植入的病例，

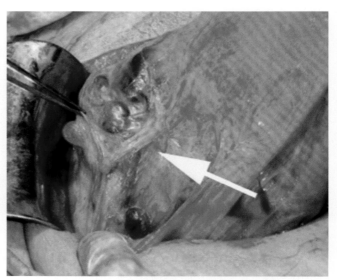

图 13.9　该图显示为经超声及 MRI 诊断的严重胎盘植入患者，胎儿娩出后，根据术中情况判断疑似胎盘植入，行胎盘剥离过程中，发生大出血。[Courtesy: Dr. Wai Yoong Cheong, North Middlesex University Hospital；London，Uk（with permission）.]

手术中均不建议穿过胎盘取出胎儿，而在产前诊断或手术探查不明确时，也不建议切除子宫，因为这些切除的组织经病理检查很可能是正常的。

13.6　首次观察情况

已确诊的患者的术中所见并不总是与产前评估一致的，由于这个原因，因此，一些看上去"明显正常"的病例也不应该被低估[12]（图 13.10 至图 13.16）。膀胱、部分组织粘连，或子宫位置低（S2）的胎盘侵犯，均可掩盖部分胎盘植入的典型表现。当产前经超声或 pMRI 诊断胎盘植入，特别是存在胎盘植入高危因素时，强烈建议在确认为假阳性病例前完成全面的手术探查，在尝试剥离胎盘之前必须排除胎盘植入。

13.6.1　手术探查准确性

这些病例表明，胎盘植入的诊断不能在剖宫产前完成。在做出最终决定之前，需要进行初步的手术探查。诊断过程中假阳性和假阴性都有存在的可能，必要时，团队需要灵活地改变最初策略（图 13.10 至图 13.16）。上述所有病例均未采用特殊的近端血管控制措施，然而，为了验证产前检查的准确性，所有的病例都进行了盆腔探查。换而言之，只要谨慎探查，验证诊

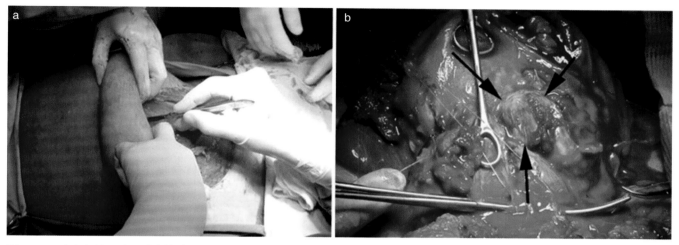

图13.10 （a）患者27岁，2次剖宫产史，本次妊娠经超声及pMRI诊断为胎盘植入。术中子宫表面外观未见明显异常（假阴性?），但由于pMRI曾提示胎盘植入位于子宫下段，因此，手术中采取的是子宫上段剖宫产。（b）（证实假阴性）胎儿娩出后，下推膀胱后可见MRI检查提示的胎盘植入征象（黑色箭头所示）。

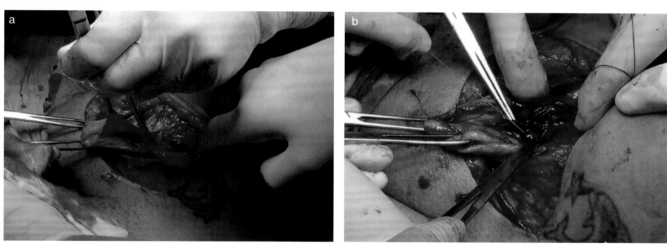

图13.11 （a）患者31岁，2次剖宫产史，1次流产史，本次妊娠经超声及pMRI诊断为胎盘植入。患者首次产检未提示胎盘植入，剖宫产术中下推膀胱初始阶段未见异常，考虑假阳性可能（白色箭头所示为2把Allis钳牵拉膀胱后暴露的区域）。（b）但下推分离膀胱后，可以清楚看到胎盘植入子宫肌层并侵袭膀胱，子宫表面及膀胱后壁均可见连接胎盘的异常血管（阳性）。

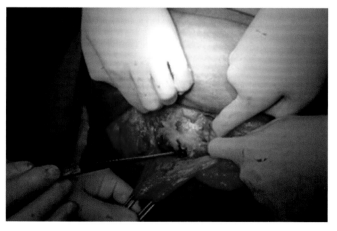

图13.12 （假阳性）患者21岁，初产妇，无生育史及其他病史，本次妊娠经超声诊断为低置胎盘及胎盘植入，计划行子宫切除术。术中分离膀胱后，可见到与子宫下段并行的血管，该类情况通常见于前置胎盘，遂本次手术予以保留子宫。

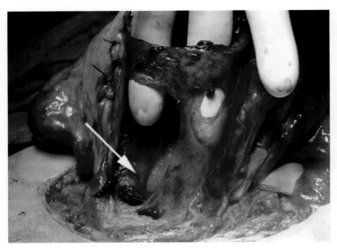

图 13.13 （假阳性）患者 34 岁,7 次剖宫产史,本次妊娠为低置胎盘,经超声诊断胎盘植入。妊娠 34.5 周时,患者因剧烈下腹疼痛和临产而入院,术中娩出胎儿后,分离膀胱后未见异常血管走行及其他胎盘植入征象。胎盘娩出完整,检查可见子宫前壁至宫颈处下段受损严重(白色箭头所示)。遵循患者的宗教信仰要求,予以切除破裂的子宫组织并修复子宫。患者拒绝行输卵管结扎术,术后再次妊娠 2 次,均行剖宫产分娩,但患者末次妊娠并发了重度先兆子痫,并最终接受了输卵管结扎术。

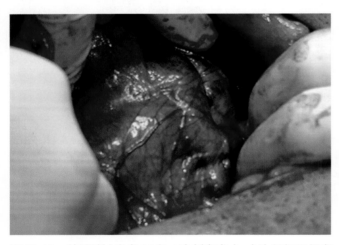

图 13.14 （假阳性）患者 25 岁,1 次剖宫产史,本次妊娠经超声诊断和多普勒为胎盘植入。患者妊娠 35 周计划行剖宫产术及子宫切除术,剖宫产术中在子宫下段可见一组增粗且平行的血管,既往剖宫产瘢痕菲薄,但未见胎盘粘连征象。

断并不意味着会导致出血增加。若在手术过程中才发现胎盘植入,经过简单处理,可以为争取时间做出是否继续手术的决定。无论如何,在所有的病例中,盆腔筋膜组织分离及血管控制是必要的,可以尝试在特定的情况下剥离胎盘。当有疑问或无法联系到专家时,强烈建议谨慎处理。

13.7 治疗方法

胎盘植入的治疗方法可选择手术切除,如子宫切除和保守性切除。在最后一组中,采用单纯性保守治疗,包括胎盘原位保留,仅切除部分胎盘植入子宫的保守性手术。它们都有各自的优缺点,其主要特征如表13.1 所示。

13.8 子宫切除

在一些国家,子宫切除术是治疗所有类型胎盘植入的金标准方法。但是,一些假阳性患者可能会因此丧失生育能力(表 13.1)。与许多人所认为的不同,胎盘植入患者的子宫切除术并不是一个简单的手术,它的并发症发病率和死亡率都很高(图 13.17 和图 13.18)。因此,此类子宫切除术只建议在有充分资源配置和有经验团队的医疗机构进行。一旦开始切除子宫,绝大多数时候就没有退路,尤其是在受损组织与子宫分离之前就开始出血的情况。其次,术中发现胎盘与其他器官的紧密粘连,如膀胱,胎盘植入膀胱上段较好解决,若是植入膀胱下段则较难处理,常常需要特殊技巧才能解决。此外,产前未发现的子宫旁侵犯可能也很难处理,特别是当组织质脆或与输尿管、骨盆壁之间存有丰富的血管时,处理难度增加。绝大部分的胎盘植入性疾病都与子宫瘢痕有关,常累及腹膜。这一特点使得手术处理以分离膀胱十分必要,尤其是膀胱后壁。胎盘、子宫及周围组织间新生成的血管大多比较粗大、质脆且血流丰富,因此,操作者必须对这些手术操作非常熟悉。综上所述,胎盘植入患者的子宫切除术要求术者必须有熟练的手术技能,并能处理和应对术中的各种并发症及突发情况[21,22]。

13.9 控制出血量

手术中的一些操作可能会造成额外的损伤和大量出血。因此,产科医生在子宫部分切除术中常使用不同的方法来控制出血。子宫的血供主要来自子宫动脉

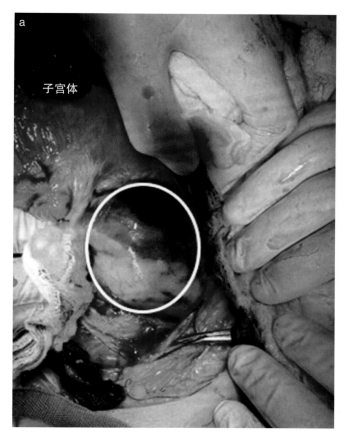

子宫体

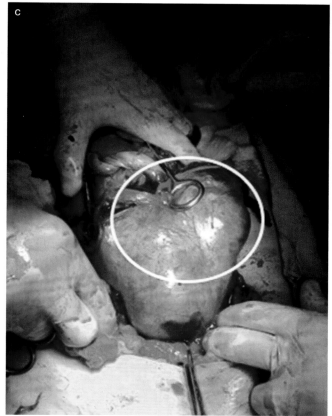

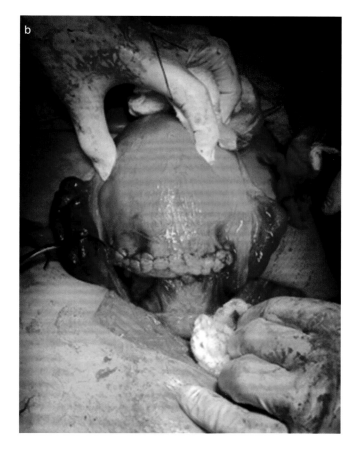

图13.15　(a)可疑胎盘植入宫旁组织？患者30岁，2次剖宫产史，本次妊娠超声及MRI诊断完全性前置胎盘及胎盘植入。手术探查过程中，在左侧圆韧带(LRL)外侧发现了一个圆形的紫色组织结构，最初认为是由于胎盘植入宫旁左侧组织形成(白色圆圈区域)。然而，人们注意到该区域存在脂肪组织，经过仔细解剖后，发现是一个伴有血肿形成的孤立的大网膜组织，与胎盘无关，但由于它掩盖了子宫前壁左侧小部分瘢痕组织，因此造成了假阳性。(b)用手牵拉扶持子宫，并切除子宫前壁菲薄且伴胎盘植入的区域，随后分别缝合剖宫产切口及胎盘植入切口。(c)修整后的子宫外观。

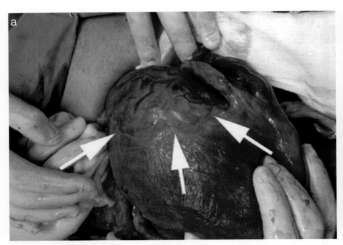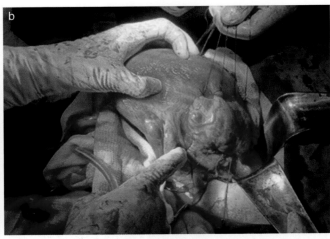

图13.16　(a)患者25岁,因胎儿体重因素于妊娠39.5周行剖宫产术,胎儿娩出后,胎盘未自行娩出,轻轻牵拉脐带后,仍不能娩出胎盘,遂将子宫提取出腹腔外,见胎盘植入子宫底及后壁外侧,直径约10cm(白色箭头所示)。这种情况,若强行牵拉胎盘可导致大出血。(b)该例患者缝扎胎盘植入交界处的子宫壁后,予手术刀切除胎盘植入部分子宫,并将胎盘完整取出,分两层缝合切口,术中无额外出血。术后,该患者承认其在17岁时接受过一次人工流产术。

表13.1　胎盘植入的管理

内容	不同处理措施	保守治疗		
	子宫切除	胎盘原位保留	一步法保守治疗	三P管理
时间	1949年	1932年	1993年	2012年
胎盘	完整剥离	不处理	在任何情况下均行胎盘剥离	完全或部分切除
植入范围	切除子宫 切除子宫,但留下膀胱粘连的部分	不处理	完整切除胎盘附着部位	部分切除
子宫前壁的缺损修整	非必须	不处理	修复剩余的正常子宫肌层	部分修整(膀胱顶)
膀胱的缺损修复	有	不处理	有	不处理
动脉的处理	髂内动脉、普通的动脉、主动脉的球囊压迫或介入栓塞术	子宫动脉或髂内动脉栓塞术	血管结扎术 主动脉球囊填塞可用于胎盘植入膀胱三角的病例	子宫动脉或髂内动脉栓塞术
复发的可能性	无	有(发生率高);根据不同情况,发生率为30%~70%	有(发生率低);180例再次妊娠患者的发生率为1%~11%	术后禁止妊娠
再次妊娠的可能性	无	有	有	不建议

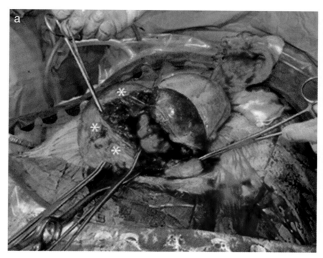
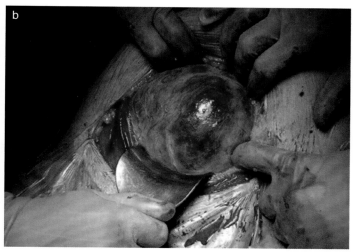

图 13.17 （a）既往有胎盘植入史的患者,再次妊娠发生了意料之外的宫旁组织植入（白色*所示）。超声学者提供了一个异常的、形象的侧面图,但并不是十分明确;而此时 MRI 作用无效。为了进行这种罕见的子宫切除术,研究小组咨询了一位具有丰富的胎盘植入管理经验的产科医生,他解决了这个复杂的病例。（b）一例胎盘植入病例的初步看法。除了单纯的子宫膨出外,缺少新生血管形成的证据,手术探查后才明确胎盘植入的诊断。如果在子宫切除术前缺乏对所有并发症的管理措施,那么对解决胎盘植入宫旁组织的可能性将成为一场噩梦。

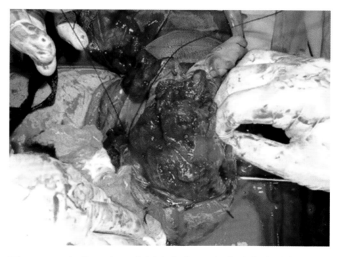

图 13.18 患者 34 岁,2 次剖宫产史,经超声诊断为胎盘植入,在子宫切除术中,医生发现胎盘植入宫旁组织,可见输尿管及骨盆壁有新的异行血管形成。原团队因缺乏对该类手术的经验,因此在技术受限的情况下停止了子宫切除术。他们邀请专家对患者进行手术,术中见输尿管与髂血管交错走行,自内侧面逐步分离至膀胱处,在此过程中,依次结扎新形成的粗细不等的血管。

和卵巢动脉,而发生在子宫下段的胎盘植入使得一些起源于盆腔-腹膜的血管,如阴部内动脉异常增粗。子宫的血供可分为 S1 区和 S2 区 2 个区域,S1 区包括子宫体和子宫上段（该区域主要由子宫和卵巢动脉供血）,S2 区包括子宫下段、阴道上段和宫颈[23],该区域主要由膀胱下动脉、阴道动脉（来自阴部内动脉）供血。若要有效控制出血就要根据胎盘植入的部位来控制供血血管。最初,髂内动脉结扎被认为是控制盆腔出血的最好方法,然而后续经验证明,该说法并不正确,这种结扎方法只是降低了脉压及有限地减少了血流量。因此,这种方法最终被创伤学家、妇科医生和产科医生所废弃。几年后,介入科放射医生"重新发现"了这种方法,他们用血管内球囊填塞的办法替代了结扎。髂内动脉闭塞的经验与以往不同,失败的原因主要是髂内吻合、髂外吻合和股动脉吻合存在较粗的吻合支。由于大部分胎盘植入涉及 S2 区,不难理解这种处理血管的办法并不十分有效。

根据这张子宫的血供图,髂总动脉和主动脉（肾以下的）球囊填塞用于控制子宫 S1、S2 两个区域的出血。这两种方法各有优点,但也存在并发症,这些并发症通常与专业技术、材料质量和填塞时间有关。栓塞术在某些病例中是可行的,但在植入部位较低的患者中使用是失败的。尽管专家学者们在会议或学会的非正式会谈中可以了解到这些并发症,但非靶向栓塞或组织坏死可能比报道的更常见,尤其是在复杂病例没有发表的情况下。然而,这是不幸的,因为完整的信息对决策非常重要。使用吸收性明胶海绵填塞血管是有效的并且价格便宜,尽管吸收性明胶海绵的泡沫颗粒是可吸收性的,但由于吸收性明胶海绵完全吸收的平均时间是20天左右，远端闭塞仍可导致坏死。

在操作技能娴熟的情况下，打开盆腔腹膜、单独结扎新生血管的方法是非常有效的，可以将并发症的可能性降到最低，该方法在一系列大型研究中取得了良好的效果。

在意外大出血的情况下使用主动脉内压迫是高效、快速、简单和经济实用的方法[24]。为了做到这一点，首先需将子宫移至腹部，分离肠管，然后，立即在腹主动脉上施加力量，腹主动脉受压，压力会立即阻止血液流向骨盆。虽然这不是一个复杂的胎盘植入病例的最终解决方案，但该方法为寻求帮助及完成手术争取了时间。腹主动脉压迫在60~90分钟是安全的，必要时可以适当地加压及放松交替进行。经证实，腹主动脉受压解除后并不会发生代谢性酸中毒。

13.10　保守治疗

13.10.1　单纯性保守治疗（胎盘原位保留）

该方法最初由意大利切塞纳蒂科地区的 E Capecci 教授于1932年发表，此方法是在缺少重症监护治疗、抗生素和输血的情况下，避免大出血最好的解决办法。该过程包括娩出胎儿时避免接触胎盘，并将其原位保留，直到将来自行吸收为止。此方法在医学上取得了很大的进步，在治疗过程中被广泛使用，甚至在三级医院也是如此。然而，实际操作过程中不能避免轻至中度甚至破坏性损害的并发症[25-27]。不幸的是，不良结局通常鲜少被公布出来，这使得对重大事故进行预测变得十分困难。胎儿分娩后，脐带被夹在胎盘附近，子宫被分两层缝合。据一些医疗机构介绍，子宫动脉栓塞后可有效预防产后出血，然而经验表明，这并不像医生所认为的那么有效。子宫动脉栓塞可以减少胎盘血流量，但同时可由组织血液灌注不良而引起感染。联合使用抗生素治疗，以减少感染和脓毒症的发生。在这方面，必须注意患者的初期症状，以免未经治疗或治疗延迟而出现脓毒症，甚至死亡。出血是另一种致命的并发症，它的发生可能是突然的、不可预测的，并且最终会威胁生命[28]。由于所有这些原因，必须对接受胎盘原位保留保守治疗的患者进行密切监测。胎盘完全再吸收或排出的时间是不确定的，一般为几天到

几个月不等。再次妊娠也是可能的，其复发率不等[29-30]。不幸的是，尚无可靠的病例分类来对其进行预测，但是详细的 pMRI 研究可以对胎盘植入的所有区域进行高精准性的分析。值得注意的是，在这些病例中没有使 pMRI 作为诊断方法，与超声不同的是，这项研究对整体进行了三个方位的分析。

13.10.1.1　临床案例

患者33岁，在本次妊娠之前已有2次剖宫产史，已知有剖宫产瘢痕缺损情况（由超声和 pMRI 检查发现）（图13.19）。子宫下段大面积胎盘植入与妊娠30周甚至更早出血的可能性增加有关。缺乏子宫肌层的支持，加上感染，意味着保守治疗中可能会出现意外的、大规模出血。该患者在妊娠29周开始出现轻度阴道出血，并伴有2次肉眼可见的血尿。在妊娠30周时出现严重出血，并在基层医院接受急诊治疗。避开胎盘娩出胎儿，胎盘原位保留，关闭子宫。2天后，患者被转运到一家三级医院进行计划性子宫切除术。患者在预定手术前2小时（早上6：00）开始大量出血。主动脉外压迫45分钟后抢救小组到达，术前开始进行大量输血的方案，并在肾下主动脉中放置并充盈主动脉球囊。由于子宫下段和子宫旁组织大面积植入，进行子宫切除十分困难。患者7天后出院，且无并发症。虽然这个问题起源于受损的子宫，但要避免低血容量性休克，尤其是代谢性酸中毒的灾难性后果，原发性血管控制是必须的。当治疗主要集中在立即切除子宫上时，可能在几分钟之内造成灾难性的后果。必须立即采取急救措施，以便迅速止血（主动脉压迫、主动脉腔内充气等）。在出血得到初步控制后，必须由麻醉师或强化医生进行严格的血液复苏，以恢复血流动力学参数、代谢性酸中毒和凝血状态。当临床基本情况稳定时，可开始手术。请记住，这种手术在技术上是困难的，所有专家的协助都应受到欢迎，应撇开自己的自尊心，以对患者的关注为先，接受所有专家有效帮助。

13.10.1.2　大出血动脉栓塞术

对于伴有出血的严重胎盘植入患者（广泛植入、子宫侵犯或膀胱受累），我们可能认为动脉栓塞可以解决紧急情况，避免复杂的手术，但由于多种原因，这种手术可能是危险的：①准备设备的时间对大出血患者来说可能是不合适的（45~60分钟）；②血管收缩会使建立动脉导管通道困难，也是延迟治疗的原因之一；③胎

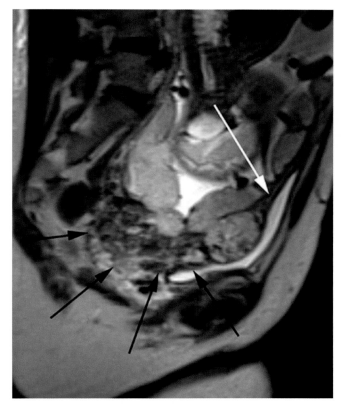

图13.19　图片为矢状面的T2信号MRI。白色箭头所示为与膀胱毗邻的子宫前壁肌层中断,黑色箭头所示为子宫下段广泛植入,图中未见正常肌层组织。需注意胎盘植入部分的子宫上段及下段的颜色差异。

盘植入出血对受累的组织包括动脉血管和较厚静脉血管影响大,这些血管比动脉血管出血更多,超出动脉栓塞的范围;④广泛的动脉供血可供应多种动脉来源,这可能意味着特定的血管插管是有效的。有时,大量引入栓塞剂以尽快止血(通常是吸收性明胶海绵),这可能是一种不计后果的行为,但结局却是未知的。未发表的和已发表的病例出现下肢、膀胱、子宫、腹直肌、坐骨神经、肌肉和皮肤等非靶向部位的栓塞[31-34]。很显然,当医生试图止血时,没有医生会预料到出现并发症。同时也没有人能够解决因活动性大出血而导致的复杂性胎盘植入破裂的问题。因此,有必要了解在数分钟内通过局部麻醉和超声控制来执行,通过球囊实现主动脉血管控制。如果无法使用,则超过45kg(90磅)的外部主动脉压迫会非常准确地阻塞100%的主动脉血流量[35]。那么具体的解决方案可能会很复杂,需要更多的时间,但是首先要考虑简单,且可立即执行的方案。

13.10.1.3　感染

感染可能是胎盘原位保留最常见的并发症。 但是,可以通过联合使用多种抗生素和严密的临床观察来预防。当感染得不到控制时,尽管存在保守治疗的替代方案,产科医生通常会决定进行子宫切除术。

13.10.1.4　再次妊娠

通常在胎盘原位保留治疗后可能再次妊娠;但是,尽管不同作者之间存在差异,复发率仍很高。

13.10.1.5　总结

单纯的保守治疗使胎盘原位保留在分娩期间可避免手术解剖和出血。当没有专业的救护团队资源时,胎盘原位保留是一个很好的选择。手术的关键是避免接触胎盘或造成额外的组织损伤。但是,在胎盘重吸收过程中可能会发生感染或出血等并发症,将来再次妊娠,复发率很高。

13.10.2　一步保守手术

该方法的目的是在一次手术中解决与胎盘植入相关的所有问题,并为将来的妊娠保留子宫的最佳状态[36]。在进行外科手术设计之前,详细研究子宫和骨盆的血液供应及其吻合方式。前部的胎盘植入主要接受来自阴部内动脉(如膀胱下动脉和阴道动脉)分支的血液供应。 这个事实解释了为什么在这些情况下子宫动脉栓塞在止血方面作用有限。剖宫产手术通常采用改良的下腹部横切口,切开皮肤和脂肪组织,直至腹直肌筋膜。然后,分离紧密直至脐部,像腹部整形手术一样留下皮肤和脂肪的皮瓣。腹部切口是位于腹直肌筋膜(Alba线)中线的经典切口,直到腹膜腔。

13.10.2.1　膀胱解剖

剖腹手术后,第二步是解剖膀胱后壁(图13.20和图13.21)。两侧圆韧带之间所有较宽的组织均用00 Vycril™线缝扎,以关闭膀胱-子宫连接,并提供一个通往上阴道和子宫颈的清晰的通道。膀胱和子宫之间新形成的血管可能是明显的,也可能是不明显的,因为它们没有中膜,因此,使用电灼术是不可取的。在粘连的情况下,可能很难识别两个器官之间的分界,当发生这种情况时,使用Pelosi手法是非常有用的,这种方法是手指并排穿过子宫颈-膀胱分界进入,然后,手指向上

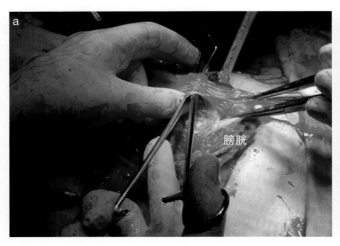
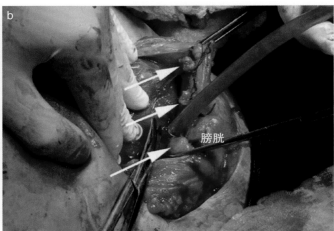

图 13.20 （a）患者 32 岁，3 次剖宫产史，前一次为胎盘植入。术中予 2 把 Allis 钳轻轻牵拉膀胱，剪开并结扎子宫和膀胱之间的组织和血管，以分离膀胱和子宫。（b）结扎新形成的血管（白色箭头），分离膀胱和子宫。

移动，器官间的分离便清晰可见。通常，可用两个 Al-lis 钳牵拉出膀胱，但是当膀胱与子宫瘢痕致密粘连时，可用亚甲蓝溶液或水充盈膀胱。

13.10.2.2　子宫切除手术

分离膀胱完成后，膀胱和子宫之间的所有新血管连接都被关闭，因此，前壁胎盘植入通过子宫阴道吻合系统接受额外的血液供应。在植入部分的上部进行子宫切开术（图 13.22），切开子宫肌层直至胎盘，然后将手放在子宫肌层和胎盘之间（Ward 技术），直至水囊破裂。胎儿分娩后，子宫移出腹腔。必要时经后路分离，直到看到子宫颈，进行整形手术需要 3cm 的健康肌层。

13.10.2.3　特殊止血

此时，胎盘若附着在下段，接受来自子宫动脉子宫颈-阴道支血管的血液供应[23]。为减少或消除胎盘及受累区域切除后的出血，在子宫宫颈交界段放置 U 形加压缝合线（前侧、外侧、左侧和右侧）。在此之后，用手将整个胎盘完全切除并移出（图 13.23 至图 13.28）。

13.10.2.4　要点

胎盘植入的一步法手术解决了胎盘植入在一次手术中的所有问题，并重建了子宫的解剖学结构，复发率极低，再次妊娠率约 2/180。虽然技术上比较复杂，但作为单纯的保守手术，不存在感染、出血或子宫缺损等后续问题。对于该手术要进行相关的培训，一些欧洲机构也在开展这方面的工作。

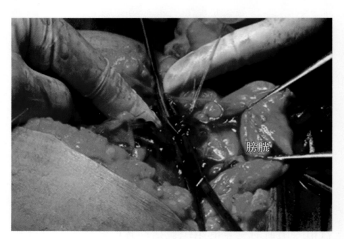

图 13.21 大规模血管侵袭膀胱的处理技术与上述相同。值得注意的是，该病例的血管侵袭位于膀胱下段，在这种情况下，当解剖到深部时，Allis 钳必须在深部重新定位。

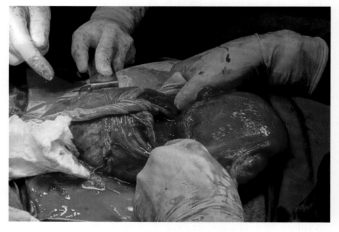

图 13.22 该病例在胎盘植入以上的子宫体取一切口，娩出胎儿。胎儿娩出后，将子宫提出腹腔之外，尽管子宫膨隆处很明显，但在决定行保守性部分子宫切除或子宫切除的时候，均应先分离子宫及膀胱后壁深部。

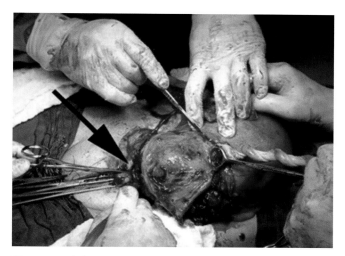

图 13.23 在切开和移除整个胎盘之前,用手术刀标记被侵袭区域。为避免胎盘剥离出血,子宫阴道吻合口 U 形加压缝合。黑色箭头:注意,远端肌层厚度为 5mm,用 Allis 轻拉膀胱,深度分离膀胱后壁后,可明显见到正常肌层。

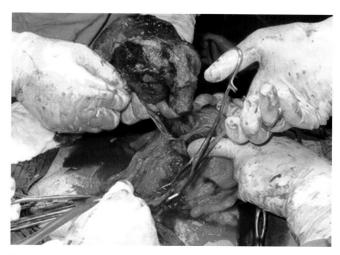

图 13.25 由于预先进行了子宫阴道血管闭塞,切除胎盘及植入的部分子宫后,无进一步出血,未行进一步子宫动脉结扎、栓塞或动脉球囊压迫措施。胎盘植入子宫下段的血管吻合支被阻断(膀胱-子宫和子宫-阴道)。

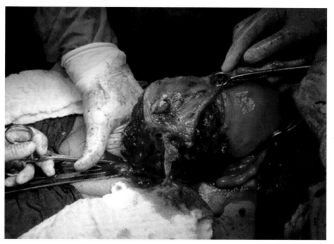

图 13.24 切开植入的子宫肌层后,将整个胎盘与被植入部位子宫一起切除。

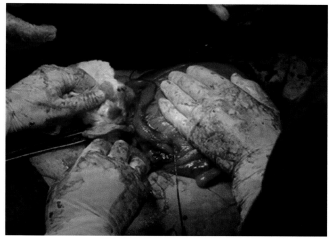

图 13.26 在大范围切除子宫前壁之后,第一层缝合必须接近子宫的边缘,可以用 1 号 U 形缝线进行缝合。在缝第二层之前,应先切除不规则的切口边缘组织。

13.10.2.5 3P 技术

这项技术由 Edwin Chandraharan 等人发明。2012年,该技术涉及围术期胎盘定位和经胎盘上缘上方取子宫横切口娩出胎儿、盆腔血流断流术、不剥离胎盘的子宫肌层切除和子宫壁重建[37]。虽然该术式最初可与一步法保守手术相媲美,但受累子宫肌层的切除仅限于膀胱上方的受累区域。另一个不同之处是使用动脉栓塞或球囊(髂内动脉)代替选择性结扎血管,作为止血或控制出血的方法。在 3P 手术中,子宫动脉球囊留在患者体内,如果没有出血,则在术后 4 小时后拔除。

在某些情况下,在胎盘植入上方使用压缩缝合线,并将其缝合入膀胱以避免进一步出血。

另一个与一步法保守手术不同的是,当胎盘附着在膀胱后壁时,采用 3P 法避免移除胎盘,在这些情况下,胎盘会被切除,并部分保留在原位。在最初的病例中,在剩余的胎盘上使用止血粉的目的是为了止血。

作者不建议后期再次妊娠,因此,闭保守性手术在一定程度上完成了它的使命。

13.10.2.6 不寻常的挑战

尽管一些医疗中心已经制定了胎盘植入治疗指

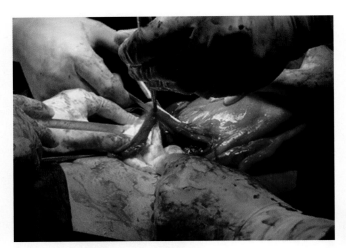

图13.27　为了使切口边缘和肌层厚度均匀，在最终缝合前，应切除顶部多余的组织。

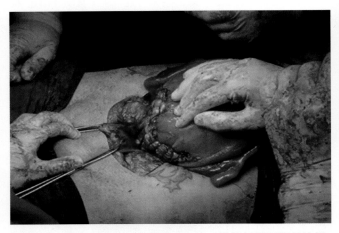

图13.28　第二层缝合后，应用000 Vycri线修复逼尿肌的缺损。在详细检查出血点后，可在切口与膀胱之间放置一张外科手术膜（Johnson & Johnsion, USA.）。

南，既可以是保守性也可以是切除性，但某些特殊情况可能会极大地改变我们最初的决定。在面对大规模血管侵犯或子宫内膜侵犯时大多数专家更喜欢避免分离膀胱。而且通常在这些情况下，医生也希望避免解剖。但有时有其他选择，必须解决严重的植入。

　　植入膀胱子宫旁组织引起的活动性出血（图13.29至图13.31）需要短期治疗，这通常非常复杂，多是由于栓塞、电灼或缝扎引起的局部止血效果不佳，并且可能危及生命，但这些情况下，医生别无选择。

13.11　总结

　　胎盘植入的手术治疗对产科医生是一个挑战，他

们需要意识到，错误的决定可能会在几分钟之内导致一些灾难性的后果。强烈建议在没有任何可用资源的情况下避免触碰胎盘。由于容易出现短时间内大量失血，穿透胎盘娩出胎儿几乎是不可取的。在紧急情况下或在没有团队配合和充足资源的情况下，强烈建议从胎盘边缘或远离胎盘植入部位进入。为了避免进一步的并发症，必须在任何特殊情况下考虑切除、保守性切除或纯保守治疗的选择方案的优缺点。因为这种疾

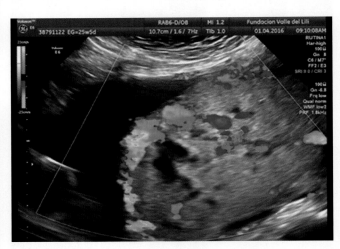

图13.29　患者39岁，妊娠10次，其中7例剖宫产，2次流产，本次妊娠25周时出现肉眼血尿，超声检查发现膀胱大量血管侵犯，膀胱内可见扩张血管。[Courtesy: Álvaro Jose Nieto Calvache, Fundación valle de Lili, Cali, Colombia（with permission）.]

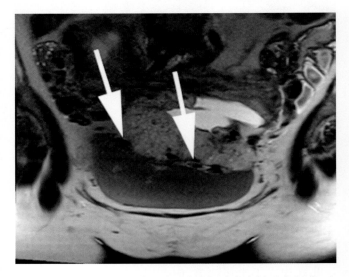

图13.30　冠状位MRI图：子宫-膀胱间隙完全被胎盘侵袭，边缘不规则（白色箭头所示）。注意值得注意的是，膀胱内存在一块大血块，T2信号显影中，血块改变了正常颜色（白色区域）。[Courtesy: Dr Álvaro Jose Nieto Calvache, Fundación valle de Lili, Cali, Colombia（with permission）.]

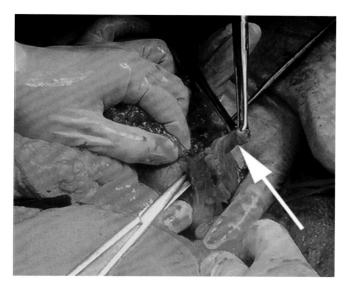

图 13.31　临床状态迅速恶化,患者血尿没有停止,血细胞比容每天呈进行性下降。有文献报道相关禁忌证,因此,排除了脊髓内电刺激。新形成的血管缺少中膜组织,因此,容易充血导致大出血。这些侧支血管的栓塞术存在困难,而且不能到达静脉,因此,决定手术治疗。为控制较低吻合口的出血,放置了一个主动脉压迫球囊。胎儿娩出后,分离膀胱后壁,结扎增粗的混合血管(动脉和静脉)以控制血尿(白色箭头所示)。阻断主动脉40分钟后,行子宫切除术,有效控制失血,患者无须输血。[Courtesy: Dr Álvaro Jose Nieto Calvache, Fundación valle de Lili, Cali, Colombia(with permission).]

病的发病率很高,并且始终是潜在的威胁生命的疾病,因此,在可能的情况下,必须由一支技术熟练的团队在资源充分的情况下进行治疗。因为在某些罕见的并发症情况下,需要医生有熟悉的解剖知识,所以强烈建议对专业团队进行解剖操作方面的培训。

参考文献

1. Chantraine F, Langhoff-Roos J (2013) Abnormally invasive placenta – AIP. Awareness and pro-active management is necessary. Acta Obstet Gynecol Scand 92(4):369–371
2. Resnik R (2016) Clinical features and diagnosis of the morbidly adherent placenta (placenta accreta, increta, and percreta). http://www.uptodate.com/contents/clinical-features-and-diagnosis-of-the-morbidly-adherent-placenta-placenta-accreta-increta-and-percreta. Retrieved 13 Apr 2016
3. Misra M, Roychowdhury R, Sarkar NC, Koley MM (2013) The spontaneous prelabour rupture of an unscarred uterus at 34 weeks of pregnancy. J Clin Diagn Res 7(3):548–549
4. Fitzpatrick KE, Sellers S, Spark P, Kurinczuk JJ, Brocklehurst P, Knight M (2014) The management and outcomes of placenta accreta, increta, and percreta in the UK: a population-based descriptive study. BJOG 121(1):62–70
5. Calì G, Giambanco L, Puccio G, Forlani F (2013) Morbidly adherent placenta: evaluation of ultrasound diagnostic criteria and differentiation of placenta accreta from percreta. Ultrasound Obstet Gynecol 41(4):406–412
6. Finberg HJ, Williams JW (1992) Placenta accreta: prospective sonographic diagnosis in patients with placenta previa and prior cesarean delivery. J Ultrasound Med 11:333–43
7. Palacios-Jaraquemada JM, Bruno CH, Martín E (2013) MRI in the diagnosis and surgical management of abnormal placentation. Acta Obstet Gynecol Scand 92(4):392–397
8. Ueno Y, Maeda T, Tanaka U, Tanimura K, Kitajima K, Suenaga Y, Takahashi S, Yamada H, Sugimura K (2016) Evaluation of interobserver variability and diagnostic performance of developed MRI based radiological scoring system for invasive placenta previa. J Magn Reson Imaging. 44(3):573–583.
9. Silver RM, Fox KA, Barton JR, Abuhamad AZ, Simhan H, Huls CK, Belfort MA, Wright JD (2015) Center of excellence for placenta accreta. Am J Obstet Gynecol 212(5):561–568
10. Bowman ZS, Eller AG, Kennedy AM, Richards DS, Winter TC 3rd, Woodward PJ, Silver RM (2014) Interobserver variability of sonography for prediction of placenta accreta. J Ultrasound Med 33(12):2153–2158
11. Palacios-Jaraquemada JM (2013) Caesarean section in cases of placenta praevia and accreta. Best Pract Res Clin Obstet Gynaecol 27(2):221–232
12. Palacios-Jaraquemada JM (2012) Placental adhesive disorders, 1st edn. De Gruyter, Berlin
13. Sivasankar C (2012) Perioperative management of undiagnosed placenta percreta: case report and management strategies. Int J Womens Health 4:451–454
14. Vahdat M, Mehdizadeh A, Sariri E, Chaichian S, Najmi Z, Kadivar M (2012) Placenta percreta invading broad ligament and parametrium in a woman with two previous cesarean sections: a case report. Case Rep Obstet Gynecol 2012:251381
15. Antonella G, Luisa DB, Chiara A, Alessandra R, Caserta D (2015) Conservative and timely treatment in retained products of conception: a case report of placenta accreta retention. Int J Clin Exp Pathol 8(10):13625–13629 eCollection 2015
16. Lim S, Ha SY, Lee KB, Lee JS (2013) Retained placenta accreta after a first-trimester abortion manifesting as an uterine mass. Obstet Gynecol Sci 56(3):205–207
17. D'Antonio F, Palacios-Jaraquemada J, Lim PS, Forlani F, Lanzone A, Timor-Tritsch I, Cali G (2016) Counseling in fetal medicine: evidence-based answers to clinical questions on morbidly adherent placenta. Ultrasound Obstet Gynecol 47(3):290–301
18. Comstock CH, Bronsteen RA (2014) The antenatal diagnosis of placenta accreta. BJOG 121(2):171–181
19. Berkley EM, Abuhamad AZ (2013) Prenatal diagnosis of placenta accreta: is sonography all we need? J Ultrasound Med 32(8):1345–1350
20. Kume K, Tsutsumi YM, Soga T, Sakai Y, Kambe N, Kawanishi R et al (2014) A case of placenta percreta with massive hemorrhage during cesarean section. J Med Invest 61:208–212
21. Ellis J (2016) Medical abortions increase risk of future pregnancy complications. http://www.kltv.com/story/10620390/medical-abortions-increase-risk-of-future-pregnancy-complications. Retrieved 4 Apr 2016
22. Sumano-Ziga E, Veloz-Martínez MG, Vázquez-Rodríguez JG, Becerra-Alcántara G, Jimenez Vieyra CR (2015) Scheduled hysterectomy vs. urgent hysterectomy in patients with placenta accreta in a high specialty medical unit. Cir Cir 83(4):303–308
23. Palacios-Jaraquemada JM, Karoshi M, Keith LG (2012) Uterovaginal blood supply: the S1 and S2 segmental concepts and their clinical relevance. In: A comprehensive textbook of postpartum hemorrhage: an essential clinical reference for effective management, 2nd edn. Sapiens Publishing Ltd, 32 Meadowbank, London, pp 19–23
24. Karoshi M, Palacios-Jaraquemada JM, Keith LG (2012) Managing the Ten Most Common Life-Threatening Scenarios Associated with Postpartum Hemorrhage. In: A comprehensive textbook of postpar-

tum hemorrhage: an essential clinical reference for effective management, 2nd edn. Sapiens Publishing Ltd, 32 Meadowbank, London, pp 3–16

25. Zulfikir S, Al MB, Kakaria A, Gowri V, Saparamandu A, Al LK (2011) Late complication due to placenta increta left in situ and management options. JNMA J Nepal Med Assoc 51(184):196–198

26. Chakre S, Warke H, Mayadeo NM, Pardeshi S (2014) Conservative management of placenta accreta. JPGO 1(5). Available from: http://www.jpgo.org/2014/05/conservative-management-of-placenta.html. Retrieved 15 Apr 2016

27. Chiang YC, Shih JC, Lee CN (2006) Septic shock after conservative management for placenta accreta. Taiwan J Obstet Gynecol 45(1):64–66

28. Luo G, Perni SC, Jean-Pierre C, Baergen RN, Predanic M (2005) Failure of conservative management of placenta previa-percreta. J Perinat Med 33(6):564–568

29. Cunningham KM, Anwar A, Lindow SW (2016) The recurrence risk of placenta accreta following uterine conserving management. J Neonatal Perinatal Med 8(4):293–296

30. Kayem G, Clément D, Goffinet F (2007) Recurrence following conservative management of placenta accreta. Int J Gynaecol Obstet 99(2):142–143

31. Poujade O, Ceccaldi PF, Davitian C, Amate P, Chatel P, Khater C, Aflak N, Vilgrain V, Luton D (2013) Uterine necrosis following pelvic arterial embolization for post-partum hemorrhage: review of the literature. Eur J Obstet Gynecol Reprod Biol 170(2):309–314

32. Ducarme G, Dochez V, Vallon C, Poirier P, Jean MH (2015) Acute rectal ischemia following failed uterine artery embolization and emergency hysterectomy for postpartum hemorrhage. Int J Gynaecol Obstet 129(1):81–82

33. Teare J, Evans E, Belli A, Wendler R (2014) Sciatic nerve ischaemia after iliac artery occlusion balloon catheter placement for placenta percreta. Int J Obstet Anesth 23(2):178–181

34. Dewdney SB, Mani NB, Zuckerman DA, Thaker PH (2011) Uteroenteric fistula after uterine artery embolization. Obstet Gynecol 118(2 Pt 2):434–436

35. Soltan MH, Faragallah MF, Mosabah MH, Al-Adawy AR (2009) External aortic compression device: the first aid for postpartum hemorrhage control. J Obstet Gynaecol Res 35(3):453–458

36. Palacios-Jaraquemada JM (2012) One-Step conservative surgery for abnormal invasive placenta (placenta accreta, increta, percreta). In: A comprehensive textbook of postpartum hemorrhage: an essential clinical reference for effective management, 2nd edn. Sapiens Publishing Ltd, 32 Meadowbank, London, pp 263–271

37. Chandraharan E, Rao S, Belli AM, Arulkumaran S (2012) The triple-P procedure as a conservative surgical alternative to peripartum hysterectomy for placenta percreta. Int J Gynaecol Obstet 117(2):191–194

第 14 章

剖宫产：基于循证的技术、并发症及风险

Michael Stark，Michel Odent，Andrea Tinelli，Antonio Malvasi，Eric Jauniaux

14.1 引言

在内镜检查和新技术（如自然腔道手术和远程手术）盛行之时，剖宫产（CS）可能是未来唯一有指征的剖腹手术。因此，对其方法的评价至关重要，而评价方法应以证据为基础。

在任何手术中，并发症都不可避免，剖宫产手术也不例外。为了避免不必要的并发症，最重要的是预防。这意味着避免不必要的操作，每个操作都需要一个正确的指示。本章将从剖宫产的历史、技术和生理等不同方面进行讨论，不仅阐述如何操作，也揭示在正确的指导下应何时操作。这将预防母婴不必要的并发症和发病率。

14.2 历史视角

毫无疑问，第二次世界大战以来，剖宫产以及麻醉、输血和抗生素使用等方面的发展，降低了产妇死亡率。

从那时起，全世界剖宫产率不断上升，可能与胎盘植入等以前罕见的并发症有关[1]。剖宫产是目前世界上最常见的手术，也是西方第一个由妇产科住院医生/实习医生独立完成的手术[2]。剖宫产率的上升在大多数国家是一个较新的现象。20 世纪 80 年代前，剖宫产率通常低于 10%，但现在大多数国家的剖宫产率远远高于世界卫生组织（WHO）为优化孕产妇和围生期健康而提出的 10%~15% 的理想率[3-5]。相反，在许多发展中国家的农村地区，剖宫产率远低于 10%，毫无疑问，如果要大幅度降低孕产妇和围生儿死亡率，需要能够普遍提供拯救生命的干预措施，如与全面紧急护理和全面改善的孕产妇及新生儿卫生保健质量相匹配的剖宫产[6,7]。

直到 19 世纪，剖宫产一直是挽救婴儿生命的最后手段，但总是导致产妇死于术中术后出血或继发感染[8]。直到外科医生开始用美国妇科医生 James Marion Sims（1813—1883 年）描述的银丝缝合线缝合子宫时，子宫切除术后的产妇死亡率才开始改善[3,5,6]。19 世纪 80 年代初，两位德国产科医生 Ferdinand Adolf Kehrer（1837—1914 年）和 Max Saenger（1853—1903 年）通过倡导子宫双层缝合，各自开发了一种新的子宫闭合方法[8]。他们还首次提倡使用抗菌剂，并强调不推迟手术的重要性。

20 世纪的重大进步是广泛采用了子宫下段横切口而取代了经典的垂直子宫体入路。包括 Kehrer 在内的几位外科医生在 19 世纪曾做过横切口手术，但在 1927—1934 年格拉斯哥大学产科助产学教授 John Martin Munro Kerr（1868—1960 年）的大力支持下，这种手术才得以广泛应用。Munro Kerr 精通德语和法语，在德国、奥地利和爱尔兰毕业后，先后在柏林、维也纳和都柏林学习了几年妇产科的专业知识。他于 1900 年被委派为格拉斯哥皇家妇产医院的访问外科医生，并于 1908 年出版了《助产术》（*Operative Midwifery*）一书，成功地推广了子宫下段剖宫产，而不是经典的剖宫产手术（图 14.1 和图 14.2）。

这种"Kehrer-Kerr"技术的优点是出血少，感染少，可降低下次阴道分娩试验中子宫破裂的风险[9,10]。这些改变使手术更加安全，保障了大多数产妇在手术

过程中的存活率,促进了"Kehrer-Kerr"术在全球产科临床实践中的广泛应用。

Munro Kerr 第一个将 Kehrer 所描述的子宫低位横切口与 Hermann Johannes Pfannenstiel 所描述的耻骨上横切口结合起来(图 14.1 至图 14.3)。

Pfannenstiel(1862—1909 年)是一位德国妇科医生,他在 1900 年描述了一种用于泌尿生殖手术的耻骨上横切口[9],目的是降低腹部垂直切口引起切口疝的风险。1921 年,《大英帝国妇产科学杂志》(The Journal of Obstetrics and Gynaecology of the British Empire)发表了一期关于剖宫产的专刊,Sydney Joel-Cohen 对横切口进行了改良和完善。一篇题为"1911—1920 年在大不列颠和爱尔兰进行的剖宫产手术调查"的手稿引起了人们的关注[11-13]。这是由英国医学会委托 Munro Kerr 进行的,由伦敦医院的 Eardley Lancelot Holland(1880—1967 年)进行分析的第一次历史审计,但因缺乏大部分细节信息,对大量材料的分析不完整。然而,一项对 4197 例剖宫产的数据分析显示,手术主要指征是"骨盆狭窄"(80%),根据该指征行剖宫产的患者有4.1%因弥漫性腹膜炎死亡。有 3378 例胎儿或婴儿死亡,总围生儿死亡率为 7.5%。

1931 年,德国统计分析了 1000 例产妇的分娩资

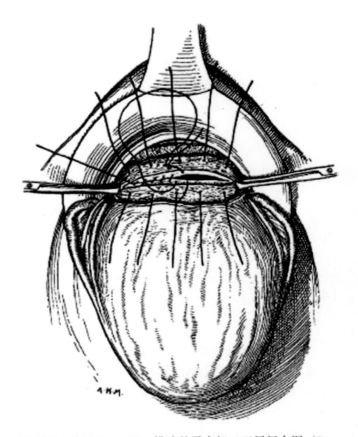

图 14.2　基于 Munro Kerr 描述的子宫切口双层闭合图。(From Munro Kerr.[12])

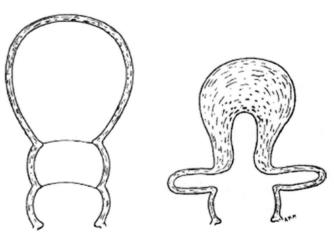

图 14.3　分娩与[1]和产后 24 小时子宫对比图。(From Munro Kerr.[12])

料,21 例(2.1%)剖宫产分娩的病例中大部分是由头盆不称所致,死亡率为 19%[14]。

当时大部分著名的妇产科医生反对使用 Pfannenstiel 腹部切口,因为它比经垂直切口进入子宫所需时间更长,解剖更复杂。外科医生更喜欢垂直(中线)腹部切口,因为它能为分娩胎儿时能提供更大的空间,更

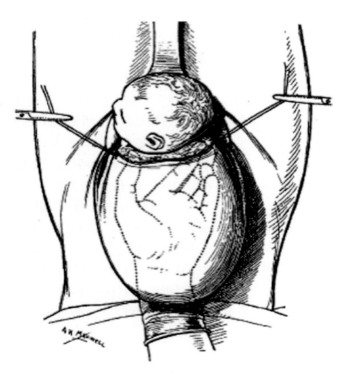

图 14.1　基于 Munro Kerr 描述的下段剖宫产示意图。(From Munro Kerr.[12])

好地接近骨盆和下腹。腹部的垂直切口仍然是20世纪70年代使用的主要技术,尽管多数医生在20世纪初就已知,与皮肤横向切口相比,垂直切口导致的切口裂开、腹壁切口疝和美容问题等长期术后并发症的发病率更高[8,10]。腹部中线垂直切口进入腹部仍被认为更快,最近的一项前瞻性队列研究比较了采用横切口和垂直切口进行的急诊剖宫产,发现使用垂直切口分娩胎儿比采用横切口快1分钟,但总手术时间延长了3~4分钟[15]。

稍后将介绍Misgav Ladach剖宫产,它比纵向切口所需时间更短[16]。

不熟悉这种方法的手术医生在紧急情况或特殊情况下仍然可以使用纵向切口。同样,传统的垂直子宫切口只能用于极早产(23~25周)或连体双胞胎分娩的罕见病例。在发展中国家,为了更好地暴露手术视野,尽快手术的同时,仍然普遍采用传统的垂直切口[3,6,7]。

现在剖宫产有多种不同的手术方法,包括不同的方法切开皮肤、筋膜、腹膜、子宫肌层和缝合子宫、腹膜及皮下组织[17-19]。另外,不同层次的缝合,还可以使用不同的缝合材料以连续缝合或锁扣缝合、间断缝合或使用缝合钉。虽然剖宫产是一个比较安全的操作,但对于母体和婴儿来说,剖宫产可能会导致各种各样的近期和远期并发症。考虑到全世界宫颈癌数量的迅速增加,这些并发症已成为妇产科中一个重要但未意识到的医源性问题[3]。其中一些异常现象现已很普遍,可见于其他章节(参见第12、14、15和17章)。

14.3 基于循证的剖宫产

本文所描述的方法是多年经验的结果,并有比较、回顾性及前瞻性研究。这项技术经过了大量的比较研究,明显优于传统方法。

直到今天,当地的传统仍然是手术医生坚持上述方法之一的主要原因,与腹部切口有关。值得注意的是,第一次对照研究证实横向切口减少切口裂开是在Pfannenstiel首次发表[20]的74年后进行的。

1972年,Sydney Joel-Cohen出版了他的著作《腹式和阴式子宫切除术》(*Abdominal and Vaginal Hysterectomy*)[21],书中建议切断弓形皱襞上方的筋膜。筋膜在该平面不附着于肌层,可在其上自由移动。可能是因为

其不需分离筋膜与肌层,减少了组织损伤,故移动性发热较Pfannenstiel切口低[22]。

在1921年9月John Martin Munro Kerr展示其子宫下段横切口剖宫产前,大多数医生一直采取子宫竖切口,John Martin Munro Kerr认为子宫下段横切口在下一次妊娠中切口裂开的风险降低[23]。子宫体的肌纤维密度比子宫下段大。否则当子宫上部收缩时,子宫颈无法打开。子宫切口越高,对肌层组织的损伤越大。子宫肌动球蛋白的平均含量明显高于子宫颈(7.54mg/gm对3.72mg/gm)(*P*=0.01)[24]。

胚胎学上,每一条苗勒管都被泌尿生殖嵴间充质所包围,形成子宫的纤维肌壁(子宫内膜间质和肌层),并与输卵管、子宫颈和上阴道的结缔组织和肌层相似[25],因此,子宫体和子宫颈存在组织学差异。尽管被认为是一个器官,子宫颈和子宫有不同的结构和功能。它们的组织学不同,宫颈内膜和子宫内膜有不同的特征,子宫体被腹膜覆盖,而宫颈不是这样;分娩时,子宫收缩,而子宫颈变宽和松弛。这些差异参与决定子宫手术部位。

未来剖宫产包括以下步骤:纵切口或横切口打开腹壁,横向或纵向打开腹膜,盐水纱布包住腹腔,在膀胱皱襞上方打开子宫,或下推膀胱,取下段横切口,娩出胎儿,剥离胎盘,收缩子宫,双层缝合子宫,缝合腹膜脏层,取出盐水巾清洗腹腔,关闭腹膜壁层,连续或间断缝合筋膜,缝合皮下组织、皮内或间断缝合皮肤[26]。

手术刀接触皮肤的地方,应该表现出手术的历史与文化。

然而,每一个手术过程都是由许多,有时是数百个动作组成的,每一个动作都有其历史和理论基础。这些步骤中的许多都是基于各国各专业领域专家的传统,并有很大的影响力。每一个手术步骤都应该仔细检查其必要性,若有必要,还应寻找最理想的手术方式,即使是非常琐碎的步骤也很重要。为了避免不必要的并发症,建议采用基于循证的剖宫产。

许多外科手术方法从没有进行过比较研究,有数据表明,在许多医院盛行传统的手术步骤可能不必要或有缺点。剖宫产的适应证亦是如此。即使在同一个国家同一个城市的不同医院,剖宫产的发病率也存在很大的差异,目前仍然没有标准化的适应证。研究表明,通过简单的测量降低剖宫产率,对新生儿的预后没有不良影响[27]。

14.3.1 产妇的体位

现在,大多数剖宫产都是采用硬膜外麻醉或脊髓麻醉或两者结合的方法进行的。麻醉后患者应双下肢合拢平躺手术台上。这将避免筋膜在缝合时产生张力。产妇的手臂不应向外伸展,以防止神经损伤,尤其是使用全身麻醉时[28]。

为了更好地接近子宫下段,并避免使用腹包,建议采用头低足高位[29]。

留置尿管排空膀胱,对腹部消毒铺巾,可通过捏或标记笔标记切口的位置,顺着皮肤纹理[30]操作,留下的瘢痕最理想。切口水平线应在髂前上棘连线下3cm处。从侧面将瘢痕推离中线,皮肤纹理明显,因此,标记切口前先横向拉伸皮肤。如果在拉伸皮肤之前,这条线没有清晰的标记,则有可能导致瘢痕宽且不对称。

14.3.2 医生的外科站位

出于人体工程学的原因,右利手外科医生应该站在产妇的右侧。娩出胎儿时,较为敏感的右手可以轻易预估取出婴儿所需的力量,从而减少子宫切口延裂的风险,避免不必要的出血。缝合子宫时,针尖指向远离膀胱,起到保护作用。

14.3.3 手术技术

第一个切口沿着标记线,只切开皮肤(图14.4)。位置在髂前上棘连线下3cm。

这一步通常不需要任何止血,因为皮肤附近没有大血管。

在中线位置,解剖学上没有明显的血管,横向加深切口,直至到达筋膜。然后在筋膜上做一个2~3cm的横向切口,露出下方的腹直肌(图14.5)。

手持组织剪,剪刀的一个尖头置于筋膜的下方,另一个尖头置于筋膜的上方,剪刀的尖头打开约3mm(图14.6)。主刀医生与助手合作,打开足够胎儿娩出大小的筋膜切口。

接下来,筋膜在直血管和肌肉之间打开。主刀医生将示指插入筋膜下方(图14.7),并向尾部和头部伸展其小叶。

助手将示指和中指插入腹直肌下方。

主刀医生也从自己一侧做同样的事情。主刀医生与助手根据胎儿的大小,横向拉扯肌肉、脂肪组织和血管(图14.8)。

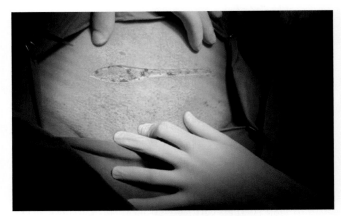

图14.4 第一切口,仅穿过皮肤。

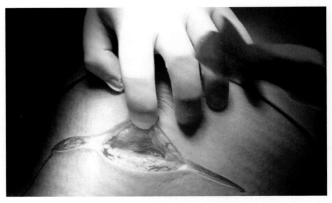

图14.5 在中线,切口加深,切断筋膜,露出下面的肌肉。

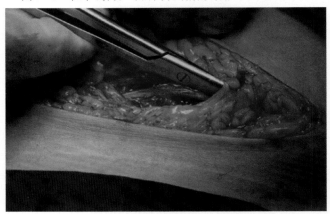

图14.6 圆头剪刀,尖头一个在筋膜上方,一个在筋膜下方,尽可能侧向推。

偶尔需要稍大的力来侧向拉开肌肉,手术所致的皮下组织纤维化或肥胖女性可能会出现这种情况。在这种情况下,主刀医生和助手都应该使用4根手指(每只手2根手指)。4根手指的位置不应该相邻。

血管可侧移,但没有拉长弹性。当双手都在拉扯时,会自然向两边分离,从而有血管撕裂的危险。

不应使用腹包,它们会引起粘连。它们会损失间皮,从而产生炎症反应,然后黏附到邻近表面[31,32]。

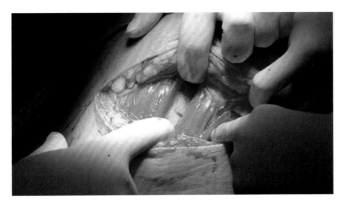

图14.7　筋膜被上下推开,使主刀医生和助手都能将手指放在肌肉方面。

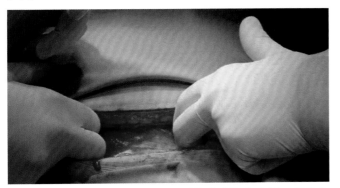

图14.8　主刀医生和助手在必要时将腹直肌和血管一起拉向侧面。

不使用腹包也能确保它们不会被遗忘在腹腔内。

将膀胱皱裂匀开,用拉钩拉开切口下方,暴露膀胱子宫返折腹膜,剪刀锐性打开(图14.9)。

切开腹膜脏层时,应先从一边外侧向中线切,再从另一边外侧向中线切,直到与对侧切缘汇合。若整个过程都是朝一个方向进行的,就有可能切到肠管,因为很难清楚地观察到手术刀的刀刃。现在可以用2根示指向下推皱襞。

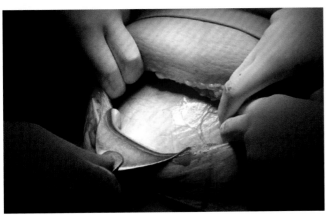

图14.9　徒手拉动切口下部露出皱襞。

Munro Kerr建议打开子宫下段[33]。在子宫下段,纤维组织比子宫体致密。因此,子宫开口越低,对子宫肌层的损害就越小。

用手术刀在子宫下段做一2~3cm的横向切口,慢慢轻柔切开。不必切开整个子宫下段厚度,因为这可能会割伤婴儿的头部或面部,若胎膜已经破裂,产妇已临产,此时下段很薄,就可能会发生上述情况。术者通过示指分离肌肉并钝性进入羊膜腔。

计划性剖宫产最好在自发性宫缩开始后进行。由胎儿主动发动分娩[34,35]。

在分娩前的剖宫产中,子宫下段仍较厚,并且乳房尚未准备好母乳。还有其他理由不建议产前剖宫产。最近的一项大型队列研究发现,既往产前剖宫产导致下次前置胎盘风险增加两倍以上[36]。相反,产时剖宫产的前置胎盘风险增加20%并不显著。

完成子宫下段开口的最佳方法是用2根手指(主刀医生的右手拇指向外推,左手示指向主刀医生方向拉)延长最初的开口。这样做时,下端纤维会自然张开,纤维自然横断,减少出血。若锐性切开,不符合自然解剖,可能会导致大量出血。

头先露的情况下,主刀医生的右手进入子宫托起胎儿头部,然后将头部向上引导,同时允许轻微的宫底加压。由于右手有其敏感性,通常不会出现子宫开口过度扩张,减少不必要的出血。

断脐、钳夹子宫下段切口边缘后,理想情况下,胎盘应通过轻微牵拉脐带自然娩出,而不是通过徒手剥离[37]。

外展子宫,便于缝合,同时按摩子宫减少出血,并检查双侧附件。

缝合子宫下段切口有不同的方法,许多起源于上文提到的传统经验。有些医生喜欢先缝合两侧切口顶端,然后分两层缝合,通常采取连续的,但有时在第一层或第二层间断缝合。

子宫在手术后的第1个小时迅速收缩,6周后,子宫恢复到妊娠前的大小。快速复旧也导致子宫下段收缩,但缝合线无法随子宫收缩,术后短时间内,缝合线会在开口线上开始松动。缝合的目的是在术后第1小时内止血。缝合材料产生异物反应,使用越多,反应越明显,时间越长,延长愈合过程。因此,缝合材料使用越少,愈合越好。

为了用尽可能少的缝合材料缝合子宫壁,最好使用1根大针头,这样可以闭合开口并安全止血(图14.10)。

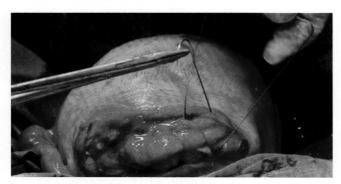

图 14.10 用大号针头仅缝合一层子宫。

因此,建议使用至少80mm的针头和1m长的可吸收缝线,PGA USP 1号,连续缝合。使用长缝合线的原因是,它可以将结放在开口的最外侧,并且允许在中线方向后退1~2次。开口末端的结可能会松动,导致出血。

如果第一层缝合能彻底止血,第二层缝合意义不大。

既往单层缝合子宫切口裂开率低于双层缝合[38],剖宫产子宫切口的双层缝合并不会增加肌层厚度[39]。

由于不使用腹包,应徒手探查清除血凝块,众所周知,积血积液会在很短的时间内被腹膜自然吸收[40]。

将子宫放回腹腔,子宫在外部,机械张力可能掩盖活动性出血。因此,当子宫被放回腹腔时,应检查下段,确保没有出血。若有出血,可针对性间断治疗。如果是个别点出血,没有理由再做第二层缝合。

关腹前先评估患者血压,因为低血压状况下出血无法确定,可能在血压升高后发生。应在血压正常情况下关腹。

1980年,伦敦威斯敏斯特医院的Harold Ellis证明,当腹膜打开时,短时间内肌肉下的体腔细胞会形成新的腹膜[41]。

与皮肤不同,腹膜不能通过端端愈合。如果腹膜保持开放,就会形成一个新的腹膜,而不会有粘连。

作者小组在1983年就开始不关闭腹膜了。10年后,可以比较第一次剖宫产手术时不关闭腹膜,与两层腹膜都缝合后再次剖宫产粘连的发生率。不关闭腹膜组粘连明显减少[42]。皇家学院的指南建议关腹时两层腹膜都保持开放状态[43]。在600次重复手术中,有7例(11.3%,上一次手术中保持腹膜开放)和22例(35.5%,上次手术缝合腹膜)发现粘连[44]。

腹膜是敞开的,只有筋膜和皮肤必须关闭。

与子宫相似,如何闭合筋膜也有很多不同之处,大多是根据当地的传统经验。解剖上,筋膜是在弓状皱襞上方打开的,因此,会在这一水平找到外侧的两层,缝合在一起。为了便于缝合,两个切口顶端各放置一个皮钳以便横向固定两层,另外两个皮钳放置在助手侧的3/4处(图14.11)。

线结会引起刺激和局部反应。因此,建议将横向初始缝线结放在筋膜下面。通过从内到外开始第一次缝合,将两层缝合在一起,然后从外到内完成。

第一个结放在筋膜下面。随着针从内到外在整层中连续移动进行缝合。建议缝合从主刀医生一侧开始,向助手方向缝合。助手使用两把皮钳提起筋膜,从而指导主刀医生。皮钳应该尽量接近,减少张力,但同时能打开足够的空间,使主刀医生看清解剖结构,避免损伤腹腔内组织。一旦缝合线到达两个侧面的皮钳,助手应将其取下,并将顶端的皮钳抬高。手术医生用左手提缝合线,控制所需的张力。

目前还没有令人信服的证据提示关闭皮肤的最佳的方法。一些手术医生喜欢使用看上去美观的皮内缝合(图14.12)。

但这种方法意味着需要皮下缝合。任何缝线和结都有异物反应,因此,建议使用Donati缝线,缝线越少,皮下积液或血肿的风险越小(图14.13)。

缝线的数量与手术医生的经验直接相关。有经验

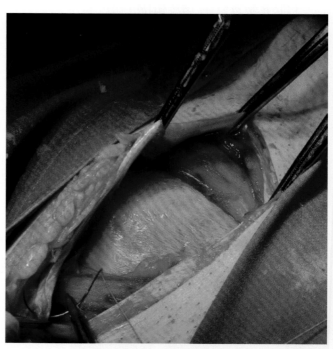

图 14.11 筋膜连续闭合,第一个结位于筋膜下,以避免刺激皮下组织。

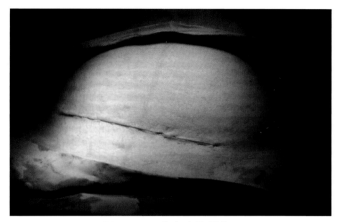

图 14.12　皮内皮肤闭合。

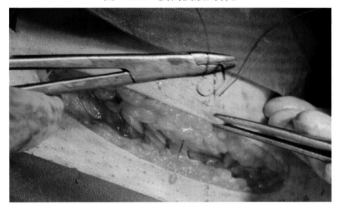

图 14.13　皮肤闭合,单针 Donati 缝合,保证引流良好。

的手术医生用一根大皮针,仅缝 3 针即可,在 48 小时后可以拆掉外侧缝线,局部腹痛立即消失,5 天后应该拆掉中线缝线。拆除侧缝线会立即减少疼痛的原因是,皮肤会因创伤而肿胀,但缝线不能随之扩张。因此,在拆线之前,患者会有一种持续的拉扯感。

此后应再次按压子宫,腹部切口应覆盖敷料,因切口渗血,手术后 3~4 小时应更换敷料。

14.3.4　术后治疗

早期活动是避免静脉血栓并发症的最佳方法,应予以鼓励。剖宫产是引起血栓栓塞的重要危险因素[45]。良好的术后疼痛治疗和尽早拔除导管可提高早期活动度。应该鼓励早饮,这有助于恢复母亲的自信和其肠道的功能[46]。

不同手术方法比较的主要问题之一是缺乏标准化。不同的外科医生,即使在同一个科室,也经常会使用不同的手术方法。因此,没有标准化的手术方法,就不可能比较结果,标准化是比较不同方法甚至是比较不同外科医生和机构之间能力的基础[47]。

14.4　世界文化和荟萃分析陷阱

自从第一批关于剖宫产循证医学的出版物问世以来,人们进行了广泛的回顾性和前瞻性研究。对发热的活动性、并发症、止痛药的需要和费用进行了比较研究。毫无例外,所有的研究都显示了所描述的操作相对于其他正在使用的方法的优势。然而,值得注意的是,这些出版物中几乎每一个都有不同的细节,有时涉及高热的机动性,有时涉及止痛药的使用。很明显,这是因为尽管对方法进行了细致的描述[48,49],但仍然盛行当地传统,并且使用了会影响结果的操作方法。因此,规范手术方法和前瞻性研究,对比较两种方法的重复性是至关重要的[50]。在前瞻性研究中需要大量患者的原因是手术产妇的个体差异。尝试根据年龄、体重、先前手术次数、婴儿出生体重等对研究进行分层,并使用复杂的统计方法来发现显著差异。然而,手术步骤不应改变,因此,重要的是使用正确的顺序和表现方式定义它们。使用一套标准化的器械很重要,因为不同的器械可能会导致组织的不同反应;同时,使用标准针头和缝合材料也很重要。例如,用于缝合子宫的针头的大小将决定留下的异物的数量。使用短缝合线需要额外的扎带,重新开始使用新的缝合线和新的扎带;这些都会引起局部反应。建议使用 80mm 圆形针体,1m 长缝合线(PGA USP 1 号)。对于筋膜的缝合,推荐使用 60mm 半圆体针,PGA USP 1 号缝合线;对于皮肤,推荐使用 90mm 3/8 圆反向切割针,缝合丝绸 USP 0 号缝合线。这种缝合线的组合被证明是最理想的,所需的移动最少,有利于标准化;这就是一个剖宫产的手术过程(图 14.14)。

使用标准化的手术方法和标准化的一套手术器械、缝合材料、膀胱导管、抗生素、止痛药常规和动员以及水合常规的标准化使用,是在不同手术程序之间进行可靠比较的唯一方法。

14.5　产时非急诊剖宫产的未来

预防剖宫产并发症的最佳方法是尽可能避免这样做,如果必须在非紧急情况下这样做,则要找到最佳时

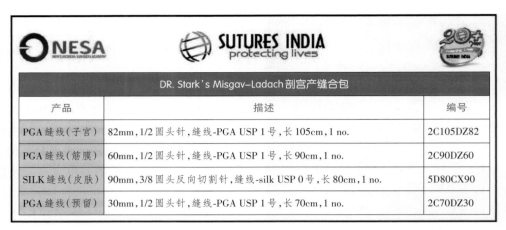

图 14.14　剖宫产缝合包设计。

机。即使是专业人士，也经常混淆择期和临产前的剖宫产。急诊剖宫产和分娩时剖宫产也经常混淆。关于对胎儿生理反应的影响，今天看来，主要的区别在于产前剖宫产和其他所有的分娩方式。目标是熟悉"产时非急诊剖宫产"的概念。强调有可能计划产时剖宫产以及在急诊产时剖宫产之前决定并执行手术。

14.5.1　避免产时急诊剖宫产的其他原因

为了避免不必要的并发症，重要的是要了解在紧急情况下进行的剖宫产与不良的短期结果相关。很多时候，剖宫产在经过长时间的药理学影响后，已经有胎儿窘迫的迹象。我们还必须考虑到，急诊剖宫产往往执行得很匆忙，而且技术条件有限。此外，它们与不利的长期并发症有关。根据美国的一项研究，与第一产程剖宫产（2.3%）和全国总体剖宫产（7%~8%）相比，足月第二产程女性随后的早产率（13.5%）显著增加[51]。同一作者已经证明，单是延长第二产程并不会增加下次妊娠后早产的风险。一个合理的解释是，如果在第二产程中有剖宫产，则子宫下段切除术与其他手术不同[52]。

对临产前和最后一分钟紧急剖宫产的负面影响的概述表明，最佳类型的剖宫产是在临产时，在真正紧急情况之前进行的。到目前为止，"计划分娩中的剖宫产"和"非紧急分娩中的剖宫产"还没有成为流行病学研究的主题。在一项关于足月臀位的多中心随机对照试验中，只考虑了两种选择：计划产前剖宫产和计划阴道途径[53]。在广泛的苏格兰儿童不良结局回顾性队列研究中，"计划的剖宫产分娩"实际上是产前剖宫产的同义词。值得注意的是，在这个队列中，由计划生育（产前）剖宫产所生的儿童比由"紧急"剖宫产或阴道途

径所生的儿童更易患 1 型糖尿病。即使调整了潜在的混杂因素，包括母亲 1 型糖尿病，这些差异仍然非常显著[54]。这项关于自身免疫性疾病的数据表明，需要进一步研究与"未临产分娩"相关的免疫系统失调的风险。尤其需要新一代的研究，重点关注 IgE 介导的特应性综合征的风险因素。

14.5.2　制订新的产科策略

当"临产非急诊剖宫产"的概念变得熟悉的那一天，这扇门将朝着简化的二元策略打开，有两种基本情况：要么分娩过程是通过阴道途径直接进行的，要么看起来很困难，在紧急阶段之前行临产剖宫产被认为是最好的选择。在这种简化的策略成为现实之前，产科史必须经历几个步骤。其中一个步骤是通过研究不同药物在分娩期间的长期副作用。尽管有充分的理论原因来重新考虑广泛使用的人工催产素和硬膜外镇痛，但直到现在，还不能依赖大量的硬数据。然而，在这个新的框架中，已经存在有价值的研究，即关于硬膜外镇痛和合成催产素对母乳喂养开始和质量的影响[55,56]。还有对围生期孤独症危险因素的研究：虽然它们基于不同国家的大量研究方案，但它们在引产和助产方面都得出了相似的结论[57-61]。新一代研究的出现（收集在 www.primalhealthsresearch.com 数据库中）已经提供了在分娩期间谨慎使用药物的理由，尤其是在引产和助产方面。

简化策略的出现主要是为了了解分娩过程，挑战数千年传统和文化条件的影响。从现代生理学的角度来看，这是现实的。从这个角度看，出生过程似乎是一个受古老大脑结构控制的非自愿过程。一般来说，人们不会试图帮助一个非自愿的过程。重点是找出可能

的抑制因素。从实践的角度看,关键是保护。一些生理学概念清楚地表明了可能对分娩过程产生负面影响的因素。肾上腺素-催产素拮抗作用的概念对于一般哺乳动物来说至关重要:当哺乳动物紧急释放肾上腺素时推迟分娩。虽然这一概念已得到很好地确立,但在实践中并不总是考虑到这一概念,似乎这一概念并没有被完全吸收。

这一进化朝着世代延续的方向发展,尽可能少地出现并发症。许多产程或剖宫产并发症是医源性的。需重要强调的是,在分娩期间或剖宫产期间的每一个操作都应该得到很好的指导。尽管剖宫产的比率降低了,积极的分娩管理似乎并未满足预期[62]。

14.5.3 大脑皮层抑制的概念

当考虑人类出生的情况时,重点应该放在大脑皮层抑制的概念上,这是理解人类本质的关键。应该记住,人类的某些能力通常被大脑皮层的活动所遮蔽。到目前为止,研究者对于人类的这种本质的特殊性缺乏兴趣。如果在通常被大脑皮层活动所掩盖的功能框架中引入人类分娩,人们会更好地理解它。第一个例子是嗅觉能力。一项巧妙的实验探索了乙醇(酒精)对大脑皮层去抑制后的嗅觉的影响[63]。另一个例子是人类的游泳能力。当大脑皮层达到一定的成熟度时,在3月龄或4月龄的时候,适应水浸和协调游泳运动的能力消失了[64]。

当理解并考虑到大脑皮层抑制的概念时,很容易产生机械因素是导致人类难产的主要原因的假设。事实上,机械因素被高估了,因为有一些没有形态特征的女性偶尔会毫无困难地快速分娩。有一些关于女性在意识到自己分娩之前就已分娩的轶事。尤其是有无数的关于青少年的轶事,她们在一次隐性或未确诊的妊娠结束后,在上厕所的几分钟内分娩。单凭这些事实就表明,人类难产的主要原因与身体形态无关。解释在分娩期间特定人类缺陷的最佳方法是考虑现代女性通过真实的"胎儿射血反射"分娩的情况[65]。在现代生育的背景下,这是非常罕见的。在分娩之前,突然出现了一系列不可抗拒的、强有力的、高效的子宫收缩,没有任何自主活动的空间。重要的一点是,当即将发生"胎儿射血反射"时,女性明显会失去对新皮层的控制。她们对周围发生的事情变得漠不关心,或者忘记了以前学到的东西,或者忘记了自己的计划。她们的行为方式,在其他情况下,对于一个文明女性来说,是不可

接受的。例如,她们可能会尖叫或咒骂。曾有报道发生一些女性咬了一个被她们认作是侵犯者的事情。临产的女性会被发现意想不到的、复杂的、不对称的姿势,通常包括前倾。这种情况清楚地表明了解决方案。大自然发现我们人类有生育的可能,减少了新皮层的控制。我们人类生育生理学的这一重要方面为得出一个简单的结论提供了一个理想的视角,即分娩女性需要受到保护,以免其大脑皮层受到所有可能的刺激。由于语言是一种主要的刺激物,沉默作为一种基本的需求,在经过数千年的社会化的生育之后,在文化上被忽略或低估了。在这方面,理性的语言和表达问题的语言具有特别强大的作用。

直到最近关于褪黑素(一种"黑暗激素")功能的研究,光线才被认为是一种强大的大脑皮质兴奋剂。悠久的百叶窗和窗帘历史是长期经验累积的成果,推动今天的人们关掉电灯,减少睡眠时的大脑皮层活动。最近关于催产素-褪黑素-GABA相互作用的研究提供了一个很有前途的研究方向。人们已经了解到GABA(A)受体介导褪黑素对大脑皮质活动的影响[66,67]。到目前为止,围生期催产素和GABA系统之间的相互作用大多是在胎儿期结束时GABA效应转移的框架内进行研究,此时开始抑制这种初级兴奋性神经递质[68]。在考虑褪黑素以及光对人类分娩的影响时,必须先放下大脑皮层抑制的概念,参考相关外周效应的最新进展。现在已经确定人子宫肌层中存在褪黑素受体,褪黑素与催产素具有协同作用,可以增强人子宫肌层平滑肌细胞的收缩力[69-74]。如今,褪黑素似乎已成为人类分娩的重要激素。新生儿血中含有大量褪黑素,临产前剖宫产出生者除外。考虑到褪黑素的保护性抗氧化特性,这些发现的重要性显而易见。在电灯时代,需提高我们对褪黑素释放和褪黑素性质的认识。众所周知,短波光(实际上是"蓝"光)是最能抑制褪黑素的物质。它常由电视、计算机屏幕、手机甚至常规分娩室中的灯之类的设备发出。当更好地理解了出生生理学时,会认真考虑这些最新科学进展的实际意义。到目前为止,仅限于尝试通过轮班工作以及使用阻止蓝光的琥珀色眼镜来促进睡眠的尝试[75,76]。能想象在某个时候烛光分娩被认为是合理的吗?是否可以想象有一段时间,在计算机屏幕前戴着熟悉琥珀色眼镜的女性在分娩时也会使用这种眼镜?提及语言和光线之后,可以总结最重要的一点是,强调所有增强注意力的情况都是大脑皮层活动的刺激物。被关注可能是潜在危险因素,

这意味着产妇需要隐私及安全感。使用肾上腺素-催产素拮抗作用的概念作为起点可以得出类似的结论。

14.5.4　预测得分和测试

将降低剖宫产率作为主要目标是危险的,会导致阴道途经分娩难产率增加,药物引产率增高[77]。第一步需从生理角度重新认识产妇的基本需求,只有从这个角度出发才可能引发数千年分娩社会化观点的范式转换。人们根深蒂固的文化认为产妇需要干预才能娩出胎儿,这是"帮助-指导-管理-辅助-支持的范式"。从现代生理学的角度来看,关键词是"保护"(非自愿过程)。出现这种范式转换的前提是基于分娩中非紧急剖宫产的简化二元策略。当简化的二元策略成为现实时,将有新的证据将临床判断与预测性评分和测试联系起来。美国一项研究对11个变量进行了预测性评分,评估入院后2小时内足月初产妇临产剖宫产的危险因素。将人群五等分,最低风险组的剖宫产率为5%,最高风险组的剖宫产率为88%。这项研究的目的是要降低产程长或阴道途经分娩助产失败的潜在发病率[78]。有趣的是,在第一产程不顺利的情况下,通过"分娩池测试"需要2小时来确定临产非急诊剖宫产是否是最佳选择。该测试基于一个简单的事实,即当一个产妇进入分娩池并浸入与体温同温的水中,宫口应在1~2小时迅速扩张[79]。如果浸入水中,在保护隐私(没有摄像头!)和昏暗的光线下,宫口没有迅速扩张,则没有理由拖延,最好立即执行剖宫产[80]。在剖宫产技术简化的当下,出现了简化产科策略的新理由,这将降低新生儿和产妇并发症的发病率。

14.6　并发症

已经强调过避免剖宫产相关并发症的最好方法是避免不必要的手术,了解生理状态是一个关键因素。极低的剖宫产率不一定是高质量的指标,极高的剖宫产率也不一定是过度操作的标志。每家医院的患者数是不同的,不仅是因为是否存在针对母亲和新生儿的重症监护病房,还因为该地区的人口、一般健康状况、初次分娩年龄以及许多其他因素。因此,人为地定义剖宫产的最优比例将会错过很多重点。它应该是个性化的,每例病例都应该被讨论,除了在极端紧急情况下,应该组织相

关人员在决定执行剖宫产前进行术前讨论。

即使有明确指征行剖宫产,何时手术是很关键的。现在已知最好是在临产后行非急诊剖宫产。子宫下段的发育情况会影响剖宫产出血量和子宫打开的难易程度。子宫开始收缩时,胎儿成熟的概率更高,因为胎儿是母亲开始宫缩及准备母乳喂养的信号[81]。还有一些手术操作在出现子宫收缩的情况下进行会更有利,这是由于当子宫下段形成时,在肌层较薄纤维组织多处更容易打开子宫。这利于瘢痕愈合并降低再次分娩时瘢痕破裂的风险。

临产前剖宫产是新生儿期呼吸困难的危险因素之一,其危险程度与胎龄有关;妊娠38周和39周临产前剖宫产新生儿的呼吸功能的质量存在差异[82]。母体和胎儿应激激素的作用是众所周知的。母体皮质类固醇对胎儿肺成熟的影响已知,并有几十年的临床意义。分娩意味着β-内啡肽(参与肺成熟的泌乳激素释放物)开始作用[83],还意味着胎儿去甲肾上腺素的释放,这是导致肺成熟的主要因素之一。

临产前剖宫产出生的胎儿的压力剥夺的负效应被低估了。例如,在去甲肾上腺素的作用下,这些婴儿出生时的嗅觉成熟度高于自然分娩的婴儿。瑞典有一项研究是在婴儿出生后不久将其暴露于气味中30分钟,然后在3或4日龄时测试他们对这种气味(以及对其他气味)的反应[84]。

由于去甲肾上腺素的浓度是定的,分娩时释放的胎儿去甲肾上腺素与嗅觉的成熟有关。必须强调嗅觉在出生后的重要作用。早在20世纪70年代就认识到嗅觉是母乳喂养的主要向导[85,86]。

也有研究表明,新生儿主要是通过嗅觉来识别母亲的(在某种程度上母亲也能识别自己的婴儿)。越来越多的证据认为应在临产时剖宫产尽可能地等待分娩。已有实验证明不同剖宫产的时机存在许多出乎意料的差异。在这些研究中,必须提及对足月出生的健康婴儿脐带血中脂联素浓度的评估。与临产时剖宫产或阴道途径分娩相比,临产前剖宫产者脂联素显著降低[87]。这些数据说明出生时的压力剥夺可能是儿童和成年期肥胖的危险因素。还须重视乳汁中微生物群落的数据。在临产前剖宫产的母亲和临产时剖宫产或阴道途径分娩的母亲的乳汁间存在显著差异[88]。这些结果表明,除了操作本身外还有其他因素可能改变微生物经乳汁传播的过程。加拿大对4月龄婴儿的肠道菌群进行的研究发现了类似的差异[89]。Joanna Holbrook及其团队在新加

坡对这些数据提出了解释。他们收集了3日龄、3周龄、3月龄和6月龄的75名婴儿的粪便样本(并评估了这些婴儿18月龄时的肥胖程度)。除了分娩途径和抗生素外,妊娠时间缩短往往会延迟肠道菌群的成熟,妊娠多1周或少1周有显著差异,并且临产前剖宫产可能延迟肠道菌群成熟。这项研究还揭示了肠道菌群延迟成熟是婴儿18个月大时肥胖的危险因素[90]。

在人类研究的框架内还包括对脐带血中褪黑素浓度的评估。临产前褪黑素水平较低[91]。褪黑素具有抗氧化特性。此外,它证实了"黑暗激素"参与了出生过程。这就是为什么褪黑素在分娩过程中的作用会成为热门话题的原因之一,同时医生在学习褪黑素子宫受体与催产素受体之间的协同作用。临产前剖宫产出生的婴儿通常在生理上与其他人不同。例如,在临产前出生的婴儿在出生后90分钟内的体温往往比其他人低[92]。尽管物种间可能存在差异,但从动物实验中发现分娩压力会影响大脑发育。研究表明,小鼠的出生过程触发了对海马体发育至关重要的蛋白质(非耦联蛋白质2)的表达[93]。海马体是人类大脑边缘系统的主要组成部分。可以比作指导大脑活动的"乐团指挥"。也被视为一种生理的GPS系统,有助于导航并同时存储时间和空间记忆,三位研究海马体这一重要功能的科学家已获得2014年诺贝尔生理学和医学奖。在老鼠身上进行的研究也是如此,这表明催产素引起的子宫收缩逆转了重要的神经递质γ-氨基丁酸(GABA)的作用,抑制了这种神经递质的兴奋性[94]。如果在大脑发育的重要阶段子宫收缩会影响大鼠的神经递质系统,那么在人类中也可能存在同样情况。

将来可能还会出现其他避免临产前剖宫产的理由。侧位前置胎盘(图14.15)或中央前置胎盘(图14.16)的患病率在临产前剖宫产后再次妊娠时显著增加[95]。已有大量数据证实了临产前剖宫产对母乳喂养的负面影响,尤其是在泌乳开始阶段[96,97]。在妊娠末期,子宫下段发育形成,子宫下段肌壁变薄。剖宫产时,最好在下推膀胱后打开子宫。如之前所强调的,子宫下段的组织学与子宫体不同,其中一个区别是纤维组织多而肌层薄。因此,宫缩开始后进行剖宫产可在肌壁较薄的区域打开子宫,通过2根手指(右手拇指向外推,左手示指向术者方向拉)轻松地扩大开口。这种操作可减少出血,并且比临产前剖宫产打开下段容易得多。这样就可以单层缝合子宫,这被证明是有益的,不仅减少缝合材料及异物反应,避免瘢痕

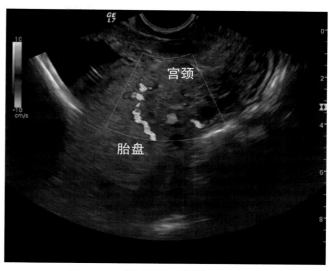

图14.15 前置胎盘经阴道超声检查。

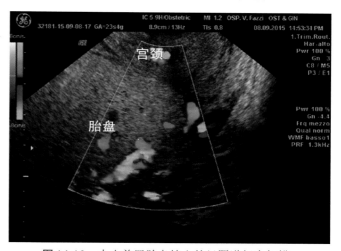

图14.16 中央前置胎盘植入的经阴道超声扫描。

脆弱,而且还避免了与出血相关的并发症以及不必要的缝合导致的膀胱损害(图14.17),甚至会损害输尿管和形成瘘管[98,99]。

14.6.1 剖宫产的短期并发症

分娩的短期并发症包括从分娩到分娩后42天内的所有产妇和新生儿的并发症。并发症如产时出血多和产后出血(PPH),在急诊剖宫产时和急诊剖宫产后以及合并高血压、糖尿病、多胎妊娠(MGP)或低置胎盘[17,100]中更为常见。这些危险因素也增加了对剖宫产的需要[17,19,101,102]。产妇肥胖和高龄(AMA)现在已被确定为剖宫产的新的危险因素,并可以解释全球剖宫产率快速增长的部分原因[103-109]。肥胖的初产妇和未进行过剖宫产的经产妇同样增加了产时剖宫产调整后的RR(RR分别为1.64和1.66)[106]。引产是肥胖女性剖宫

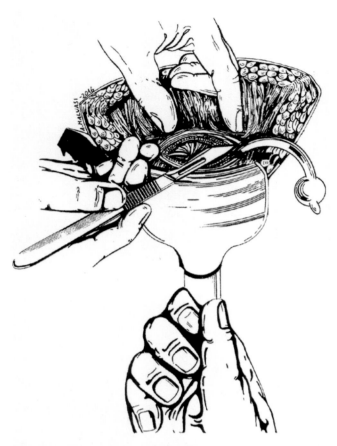

图14.17　剖宫产术中的并发症：膀胱意外损伤，导管从膀胱渗漏。

产分娩（调整优势比2.2）的一个重要危险因素[104]。最近的一项回顾性队列研究显示，2007年至2012年，加州所有单胎分娩的女性（$n=1\,346\,889$）的剖宫产率从20~34岁的30.5%上升到35~39岁的40.5%，40~44岁的47.3%，45~49岁的55.6%。50岁以上者占

62.4%[108]。在华盛顿州一项基于人口的队列研究中，对25岁及以上的78 880例单胎妊娠产妇进行了分析，发现了相似的增长率（35~39岁，25.9%，RR 1.25；40~44岁，30.9%，RR 1.45；45~49岁，35.7%，RR 1.59；50岁以上者，60.7%，RR 2.44）。年龄≥50岁的初产妇更倾向于行产时剖宫产（RR 2.61）[108]。

肥胖等因素影响母亲和新生儿的产时和产后并发症的发生风险，特别是与妊娠期糖尿病和巨大儿相关时[17,105,107]。因多胎妊娠胎儿畸形的发生率增加而增加剖宫产风险（图14.18），子宫肌瘤和前置胎盘也是同样。上述情况下的剖宫产术中、术后并发症发病率增加[17,101]。早产剖宫产者（23~27周）出血、感染和重症监护病房入住的风险更高，特别是行古典式剖宫产者[110]。

14.6.1.1　孕产妇并发症

严重的孕产妇并发症有出血（失血量≥1500mL，需输血）、子宫切除（因产后出血、包括子宫内膜炎在内的感染和子宫伤口裂开等原因）、伤口感染（需使用抗生素甚至需重新打开伤口）、其他因素导致入住ICU以及死亡[100]。产后出血的管理将在其他章节中介绍。

总的来说，对于多胎妊娠、前置胎盘、胎盘植入的患者，常见剖宫产中出血过多（图14.19）；多胎妊娠、产程较长、宫口开全难产及子宫肌瘤的患者[17,100,101]（图14.20）行剖宫产时，妇产科医生需要做好处理潜在的产后出血风险的准备。

剖宫产的女性发生感染和感染性并发症的发病风险比阴道分娩者高出5~20倍，剖宫产术后发生的感染

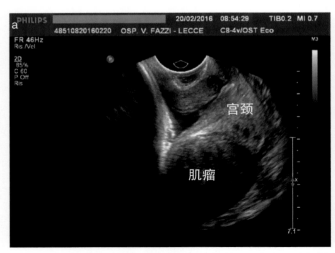

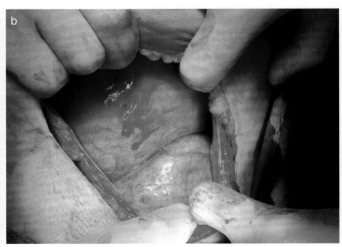

图14.18　（a）经阴道超声扫描显示妊娠36周时的颈椎后纤维瘤。（b）剖宫产术中子宫颈大纤维瘤影像。

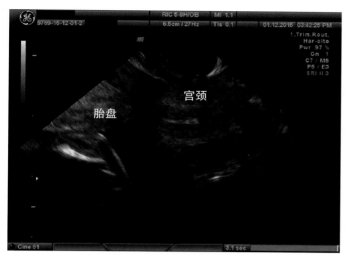

图14.19　经阴道超声扫描显示妊娠31周的患者在紧急剖宫产手术后出现前置胎盘。术中子宫切除胎盘植入术。

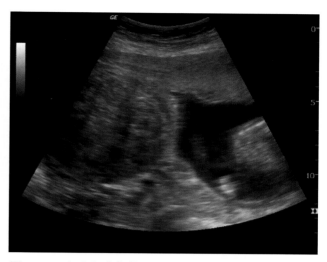

图14.20　经腹超声扫描显示患者在妊娠26周时出现直径为10cm的侧纤维瘤。

性并发症是产妇发病的重要原因,并与住院时间延长有关[111]。剖宫产后的感染性并发症包括高热、伤口感染、子宫内膜炎(剖宫产最常见的并发症)和尿路感染。

偶尔也会有危及生命的感染性并发症,如盆腔脓肿、败血症、感染性休克、坏死性筋膜炎和脓毒性盆腔静脉血栓性静脉炎。肥胖女性术后感染性并发症发生率增加了2~4倍,包括原发性感染和伤口感染[107]。剖宫产术后感染最重要的微生物来源是生殖道,尤其是胎膜破裂时[111]。从感染伤口和子宫内膜分离的病原体包括大肠杆菌和其他需氧革兰阴性菌、B组链球菌和其他链球菌、粪肠球菌、金黄色葡萄球菌和凝固酶阴性葡萄球菌、厌氧菌、阴道加德纳菌和生殖支原体。剖宫产术前预防性使用抗生素减少了切口感染、子宫内膜炎和严重感染并发症的发病率,降低了60%~70%[17,19,111]。

皮肤层可以通过皮下缝合(紧靠皮肤层下方)或间断缝合(单独缝合)或缝皮钉进行缝合。理论上,缝皮钉很有吸引力,因为细菌进入伤口的可能性较小,在放置钉子期间,皮下层的毛细血管不会受损[17]。最近的一项Meta分析显示,用缝线横向缝合皮肤切口可显著降低伤口发病率,特别是伤口愈合不良,但在疼痛、患者满意度或美容方面没有显著差异[112]。

静脉血栓栓塞症(VTE)是发达国家孕产妇死亡的主要原因。危险因素包括产褥期、剖宫产、长期卧床、肥胖、高龄和产次。剖宫产术后DVT发病率为0.17%,肺栓塞发病率为0.12%。手术损伤并不常见,包括子宫撕裂伤、膀胱损伤(图14.21)、输尿管损伤和胃肠道

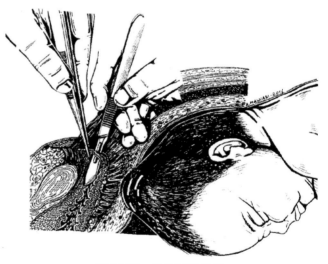

图14.21　意外膀胱损伤。

损伤(图14.22)[19]。

多次剖宫产史和宫口开全的剖宫产增加了孕产妇严重并发症的发病风险,并且风险随着既往剖宫产次数的增加而增加[17]。

尽管剖宫产是妇产科最常见的手术,但它应该被视为一个大手术,不应该在无经验丰富的产科医生在场的情况下进行。其并发症是不可预测的,出血是一个非常常见的风险。并发症可以发生在手术的任何阶段,从切开皮肤开始,可能发生血管和肌肉受伤、肠管和膀胱受损及新生儿受伤。熟悉解剖学和生理学知识是最重要的,任何并发症都应立即发现并处理。偶尔,术中咨询普通外科医生或泌尿科医生是必要的。寻求帮助并不是技术薄弱的表现;相反,这表明了责任和

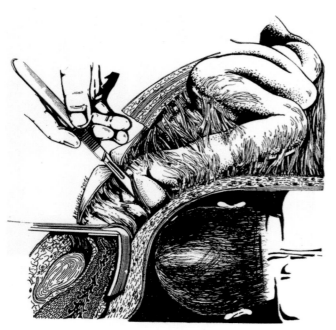

图 14.22　意外胃肠道损伤。

成熟。

14.6.1.2　新生儿并发症

早产剖宫产的主要并发症是新生儿重症监护病房（NICU）的住院率较高。与妊娠 39 周相比，在妊娠 38 周进行选择性剖宫产的新生儿不良事件更频繁。与妊娠 38~39 周相比，在妊娠 37 周进行选择性剖宫产的新生儿不良事件更频繁[113-115]。妊娠 38 周和 39 周之间的差异似乎明显小于之前的预期，最近的一项多中心随机对照实验表明，与妊娠 38 周相比，妊娠 39 周的计划剖宫产并没有显著降低新生儿的入院率[116]。

如前所述，母体皮肤菌群、口腔菌群和母乳菌群在人类免疫系统的发育中也起着重要的作用[117]。妊娠期间发生的生理变化可能会破坏这一平衡的生态系统，使女性易受潜在致病性微生物群的影响。婴儿定植为成人微生物群落的形成奠定了基础[118]。剖宫产出生的婴儿肠道菌群中双歧杆菌较少，与糖尿病个体肠道菌群相似[117,119]。早产儿和（或）极低出生体重（VLBW）的新生儿更容易出现明显的肠道菌群失调，更容易发生迟发性新生儿败血症和坏死性小肠结肠炎[117]。肥胖妊娠女性和产前使用抗生素是这些并发症额外的危险因素[105,110,120,121]。目前，所有选择性或非选择性剖宫产患者都常规预防性使用抗生素，这对母亲有益[17,111]，对足月新生儿没有明显影响。剖宫产术中，单剂量预防性使用抗生素通过母乳量是最低限度的。

直接伤害即新生儿皮肤割伤（图 14.23），在剖宫产中并不常见，但也可能是未报道，其随操作者的经验和技术而变化（图 14.24）。目前还没有剖宫产期间意外割伤新生儿皮肤及其短期影响的流行病学数据。新生儿骨折很少见，但可发生在剖宫产期间，有双侧肱骨骨折和其他骨科并发症的报道[122-124]。

14.6.2　远期并发症

剖宫产需要切开皮肤和皮下脂肪组织、肌层、腹膜和子宫肌层（包括子宫肌层-子宫内膜连接区）。这些层都需要经过愈合过程，这取决于所涉及的组织类型，

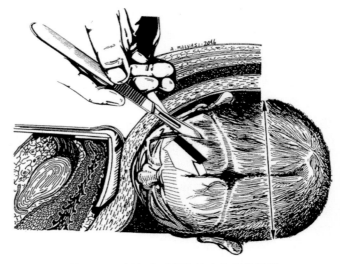

图 14.23　剖宫产时新生儿皮肤意外割伤。

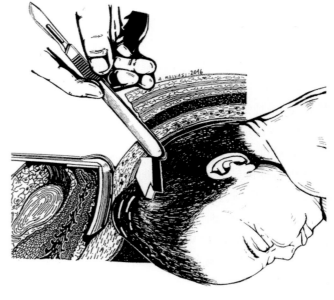

图 14.24　外科医生在打开子宫肌层时使用的安全技术，用手术刀刀柄进行。

需要经过止血、炎症、增殖和重塑阶段。若想伤口有效愈合，这些阶段应该完全按照正确的顺序完成。当纤维化过度或不理想时，瘢痕是不正常的。

14.6.2.1 瘢痕疙瘩

手术伤口改变了皮肤的纤维化结构，从而产生了功能显著受损的瘢痕组织[125]。瘢痕疙瘩和增生性瘢痕通常以异常增生的瘢痕组织为特征。瘢痕疙瘩是一种良性、纤维增生性病变，表现为异常愈合，导致过度纤维化，在所有皮肤类型中均可发生，黑人女性发病率较高。瘢痕疙瘩的临床过程与增生性瘢痕不同。对这些异常伤口愈合过程的最佳预防和治疗尚不明确，但可以通过手术加以纠正。其他措施，如皮质类固醇或维拉帕米注射、压力疗法、冷冻疗法和其他局部治疗如局部凝胶膜可能有用[126,127]，但大多数尚未在随机对照试验（RCT）中进行试验。许多外科医生在随后的剖宫产中切除瘢痕疙瘩。然而，大部分再次形成瘢痕疙瘩。处理瘢痕疙瘩的最好方法是移走它们，尽量减少它们的出现，不要超出它们的边界，非常靠近内边界，留下最小的瘢痕疙瘩组织，然后关闭皮肤，产生比原有瘢痕疙瘩更薄的瘢痕。

14.6.2.2 粘连

大多数剖宫产相关的长期并发症与术后粘连的发生有关[125]。最近的研究表明，粘连的形成是由纤维蛋白基质组织引起的，纤维蛋白基质在凝血过程中发生，凝血过程中纤维蛋白溶解受到抑制[128]。每次重复剖宫产时，粘连的发生频率和严重程度都会增加。大约40%的女性在第一次剖宫产后会出现粘连，其中近70%的女性在第二次手术时会出现粘连[129]。在第一次剖宫产术后未发生粘连的患者中，近40%在第三次手术时有粘连。在第二次剖宫产时出现粘连的女性在第三次剖宫产时发生粘连的风险为1.88倍。

粘连相关的并发症的性质和临床结局各不相同，从小肠梗阻需急诊再次手术到慢性盆腔疼痛等。盆腔粘连也与产妇再次剖宫产相关并发症发病率增加有关，如膀胱损伤和（或）需要子宫切除，以及分娩时间间隔增加[17,125]。然而，剖宫产、粘连与不孕之间的关系一直存在争议。最近一项对224 024例剖宫产分娩的女性的回顾性队列研究提出，剖宫产对未来生育能力没有或只有轻微的影响[130]。导致剖宫产的临床和社会环境因素对未来生育能力的影响比剖宫产手术本身更

大。类似的一项对52 498名女性的研究进一步证实了上述发现，即与阴道分娩相比，剖宫产后的生育率降低[131]。然而，作者未计算妊娠前的体重指数、妊娠期间的体重增加和先前是否有不孕症，这将减少选择偏差。此外，还不清楚是女性无法妊娠，还是她们主动选择避孕。

关闭腹膜和双层缝合子宫切口可能可以减少粘连的形成，尽管这种减少的临床意义仍不明确[17]。可通过盆腔超声检查诊断盆腔粘连。典型的特征包括子宫组织与周围组织的融合、急性子宫翻转和子宫活动度缺失。超过1/3有盆腔粘连病史的女性有盆腔粘连的超声特征，这些特征与慢性盆腔疼痛有关[132]。膀胱外膜粘连是最常见的，剖宫产次数（OR 3.4）和术后伤口感染（OR 11.7）增加了盆腔前腔粘连的可能性。

粘连虽可引起多种临床表现，但也可能是一组独立的病变。在一项前瞻性研究中，患者被要求在再次手术前描述她们的临床症状，而那些不知道问卷结果的外科医生描述了发现粘连的数量和位置。术后出现的临床症状与术后粘连的位置、数量及严重程度无相关性[133]。

14.6.2.3 剖宫产缺陷

哺乳动物的肌肉组织既不能功能修复，也不能通过再生肌纤维来愈合，而是通过形成包括胶原蛋白在内的"外来"物质来愈合[125]。因此，产生的瘢痕组织比完整的肌肉脆弱，缺乏弹性，更易受损。小鼠实验发现，剖宫产后肌层瘢痕转化为组织、增殖和功能的再生能力存在生物机制差异[134]。这些结果可以解释剖宫产术后可观察到在子宫愈合的过程中存在广泛的个体差异（图14.25）。剖宫产缺陷（CSD）或"憩室"是子宫内膜的栓系物，可作为经期血液和液体的蓄水池，并与临床妇科症状相关，如经后点滴出血和痛经[135]。大约有30%的女性在6~12个月后出现憩室。其他症状有痛经、慢性盆腔疼痛和性交困难。剖宫产缺陷的范围从表面肌层的小缺陷（图14.26）到与子宫内膜腔和子宫浆膜脏层直接相连的物质的明显缺损。CSD的大小与临床症状、子宫位置和既往剖宫产次数之间的关系已经在许多不同的研究中进行了评估[136-139]。可能形成憩室的因素包括：宫颈组织切口过小、子宫瘢痕闭合时缝合技术不过关、可能增加粘连形成的外科干预、损害伤口愈合或增加炎症或粘连形成的患者相关因素[135]。

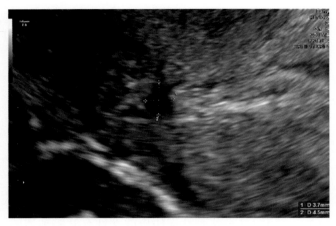

图14.25 妊娠7周的女性18个月前急诊剖宫产后子宫下段经阴道超声图像。在子宫下段与子宫颈交界处的浅表肌层发现一个小瘢痕缺损。

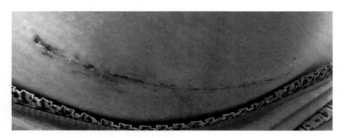

图14.26 急诊剖宫产2周后与皮肤感染相关的轻微瘢痕裂开图像。

既往剖宫产瘢痕的主要问题是在下一次妊娠和分娩时瘢痕缺失/破裂的风险[140]。这种情况在子宫后屈、经历过多次剖宫产和早产剖宫产妇女中有所增加[136-139]。最近的一项回顾性队列研究表明，前一次妊娠子宫瘢痕破裂是导致下次妊娠早产、低出生体重和围生期子宫切除的潜在危险因素[141]。前次剖宫产的另一个更严重的并发症是临床可检测的瘢痕处植入（瘢痕妊娠）和在随后的妊娠中的异常侵入性胎盘（AIP）或胎盘增生（参见第12章）。瘢痕异位妊娠仍然非常罕见[142]，但AIP的升高与剖宫产发病率的升高在时间上是一致的，最近美国流行病学研究发现，在533次分娩中，PA的总发病率（或在一次剖宫产后）为1/533，OR值为1.96[1,143]。据估计，如果剖宫产率继续像近年来那样上升，到2020年，每年将增加6236例前置胎盘、4504例PA和130例孕产妇死亡[144]。由于这两种并发症都与妊娠女性的严重发病率和妊娠早期的死亡率显著相关，因此，及时准确的早期产前诊断对于避免一些可能导致子宫切除的灾难性并发症如子宫破裂、大量阴道出血、前置胎盘/胎盘植入至关重要[143]。

手术修复子宫瘢痕可以预防复发性剖宫产瘢痕宫外妊娠[145]，也可以预防继发性妊娠AIP，但这一概念尚未得到证实。

14.6.2.4 剖宫产引起的胎盘源性疾病

子宫瘢痕后的蜕膜缺损可能会对早期着床产生不利影响，因为它会为囊胚优先附着在瘢痕组织上创造条件，并促进绒毛外滋养层的异常深侵袭，从而导致AIP。但如果瘢痕周围的子宫组织受损，不能给胎盘提供足够的血液供应，也可能导致胎盘功能受损。最近有剖宫产女性的子宫循环研究表明，与先前阴道分娩者相比，剖宫产者子宫动脉阻力增加，子宫血流量减少，心排血量降低[146]。这些数据表明，子宫瘢痕区血管化不良与子宫循环中血流阻力增加和胎盘植入的继发性影响之间可能存在联系。

大量流行病学研究表明，有过剖宫产史的女性在第二次妊娠中出现不明原因死产的风险增加[147,148]。剖宫产后再次妊娠出现原因不明的死产发生率较高，其原因尚不清楚，但可以通过胎盘早剥发生率的增加来解释，胎盘早剥可能是胎盘功能受损的结果[125]。

流行病学研究也表明，在随后的妊娠中，剖宫产与前置胎盘和胎盘早剥风险增加有关[36,149-153]。早产的风险随着剖宫产次数的增加而增加[149]。

相比之下，20%的前置胎盘风险的增加与前次剖宫产之间的关系并不显著。最近对1990—2011年发表的5项队列和11项病例对照研究的荟萃分析表明，剖宫产术后，计算出的前置胎盘和胎盘早剥的OR值分别为1.47和1.38[151]。前置胎盘和胎盘早剥的发生率在剖宫产后增加，这支持了先前的子宫下段瘢痕对相应子宫区域的损害继发于下段子宫肌层的生物功能障碍的概念[125]。

结论

本章的目的不仅是总结可能的并发症，而且还要通过提供对妊娠晚期生理学识解来阐述对降低剖宫产并发症发病率的看法，从而理解何时是进行手术的最佳时机，并介绍最合理的手术方式，这是基于几项有循证证据的比较研究。任何剖宫产都应遵循可靠的指征，若有剖宫产指征，在非紧急情况下，应避免临产前剖宫产。剖宫产后产妇的生理变化将尽可能类似于自然分娩发生的变化。

参考文献

1. Jauniaux E, Jurkovic D (2012) Placenta accreta: pathogenesis of a 20th century iatrogenic uterine disease. Placenta 33:244–251

2. Madsen K, Grønbeck L, Rifbjerg Larsen C, Østergaard J, Bergholt T, Langhoff-Roos J, Sørensen JL (2013) Educational strategies in performing cesarean section. Acta Obstet Gynecol Scand 92:256–263

3. Jauniaux E, Grobman WA (2016) Caesarean section: introduction to the "world's no.1" surgical procedure. In: Jauniaux E, Grobman W (eds) A textbook of caesarean section. Oxford University Press, Oxford, pp 1–8

4. Pasko D, Subramaniam A, Tita ATN (2016) The epidemiology of caesarean section. In: Jauniaux E, Grobman W (eds) A textbook of caesarean section. Oxford University Press, Oxford, pp 37–48

5. Jauniaux E (2016) Caesarean deliveries: what has changed over the last century. BJOG 123(3):438

6. Walker J (2016) Caesarean section: a global perspective. In: Jauniaux E, Grobman W (eds) A textbook of caesarean section. Oxford University Press, Oxford, pp 191–200

7. Lewis G, Regan L, Morroni C, Jauniaux E (2016) Improving global maternal health: challenges and opportunities. In: Gabbe SG, Niebyl JR, Simpson SL, Galan H, Goetzl L, Landon M, Jauniaux E, Berghella V, Grobman B (eds) Obstetrics: normal and problem pregnancies, 7th edn. Elsevier, Philadelphia (In press)

8. West MJ, Irvine LM, Jauniaux E (2016) Caesarean section: from antiquity to the 21st century. In: Jauniaux E, Grobman W (eds) A textbook of caesarean section. Oxford University Press, Oxford, pp 9–24

9. Chassar MJ (1956) Munro Kerr's operative obstetrics, 6th edn. Bailliere, Tindall and Cox, London

10. Baskett TF, Calder AA, Arulkumaran S (2007) Munro Kerr's operative obstetrics: centenary edition. Elsevier, Philadelphia, pp 91–123

11. Pfannenstiel HJ (1900) Uber die Vortheile des Suprasymphysaren Fascienquerschnitts fur die Gynakologischen Koliotomien, Zugleich ein Beitrag zu der Indikatiosstellung der Operationswege. Samml Klin Vortr 268:1735–1756

12. Munro Kerr JM (1921) The lower uterine segment incision in conservative caesarean section. J Obstet Gynaecol Br Emp 28:475–487

13. Holland E (1921) The results of a collective investigation into caesarean sections performed in Great Britain and Ireland from 1911 to 1920 inclusive. J Obstet Gynaecol Br Emp 28:358–446

14. Stark L (1931) Auswertung von 1000 Anstaltsgeburten. Monatschrift für Geburtshilfe und Gynäkologie. Bd. LXXXIX. Heft 3

15. Wylie BJ, Gilbert S, Landon MB, Spong CY, Rouse DJ, Leveno KJ et al (2010) Comparison of transverse and vertical skin incision for emergency cesarean delivery. Obstet Gynecol 115:1134–1140

16. Hudić I, Bujold E, Fatušić Z, Skokić F, Latifagić A, Kapidžić M, Fatušić J (2012) The Misgav-Ladach method of cesarean section: a step forward in operative technique in obstetrics. Arch Gynecol Obstet 286 (5):1141–6. doi:10.1007/s00404-012-2448-6. Epub 2012 Jul 3

17. Jauniaux E, Berghella V (2016) The modern caesarean section. In: Jauniaux E, Grobman W (eds) A textbook of caesarean section. Oxford University Press, Oxford, pp 49–68

18. Stark M, Jauniaux E (2016) The Misgav Ladach caesarean section. In: Jauniaux E, Grobman W (eds) A textbook of caesarean section. Oxford University Press, Oxford, pp 69–76

19. Berghella V, Mackeen AD, Jauniaux E (2016) Cesarean delivery. In: Gabbe SG, Niebyl JR, Simpson JL, Galan H, Goetzl L, Landon M, Jauniaux E, Berghella V, Grobman B (eds) Obstetrics: normal and problem pregnancies, 7th edn. Elsevier, Philadelphia (In press)

20. Mowat J, Bonnar J (1971) Abdominal wound dehiscence after cesarean section. BMJ 2:256

21. Joel-Cohen S (1972) Abdominal and vaginal hysterectomy. New techniques based on time and motion studies. William Heinemann Medical Books, London, p. 170

22. Stark M, Finkel AR (1994) Comparison between the Joel-Cohen and Pfannenstiel incisions in cesarean section. Eur J Obstet Gynaecol Reprod Biol 53:121–122

23. Dunn PM (2008) Professor Munro Kerr (1868–1960) of Glasgow and caesarean delivery. Arch Dis Child Fetal Neonatal Ed 93(2):F167–F169

24. Rorie DK, Newton M (1967) Histologic and chemical studies of the smooth muscle in the human cervix and uterus. Am J Obstet Gynecol 99(4):466–469

25. Kurita T, Nakamura H (2008) Embryology of the uterus. In: Aplin JD, Fazleabas AT, Giudice LC (eds) Endometrium. Informa UK Ltd, London, pp 1–18

26. Xavier P, Ayres-De-Campos D, Reynolds A et al (2005) The modified Misgav-Ladach versus the Pfannenstiel-Kerr technique for cesarean section: a randomized trial. Acta Obstet Gynecol Scand 84(9):878–882

27. Reynolds A, Ayres-de-Campos D, Costa MA et al. (2004) Influence of three organisational measures on the cesarean section rate in a tertiary care University Hospital. [Article in Portuguese]. Acta Med Port 17(3):193–8. Epub 2004 Jun 30

28. Dhuner K (1950) Nerve injuries following operations: a survey of cases occurring during a six year period. Anesthesiology 11:289–289

29. Aschemann D, Krettek C (2005) Lagerungstechniken im Operationsbereich. Springer, Berlin

30. Gibson T (1978) Karl Langer (1819–1887) and his lines. Br J Plast Surg 31(1):1–2

31. Down RH, Whitehead R, Watts JM (1980) Why do surgical packs cause peritoneal adhesions? Aust N Z J Surg 50(1):83–85

32. Down RH, Whitehead R, Watts JM (1979) Do surgical packs cause peritoneal adhesions? Aust N Z J Surg 49(3):379–382

33. Hewitt JJM (1961) Munro Kerr. J Obstet Gynaecol Br Emp 68:510–514

34. Schwartz J, McMillen IC (2001) Fetal hypothalamus-pituitary-adrenal axis on the road to parturition. Clin Exp Pharmacol Physiol 28(1–2):108–112

35. Brooks AN, Challis Jr (1988) Regulation of the hypothalamic-pituitary-adrenal axis in birth. Can J Physiol Pharmacol 66(8):1106–1112

36. Downes KL, Hinkle SN, Sjaarda LA, Albert PS, Grantz KL (2015) Prior Prelabor or intrapartum cesarean delivery and risk of placenta previa. Am J Obstet Gynecol 212:669.e1–669.e6

37. Duff P (2010) A simple checklist for preventing major complications associated with cesarean delivery. Obstet Gynecol 116(6):1393–1396

38. Hudić I, Fatušić Z, Kamerić L et al (2010) J Matern Fetal Neonatal Med 23(10):1156–1159

39. Bennich G, Rudnicki M, Wilken-Jensen C et al (2015) Impact of adding a second-layer to a single unlocked closure of Cesarean uterine incision: a randomized controlled trial. Ultrasound Obstet Gynecol. doi:10.1002/uog.15792

40. Pritchard JA, Weisman R Jr (eds) (1957) The absorption of labeled erythrocytes from the peritoneal cavity of humans. J Lab Clin Med 49(5):756–761

41. Ellis H (1980) Internal overhealing: the problem of intraperitoneal adhesions. World J Surg 4(3):303–306

42. Stark M (1993) Clinical evidence that suturing the peritoneum

after laparotomy is unnecessary for healing. World J Surg 17(3):419

43. Royal College of Obstetrics and Gynaecology (2002) Peritoneal closure guideline no. 15. RCOG, London

44. Nabhan AF (2008) Long-term outcomes of two different surgical techniques for cesarean. Int J Gynaecol Obstet 100 (1):69–75. Epub 1 Oct 2007

45. Seeho SK, Nippita TA, Roberts CL et al (2015) Venous thromboembolism prophylaxis during and following caesarean section: a survey of clinical practice. Aust N Z J Obstet Gynaecol 21:164–167

46. Guedj P, Eldor J, Stark M (1991) Immediate postoperative oral hydration after caesarean section. Asia Oceania J Obstet Gynaecol 17(2):125–129

47. Stark M, Gerli S, Renzo GC (2009) The importance of analyzing and standardizing surgical methods. J Minim Invasive Gynecol 16(2):122–125. doi:10.1016/j.jmig.2008.11.005

48. Stark M (1994) Technique of cesarean section: Misgav Ladach method. In: Popkin DR, Peddle LJ (eds) Women's health today. Perspectives on current research and clinical practice. Proceedings of the XIV World Congress of Gynaecology and Obstetrics, Montreal. Parthenon Publishing group, New York, pp 81–85

49. Holmgren G, Sjöholm L, Stark M (1999) The Misgav Ladach method for cesarean section: method description. Acta Obstet Gynecol Scand 78(7):615–621

50. Stark M, Gerli S, Renzo GC (2009) The importance of analyzing and standardizing surgical methods. J Minim Invasive Gynecol 16(2):122–125

51. Levine LD, Sammel MD, Hirshberg A, et al (2015) Does stage of labor at time of cesarean affect risk of subsequent preterm birth? Am J Obstet Gynecol 212(3):360.e1–7

52. Levine LD, Srinivas LK (2016) Length of second stage of labor and preterm birth in a subsequent pregnancy. Am J Obstet Gynecol 214(4):535.e1–4. pii: S0002-9378(15)02224-3

53. Hannah ME, Hannah WJ et al (2000) Planned caesarean section versus planned vaginal birth for breech presentation at term: a randomised multicentre trial. Lancet 356:1375–1383

54. Black M, Battacharya S et al (2015) Planned cesarean delivery at term and adverse outcomes in childhood health. JAMA 314(21):2271–2270

55. Beilin Y, Bodian C, Weiser J et al (2005) Effect of labor epidural analgesia with and without fentanyl on infant breast-feeding: a prospective, randomized, double-blind study. Anesthesiology 103(6):1211–1217

56. Marin Gabriel M, Olza Fernandez I, Malalana Martinez AM et al (2015) intrapartum synthetic oxytocin reduce the expression of primitive reflexes associated with breastfeeding. Breastfeed Med 10(4):209–213

57. Hattori R, Desimaru M, Nagayama I, Inoue K (1991) Autistic and developmental disorders after general anaesthetic delivery. Lancet 337:1357–1358

58. Glasson EJ, Bower C, Petterson B et al (2004) Perinatal factors and the development of autism. Arch Gen Psychiatry 61:618–627

59. Stein D, Weizman A, Ring A, Barak Y (2006) Obstetric complications in individuals diagnosed with autism and in healthy controls. Compr Psychiatry 47(1):69–75

60. Gregory SG, Anthropolos R, Osgood CE et al (2013) Association of autism with induced or augmented childbirth in North Carolina Birth Record (1990–1998) and Education Research (1997–2007) databases. JAMA Pediatr 167(10):959–966

61. Weisman O, Agerbo E, Carter CS et al (2015) Oxytocin-augmented labor and risk for autism in males. Behav Brain Res 284:207–212

62. O'Driscoll K, Foley M, MacDonald D (1984) Active management of labor as an alternative to cesarean section for dystocia. Obstet Gynecol 63(4):485–490

63. Endevelt-Shapira Y, Shushan S, Roth Y, Sobel N (2014) Disinhibition of olfaction: human olfactory performance improves following low levels of alcohol. Behav Brain Res 272C:66–74

64. Mc Graw MB (1939) Swimming behavior of the human infant. J Pediatr 15:485–490

65. Odent M (1987) The fetus ejection reflex. Birth 14:104–105

66. Wang F, Li J et al (2003) The GABA(A) receptor mediates the hypnotic activity of melatonin in rats. Pharmacol Biochem Behav 74(3):573–578

67. Wang F, Zou D et al (2003) The role of melatonin receptor and GABAAA receptor in the sleeping time prolonged by melatonin in mice. Zhongguo Ying Yong Sheng Li Xue Za Zhi 19(4):402–405

68. Tysio R, Nsardou R et al (2014) Oxytocin-mediated GABA inhibition during delivery attenuates autism pathogenesis in rodent offspring. Science 343(6171):675–679

69. Cohen M, Roselle D, Chabner B et al (1978) Evidence for a cytoplasmic melatonin receptor. Nature 274:894–895

70. Sharkey JT (2009) Melatonin regulation of the oxytocin system in the pregnant human uterus. Electronic Theses, Treatises and Dissertations. Paper 1791. http://diginole.lib.fsu.edu/etd/1791

71. Olcese J, Beesley S (2014) Clinical significance of melatonin receptors in the human myometrium. Fertil Steril 102(2):329–335

72. Schlabritz-Loutsevitch N, Hellner N, Middendorf R et al (2003) The human myometrium as a target for melatonin. J Clin Endocrinol Metab 88(2):908–913

73. Sharkey JT, Puttaramu R, Word RA, Olcese J (2009) Melatonin synergizes with oxytocin to enhance contractility of human myometrial smooth muscle cells. J Clin Endocrinol Metab 94(2):421–427

74. Sharkey J, Cable C, Olcese J (2010) Melatonin sensitizes human myometrial cells to oxytocin in a PKCa/ERK-dependent manner. J Clin Endocrinol Metab 95(6):2902–2908

75. Kayumov L, Casper RF, Hawa RJ et al (2005) Blocking low-wavelength light prevents nocturnal melatonin suppression with no adverse effect on performance during simulated shift work. J Clin Endocrinol Metab 90(5):2755–2761

76. Burkhart K, Phelps JR (2009) Amber lenses to block blue light and improve sleep: a randomized trial. Chronobiol Int 26(8):1602–1612

77. Odent MR (2004) Making sense of rising caesarean section rates: reducing caesarean section rates should not be the primary objective. BMJ 329(7476):1240

78. Wilkes PT, Wolf DM et al (2003) Risk factors for cesarean delivery at presentation of nulliparous patients in labor. Obstet Gynecol 102(6):1352–1357

79. Odent M (1983) Birth under water. Lancet 2:1476–1417

80. Odent M (2004) The birthing pool test. In: Odent M. The caesarean. Free Association Books, London, pp 103–104

81. Condon JC, Jeyasuria P, Faust JM, Mendelson CR (2004) Surfactant protein secreted by the maturing mouse fetal lung acts as a hormone that signals the initiation of parturition. Proc Natl Acad Sci U S A 101(14):4978–4983. Epub 2004 Mar 25

82. Glavind J, Uldbjerg N (2015) Elective cesarean delivery at 38 and 39 weeks: neonatal and maternal risks. Curr Opin Obstet Gynecol 27(2):121–127

83. Hauth JC, Parker CR Jr, MacDonald PC et al (1978) A role of fetal prolactin in lung maturation. Obstet Gynecol 51(1):81–88

84. Varendi H, Porter RH, Winberg J (2002) The effect of labor on olfactory exposure learning within the first postnatal hour. Behav Neurosci 116(2):206–211

85. Odent M 1977 The early expression of the rooting reflex. Proceedings of the 5th International Congress of Psychosomatic Obstetrics and Gynaecology, Rome. Academic Press, London, pp 1117–1119

86. Odent M (1978) L'expression précoce du réflexe de fouissement. Les cahiers du nouveau-né 1–2:169–185

87. Hermansson H, Hoppu U, Isolauri E (2014) Elective caesarean section is associated with low adiponectin levels in cord blood. Neonatology 105:172–174

88. Cabrera-Rubio R, Collado MC, Laitinen K et al (2012) The human milk microbiome changes over lactation and is shaped by maternal weight and mode of delivery. Am J Clin Nutr 96(3):544–518

89. Azad MB, Konya T, Maugham H, et al (2013) Gut microbiota of healthy Canadian infants: profiles by mode of delivery and infant diet at 4 months. CMAJ 185(5):385–394

90. Dogra S, Sakwinska O, Soh S et al (2015) Dynamics of infant gut microbiota are influenced by delivery mode and gestational duration and are associated with subsequent adiposity. MBio 6(1):e02419–e02414

91. Bagci S, Berner AL et al (2012) Melatonin concentration in umbilical cord blood depends on mode of delivery. Early Hum Dev 88(6):369–373

92. Christensson K, Siles C et al (1993) Lower body temperature in infants delivered by caesarean section than in vaginally delivered infants. Acta Paediatr 82(2):128–131

93. Simon-Areces J, Dietrich MO, Hermes G et al (2012) Ucp2 induced by natural birth regulates neuronal differentiation of the hippocampus and related adult behavior. PLoS One 7(8):e42911

94. Tyzio R, Cossart R, Khalilov I et al (2006) Maternal oxytocin triggers a transient inhibitory switch in GABA signaling in the fetal brain during delivery. Science 314:1788–1792

95. Downes KL, Hinkle SN, Sjaarda LA, et al (2015) Prior prelabor or intrapartum cesarean delivery and risk of placenta previa. Am J Obstet Gynecol. http://www.ajog.org/article/S0002-9378(15)00005-8

96. Prior E, Santhakumaran S, Gale S et al (2012) Breastfeeding after cesarean delivery: a systematic review and meta-analysis of world literature. Am J Clin Nutr 95(5):1113–1135

97. Zanardo V, Savolna V, Cavallin F et al (2012) Impaired lactation performance following elective cesarean delivery at term: role of maternal levels of cortisol and prolactin. J Matern Fetal Neonatal Med 25(9):1595–1598

98. Tsivian M Jr, Tsivian M, Sidi AA, Tsivian A (2012) Ureterovesico-cervical fistula following a caesarean section: a unique case report. Int Urogynecol J 23 (11):1639–1641. doi:10.1007/s00192-012-1748-5. Epub 2012 Apr 18

99. Kazoń M, Kossakowski JS, Proniewski J (1981) Case of ureterocervical fistula as a result of cesarean section. [Article in Polish]. Ginekol Pol 52(2):183–187

100. Steer PJ (2016) Prevention and management of post-operative caesarean section. In: Jauniaux E, Grobman W (eds) A textbook of caesarean section complications. Oxford University Press, Oxford, pp 117–128

101. Jauniaux ERM (2012) Multiple gestation pregnancy after assisted reproductive technology. In: Jauniaux ERM, Risk RMB (eds) Pregnancy after assisted reproductive technology. Cambridge University Press, Cambridge, pp 82–92

102. Qin JB, Wang H, Sheng X, Xie Q, Gao S. Assisted reproductive technology and risk of adverse obstetric outcomes in dichorionic twin pregnancies: a systematic review and meta-analysis. Fertil Steril. 2016. Epub ahead of print

103. Papachatzi E, Paparrodopoulos S, Papadopoulos V, Dimitriou G, Vantarakis A (2016) Pre-pregnancy maternal obesity in Greece: a case-control analysis. Early Hum Dev 93:57–61

104. Vinturache A, Moledina N, McDonald S, Slater D, Tough S (2014) Pre-pregnancy Body Mass Index (BMI) and delivery outcomes in a Canadian population. BMC Pregnancy Childbirth 14:422

105. Sullivan EA, Dickinson JE, Vaughan GA, Peek MJ, Ellwood D, Homer CS, Knight M, McLintock C, Wang A, Pollock W, Jackson Pulver L, Li Z, Javid N, Denney-Wilson E, Callaway L (2015) Australasian Maternity Outcomes Surveillance System (AMOSS). Maternal super-obesity and perinatal outcomes in Australia: a national population-based cohort study. BMC Pregnancy Childbirth 15:322

106. Her M, Ray C, Blondel B, Goffinet F, Zeitlin J (2015) The risk of prelabor and intrapartum cesarean delivery among overweight and obese women: possible preventive actions. Am J Obstet Gynecol 212:241.e1–241.e9

107. Stamilio DM, Scifres CM (2014) Extreme obesity and postcesarean maternal complications. Obstet Gynecol 124:227–232

108. Osmundson SS, Gould JB, Butwick A, Yeaton-Massay A, El-Sayed YY (2016) Labor outcome at extremely advanced maternal age. Am J Obstet Gynecol 214(3):362

109. Richards MK, Flanagan MR, Littman AJ, Burke AK, Callegari LS (2016) Primary cesarean section and adverse delivery outcomes among women of very advanced maternal age. J Perinatol. Epub ahead of print J Perinatol 36(4):272–277

110. Reddy UM, Rice MM, Grobman WA, Bailit JL, Wapner RJ, Varner MW, Thorp JM Jr, Leveno KJ, Caritis SN, Prasad M, Tita AT, Saade GR, Sorokin Y, Rouse DJ, Blackwell SC, Tolosa JE (2015) Eunice Kennedy Shriver National Institute of Child Health and Human Development Maternal-Fetal Medicine Units Network. Serious maternal complications after early preterm delivery (24–33 weeks' gestation). Am J Obstet Gynecol 213:538.e1–538.e9

111. Smaill FM, Grivell RM (2014) Antibiotic prophylaxis versus no prophylaxis for preventing infection after cesarean section. Cochrane Database Syst Rev 10:CD007482

112. Mackeen AD, Schuster M, Berghella V (2015) Suture versus staples for skin closure after cesarean: a metaanalysis. Am J Obstet Gynecol 212:621.e1–621.10

113. Choissi G, Lai Y, Landon MB, Spong CY, Rouse DJ, Varner MW, Caritis SN, Sorokin Y, O'Sullivan MJ, Sibai BM, Thorp JM, Ramin SM, Mercer BM (2013) Eunice Kennedy Shriver National Institute of Child health and Human Development (NICHD) Maternal-Fetal Medicine Units (MFMU) Network. Timing of delivery and adverse outcomes in term singleton repeat cesarean deliveries. Obstet Gynecol 121:561–569

114. Robertson E, Lissauer T (2016) Perinatal outcome of neonates born by caesarean section. In: Jauniaux E, Grobman W (eds) A textbook of caesarean section. Oxford University Press, Oxford, pp 145–158

115. Glavind J, Uldbjerg N (2015) Elective cesarean delivery at 38 and 39 weeks: neonatal and maternal risks. Curr Opin Obstet Gynecol 27:121–127

116. Glavind J, Kindberg SF, Uldbjerg N, Khalil N, Møller AM, Mortensen BB, Rasmussen OB, Christensen JT, Jørgensen JS, Henriksen TB (2013) Elective cesarean section at 38 weeks versus 39 weeks: neonatal and maternal outcomes in a randomised controlled trial. BJOG 120:1123–1132

117. Odent M, Jauniaux E (2016) Caesarean section and human evolution. In: Jauniaux E, Grobman W (eds) A textbook of caesarean section. Oxford University Press, Oxford, pp 175–190

118. Sherman MP, Zaghouani H, Niklas V (2015) Gut microbiota, the immune system, and diet influence the neonatal gut-brain-axis. Pediatr Res 77:127–135

119. Gregory KE, LaPlante RD, Shan G, Kumar DV, Gregas M (2015) Mode of birth influences preterm infant intestinal colonization with bacteroides over the early neonatal period. Adv Neonatal Care 15:386–393

120. Mueller NT, Whyatt R, Hoepner L, Oberfield S, Dominguez-Bello MG, Widen EM, Hassoun A, Perera F, Rundle A (2015) Prenatal exposure to antibiotics, cesarean section and risk of childhood obesity. Int J Obes (Lond) 39:665–670

121. Mueller NT, Bakacs E, Combellick J, Grigoryan Z, Dominguez-Bello MG (2015) The infant microbiome development: mom matters. Trends Mol Med 21:109–117

122. Cebesoy FB, Cebesoy O, Incebiyik A (2009) Bilateral femur fracture in a newborn: an extreme complication of cesarean delivery. Arch Gynecol Obstet 279:73–74

123. Kamaci S, Danisman M, Marangoz S (2014) Neonatal physeal separation of distal humerus during cesarean section. Am J Orthop (Belle Mead NJ) 43:E279–E281

124. Canpolat FE, Köse A, Yurdakök M (2010) Bilateral humerus fracture in a neonate after cesarean delivery. Arch Gynecol Obstet 281:967–969

125. Jauniaux E, Jurkovic D (2016) Long-term complications after caesarean section. In: Jauniaux E, Grobman W (eds) A textbook of caesarean section. Oxford University Press, Oxford, pp 129–144

126. Wang R, Mao Y, Zhang Z, Li Z, Chen J, Cen Y (2016) Role of verapamil in preventing and treating hypertrophic scars and keloids. Int Wound J. Epub ahead of print Int Wound J 13(4):461–468

127. Bleasdale B, Finnegan S, Murray K, Kelly S, Percival SL (2015) The use of silicone adhesives for scar reduction. Adv Wound Care (New Rochelle) 4:422–430

128. Hellebrekers BW, Kooistra T (2011) Pathogenesis of postoperative adhesion formation. Br J Surg 98:1503–1516

129. Herzberger EH, Alon H, Hershko-Klement A, Ganor-Paz Y, Fejgin MD, Biron-Shental T (2015) Adhesions at repeat cesarean delivery: is there a personal impact? Arch Gynecol Obstet 292:813–818

130. Gurol-Urganci I, Cromwell DA, Mahmood TA, Meulen JH, Templeton A (2014) A population-based cohort study of the effect of cesarean section on subsequent fertility. Hum Reprod 29:1320–1326

131. Kjerulff KH, Zhu J, Weisman CS, Ananth CV (2013) First birth caesarean section and subsequent fertility: a population-based study in the USA, 2000–2008. Hum Reprod 28: 3349–3357

132. Moro F, Mavrelos D, Pateman K, Holland T, Hoo WL, Jurkovic D (2015) Prevalence of pelvic adhesions on ultrasound examination in women with a history of cesarean section. Ultrasound Obstet Gynecol 45:223–228

133. Stark M, Hoyme UB, Stubert B, Kieback D, Renzo GC (2008) Post-cesarean adhesions – are they a unique entity? J Matern Fetal Neonatal Med 21(8):513–516

134. Buhimschi CS, Zhao G, Sora N, Madri JA, Buhimschi IA (2010) Myometrial wound healing post-cesarean delivery in the MRL/MpJ mouse model of uterine scarring. Am J Pathol 177:197–207

135. Vervoort AJ, Uittenbogaard LB, Hehenkamp WJ, Brölmann HA, Mol BW, Huirne JA (2015) Why do niches develop in Caesarean uterine scars? Hypotheses on the aetiology of niche development. Hum Reprod 302:695–702

136. Ofili-Yebovi D, Ben-Nagi J, Sawy E, Yazbek J, Lee C, Gonzalez J, Jurkovic D (2008) Deficient lower-segment cesarean section scars: prevalence and risk factors. Ultrasound Obstet Gynecol 31:72–77

137. Wang CB, Chiu WW, Lee CY, Sun YL, Lin YH, Tseng CJ (2009) Cesarean scar defect: correlation between cesarean section number, defect size, clinical symptoms and uterine position. Ultrasound Obstet Gynecol 34:85–89

138. Osser OV, Jokubkiene L, Valentin L (2009) High prevalence of defects in cesarean section scars at transvaginal ultrasound exami-

nation. Ultrasound Obstet Gynecol 34:90–97

139. Osser OV, Valentin L (2011) Clinical importance of appearance of cesarean hysterotomy scar at transvaginal ultrasonography in nonpregnant women. Obstet Gynecol 117:525–532

140. Miller ES, Grobman WA (2016) Trial of labour caesarean. In: Jauniaux E, Grobman W (eds) A textbook of caesarean section. Oxford University Press, Oxford, pp 159–174

141. Baron J, Weintraub AY, Eshkoli T, Hershkovitz R, Sheiner E (2014) The consequences of previous uterine scar dehiscence and cesarean delivery on subsequent births. Int J Gynaecol Obstet 126:120–122

142. Jurkovic D, Knez J, Appiah A, Farahani L, Mavrelos D, Ross JA (2016) Surgical treatment of cesarean scar ectopic pregnancy: efficacy and safety of ultrasound-guided suction curettage. Ultrasound Obstet Gynecol 47(4):511–517

143. Jauniaux E, Bhide A, Wright JD (2016) Placenta accreta. In: Gabbe SG, Niebyl JR, Simpson JL, Galan H, Goetzl L, Landon M, Jauniaux E, Berghella V, Grobman B (eds) Obstetrics: normal and problem pregnancies, 7th edn. Elsevier, Philadelphia (In press)

144. Solheim KN, Esakoff TF, Little SE, Cheng YW, Sparks TN, Caughey AB (2011) The effect of cesarean delivery rates on the future incidence of placenta previa, placenta accreta, and maternal mortality. J Matern Fetal Neonatal Med 24:1341–1346

145. Ben Nagi J, Ofili-Yebovi D, Sawyer E, Aplin J, Jurkovic D (2006) Successful treatment of a recurrent cesarean scar ectopic pregnancy by surgical repair of the uterine defect. Ultrasound Obstet Gynecol 28:855–856

146. Flo K, Widnes C, Vårtun Å, Acharya G (2014) Blood flow to the scarred gravid uterus at 22–24 weeks of gestation. BJOG 121:210–215

147. O'Neill SM, Kearney PM, Kenny LC, Khashan AS, Henriksen TB, Lutomski JE, Greene RA (2013) Caesarean delivery and subsequent stillbirth or miscarriage: systematic review and meta-analysis. PLoS One 8:e54588

148. Moraitis AA, Oliver-Williams C, Wood AM, Fleming M, Pell JP, Smith G (2015) Previous caesarean delivery and the risk of unexplained stillbirth: retrospective cohort study and meta-analysis. BJOG 122:1467–1474

149. Wu S, Kocherginsky M, Hibbard JU (2005) Abnormal placentation: twenty-year analysis. Am J Obstet Gynecol 192:1458–1461

150. Getahun D, Oyelese Y, Salihu HM, Ananth CV (2006) Previous cesarean delivery and risks of placenta previa and placental abruption. Obstet Gynecol 107:771–778

151. Klar M, Michels KB (2014) Cesarean section and placental disorders in subsequent pregnancies – a meta-analysis. J Perinat Med 42:571–583

152. Vintzileos AM, Ananth CV, Smulian JC (2015) Using ultrasound in the clinical management of placental implantation abnormalities. Am J Obstet Gynecol 213:S70–S77

153. Siver BM (2015) Abnormal placentation: placenta previa, vasa previa and placenta accreta. Obstet Gynecol 126:654–668

Rosales-Ortiz Sergio，Ayala Mendez José Antonio

第15章
产后出血(PPH)的治疗

15.1　引言

在分娩过程中,一旦胎盘与子宫壁分离,机体会发生一系列的生理反应来减少胎盘剥离面的出血(图15.1),这些是由催产素介导子宫肌层的收缩变化,催产素是最有效的内源性宫缩剂,也是最有效的止血剂。子宫肌层收缩可关闭胎盘剥离面的血窦,增加了血小板活性和凝血因子的释放,同时促进纤溶活性。因此,目前的产科出血处理包括补充使用血制品衍生物和抗纤溶药物[1-4]。

15.2　孕产妇死亡与产后出血的相关性

孕产妇死亡和产后出血的管理一直是世界范围内产科医生日常工作中具有争议的话题。尽管世界卫生组织(WHO)在全球范围内做出了努力,但在该段时间内用于协调及促进人类和社会发展而进行的"千年宣言"已经在2015年结束。根据2000年获得的统计数据,该宣言包括了以消灭极端贫困及促进人类和社会发展为目的的在内的8项目标。在民间社会和世界各地赞助者的帮助下,于2015年完成。

具体而言,其中第5个目标是根据孕产妇死亡率(MMR),将MMR降低75%。MMR是反映女性生活条件、人口发展程度和卫生系统组织水平的重要社会标志[5-7]。

MMR分析显示,目前全球孕产妇死亡人数有显著

下降,从1990年的532 000例下降到2015年的303 000例,大约减少43%[8,9]。然而,这种下降水平不足以实现千年目标,从而制定了"可持续发展目标"议程,其目的是在2016—2030年将世界孕产妇死亡率降至低于70例孕产妇死亡/10万例活产(LB)。

千年目标未能实现的原因是世界各地区之间存在着巨大而持久的差异,差异范围从某些发展中国家每10万孕产妇死亡1000例以上,到发达国家每10万孕产妇死亡不足10例;因此,在高收入国家,女性因妊娠和产后并发症而死亡的预估风险为1/3400,而低收入国家为1/52。总之,2015年,每日由妊娠和分娩并发症导致的孕产妇死亡为830例,其中550例发生在非洲撒哈拉以南地区,而180例发生在南亚;据报道,发达国家每日孕产妇死亡仅5例,证实了在欠发达、低收入国家死亡风险增加33倍,99%的死亡发生在这些国家。

为了在2015年达到计划的孕产妇死亡率(MMR),规划全球MMR应该每年下降5%,但在1990—2000年,每年仅下降1.2%,在2000—2015年,每年仅下降3%。这一差异取决于国家政府和社会实施公共政策的努力,因为产妇死亡的影响反映在家庭、社区和社会结构中。但最令人不安的是,大多数的产妇死亡是可以预防的。必须强调这样一个事实,即如果有适合的卫生资源、有卫生保健的机会并及时使用了宫调谐器,产后出血复发是可以避免的。

尽管产后出血会导致孕产妇死亡,但其另一个重要方面是相关的并发症,包括贫血、弥散性血管内凝血、输血、子宫切除术、肾脏和肝衰竭[10,11]。基于这些并发症,WHO开展了一项评估产后出血及其风险和孕产妇结局的调查[12]。在28个国家接受治疗的274 985例女性中,有1.2%发生产后出血,95%的女性需要预防性使用宫缩剂,35%需要使用一种以上的宫缩抑制

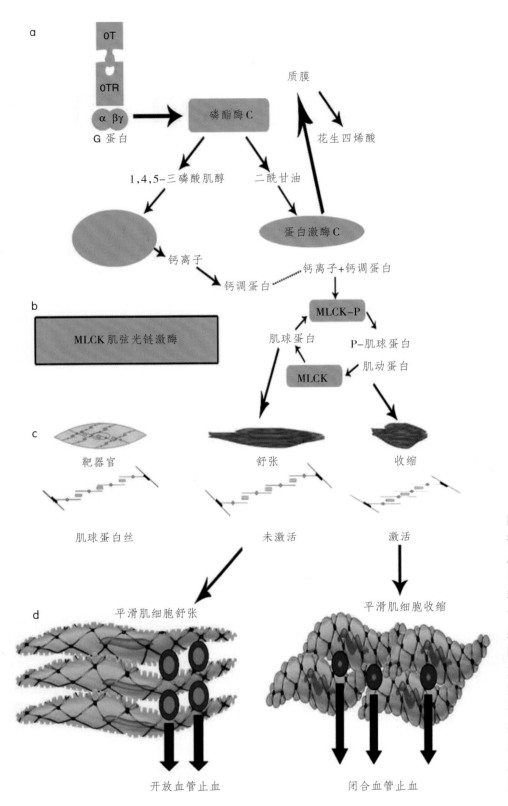

图 15.1 (a)一旦催产素受体被激活后,磷脂酶C释放出细胞肌醇1,4,5三磷酸,后者在肌浆网中释放钙。二酰甘油通过两种方式作用在细胞膜上;二酰甘油:打开钙通道和允许细胞外钙进入细胞并释放花生四烯酸。(b)钙调蛋白和钙的结合与MLCK作用于平滑肌。(c)在MLCK作用下,肌动蛋白-肌球蛋白丝松弛和收缩平滑肌中的表现。(d)控制产后出血的机械机制:当滑肌松弛时,血管有出血;但是当平滑肌收缩时,它会阻塞血管并止血。

剂,1/3 的女性需要输血,1/4 需要使用抗生素,17% 的严重的孕产妇结局(SMO)与分娩相关:其中 14.5% 由于某种形式的器官衰竭而被归类为未遂事故,而 3.1% 的分娩导致孕产妇死亡[12]。

每年,有 1.2 亿女性生育分娩,其中大约 1200 万女性发生产后出血:大约 20 万人死亡,6000 万女性患有相关并发症,导致某种形式的中期或长期残疾病例有1500万~2000万。因此,每一名孕产妇死亡,就有20~30名女性患有某种形式的残疾[13]。

根据这些调查结果,WHO得出结论,宫缩剂可以预防和治疗产后出血,并应在所有治疗指南和产科医疗中心推荐使用。

15.3 风险因素

预防PPH需要识别相关的危险因素,但仅有1/3的病例能够做到这一点。

目前所能描述的产后出血相关危险因素包括:产后出血史(风险增加15%)[14,15]、初产妇[14,16,17]、胎儿因素(OR 1.9;95%CI,1.6~2.4)、羊水或肿瘤[14,15,18-20]导致的子宫过度扩张,胎盘异常如前置胎盘和(或)胎盘植入[21]、凝血功能异常[15,22]、贫血[16,22]、引产(OR 1.4;95%CI,1.1~1.7)、产程延长(OR1.4;95%CI,1.2~1.7)、使用硬膜外麻醉镇痛,胎盘组织残留(OR 3.5;95%CI,2.1~5.8)、缺乏锻炼(OR 3.4;95%CI,2.4~4.7)、胎盘疾病(OR 3.3;95%CI,1.7~6.4)、软产道裂伤(OR 2.4;95%CI,2.0~2.8)、产钳分娩(OR 2.3;95%CI,1.6~3.4)、高血压疾病(OR 1.7;95%CI,1.2~2.1)、肥胖,多胎妊娠,宫腔感染和子宫内翻[20]。

是否有可以预测对常规促子宫收缩治疗无反应的危险因素,目前仍不清楚[12]。根据上述危险因素进行Logistic回归分析以预测产后出血,确定了以下变量的风险增加:年龄在35岁以上(OR 1.42;95%CI,1.26~1.60)、初产妇(OR 1.12;95%CI,1.01~1.25)、分娩次数≥3(OR 1.32;95%CI,1.09~1.59)、分娩时,妊娠周<37周或> 41周与37~41周相比(OR 2.63;95%CI,2.28~3.04 和 1.56;95%CI,1.02~2.38)、引产(OR 1.55;95%CI,1.20~2.00)、剖宫产(OR 1.46;95%CI,1.20~1.79)、以及居住地在中东与非洲(OR 1.79 ;95%CI,1.20~2.67,12)。产后出血仍然是全世界发达国家和发展中国家孕产妇发病率和死亡率的主要原因之一。大约6%孕产妇在分娩前出血,其中一半的病例原因尚不明,并可能导致产后出血。产后出血发病率约为10%,其基本过程可由被称之为四个"T"的组合引起:子宫收缩乏力(乏力)、胎盘滞留(组织)、生殖道损伤(创伤)和凝血功能障碍(凝血酶)[23]。

15.4 产后出血管理

产后出血的定义是胎儿娩出后24小时内,阴道分娩者出血量为500mL,剖宫产者为1000mL[24];严重的产后出血是指分娩后或剖宫产时出血量超过1000mL[25]。在过去10年中,PPH的发生率显著增加,其中非洲的发病率为0.3%~3.8% ,亚洲为0.7% ~2.7% ,欧洲为1.7%~5.5%[26]。

如果在第三产程中及时预防性使用宫缩剂可大大降低产后出血的发生率[19,27,28]。因此,积极管理第三产程(AMTSL)是减少产后出血的关键,应纳入世界各国政府的资助战略中(图15.2)。它可以降低出血>500mL的风险(RR 0.34;95%CI,0.27~0.44),减少输血(RR 0.34;95%CI,0.22~0.55),平均失血量减少79mL或更少[29]。

积极管理第三产程基本上包括三个要素:在新生儿娩出后立即给予宫缩剂、及时钳夹并剪断脐带、控制性牵拉脐带娩出胎盘。而介于循证医学研究的进展,这些要素自首次提出以来已经不断发生了变化。

分娩后子宫底按摩通常也包括在积极处理第三产程内,尽管世界卫生组织并不一直推荐使用过缩宫素的女性进行子宫底按摩,但是通过腹部触诊子宫底了解子宫张力来判断子宫收缩情况是极其必要的。由于延迟断脐对新生儿有利,及时断脐的做法基本消失[30]。然而,Heidi Al-Wassia最近发表的一篇荟萃分析(JAMA Pediatr 2015;169:18)表明,挤压脐带与延迟断脐具有相同的效果。

WHO于2012年发表的一项多中心研究表明[31],控制性牵拉脐带(CCT)并不能显著减少出血,该方法可作为一个选择性使用措施,但在最近的WHO指南中未将其纳入推荐范围[33],控制性牵拉脐带是胎盘滞留的首选干预措施。根据这些信息,产后出血中积极管理第三产程最重要的手段是预防性和治疗性使用宫缩素(催产素)。

在预防产后出血时,有多种可供选择的宫缩剂,但WHO推荐使用催产素作为一线治疗方案,如果不能使用催产素,则应使用米索前列醇和麦角衍生物。但由于它的副作用,其使用不被推广,而且在剖宫产情况下,催产素最好通过静脉或肌内注射途径给药。卡贝缩宫素是一种催产素类似物,它的使用可以减少治疗性催产素的使用和氨甲环酸、纤维蛋白原等的补充剂量。在诊断产后出血的早期,应立即开始按摩子宫,并用晶体和血液制品进行扩容[20,29]。

如果继续出血,则可以行宫腔填塞,包括宫腔纱条填塞和宫腔球囊填塞等;如果有条件,可进行子宫动脉介入栓塞和(或)随后进行外科手术治疗。

15.5 宫缩剂

基于子宫收缩乏力是产科出血的主要原因,子宫收缩剂是首选治疗方法,应在预防和治疗中加以应用。在所有现有药物中通常出现的问题是:使用宫缩剂时应遵循的顺序是什么? 什么时候使用,应该多长时间评估它们的效果?

要回答这些问题,需要充分的了解药物及其副作用和具体用途,因此,不能提出严格的顺序。临床实践指南建议在第三产程期间使用宫缩剂,如果存在活动性出血,应尽早使用。根据所用药物的不同,需要连续评估对宫缩剂的反应,因为必须在给药后的30分钟内确定其药理反应或机体对药物的反应。如果没有效果,则必须采取适当的措施来恢复丢失的血容量,寻求必要的帮助并及时确定实行何种适当的侵入性治疗。

全球药理库纳入以下药物。

15.6 催产素

它是一种具有8种不同氨基酸的九肽(图15.3和图15.4),作用于子宫肌层受体并促进子宫收缩。它是最常用的宫缩剂,也是许多临床实践指南包括WHO

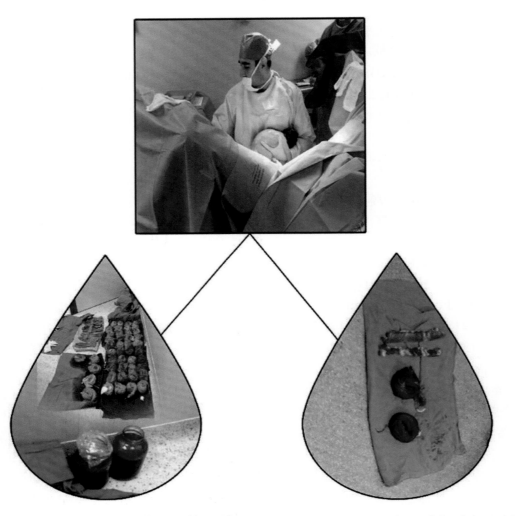

图15.2 AMTSL的实施是最好的医学干预措施之一,一方面减少了分娩后的出血,另一方面减少了药物、溶液、血液制品恢复时间和手术干预等,由于使用较少的资源(如子宫内膜异位症),成本大幅降低。

的指南中的首选药物[32]。有2013年近期的系统性综述支持它的使用[32]。催产素的作用峰值发生在给药后1分钟，但其半衰期非常短，在3~5分钟，因此，需要持续性的输液给药。

通常以输注形式给药，可能需要增加剂量。一种方法是将40U催产素加入1L等渗盐水中静脉滴注或将10U催产素用于肌内注射（包括宫体肌内注射的方式）。催产素的半衰期为1~5分钟，因此输注过程中必须密切监测宫缩情况。如无效果，可在30分钟内将10~20U的催产素加入500mL液体当中，最高用量不得超过800U[33-35]。催产素快速静推可能会导致外周血管舒张，心输出血量增加，心动过速和低血压。同时也有造成心肌缺血的相关报道，这就是建议催产素缓慢静推的原因[36,37]。

如果催产素无效，则可以使用其他宫缩剂，例如，甲基麦角新碱、前列腺素、甚至卡贝缩宫素。卡贝缩宫素只能在停止输注催产素后使用，这样才能释放子宫肌层受体并使其发挥缩宫素类似物的作用。

15.7 麦角衍生物（麦角新碱、甲基麦角新碱、马来酸麦角新碱）

它们的用途在1532年被描述过（Claviceps Pur-

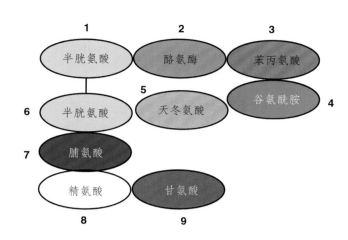

图15.3 催产素构象有9个氨基酸（每个圆圈代表1个氨基酸），但有8个不同的氨基酸（每个氨基酸有不同的颜色，Cys是序列中唯一重复的氨基酸）。

purea），但实际上在1932年才由Mooir和Dale（图15.5）从黑麦中提纯出来并描述了它们对肾上腺素能受体和钙通道的作用机制，与肌动蛋白-肌球蛋白的相互作用，以及它们对全身平滑肌的影响。2007年的一项系统性综述研究显示，与不使用宫缩剂相比，麦角衍生物的使用具有一定的优势[38]。

它们通常被当作类似催产素的抢救性药物，只要没有禁忌证，它们也可以作为其他宫缩剂进行使用。

推荐的给药途径是肌内注射或直接注射在子宫肌

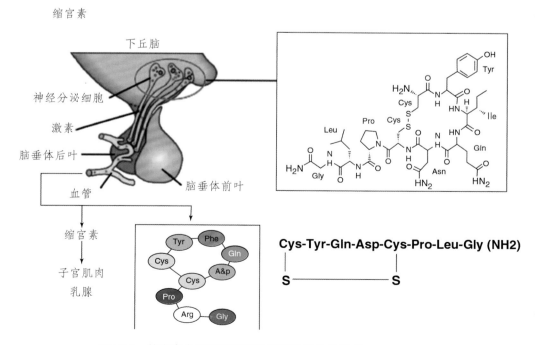

图15.4 催产素自然释放和三种不同类型的分子式。

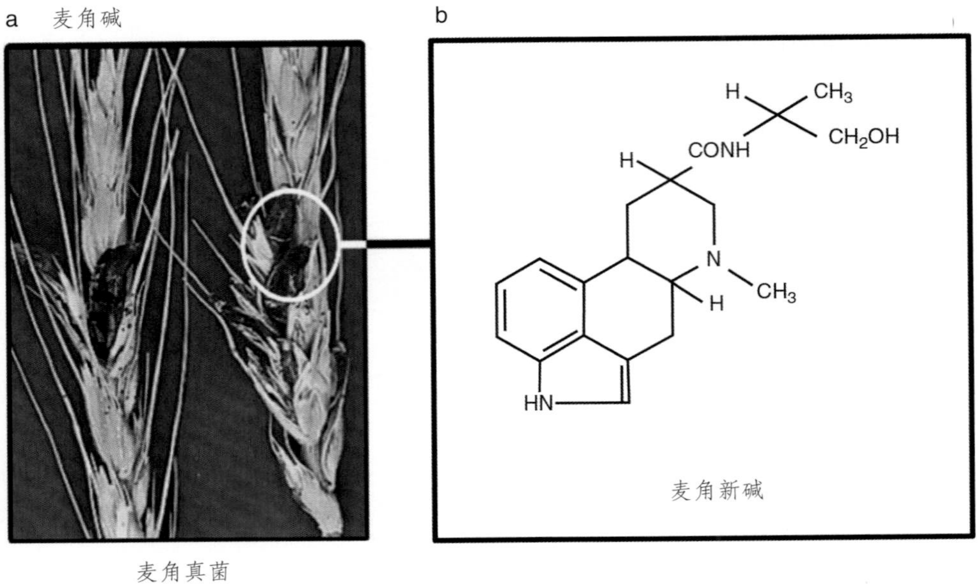

图15.5 （a）自然形态的麦角真菌图像。（b）麦角新碱化学式。

层。目前不建议静脉途径给药。推荐甲基麦角新碱0.2mg肌内注射，可以每隔2~4小时重复1次，可使子宫持续性和强烈性收缩（子宫强直性收缩）。如果首剂无效，则必须决定是否要更换其他子宫收缩药。它也能导致α-肾上腺素能活动，特别是血管收缩，因此，在妊娠期高血压疾病、既往有心肌缺血、肺动脉高压、雷诺现象、硬皮病或偏头痛的妊娠女性中禁用[20]。

与安慰剂相比，它平均可减少出血83mL，并将出血限制在<500mL（RR 0.38；95%CI，0.21~0.69）。尽管与催产素相比有保护作用，但并未证明它能更好地预防产后出血的发生（RR 0.76；95%CI，0.61~0.94）[20]。

15.8 Syntometrine

这是一种结合催产素的快速作用以及麦角新碱的持续和长效作用优势于一身的药物，因此，它可以同时提供这两种药物的优势；然而，许多国家还没有这种药物（图15.6）。

该产品含有5 U催产素和0.5mg麦角新碱，通过肌内注射或静脉内给药。与单独使用催产素相比，它的使用并没有显著降低500~1000mL产后出血的风险（OR 0.82；95%CI，0.71~0.95）[39]。它具有催产素药物相同的副作用，并且在静脉内给药时往往更常见，特别是恶心、呕吐和高血压。

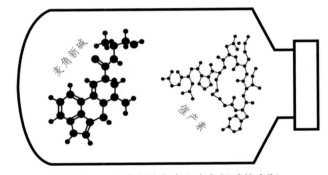

图15.6 一个带有催产素和麦角新碱的小瓶。

15.9 前列腺素（米索前列醇、卡波前列素、地诺前列酮）

前列腺素这个名字来源于前列腺。1935年，瑞典生理学家Ulf Von Euler首次从精液中分离出前列腺素，随后发现许多其他组织分泌的前列腺素具有不同的功能。EJ Corey于1969年报道了前列腺素F2α和E2的首次合成。

前列腺素来源于一种叫花生四烯酸的化学物质，是类激素样物质之一，参与广泛的身体功能，例如，平滑肌的收缩和松弛、血管的舒张和收缩，以及炎症的调节（图15.7）。

具体的前列腺素用字母命名（表示环结构的类

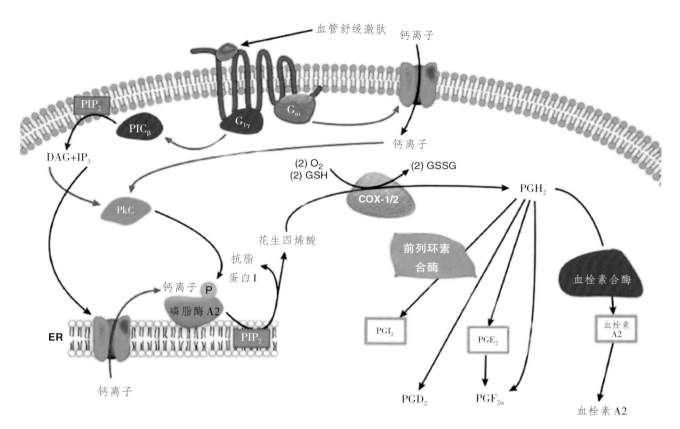

图 15.7　前列腺素的生物合成，是通过磷脂酶 A2 由二酰甘油产生的中间体花生四烯酸，然后被带入环氧合酶途径。该途径产生血栓烷，前列环素和前列腺素 D、E 和 F。PKC，蛋白激酶 C；ER，内质网；DAG，二酰甘油；GSH，谷胱甘肽，IP_3，1，4，5-三磷酸肌醇；GSSG，氧化谷胱甘肽，PIP_2，4，5-二磷酸磷脂酰肌醇；PIC_β，磷脂酰肌醇受体激活；PGD_2，前列腺 D2；PGH_2，前列腺素 H2；PGI_2，前列腺素 I2；PGE_2，前列腺素 E2；$PGF_{2\alpha}$，前列腺素 F2α。

型），后跟数字（表示烃结构中双键的数目）。例如，前列腺素 E1 缩写为 PGE1 或 PGE_1，而前列腺素 I2 缩写为 PGI2 或 PGI_2。

米索前列醇（PGE1）（图 15.8）是一种在产科出血治疗领域逐渐被接受的药物。它在降低产后出血方面具有一定的有效性，特别推荐在其他子宫收缩药无效或有禁忌证的情况下使用米索前列醇。尚无有力的统计学证据证明米索前列醇作为产后出血一线药物治疗药物比其他子宫收缩药更有效[38]。

目前，理想的给药剂量和给药途径仍不确定，尽管一些系统性的综述建议舌下含服 400μg，但 WHO 推荐

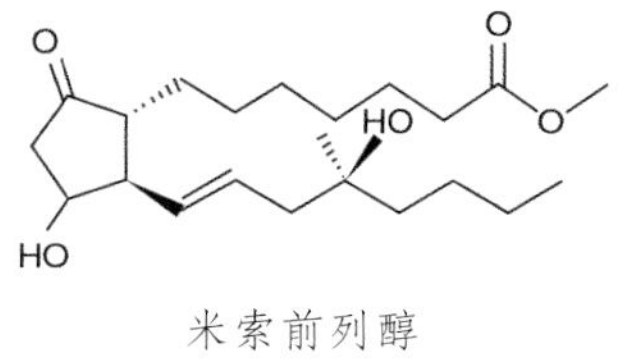

图 15.8　米索前列醇的化学式。

800μg。该药物可被迅速吸收，在 30 分钟后达到峰值浓度，持续时间约为 3 小时。与安慰剂相比，舌下给药可降低产后出血 >1000mL（RR 0.31；95% CI，0.10~0.94）的发病风险，但与可注射的子宫收缩药相比，没有显示统计学上的优势[40]。

口服给药可导致肝脏首过代谢，持续时间将比经舌下给药的时间短。虽然口服给药吸收迅速，峰值活性也是 30 分钟，但是循环水平和活性持续时间减少到大约 2 小时[39]。据报道，与其他可注射子宫收缩药相比，使用它可能会增加严重产后出血的风险（RR 1.33；95% CI，1.16~1.52）。

与使用口服或舌下途径相比，直肠给药导致吸收较慢，最大的峰值作用时间大约需要 1 小时，但是发挥作用时间可长达 4 小时[39]。该给药方式与可注射子宫收缩药相比发现，它对严重的产后出血无明显疗效（RR 1.10；95% CI，0.69~1.77）[34,41]。

活动性出血会影响片剂吸收，因此，不建议经阴道

途径给药。

据报道，当使用剂量超过400μg，会出现诸如高热（> 39°C）之类的副作用，该剂量似乎是引起不良事件的最小剂量。600μg剂量治疗的患者中有45%出现发热。

地诺前列素（PGE2）栓剂为20mg，可作为前列腺素直肠给药的另一种选择，并且每2小时可以重复使用1次[41]（图15.9）。

前列素氨丁三醇（15甲基-PGF2α，Hemabate）是前列腺素F2α的甲基化类似物（图15.10）。

它主要通过肌内注射给药，可直接在子宫肌层或经腹给药。在超声引导和（或）经阴道将其注入子宫肌层。

使用剂量为250mg，每15~30分钟重复1次，剂量不得超过2mg（8次），不然可能会引起支气管痉挛。2/3的患者将对第一剂和（或）第二剂有反应，但如果在第二剂后未见明显疗效，则应考虑更换使用另一种宫缩剂药物。

该药物对哮喘或呼吸衰竭患者是忌用的。该种药物的副作用包括：恶心、呕吐、腹泻、发热和面部潮红[41]。

15.10　卡贝缩宫素

这是一种催产素类似物，作用于子宫肌层的催产素受体（图15.11），由于对原始催产素分子结构的修饰，其受体亲和力变强，降解更慢，给药1分钟后效果明显，3分钟达到最大峰值，持续时间45分钟[42,43]（图15.12）。

O
OH
O
HO
OH
地诺前列素

图15.9　地诺前列素的化学式。

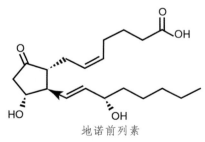

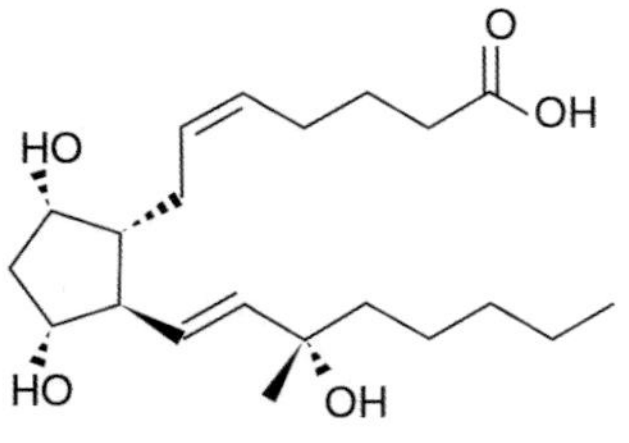

O
OH
HO
HO
OH
前列素氨丁三醇

图15.10　前列素氨丁三醇的化学式。

由于其结构与催产素类似，因此，具有良好的耐受性，副作用与催产素相同。它有两种作用机制：卡贝缩宫素与受体结合后，激活磷脂酶C，产生二酰基甘油，从而激活细胞膜钙通道，使其进入细胞内。同样，它也激活肌醇三磷酸，继而作用于肌浆网使其释放钙。通过这两种途径，细胞将有足够的钙来触发更长时间的持续收缩。持续收缩也具有更大的振幅和频率，从而导致血管内血栓形成并在胎盘剥离面形成稳定的血凝块。

使用方法为单次静脉注射100μg，不稀释；若无

卡贝缩宫素

CH2
CH2
CH2
O
O
HN
Ile-Gln-Asn-Cys-Pro-Leu-GlyNH2
H3CO

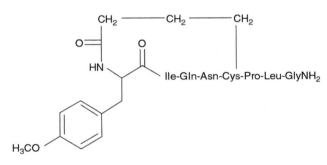

图15.11　卡贝缩宫素的化学式。

卡贝缩宫素

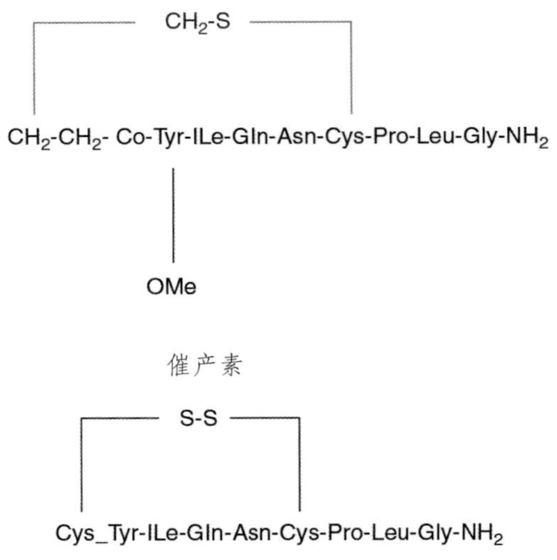

CH2-S
CH2-CH2- Co-Tyr-ILe-Gln-Asn-Cys-Pro-Leu-Gly-NH2
OMe
催产素
S-S
Cys_Tyr-ILe-Gln-Asn-Cys-Pro-Leu-Gly-NH2

图15.12　卡贝缩宫素和催产素分子之间差异。①半胱氨酸中的氨基（NH_2）被氢原子取代；②二硫键已变为硫醚键（CH2S）；③酪氨酸的羟基（OH）被甲基醚基取代。这些改变赋予了对氨肽酶（半胱氨酸中没有NH_2基团）和二硫酶（没有二硫键）裂解的更强抵抗力。因此，减少了酶促降解的机会并延长了肽的半衰期，从而延长了其药理作用。

效,在第二次给药之前应考虑不同的干预措施。

有文献报道了卡贝缩宫素在产后出血中的疗效。2012年,Cochrane报道的文献中,将其与催产素疗效进行了比较,并报道了在剖宫产中预防性使用的好处(RR 0.66;95%CI,0.42~1.06),而在阴道分娩中却没有(RR 0.95;95%CI,0.43~2.09);经证实,在剖宫术中进行促子宫收缩治疗是有益的(RR 0.64;95%CI,0.51~0.81),可以减少剖宫产(RR 0.64;95%CI,0.31~0.53)和阴道分娩时(RR 0.70;95%CI,0.51~0.94)子宫按摩的需要[32]。

在预防性使用方面,Rosales-Ortiz报道,在足月妊娠并且至少有一种产后出血高危因素的妊娠女性中使用卡贝缩宫素可以减少分娩时出血(RR 0.67;95%CI,0.54~0.83),同时还可以减少卡贝缩宫素和缩宫素的需要量(NNT,14;95%CI,8~37)[44]。据Boucher报道,在阴道分娩和有产后出血危险因素的患者中使用卡贝缩宫素其出血减少[45]。

子宫收缩药的使用是控制产后出血的关键,但为了确保适当的组织灌注和氧合,并使凝血因子在胎盘剥离面形成血凝块,体积管理、液体的替代治疗、血制品的输注是必不可少的。抗纤维蛋白溶解药物的使用同样也起着重要作用。

15.11 氨甲环酸

这是一种抗纤维蛋白溶解药物,其作用是通过阻断赖氨酸与纤溶酶原分子的结合位点,抑制纤维蛋白溶解从而减少出血以改善止血(图15.13)。

氨甲环酸用于预防和治疗出血。它阻碍严重产后出血情况的恶化,减少输血以及止血剂和侵入性操作的需要;这在危及生命的产后出血的情况中尤其重要。

将4g氨甲环酸稀释在50mL生理盐水中,在1小时内静滴完,然后维持以1 g / h的速度持续输注6小时。其血浆半衰期为2小时,其疗效持续超过24小时。

预防性使用氨甲环酸可降低产后出血的发生率(OR 0.32;95%CI,0.17~0.59;P=0.0006),减少出血量从400~500mL(RR 0.52;95%CI,0.42~0.63)至149.1mL(95%CI,112.9~185.2;P<0.00001),氨甲环酸的使用减少了输血(OR 0.28;95%CI,0.15~0.49;P<0.00001),以及对其他子宫收缩药的需求[46];在剖宫产,它还减少了术中和术后的出血[47]。Cochrane研究得出的结论是,氨甲环酸降低了该组患者出血超过1000mL的发病率(RR 0.28;95%CI,0.23~0.78)[41]。

不良反应取决于患者发生血栓事件的潜在风险,特别是有血栓病史的孕产妇。系统回顾分析表明,氨甲环酸并不增加心肌梗死、卒中、深静脉血栓形成或肺栓塞的风险[48]。

TRAAP研究的结论认为,该药物可以在胎儿娩出后2分钟内使用,也可在子宫给药后作为凝血级联的辅助治疗[49]。

初步推荐使用晶体等渗溶液。血液成分也必须用红细胞、血小板、血浆、冷沉淀、纤维蛋白原浓缩物、凝血酶原复合物浓缩物和(或)重组因子Ⅶa代替。

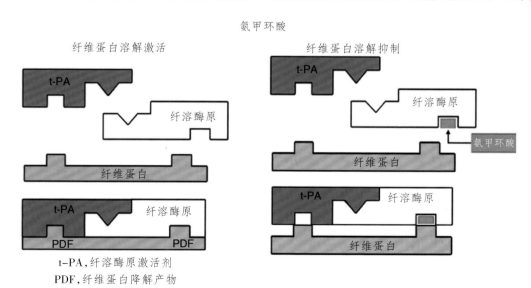

氨甲环酸

纤维蛋白溶解激活　　　　　　　纤维蛋白溶解抑制

t-PA,纤溶酶原激活剂
PDF,纤维蛋白降解产物

图15.13 氨甲环酸阻断纤溶酶原位点抑制纤溶。

它在控制出血中的使用，仍将其纳入治疗产后出血的药物库。它用于控制某些情况下的出血，包括继发性宫缩乏力的出血（图15.14）。

15.12   重组因子Ⅶa(rFⅦa)

尽管它是来源于血液制品的治疗药物，但考虑到

但这种治疗方式在纠正产后出血导致的凝血功能障碍时是非常昂贵的。它的使用也存在争议：Bonnet

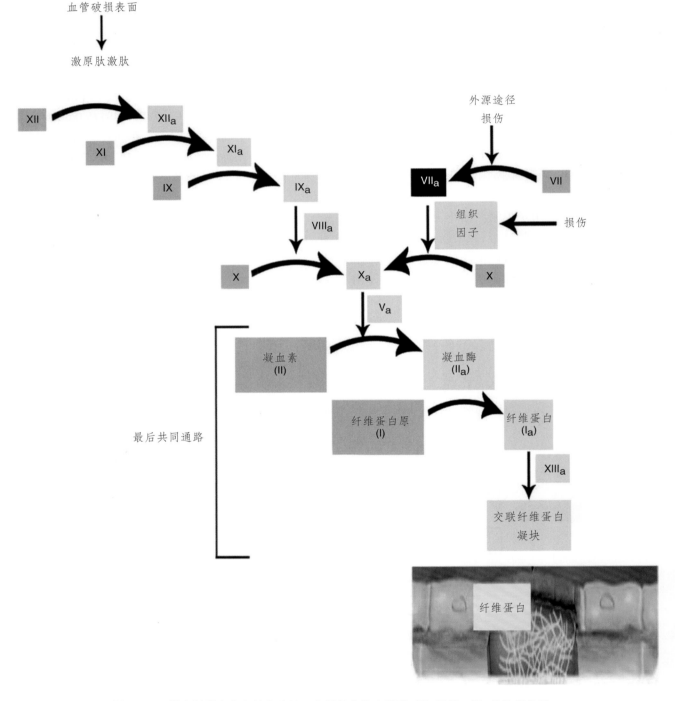

图15.14   凝血级联内在和外在途经。在黑色方块中看到FⅦa及其rFⅦa的作用位置。

和Basso[50]研究认为，它对85%的患者有效，但也会导致2.5%的患者出现血栓并发症。Ahonen[51]研究也认同它减少出血这一事实。

建议对催产素无反应的患者建议使用rFⅦa，剂量为60μg/kg。它减少了辅助性或侵入性手术的发生，如子宫切除术、子宫动脉介入栓塞术或子宫动脉结扎术等[52]，以及患者需要输血的需求较少，对血液制品的绝对需求也更少。

特别推荐用于对常规治疗无效的产后出血相关性凝血障碍患者。最佳剂量尚不清楚，目前以16.7~120μg/kg的剂量使用，在产后出血中，建议使用剂量为40~90μg/kg。该药物应从低剂量开始使用，以减少血栓形成的风险，但如果没有立即有效，则可以每15~30分钟重复1次[53]。

为了提高疗效，rFⅦa需要其他凝血因子、正常患者的pH值、温度、血小板计数>50 000/mm³和纤维蛋白原水平>100mg/dL。同时，补充纤维蛋白原和血小板是获得最佳疗效的必要条件[54]。

参考文献

1. Hellgren M (2003) Hemostasis during normal pregnancy and puerperium. Semin Thromb Hemost 29(2):125
2. Dunn CJ, Goa KL (1999) Tranexamic acid: a review of its use in surgery and other indications. Drugs 57:1005
3. Lockwood CJ, Schatz F (1996) A biological model for the regulation of peri-implantational hemostasis and menstruation. J Soc Gynecol Investig 34:159
4. Bolte AC, Bouma L, van Geijn HP (2005) Medical therapies for primary postpartum hemorrhage. International Congress Series. Gynaecol Obstet Reprod Med Daily Pract 1279:364
5. Chavez SC, Cecatti JG, Carroli G et al (2015) Obstetric transition in the World Health Organization Multicountry Survey on Maternal and Newborn Health: exploring pathways for maternal mortality reduction. Rev Panam Salud Publica 37:203
6. United Nations Population Fund. Rich mother, poor mother: the social determinants of maternal death and disability. New York: UNFPA; 2012. Available from: www.unfpa.org/webdav/site/global/shared/factsheets/srh/EN-SRH%20fact%20sheet-Poormother.pdf. Accessed on 12 June 2014
7. Khan KS, Wojdyla D, Say I et al (2006) WHO analysis of causes of maternal death: a systematic review. Lancet 367:1066
8. World Health Organization. Trends in maternal. mortality: 1990 to 2013: estimates by WHO, UNICEF, UNFPA, the World Bank, and the United Nations Population Division: executive summary, 2014. Available from: http://apps.who.int/iris/bitstream/10665/112697/1/WHO_RHR_14.13_eng.pdf?ua=1. Accessed on 9 Apr 2015
9. Global Health Observatory (GHO) Nov 2015; 348
10. McDonald S (2007) Management of the third stage of labor. J Midwifery Womens Health 52:254
11. ACOG Practice (2006) Bulletin. Clinical management guidelines for obstetrician-gynecologists number 76, October 2006: postpartum haemorrhage. Obstet Gynecol 108:1039
12. Sheldon WR, Blum J, Vogel JP et al (2014) Postpartum haemorrhage management, risks, and maternal outcomes: findings from the World Health Organization Multicountry Survey on Maternal and Newborn Health. BJOG 121:5
13. Economic Assessment of Interventions for reducing Postpartum Hemorrhage in Developing Countries. BMGF, 2012
14. Combs CA, Murphy EL, Laros RK (1991) Factors associated with postpartum haemorrhage with vaginal birth. Obstet Gynecol 77:69
15. Magann EF, Evans S, Hutchinson M, Collins R, Howard BC, Morrison JC (2005) Postpartum hemorrhage after vaginal birth: an analysis of the risk factors. South Med J 98:419
16. Tsu VD (1993) Postpartum haemorrhage in Zimbabwe: a risk factor analysis. Br J Obstet Gynaecol 100:327
17. Gilbert L, Porter W, Brown VA (1987) Postpartum haemorrhage – a continuing problem. Br J Obstet Gynaecol 94:67
18. Sheiner E, Sarid L, Levy A, Seidman DS, Hallak M (2005) Obstetric risk factors and outcome of pregnancies complicated with early postpartum haemorrhage: a population-based study. J Matern Fetal Neonatal Med 18:149
19. Cotter AM, Ness A, Tolosa JE (2001) Prophylactic oxytocin for the third stage of labor (review). Cochrane Database Syst Rev 2001:CD000201
20. Belfort MA. Overview of postpartum hemorrhage. Up to Date Jan 2016
21. Mousa H, Alfirevic Z (2007) Treatment for primary postpartum haemorrhage (review). Cochrane Database Syst Rev 2007:1
22. Al-Zirqi I, Vangen S, Forsen L, Stray-Pedersen B (2008) Prevalence and risk factors of severe obstetric haemorrhage. BJOG 115:1265
23. Van de Velde M, Diez C, Varon AJ (2015) Obstetric hemorrhage. Curr Opin Anesthesiol 28:186
24. Bateman BT, Berman MF, Riley LE et al (2010) The epidemiology of postpartum hemorrhage in a large, nationwide simple of deliveries. Anesth Analg 110:1368
25. Prick BW, Schmidt AJF, Hukkelhoven CWPM et al (2015) Regional differences in severe postpartum hemorrhage: a nationwide comparative study of 1.6 million deliveries. BMC Pregnancy Childbirth 15:43
26. Carroli G, Cuesta C, Abalos E et al (2008) Epidemiology of postpartum haemorrhage: a systematic review. Best Prac Res Clin Obstet Gynaecol 22:999
27. Gülmezoglu AM, Villar J, Ngoc NTN, Piaggio G, Carroli G, Adetoro L et al (2001) WHO multicentre randomised trial of misoprostol in the management of the third stage of labour. Lancet 358:689
28. Tuncalp O, Hofmeyr GJ, Gülmezoglu AM (2012) Prostaglandins for preventing postpartum haemorrhage. Cochrane Database Syst Rev 15:8
29. Hofmeyr GJ, Abdel-Aleem H, Abdel-Aleem MA (2013) Uterine massage for preventing postpartum haemorrhage. Cochrane Database Syst Rev 7:CD006431
30. McDonald SJ, Middleton P (2008) Effect of timing of umbilical cord clamping of term infants on maternal and neonatal outcomes. Cochrane Database Syst Rev 2:CD004074
31. WHO.WHO recommendations for the prevention and treatment of postpartum haemorrhage. http://apps.who.int/iris/bitstrem/10665/75411/1/9789241548502_eng.pdf. Published 2012
32. Tuncalp O, Souza JP, Gülmezoglu M. New WHO recommendations on prevention and treatment of postpartum hemorrhage. IJGO 2013; 123: 254. Silverman F, Bornstein E. Pharmacologic management of the third stage of labor. Up to Date Sep, 2015
33. Bergum D, Lonnée H, Hakli TF (2009) Oxytocin infusion: acute hyponatraemia, seizures and coma. Acta Anaesthesiol Scand 53:826
34. Tita AT, Szychowski JM, Rouse DJ et al (2012) Higher-dose oxytocin and hemorrhage after vaginal delivery: a randomized controlled trial. Obstet Gynecol 119:293
35. Oladapo OT, Okusanya BO, Abalos E (2012) Intramuscular ver-

sus intravenous prophylactic oxytocin for the third stage of labor. Cochrane Database Syst Rev

36. Davies GA, Tessier JL, Woodman MC et al (2005) Maternal hemodynamics after oxytocin bolus compared with infusion in the third stage of labor: a randomized controlled trial. Obstet Gynecol 105:294

37. Archer TL, Knape K, Liles D et al (2008) The hemodynamics of oxytocin and other vasoactive agents during neuraxial anesthesia for cesarean delivery: findings in six cases. Int J Obstet Anesth 17:247

38. Liabsuetrakul T, Choobun T, Peeyananjarassri K, et al (2007) Prophylactic use of ergot alkaloids in the third stage of labour. Cochrane Database Syst Rev

39. McDonald S, Abbott JM, Higgins SP(2004) Prophylactic ergometrine-oxytocin versus oxytocin for the third stage of labour. Cochrane Database Syst Rev

40. Tunçalp Ö, Hofmeyr GJ, Gülmezoglu AM (2012) Prostaglandins for preventing postpartum haemorrhage. Cochrane Database Syst Rev

41. Belfort MA. Management of postpartum hemorrhage at vaginal delivery. Up to date Jan 2016

42. Anandakrishnan S, Balki M, Farine D et al (2013) Carbetocin at elective Cesarean delivery: a randomized controlled trial to determine the effective dose, part 2. Can J Anaesth 60:1054

43. Su LL, Chong YS, Samuel M (2007) Oxytocin agonist for preventing postpartum haemorrhage. Cochrane Database Syst Rev

44. Rosales-Ortiz S, Aguado PR, Sánchez HR, et al. Carbetocin versus oxytocin for prevention of postpartum haemorrhage: a randomised controlled trial the lancer on line 26 feb 2014

45. Boucher et al (2003) Carbetocin for vaginal delivery with >1 risk of PPH, Double blind, double dummy, prospective trial. J Obstet Gynaecol Can 25:16

46. Alam A, Choi S (2015) Prophylactic use of tranexamic acid for postpartum bleeding outcomes: a systematic review and meta-analysis of randomized controlled trials. Transfus Med Rev 17:887

47. Wang HY, Hong SK, Duan Y et al (2015) Tranexamic acid and blood loss during and after cesarean section: a meta-analysis. J Perinatol 30:1038

48. Ker K, Edwards P, Perel P et al (2012) Effect of tranexamic acid on surgical bleeding: systematic review and cumulative meta-analysis. BMJ 344:3054

49. Sentilhes L, Daniel V, Darsonval A et al (2015) Study protocol. TRAAP-TRAnexamic Acid for Preventing postpartum hemorrhage after vaginal delivery: a multicenter randomized, double-blind, placebo-controlled trial. BMC Pregnancy Childbirth 15:135

50. Bonnet MP, Basso O (2012) Prohemostatic interventions in obstetric hemorrhage. Semin Thromb Hemost 38:259

51. Ahoen J (2012) The role of recombinant activated factor VII in obstetric hemorrhage. Curr Opin Anesthesiol 25:309

52. Franchini M, Lippi G, Franchi M (2007) The use of recombinant activated factor VII in obstetric and gynaecological haemorrhage. BJOG 114:8

53. Pacheco LD, Saade GR, Gei AF et al (2011) Cutting-edge advances in the medical management of obstetrical hemorrhage. Am J Obstet Gynecol 205:526

54. Rossaint R, Bouillon B, Cerny V et al (2010) Management of bleeding following major trauma: an updated European guideline. Crit Care 14:52

第 16 章

产后出血:机械性和手术性治疗

Yakov G. Zhukovskiy、Olga F. Serova、Sergey V. Barinov

16.1 引言

产后出血(PPH)是妊娠女性分娩中最危险的并发症。众所周知,在所有产科紧急情况中,PPH 得不到有效治疗而致产妇死亡发生的时间最短,仅为 2 小时,意味着不能及时识别病情并开始有效治疗是导致孕产妇不良妊娠结局的关键因素[1]。

PPH 本身并不是一种诊断,而是产科医生在产后观察阴道出血时不能立即明确病因的子宫止血障碍的症状。当临床产科医生遇到这种情况时需立即实施产后出血管理的一系列连续干预措施。

选择最佳和最有效的治疗工具和技术是至关重要的。但是,不应低估遵守每一种方法的严格实施时间和无效时过渡到下一种方法的重要性。临床产科医生应掌握有效的治疗方法和强大的支持治疗设备,知道PPH 发生后每一种方法的使用和评估其疗效的时间点,以及在前一种方法使用结束时应采取的下一步治疗步骤[2]。

因此,临床产科医生采取干预措施的首要指导并不是评估失血量或寻找 PPH 发生的原因,而是时间因素。为避免致命性后果,应根据规定的时间点,在各种治疗方法无效时行子宫切除术,同时避免大量失血。

尽管在医疗、器械、外科和培训方面有许多创新,子宫切除术仍是止血和抢救患者生命的终极手段,即使是在拥有广泛有效的治疗方法和指导方针的高收入国家也如此[3]。在大量失血与严重的产妇发病和死亡相关的情况下,紧急子宫切除术往往进行的不及时[4]。同时,在我们认为可以保留的解剖学上完整的子宫中,

子宫切除术仍继续进行[5]。

我们认为这是一个非常重要的发展,产科医生有机会尽快达到"关键时刻",即手术治疗变得明确,最常见的是子宫切除术。具有同等临床意义的是确定哪些患者在非手术治疗下可以保留子宫的能力。

当达到以下几点时,即刻进行手术治疗:①宫腔完全排空;②子宫收缩和其他药物均已使用;③软产道裂伤已排除(或缝合);④宫腔球囊放置满意;⑤球囊壁与子宫内表面完全紧密接触,并对所有出血血管施加足够的直接压力;⑥子宫出血仍持续存在。

Condous 等人(2003)首次发现了宫腔球囊填塞技术的固有特性。他们将其命名为"填塞试验"[6]。

但是,作者改良了这个试验,以完成一个稍微不同的任务。如果填塞试验的目的是为了确定一般需要手术的患者,将用于确定尤其是需要子宫切除术的产妇。为了在关键时刻就子宫保存的可能性做出正确的选择,使用了所有可用的工具。首先,将阴道球囊与子宫球囊连接起来,建立双球囊装备系统(DBAS)。其次,在剖宫产(CD)病例中,除 DBAS 外,采用了另外两种保守的手术方法,即胎盘上方子宫壁折叠式缝合术和子宫动脉结扎术(其下行支最为常见)。这两种辅助方法主要用于胎盘植入并通过外科手术分离黏附的胎盘或切除子宫患部的情况。

然而,正确使用 DBAS,有时联合应用折叠式缝合和子宫动脉结扎,控制产后出血的成功率可高达95%~97%。

自引入该试验后,子宫切除的发生率显著下降,作者对进行子宫切除的病理组织学进行研究发现:大多表明子宫内存在未诊断的局灶性胎盘粘连、子宫感染等病理结构的改变。近年来,因单纯子宫收缩乏力发生 PPH 而行子宫切除术的病例几乎不再发生。

使用的算法允许作者在第一个"黄金时间"内做出手术决定。治疗方法和工具的顺序如下所示。

作者参考了世界领先国家的 PPH 治疗方案。Dahlke 等人（2015）[7]回顾了美国妇产科医师学会（ACOG）、澳大利亚和新西兰皇家妇产科医师学会（RAN20G）、英国皇家妇产科医师学院（RCOG）和加拿大妇产科医师协会（SOGC）采用的关于预防和管理产后出血的4项国家指南[8-11]。他们研究的目的不仅是为了阐明可能存在的差异，而且是对指南进行比较分析，以便提出进一步发展和改进的步骤。

作者指出："在所有指南中，对非手术治疗策略（例如，子宫纱布填塞和球囊填塞术）的建议各不相同。"该综述没有在任何指南中明确子宫切除术的具体适应证，而 RCOG 则建议"尽早"行子宫切除术。最终该作者得出的结论是，四个国家在 PPH 的预防和管理指南中存在很大的差异，这突出表明"需要更好的证据和更一致的现有证据来证明产妇死亡的主要原因。"

作者补充了 Dahlke 等人的结论：即方案中没有一项包括在无子宫收缩的情况下使用人工探查子宫来指导应用子宫收缩药的方法，这是非常有用的方法。此外，关于球囊填塞的建议提到了这种方法的工具不是最佳的。

16.2　人工子宫探查术

作者认为，现有的 PPH 指南低估了人工子宫探查术的作用。

因此，WHO 在预防和治疗 PPH 的最新指南（2013年）中根本没有提到这项技术；其中提到应用子宫收缩和子宫按摩后立即进行宫腔球囊填塞和子宫动脉介入栓塞术[12]。

但是，请注意以下几点：

1.将球囊导管插入未排空的宫腔会影响疗效。

2.人工探查子宫和清除宫腔积血可治疗和控制 PPH，从而避免宫腔球囊填塞。

3.人工探查过程中发现的某些病变（子宫破裂、宫内结构异常等），禁用球囊填塞；例如，在产后出血的情况下，人工探查发现子宫破裂需立即行剖腹手术。

需要强调的是，即使胎盘完整，宫腔积血也会和妊娠物残留一样导致持续性产后出血。在宫腔填塞之前应清除宫腔积血[13]。当用湿纱布包裹手去检查时，最好需彻底清净宫腔四壁，以清除黏附的血块或残留的胎膜，这些血块和胎膜会影响有效的子宫收缩。

在正确的检查表中，对子宫按摩和子宫缩药无效的 PPH 应立即用被纱布覆盖的手进行子宫探查[14]。

即使在子宫收缩良好的情况下，如果持续出血，也应该这样做[15]。

令人惊讶的是，即使分娩的胎盘看似完整，妊娠物残留或副胎盘仍然是很常见的[16]。

此外，即使没有残留的胎盘组织或明显的血凝块需要清除，人工子宫探查并清净宫壁有时也能明确达到止血目的。

这种操作同时具有治疗作用（排空并促进子宫收缩）和诊断作用（如胎盘粘连、子宫破裂、宫颈和阴道裂伤等）。

在20世纪70年代，妇产科医生曾考虑在所有阴道分娩中使用人工子宫探查的方法，但最终放弃了。有趣的是，一项对100例在分娩时进行选择性人工子宫探查的患者的研究[17]，与对照组100例患者相比，人工探查子宫组的发热发病率降低或失血量减少；但无统计学意义。

在作者看来，值得关注的是40多年前写的一篇对加利福尼亚州1219例孕产妇死亡病例的典型研究的文章，这篇文章至今对产科仍有重要意义[18]。关于 PPH，作者强调了两个显著现象：一是胎盘粘连的患者大多有剖宫产术史；二是许多与子宫收缩乏力相关的致命性产后出血病例中缺乏人工子宫探查术的使用。在这些案例中，阴道分娩后而往往未行探查子宫。作者认为这项研究对于阐明某些至今仍然有效的经典产科原则是非常有用的。

16.3　宫腔球囊填塞的新方法："自由流"法

子宫恢复的动态过程必须通过动态宫腔球囊装置来控制。不可否认，宫腔球囊填塞（BT）在 PPH 中具有显著的作用。

无论出血点位于宫壁的哪个位置，自然的无创性方法可通过分娩的产道直接明确产后出血的来源。用不可润湿的薄膜覆盖出血源并在出血血管上施加压力,可立即停止出血并创造有利于凝血的条件;之后,产科医生可以轻松取出球囊,而不会破坏已形成的血凝块。一旦脱离球囊壁,血凝块也会自然脱落,留下干净、无出血、通畅的宫腔。在 PPH 的情况下,没有什么比这更让产科医生振奋人心的了。

然而,BT 作为一种方法的功效取决于能否解决以下两个问题。

第一,在宫缩好转和收缩活动恢复正常的过程中,子宫大小和宫腔体积应缩小。不能有阻碍影响子宫收缩的因素,也不能干扰其自然止血机制。

其次,球囊所占据的空腔直径 10~12cm,分娩后扩张的宫颈可能会造成球囊脱出,导致操作失败。

本节将介绍第一个问题的解决方案。

产后子宫止血的自然机制分为两个阶段。第一阶段是子宫收缩和有效缩复致子宫缩小,最重要的是导致胎盘剥离面血管收缩使其出血受到控制。然后进入子宫止血的第二阶段,即血液在子宫肌纤维收缩的血管内凝固。

当在宫腔内填塞任何现有的球囊导管时,子宫止血的过程会发生什么变化? 病理性柔软、增大和收缩差的子宫被紧密贴合的异物填塞,由于现有导管需要关闭其入口管以将液体保持在球囊内,假定其大小不会改变。球囊将子宫在这种病理性扩张的状态下将固定数小时。

当球囊仍在宫腔,子宫肌层收缩和子宫大小缩小的可能性不大,这使得子宫自然止血的第一阶段成为不可能。产科医生只能依靠第二阶段,即血液在出血血管中发生凝固。当子宫被球囊扩张时,促宫缩治疗是毫无意义的,并且可能是有害的,子宫由于球囊的存在而保持紧绷状态而无法收缩。唯一的替代过程是在病理上保持过度伸展、没有恢复收缩可能的子宫肌层血管内发生血液凝固。

因此,当产科医生没有收到有关于子宫状况和填塞成功的任何信息时,球囊必须在其入口管关闭的情况下在子宫内停留数小时,进而必须行抗菌治疗、留置导尿、进一步留在高度依赖护理或重症监护病房等。

另一个严重的问题是与使用现有的球囊导管有关。由于难以确定合适的液体体积,目前尚不清楚在每种情况下球囊何时充盈合适。当需要个性化治疗的方法时,不可能提供一个通用的建议。小而壁厚的产科球囊很难扩张,注射前 50mL 液体至少需要 85mmHg 的压力[19]。因此,产科医生用注射器将液体注射到球囊中不能确定是球囊膨胀还是宫腔扩张。剖宫产时,当球囊过度伸展子宫切口新缝合区域时,选择所需液体量的不确定性是非常不可取的。

10 年前,作者发现一种非常有效的用子宫球囊控制产后出血的方法,这种方法不仅不妨碍子宫收缩,而且还有助于快速(1 小时内)、自发性缩复,从而迅速解决产后子宫收缩乏力危及生命的状况。

使用这种方法时,产科医生不需要选择注入球囊的液体体积,子宫本身就会选择所需的体积。

使用这种方法时,产科医生不需要确定手术何时结束,子宫本身就会提示。

使用这种方法时,产科医生不需要担心子宫会被过度伸展,在每种情况下,都可以选择球囊子宫相互作用的最小有效力量。

在子宫中应用球囊的方法是基于连接血管的原理。其中一条是子宫球囊本身,另一条是固定在宫内导管上方一定高度的容器,导管与容器之间连接这一根管子。在重力作用下,子宫球囊被容器里的液体充盈,直至球囊与宫壁紧密贴合。球囊对子宫的压力由容器的高度决定,在整个过程中,连接管始终保持打开状态。

液体通过连接管在容器和子宫球囊之间自由流动,从而在子宫收缩或间歇期时球囊与宫壁保持接触。子宫收缩间歇期容器的液体流向球囊。球囊膨胀并与子宫壁保持接触。最为重要的是,子宫收缩时将多余的液体从球囊排到容器中(图 16.1 和图 16.2)。

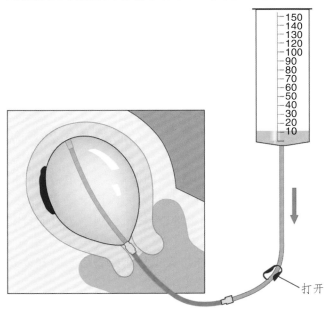

图 16.1　子宫松弛时液体流入球囊。

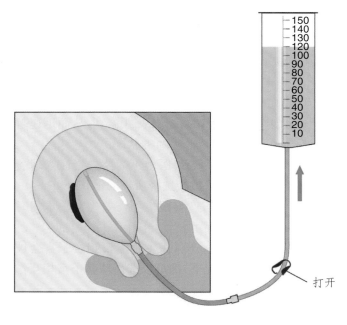

图16.2 子宫收缩时排入罐中的多余液体。

利用连接血管的原理填塞子宫球囊对产妇和临床产科医生具有许多至关重要的临床益处。在这个过程中的任何时刻,尽管子宫大小发生变化,液体体积仍适合维持宫腔内的恒定压力,产科医生通过观察容器中液体的变化水平来获得子宫活动的数据,从而准确知道何时需拔除球囊。

作者在导管设计中放弃了引流管,并为球囊容量设定了液体体积限制,以防在球囊使用过程中留下的任何无效腔。在球囊使用期间,球囊必须填满整个宫腔,压迫所有可能出血的血管,而不影响子宫的自发性收缩活动。

现有已知的球囊,不能填满宫腔上部,无法压迫宫底的胎盘剥离面。

应用此系统仅需3个步骤:①将预充容器置于患者上方约50 cm处;②将导管插入子宫;③将导管与容器连接。一旦系统充满了足够的液体,其余的部分就交由子宫本身引导。

已经建立了一个开放的回路系统,其中容器液位的变化可以作为宫腔内的压力计,以记录子宫收缩的早期迹象。从液位的水平,产科医生观察子宫的自发性活动和自然力量。

当子宫持续出血时,人工子宫探查后立即安装此系统,仅需几分钟。

重要的是,可以在现场迅速启动子宫球囊系统,即使是在急诊室或救护车上,也不需要任何团队,而是由

一个受过培训的产妇以及任何未经培训的助手或患者的亲属来完成。在大多数情况下,他们都能控制出血。

16.4 防止宫内球囊排出

宫腔球囊填塞术(BT)需要维持气球在子宫内的正确位置。

在产后出血治疗中使用BT的经验表明,在97%~98%的选择行剖宫产的病例中,当宫颈封闭,导管通过子宫切口逐步导入时,BT是有效的,为了使气球膨胀和收缩,它的轴通过封闭的子宫颈进入阴道。

BT在剖宫产手术中是非常有效的,因为封闭的子宫颈排除了任何有弹性的和滑的球囊被排出或移位的可能性。

当宫颈闭合时,球囊保持其在宫腔内的位置,一旦灌满液体,保证其与子宫内表面的接触和对出血血管的直接压迫。因此,当宫颈未打开时,BT是可靠和有效的(图16.3)。

然而,当宫颈扩张时进行BT治疗,相当多的临床病例中记录球囊被排出宫腔。

子宫球囊通过扩张的子宫颈进入阴道的这种移位实际上可以被视为方法失败(图16.4)。

此外,球囊排出常可能出现隐匿性出血,血液在球

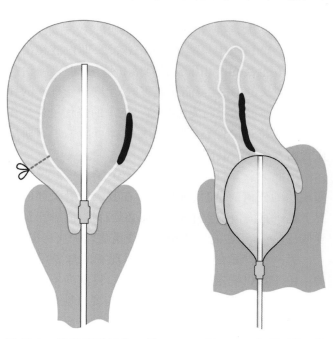

图16.3 子宫球囊就位。最大方法功效(选修CD)。

图16.4 宫颈开放。气球排出。

囊后的宫腔内蓄积,没有流出,而未被产科医生所及时发现[20](图16.5)。

因此,有许多关于如何维持宫腔内充气球囊的建议。

阴道纱布填塞是预防球囊移位的方法之一。不幸的是,这种方法很难被认可,进行BT需要应用足够的反压来维持子宫内的球囊,同时也很难监测失血。在使用阴道纱布填塞球囊之前,填塞试验必须是阳性的。 否则,存在危险,纱布将掩盖任何持续出血,并导致延误其无效填塞的诊断。

如果不能接受阴道纱布填塞,则需要用其他方法维持宫腔内的球囊。

将扩张的宫颈缩小以使球囊内固定的方法有许多种,如采用各种缝台线将张开的宫颈包扎,如宫颈环扎、宫颈钳夹、双侧宫颈唇缝等[21-24]。

需要强调的是,在手术缩窄开放宫颈时,用子宫球囊阻断产后出血的效果是非常好的,几乎在所有情况下,出血都停止了。

用一种非侵入性的技术,来解决使球囊在子宫内正确定位的问题,而不需要任何手术干预。 为此,作者发明了一种机械装置来模拟封闭的子宫颈,即自主式阴道球囊导管。 在子宫填塞过程中,当宫颈扩张时,该装置被放入阴道。

为了完成这一任务,选择导管的形状、柔软度、外径和导管轴的内腔,以最精确的方式模拟带管的封闭宫颈的形状。

球囊安装在轴的远端。通过这个球囊,阴道导管安全可靠地固定在阴道上部,与阴道穹隆直接接触。

设计的阴道球囊导管完全模拟封闭的子宫颈,即使在完全扩张的状态下,也能在阴道分娩后,立即安全地将子宫球囊维持在子宫内(图16.6)。

以这种方式,新的双球囊装置系统适合每个患者的独特解剖结构。事实上,它可以被视为一种个性化的双球囊导管。

它的一个重要的显著特征是轴之间有很大的间隙(图16.7)。

由于这两根连接的导管之间的缝隙,当球囊填塞术无效时,产科医生会立即意识到,因为血液很容易通过球囊间的缝隙漏出去。

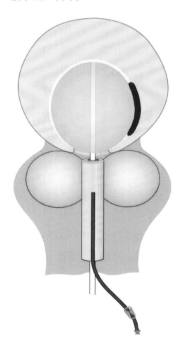

图16.6 阴道球囊使子宫球囊保持在宫颈开放的位置。(Modfied from Antonio Malvasi Gian Carlo Di Renzo, Semeiotica Ostetrica. C. I.C. International Publisher, Rome, Italy, 2012)

16.5 双球囊装置系统:子宫下段出血管理的新途径

前置胎盘仍然是一种严重的产科并发症,其特征是母亲和胎儿的发病率和死亡率都很高。因此,在剖

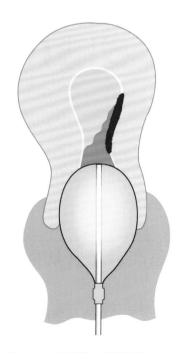

图16.5 球囊排出后隐匿性出血。

宫产期间和产后期间发生大出血的可能性更大。这种类型的胎盘与子宫切除、大量输血、休克和败血症的风险显著增加相关，其中，前置胎盘患者的子宫切除发生率是选择剖宫产对照组的33倍[25]。

前置胎盘的剥离常导致子宫从胎盘部位的大血管持续出血，由于子宫下段常被牵拉，子宫肌层较子宫体薄。同时，子宫壁的薄弱常导致下段胎盘的血管侵犯加深。

如果是子宫体的出血，通常是以子宫血管结扎或加压缝线控制出血，常与子宫下段破裂有关，而子宫下段的缝合技术很有挑战性，即使由相当有经验的外科产科医生操作，也可能发生严重的缺血性并发症。

子宫动脉结扎术对于下段出血无效，因这些血管供应子宫体。另一方面，髂内动脉结扎不影响子宫下段的灌注，可通过其发达的动脉胶原网络提供额外的血液供应，并与许多腹膜下吻合[26]。可以得出结论，髂内动脉结扎术并不适用于下段出血——它可能效果不足或无效，它的成功率很低，然而风险和并发症超过了其可能的益处。下面将讨论可能需要髂内动脉结扎的情况。

在这种情况下应用压缩缝线，需要进入子宫下段、阴道上部和骨盆腹膜下间隙。这需要广泛而深入地剥离膀胱后壁，在产科实践中相当少见，会造成膀胱损伤和额外出血的风险，必须由资深外科专家及产科医生进行，只有这样，才能准确控制出血和有效压迫止血[27]。

由Cho提出的加压缝合是一种有效的止血方法。但必须先用宫颈扩张器将宫颈管扩开，以保证宫腔内容物流出。此外，在缝合时，产科医生应同时充分压缩出血血管并避免子宫坏死造成的过度缺血。总的来说，这种有创性压迫方法对子宫下段止血的操作难度不亚于外科手术，同时伴有较高的风险[28]。

尽管如此，对子宫下段、子宫颈、阴道上段的有效压迫只能通过机械方法以完全无创的方式实现。这个区域可以被压缩在两个巨大的弹性球囊之间，一个放在子宫里，另一个放在阴道里，DBAS在原位，其两个导管相互独立移动，使作者有机会彻底压缩子宫下段及其伴随的血管。

为了最大化压缩效果，作者开发了安装DBAS的精确方法。这项技术的核心是将阴道球囊尽可能高地固定在阴道内，使其接触并扩张阴道穹隆，使宫颈在球囊表面支撑，只有在此之后，将需要的液体倒入子宫球囊，子宫球囊才能向阴道内移动，并与之紧密接触（图16.8）。

安装在产道的DBAS对出血子宫的下段和供应该区域的血管加压，从而避免了危险和复杂的外科干预。

通过对子宫下段的多普勒超声检测证实了该技术的成功，检测该区域血流的缺失，同时将DBAS放置于产道[29]。

这种阻止产后出血的方法是基于一个简单、直观的工具，年轻、甚至是没有较多临床经验的产科医生也可以轻松、快速地应用。它为产科医生提供了保守治疗产后出血的新机会，使一些患者避免了子宫切除，从而保留她们的生育功能。

子宫下段血运丰富，肌肉收缩单位小，远不是手术的最佳部位。DBAS的两个弹性光球所提供的调节和安全的压迫收缩近似于止血的自然机制。当肌肉纤维太弱而不能压缩开放的血管时，球囊将其压力引导到下段是阻止产后出血的最佳方式，并创造时间等条件促进血管内血液凝固。

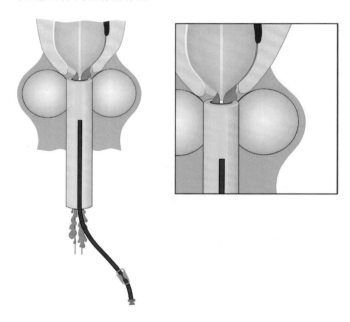

图16.7　导管轴之间的间隙。预防隐匿性出血。

16.6　紧急产后子宫切除术

如果不进行子宫切除或延误进行子宫切除，某些产妇极有可能会死亡。

尽管有各种各样的科学和实践的努力来解决产后

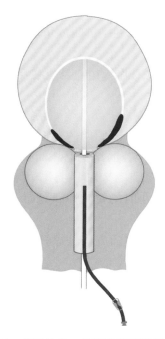

图16.8 前置胎盘。子宫下段球囊间压迫。

出血的问题,子宫切除术仍然是一种不可避免的治疗方法。它往往不是由医疗错误或不合格的护理造成的。

某些情况下,子宫切除术是不可避免的挽救生命的唯一措施。对一些产妇来说,尽可能早地确定和执行子宫切除,并优化血流动力学达到稳定情况,显得十分重要。在目前,如何避免致命的结果或严重产科疾病的发病率仍是个很艰巨的问题。

当在妊娠期间迹象很明显,遵循剖宫产手术指征时,需要行紧急产后子宫切除术或选择性产科子宫切除。一旦所有必要的准备工作已经就绪,团队的资深产科医生、麻醉医生、泌尿科产科医生、肿瘤学家等已经聚集,显然会发生更少问题;它具有更高的成功率和更好的安全性[30]。

然而,当子宫切除术即将成为难治性产后出血管理的最后一项紧急手术干预时,有些问题依然存在。

如何在必须行子宫切除的情况下进行手术,并避免大量失血?

Rossi等人(2010)研究了981例接受紧急产后子宫切除术的产妇,并确定44%的手术在未尝试其他保留子宫方法的情况下而进行[31]。在56%的病例中,尝试保守治疗,但失败了。作者注意到某些存在的问题,例如,实施这些程序所花费的时间,可能导致更高的产妇产后出血发病率、失血量和输血率。他们强调,在子宫切除作为过渡前没有一套保守治疗的指导方针。选

择子宫切除作为过渡的截止点仍然是作为一个主观的决定。

意识到上述问题,他们建议对血流动力学稳定的女性,即没有危及生命的产后出血采取保守治疗的方法。

其他一些研究也提出了紧急情况下难以解决的一些问题。Baskett(2012)写道,产科判断的技术在选择保留子宫和选择切除子宫的时间之间建立平衡是很关键的[32]。

根据Knight(2007)的研究,在英国,接受子宫切除术的病例比例高达39%[5]。

在临床上出现大量产后出血急症的情况下,产科医生应该有一个明确的参考点,以便在合理的基础上做出摘除子宫的决定,并在转入手术之前,准确地了解哪些替代手术是值得考虑的。在紧急情况下,一个人不能在紧急情况的压力下,过分相信自己的主观判断。

当开始在PPH高危组中广泛使用DBAS并分析结果时,发现有一个明确的参考点来过渡到子宫切除术。

DBAS应用在CD的顺序如下:剥离胎儿和胎盘后,进行双边下行子宫动脉的分支结扎,然后,把球囊导管放进子宫,贴在胎盘上,皱褶缝线,折叠缝合,穿透子宫壁厚度的1/3。关闭剖宫产切口后,立即将子宫球,即第二球囊,囊灌满液体,然后即刻将其导入阴道,灌满120~150mL液体。

当子宫收缩药无效时,阴道分娩时发生PPH,经缝合撕裂伤并人工探查子宫后,陆续将DBAS的子宫导管和阴道导管灌满液体。

在过去2年中,以上述方式应用DBAS的总体疗效平均为96%,而我们行子宫切除术率下降了1/4(2015年每1000个新生儿中有3.6个)。

应用DBAS后,子宫切除术的一个重要特征是显著减少失血[(1836±108)mL 对(2502±203)mL,$P=0.04$]。这可能是由于存在2个充满液体的球囊,暂时限制了子宫和上1/3阴道的血液灌注。而在手术期间,患者的输血需求下降了近1/2[29]。

我们的组织学研究显示,DBAS应用后,切除的子宫发生了明显的结构变化,其中1例为化脓性子宫内膜炎,另1例为有症状的羊水栓塞,子宫动脉中出现表皮组织,胎盘床血管中出现胎粪。因此,在这些病例中,子宫切除术的适应证是绝对的,使用保守方法阻断PPH的可能性是不存在的。

需要强调的是,对于上述出现化脓性子宫内膜炎或者存在羊水栓塞的产妇,无论是顺产还是剖宫产,都

要立即过渡到子宫切除,不要浪费时间在任何替代的保守止血技术上;随后的临床资料分析充分证明所选择的策略是正确的。

换句话说,如果在任何一种分娩方式使用 DBAS 后,PPH 仍在继续,那么可以假定出血的高度可能是形态学原因,并有把握地将其转移到子宫切除术。根据经验,在大出血之前通常需要了解临床情况。

这一新的方法可被视为"子宫切除术的 DBAS 试验",以预防致命性结局和与前列腺增生相关的严重发病率。

部分子宫切除显示 DBAS 是有效的,PPH 的情况下会造成功能子宫收缩性损害。

这是在临床实践中得到的结果,需要进一步的研究来检查 DBAS 在更详细的临床环境中的使用情况。

16.7 预防剖宫产主要并发症的方法：机械无创手术

剖宫产发生 PPH 的概率是阴道分娩的 2 倍,甚至 3 倍[33-36],因为将子宫切开会导致子宫肌层对激素的第一阶段反应(即收缩胎盘上的开放血管)产生巨大的伤害。

当切口靠近导致发生 PPH 的胎盘时,这种情况会持续恶化。

同时,子宫生理学上及解剖学上的特点,限制了产科医生处理伤口的基本方法的实施,例如,将伤口彻底止血、切除坏死组织以及避免与伤口中的无效腔接触。

即使当切口被完美缝合,伤口的出血也被完全控制,更重要且危险的 PPH 来源是:部分胎盘床仍存于子宫内。

当子宫变得脆弱时,因手术而受伤的子宫肌层变得松弛,以至于不能完全对抗血液从未被挤压或未被血凝块栓塞止血的胎盘面血管渗入宫腔内。

众所周知,宫腔内积血或多或少的导致了大多数 CD 的发生,宫颈口闭合很大程度上影响了宫腔内血液非正常累积的出现。

同时,在密闭宫腔内快速凝固的血液成为特殊的"坏死组织",成了导致子宫成为感染细菌的一个大型培养皿。

因此,"彻底止血"和"彻底清除坏死组织"仍然难以达到。

必须强调的是,在刚关闭的切口下,宫腔本身也是一个无效腔。

面对在 CD 中,作为出血及炎症反应来源的宫腔,能做的是什么?

宫腔作为解剖学上女性生殖系统不可缺少的一部分,在女性妊娠及月经周期的变化等方面起到极大的作用,所以改变宫腔的结构是不可能实现的;毫无疑问,宫腔不能被破坏,产科医生不能因为要解决仅发生在 CD 时前几个小时的暂时性问题而永久地改变宫腔结构。

因此,唯一有效的方法是短暂的、完全可逆的、无损伤地进行无创闭塞。

从逻辑上来说,达到这些目标的方法是将一个有弹性的、壁薄的球囊覆盖在整个宫腔的内表面,使其压迫所有可能出血的血管,加速血管内血液凝固的过程。

产科医生必须第一时间考虑到用膨胀的球囊对刚缝合的子宫伤口直接施加压力。

因此,选择与子宫刚好匹配且能有效压迫血管的最小体积的球囊,关键在于使刚缝合的伤口不处于过度延伸状态,这一点是极其重要的。任何会导致子宫过度伸展的行为都应被禁止,即使宫腔内安装有球囊的子宫开始收缩或者它的体积已经变小。

很显然,安装进宫腔内的球囊必须能通过改变其自身的体积和存在于其内部液体的体积来适应子宫收缩及子宫体积的变化过程。尽管子宫体积改变,球囊对子宫壁的压力应保持不变,这一点是十分重要的。

这一目标仅能通过根据以交通血管为原理的自由流动理论来实现。

当选择装满有液体并且有一根永远保持相通的管道与之相连的子宫球囊容器的高度时,要清楚地了解球囊对子宫壁的压力值,同时也需要知道有一部分压力作用于球囊本身,导致其自身的延伸变形。

幸运的是,可靠的产科医生要求作用于子宫壁上的最低压力是 10mmHg,在应对 CD 时所采用的也是该数值,内科产科医生通常称它为"最温柔的触碰"。

然而,当开始思考可以作为球囊这一容器的现有模型时,却发现在手术中发生 CD 时,没有任何一个模型可以经腹放入子宫内,例如,众所周知的是,无菌的乳胶管与手柄不相匹配。在紧急产后出血的情况下,即使当子宫上的切口还未缝合时,装置在拆开消毒后,仅在持针器的帮助下便可进入子宫颈内[37]。

因此,不得不自己设计子宫内球囊,这一款球囊配有与之硬度相适应的手柄,同时以一种倒退的方式灵活地通过闭合的宫颈口,进入看不见的宫颈内口处,同时不损伤子宫。这个理论的提出是基于多年来对数千例CD病例的总结。

在发生CD时,在清理宫腔血凝块至缝合子宫伤口这一过程中的几分钟内,对于外科产科医生和患者来说,有一个短暂的最佳时刻。直到切口被完全缝合,产科医生可以观察到宫腔内的任何出血点。

对产科医生来说,进行手术切口的作用是使胎儿娩出。在这时,产科医生便可以充分利用这个切口去解决胎儿娩出后几分钟内出现的仍然十分重要的问题。当切口未被缝合时,PPH能被有效、安全、快速地解决或预防。

但是对于产科医生来说,在这关键的时间段里,标准的操作是将子宫尽快缝合。而一旦切口被缝合,产科医生便失去了可探查子宫出血情况的最好机会。此时,出血便变成了以较迟被发现为特征的内出血。

对内出血的最新认知是:通常发生在手术结束,特别是宫颈闭合后,处理起来特别困难的出血。在这种情况下,产科医生只能通过阴道或者是将患者送至手术室进行二次开腹手术来寻找PPH的出血点。

因此,当要关腹时,产科医生都会处于进退两难的处境:是否要将球囊置入宫腔内。

当然,当子宫切口出开始渗血时,这便不再是困扰产科医生的问题,当发生活动性出血时,便可以确定有出血。这种情况下,大多数产科医生都会选择经腹放置子宫球囊。

但是,一旦切口要被缝合,产科医生观察不清出血点时,应如何处理呢?

没有人能准确判断患者是否需要上球囊,通常在CD后期,即使没有上球囊也不会出什么事,但是在极少数的案例里,当侥幸未发生PPH之余,产科医生会后悔在缝合子宫前未放置球囊。

请记住,PPH的发生是不可预测的,并且在发生PPH的绝大多数病例里,没有任何危险因素可以追溯分析,由此可以认为,在CD时,球囊应该被常规使用。但是就目前来说,这一点是不可能实现的。

目前较为可行的措施是:在有产科出血高危因素或者有可能出现严重并发症的患者发生CD时,放置球囊。在作者看来,这类患者包括:经产妇有PPH史或此次妊娠发生过产前出血;可疑宫内感染;瘢痕子宫

或子宫处于过度拉伸状态(多胎妊娠、羊水过多);多次妊娠及肥胖。

这就必须要提到Chandraharan和Arulkumaran在2008年作为研究议程所提出的"预防性加压缝合在当今PPH发生率越来越高的女性群体剖宫产术中的作用"。自此,在CD中实施预防性子宫压迫的理念开始长期存在。用球囊导管以一种无创、副作用少的方式去压迫子宫应是理论上的又一次突破。关于在术中使用辅助探针行宫腔内球囊置入术这一方法的可行性已经在图像模拟中证实(图16.9至图16.12)。

按照以往的经验,在发生严重的CD时,使用球囊的低年资产科医生要比不使用球囊的高年资产科医生处理得好,因为CD并发症的发生与产科医生的操作水平没有关系。

需要强调的是:剖宫产术后无并发症的关键是,子宫未发生PPH且宫腔内的血凝块都被清除干净。

16.8 阴道裂伤与阴道旁血肿

大约有20%的PPH是分娩时所产生[15],可导致血液快速流失的产裂伤,其中包括子宫、宫颈、阴道或外阴的裂伤,此时,需要使用晶胶溶液和血细胞快速纠正低血容量状态。

任何阴道分娩都可导致撕裂伤,尽管在巨大儿分娩、快速和(或)不可控制的分娩等可能会引起软组织裂伤或血管撕裂的分娩情况时,通常会使用工具助产。

相对于非妊娠期间来说,妊娠期生殖道的血供更加丰富,所以在妊娠期间由于生殖道裂伤所产生出血会比非妊娠期的更严重。

因此,在处理与会阴无关的PPH时,必须要始终考虑撕裂的可能性,特别是观察到新鲜的血液从收缩良好的子宫内流出。仔细检查下分娩产道及阴道常会发现这里的出血点[39]。

必须也要强调的是,宫颈和阴道必须尽可能快地用阴道分娩仪器进行彻底直观的检查。

检查必须要产科医生和助手一起操作,最好是在手术室里进行。为了能更好地使用Heaney、Sims、Simpson以及阴道侧壁拉钩这些合适的仪器检查患者的下生殖道,我们要将麻醉后的患者在合适的灯光下摆放成合适的体位。

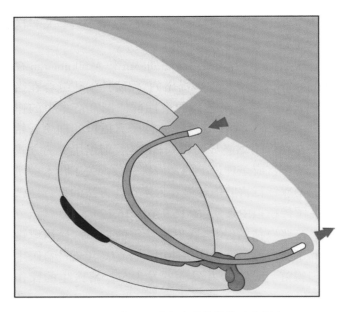

图16.9 经腹置入子宫球囊导管的动作顺序。

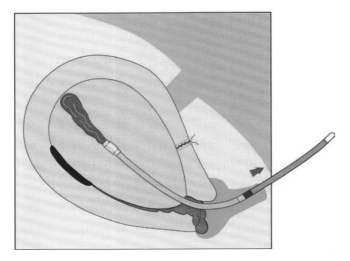

图16.11 经腹置入子宫球囊导管的动作顺序。

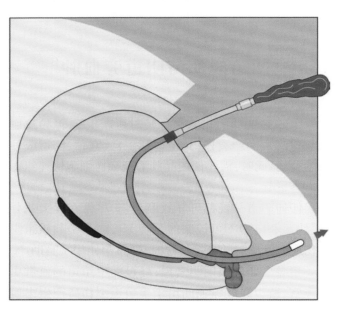

图16.10 经腹置入子宫球囊导管的动作顺序。

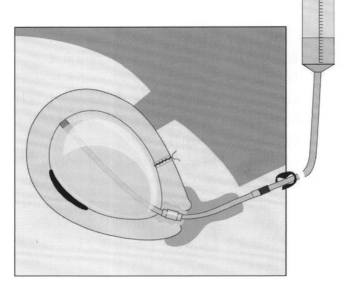

图16.12 经腹置入子宫球囊导管的动作顺序。

当PPH发生在阴道裂伤之后时,缝合裂伤是最常采用的方法。

然而,将其缝合可能不能将水肿且脆弱的阴道充分止血,或者阴道内仍有一些明显坏死组织。如果缝合得太浅,"奶酪丝"效应是显著的威胁;如果缝合得太深,当子宫位于阴道侧穹隆旁,且位于膀胱底部,靠近前穹隆时,产科医生应该提防这样一种罕见但是十分凶险的并发症——输尿管或泌尿生殖道瘘。如果发生这样的情况,可能要用阴道填塞来避免撕裂相关性PPH的发生[40,41]。

阴道或外阴的上下皮血管撕裂可能会导致血肿,这种血肿可能会引起显著失血。处理不断变大的血肿常用的方法是切开引流,在引流后期,有时也会使用阴道填塞。

需要强调的是,宫颈或阴道裂伤延伸至阔韧带时,不应行经阴道修补术,应在剖腹手术的过程中消除、修复血肿;最坏的情况应是行子宫切除术。

在没有查找出任何发生PPH的明确病因的情况下,当阴道或者宫颈撕裂或者发生PPH的病因来源于阔韧带或骨盆侧壁时,髂内动脉可能会有明确的结扎指征。然而,髂内动脉结扎十分耗时,且目前还有很多技术上的难题,例如,充分暴露增大的子宫以及需要通过在富含血运的骨盆上的小横切口在其上面操作。这个步骤要求操作者将腹膜后间隙进行仔细分离,并且明确髂内静脉及输尿管。也有可能会将髂外动脉错认为髂内动脉,如果不及时纠正,将会导致患者同侧下肢的瘫痪[42]。因此,有对手术操作过程和局部解剖都十分熟悉的外科产科医生在场是十分必要的;这项操作并不建议作为一线技术,特别是对于很少在盆腔腹膜后间隙进行手术的产科医生来说。

严重和(或)持续的失血可能会影响凝血过程并且导致弥漫性血管内凝血状态的出现。在这种情况下,缝合出血口和撕裂口是无用的,并且会导致在穿针点附近产生新的出血点。当类似情况发生时,即使是内科产科医生也必须考虑到阴道填塞。

对于发生与PPH相关的撕裂或血肿时,用纱布进行至少24小时的阴道填塞是一种传统且有效的保护措施;在血肿发生时,使用这种方法前需要先对血肿进行外科修复术。

虽然如此,纱布的作用效果仍显得十分简单粗暴,所以当产科医生使用纱布徒手探查子宫时,可能会导致水肿的阴道黏膜剥离。在使用纱布进行阴道填塞时,因为其容量大,所以可以吸收大量的血液,并且避免PPH的持续进行。纱布填塞通过直接压迫来阻止缝合处或其他地方的出血,并且可能会黏附在阴道壁上。纱布所导致的损伤可能会导致与产后不适或性交困难相关的阴道瘢痕和粘连。为了解决这一点,选择使用润滑剂或防腐剂湿润纱布[44]。然而,由于血凝块喜欢附着在阴道壁及厚纱布表面,所以来自纱布的干预是不可避免的,在移除纱布后,可能会导致二次出血,这也是此方法的一个明显弊端。

另一种可替代使用纱布处理黏膜撕裂伤的保守方法,称为球囊填塞,它避免了使用纱布填塞时所出现的弊端,在不能使用合适的外科器械进行止血的出血处,应该考虑使用球囊填塞去避免持续的PPH。球囊的明显优势在于它的防水硅表面不会黏附在伤口表面。球囊不会与附近的组织发生黏连,也不会发生像使用纱布填塞时出现的将阴道表面黏膜剥离的情况。

当处理首要目的是止血的初次BT时,不应该影响产后子宫早期大量排出恶露这一过程的进展,这一点在产后24小时内十分重要。

然而,放入阴道内的球囊可能会像屏障一样阻止宫腔内容物自由流出,且会影响子宫产后正常生理变化的进展;显而易见的,医源性损伤会导致吸收热和子宫内膜炎的发生。此外,当球囊未覆盖在撕裂口上缘时,血液会在球囊后肉眼不可见处积聚,在这种情况下,仍会有明显发生隐性失血的可能性。因此,任何阴道球囊都应该配有一个能使血液和恶露流出的通道口,需要特别考虑的是,球囊应该在阴道放置24小时以上后仍能较好地保留。

作者自主研发的阴道球囊把这些所有可能出现的问题都考虑在内了,能轻易地观察到止血效果,因为球囊的中轴宽通道能将血液从宫腔内引流出来,而不是使其积聚在球囊后面(图16.13)。

在球囊放置于阴道的数小时内,球囊中轴的宽通道在子宫排出内容物的过程中起到了重要作用,它使恶露从宫腔内部毫无障碍地排出体外,在预防产后感染性并发症时,这一点是极其重要的。

根据出血及撕裂情况的不同,球囊阴道栓塞一般要持续24~36小时。在使用充满液体的阴道球囊时需要留置导尿管。

16.9 讨论

在正常生理情况下,母体在妊娠期间会增加大约50%的血容量,增加的血容量为分娩时血液流失提供了储备补偿。同样重要的是,在分娩时,妊娠女性通常会采用截石位(即背靠手术床,双下肢抬高),她们的机体对1000~1200mL的失血有很好的补偿机制,不会表现出明显的血流动力学改变,这使得低血流量状态的体征表现不明显。同时,产科医生对分娩时产妇出血量的预估会比实际出血量少大约50%。但是,300~400mL的进一步失血通常会导致生理代偿机制的失调,通常表现为心动过速、低血压、面色苍白以及其他低血容量性休克体征。

在失血量达到1500mL及出现明显的体征变化前阻止PPH的发生是极其重要的。在PPH早期使用晶、胶体静脉替代液体滴注维持血容量时,必须要确保血管内容积与重要脏器的灌注量相适应,避免灌注对重要脏器造成不可逆的损害。

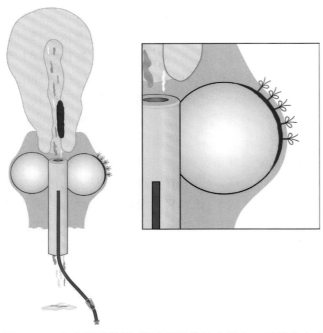

图 16.13　　自主阴道导管：阴道撕裂伤缝合填塞。恶露乳自动流出。

然而，对于产科医生来说，在发生严重分娩期出血前，及时用器械或者外科方法进行止血仍然是第一位。局部止血法是将正在出血的器官作为目标，但在研究的病例中，子宫相关性出血的解决办法仍以外科手术，如动脉介入栓塞或子宫切除术为主。一旦 PPH 停止，在病理生理上，心血管系统会快速使恢复血容量，使患者的病情在总体上得到改善。

观察在发生 PPH 时可用的治疗仪器设备，便能明白，例如，及时呼叫助手、双手按摩宫底、使用两根大口径导管开放静脉通道、排空膀胱、使用子宫收缩药物、补液以及实行主动脉压迫这些治疗方法的实施是非常有限的。随后的干预措施便是对分娩软产道进行彻底检查，同时使用外科法修复出血点。之后要做的是宫内探查，手工取出宫腔内的遗留物。在大多数 PPH 病例中，这些治疗方法的止血效果非常好。

如果在使用子宫收缩药、手工探查宫腔内部及排除外伤性 PPH 后，出血仍然不能控制，此时产科医生就必须要重视这例会威胁产妇生命的 PPH。

目前，在 PPH 管理的转折点上，临床医生所采用的方法可以使病情得到好转的同时阻止出血的继续发生，也避免了子宫切除术的进行，这个方法简单、有效且能快速使用。

这个方法就是应用子宫内球囊填塞技术。

当想到宫腔内填塞的特征时，便会想到填塞会阻止子宫收缩力的恢复，必须强调的是现在已经解决了这个问题。

目前已经不再使用传统的填塞方法，类似于其他医学专科医生在治疗腔隙（如鼻腔、食管等）出血时，使用坚硬的物品进行机械止血，直到血管内血栓的自然形成。

将所采用的方法描述成填塞的一个种类，倒不如说它是暂时性子宫收缩乏力的动力学支持。在子宫能够产生有效子宫收缩用于收缩胎盘血管前，使其得到充分的休息。

这一动力学支持在止血的同时，也给子宫提供了宝贵的休息时间去恢复器官原有机能。产科医生可能会认为此时不用急于使子宫恢复原有生理机能，因为球囊已经使出血停止。临床产科医生应该耐心地等待子宫收缩力的恢复，并且通过注射器内的液面高度的增加来证明子宫已经从宫缩乏力恢复到了其原有的强度。当子宫收缩力恢复后，球囊的体积便会逐渐变小，但是当被需要时，球囊会在不产生对子宫肌层远期影响的条件下再一次发挥作用。球囊对子宫的这一友善支持保证在 30~40 分钟完成。

当有阴道内球囊的置入来协助宫腔内球囊进行止血时，该方法会更有效。

在管理 PPH 时，相邻的两个球囊给产科医生提供了新的办法及途径，因为即使在分娩后宫颈管松弛扩张，宫腔内的球囊仍然能安全地保留在宫腔内，并且子宫下位于两个球囊之间的部位会产生回缩力。

两个球囊的联合填塞在处理患有前置胎盘及 PPH 来源在子宫下段的孕产妇时极为有效，病因在子宫下段的 PPH 通常以宫缩乏力的同时伴随富含血运为特点，血运来源一般是发达的腹膜下血管及其众多的交通血管。

使用两个塑料球囊在胎盘床下缘以一种无创性的方式实行加压（止血）明显要优于使用外科方法去压迫位于子宫前后壁的缝合处，该缝合处的作用一般是在消除潜在腔隙的同时压迫出血点，这种缝合技术很难操作。

外科手术中分离植入性胎盘或者切除子宫坏死部分中，最复杂的病例需要使用连同 DBAS 一起的辅助技术，例如，为了能使宫腔内有足够的空间放置球囊，要将宫腔内胎盘外表面褶皱缝合处进行止血，同时还要进行双侧子宫动脉降支进行结扎。

要强调的是，为了节约宝贵的时间以及减少出血量，以上提到过的技术都需要在胎儿娩出后立即同时进行。分别独立评价每种方法的治疗效果的说法是不存在的;处理危重 PPH 需要包括 DBAS、缝合术以及动脉结扎的协同作用。

在极少数罕见病例中,当以上所有的止血方法都无效时,除非进行子宫切除术,否则患者明显将会因失血性休克而死亡。在患者发生低血容量性休克前或当患者一切生命体征都正常时,便应该提前有这种认知。

与经阴道分娩相比,行剖宫产术进行分娩明显会有更高的出血及子宫切除的风险。然而,从另一方面来说,现有的 CD 技术在阴道分娩中提供一个独特的机会进行不同寻常的手术,同时还要简单且高效的预防,例如,出血及感染这些 CD 主要并发症的发生,这一点是绝对不可能的。

已经设计出了一个辅助工具,一根灵活的细塑料引流管,它使得将球囊装置经腹逆行放入宫腔内变得相对更加容易(见图 16.9 至图 16.12)。如果这一个简单、廉价、无创且安全的球囊装置能帮助外科产科医生预防这些并发症的发生,特别是在高危组,这些并发症发生的可能性是完全不确定的,那么,(球囊是否有效的)结论是显而易见的。必须要对由手术而引起的子宫医源性损害进行弥补。最好的弥补方法便是在宫腔内置入球囊。

因为需要进行填塞的部位会出现相应的临床表现,所以在治疗生殖道裂伤时,阴道填塞的位置十分明确。也许现在,可以呼吁禁止阴道纱布填塞,正如禁止使用产后子宫塞纱那样。

在使用纱布作为填塞物的众多缺点中,必须强调持续性内出血发生及影响恶露从宫腔内排出这两点的现实可能性。这些弊端在自动阴道填塞装置的帮助下顺利解决了。

大球囊(容量>300mL)被安装在阴道导管的远端。一旦球囊内充满液体,球囊末梢会变成漏斗状,任何液体(血液、恶露)在上方自由聚集后通过引流管道排出体外。

结论

1. 自由气流球囊阴道填塞是治疗最常见类型 PPH 最有效的办法,这类 PPH 是由子宫收缩乏力造成的。这种治疗方法可以由受过训练的护工在任何场景完成,甚至在救护车或者家里也可完成。

2. 当血压骤降的原因是子宫形态异常以至于子宫功能处于非正常功能状态(前置胎盘、胎盘置入等),在这种条件下发生 PPH 时,双球囊协同系统(DBAS)的采用的是实行其他各种复杂止血措施的基本操作步骤。

3. DBAS 的联合使用、胎盘外表面褶皱缝合,以及将子宫动脉降支结扎这三个操作能让医生即时判断患者是否需要进行子宫切除术,如不能及时判断患者病情,那么患者将会死亡或者成为进行 DBAS 后仍进行子宫切除术的代表。

4. 相对于上文描述的那两种保守的外科技术来说,DBAS 的应用使得子宫切除率降低了 1/4,特别减少了以子宫收缩乏力为病因的 PPH 所导致子宫切除的发生率。

5. 预防性地经腹置入宫腔内球囊进行填塞能有效避免由剖宫产引起的出血及感染等并发症的发生。

6. 自动阴道球囊填塞系统确保了在填塞时不发生创伤,恶露的自由流出以及排除了发生隐匿性 PPH 的可能性。

7. 在发生 PPH 时,当子宫收缩药无效,撕裂口被缝合后,应该使用宫腔内球囊填塞,但在这之前,进行徒手探查子宫是必须要做的。

参考文献

1. Briley A, Bewley S (2010) Management of obstetric hemorrhage: obstetric management. In: Pavord S, Hunt B (eds) The obstetric hematology manual. Cambridge University Press, Cambridge, pp 151–157
2. Karoshi M, Palacios-Jaraquemada JM, Keith LG (2012) Managing the ten most common life-threatening scenarios associated with postpartum hemorrhage. In: Arulkumaran S, Karoshi M, Keith LG, Lalonde AB, B-Lynch C (eds) A comprehensive textbook of postpartum hemorrhage: an essential clinical reference for effective management, 2nd edn. Sapiens Publishing, London, pp 3–18
3. Briley A, Seed PT, Tydeman G, Ballard H, Waterstone M, Sandall J, Poston L, Tribe RM, Bewley S (2014) Reporting errors, incidence and risk factors for postpartum haemorrhage and progression to severe PPH: a prospective observational study. BJOG 121: 876–888
4. Kayem G, Kurinczuk JJ, Alfirevic Z, Spark P, Brocklehurst P, Knight M (2011) Specific second-line therapies for postpartum haemorrhage: a national cohort study. BJOG 118:856–864
5. Knight M, UKOSS (2007) Peripartum hysterectomy in the UK: management and outcomes of the associated haemorrhage. BJOG 114:1380–1387
6. Condous GS, Arulkumaran S, Symonds I, Chapman R, Sinha A,

Razvi K (2003) The "tamponade test" in the management of massive postpartum hemorrhage. Obstet Gynecol 101:767–772

7. Dahlke JD, Mendez-Figueroa H, Maggio L, Hauspurg AK, Sperling JD, Chauhan SP, Rouse DJ (2015) Prevention and management of postpartum hemorrhage: a comparison of 4 national guidelines. Am J Obstet Gynecol 213:76.e1–76.10

8. American College of Obstetricians and Gynecologists (2006) Clinical management guidelines for obstetrician-gynecologists: postpartum hemorrhage. ACOG Practice bulletin no. 76. Obstet Gynecol 108:1039–1047

9. Royal Australian and New Zealand College of Obstetricians and Gynaecologists (2011) Management of postpartum hemorrhage. Available at: http://www.ranzcog.edu.au/collegestatements-guidelines.html

10. Royal College of Obstetrician and Gynaecologists (2011) Postpartum hemorrhage: prevention and management. Available at: http://www.rcog.org.uk/womens-health/clinical-guidance/prevention-and-management-postpartum-haemorrhage-green-top-52

11. Leduc D, Senikas V, Lalonde AB, Ballerman C, Biringer A, Delaney M, Duperron L, Girard I, Jones D, Lee LS, Shepherd D, Wilson K, Clinical Practice Obstetrics Committee, Society of Obstetricians and Gynaecologists of Canada (2009) Active management of the third stage of labour: prevention and treatment of postpartum hemorrhage. J Obstet Gynaecol Can 31:980–993

12. Tunçalp O, Souza JP, Gülmezoglu M, World Health Organization (2013) New WHO recommendations on prevention and treatment of postpartum hemorrhage. Int J Gynaecol Obstet 123:254–256

13. Danso D, Reginald PW (2012) Internal uterine tamponade. In: Arulkumaran S, Karoshi M, Keith LG, Lalonde AB, B-Lynch C (eds) A comprehensive textbook of postpartum hemorrhage: an essential clinical reference for effective management, 2nd edn. Sapiens Publishing, London, pp 377–380

14. Francois KE, Foley MR (2012) Antepartum and postpartum hemorrhage. In: Gabbe SG, Niebyl JR, Galan HL, Jauniaux ERM, Landon MB, Simpson JL, Driscoll DA (eds) Obstetrics: normal and problem pregnancies, 6th edn. Saunders Elsevier, Philadelphia, pp 415–444e5

15. Poggi SBH (2012) Postpartum hemorrhage & the abnormal puerperium. In: DeCherney A, Roman A, Nathan L, Laufer N, Goodwin TM (eds) Current diagnosis & treatment obstetrics & gynecology, 11th edn. McGraw-Hill Education, Columbus, pp 349–356

16. Cohen WR (1991) Postpartum uterine hemorrhage. In: Cherry SH, Merkatz IR (eds) Complications of pregnancy: medical, surgical, gynecologic, psychosocial, and perinatal. 4th edn. Williams & Wilkins, Baltimore, pp 1132–1141

17. Blanchette H (1977) Elective manual exploration of the uterus after delivery: a study and review. J Reprod Med 19:13–16

18. Hammond H (1972) Death from obstetrical hemorrhage. Calif Med 117:16–20

19. Georgiou C (2012) Intraluminal pressure readings during the establishment of a positive 'tamponade test' in the management of postpartum haemorrhage. In: Arulkumaran S, Karoshi M, Keith LG, Lalonde AB, B-Lynch C (eds) A comprehensive textbook of postpartum hemorrhage: an essential clinical reference for effective management, 2nd edn. Sapiens Publishing, London, pp 369–376

20. Olsen R, Reisner DP, Benedetti TJ, Dunsmoor-Su RF (2013) Bakri balloon effectiveness for postpartum hemorrhage: a "real world experience". J Matern Fetal Neonatal Med 26:1720–1723

21. Jain V (2011) Placement of a cervical cerclage in combination with an intrauterine balloon catheter to arrest postpartum hemorrhage. Am J Obstet Gynecol 205:e15–e17

22. Qiao XM, Bai L, Li H, Zhu F (2015) Vaginal bilateral cervical lips suture in combination with intrauterine Foley catheter to arrest postpartum hemorrhage. Clin Exp Obstet Gynecol 42:191–194

23. Kawamura A, Kondoh E, Hamanishi J, Kawamura Y, Kusaka K, Ueda A, Kawasaki K, Fujita K, Mogami H, Konishi I (2013) Cervical clamp with ring forceps to prevent prolapse of an intrauterine balloon in the management of postpartum hemorrhage. J Obstet Gynaecol Res 39:733–737

24. Matsubara S, Kuwata T, Usui R, Ohkuchi A (2013) 'Holding the cervix' technique for post-partum hemorrhage for achieving hemostasis as well as preventing prolapse of an intrauterine balloon. J Obstet Gynaecol Res. 39:1116–1117

25. Onwere C, Gurol-Urganci I, Cromwell DA, Mahmood TA, Templeton A, van der Meulen JH (2011) Maternal morbidity associated with placenta praevia among women who had elective caesarean section. Eur J Obstet Gynecol Reprod Biol 159:62–66

26. Palacios-Jaraquemada JM, Karoshi M, Keith LG (2012) Uterovaginal blood supply: the S1 and S2 segmental concepts and their clinical relevance. In: Arulkumaran S, Karoshi M, Keith LG, Lalonde AB, B-Lynch C (eds) A comprehensive textbook of postpartum hemorrhage: an essential clinical reference for effective management, 2nd edn. Sapiens Publishing, London, pp 19–23

27. Palacios-Jaraquemada JM (2011) Efficacy of surgical techniques to control obstetric hemorrhage: analysis of 539 cases. Acta Obstet Gynecol Scand 90:1036–1042

28. Palacios-Jaraquemada JM (2013) Caesarean section in cases of placenta praevia and accreta. Best Pract Res Clin Obstet Gynaecol 27:221–232

29. Barinov SV, Zhukovsky YG, Dolgikh VT, Medyannikova IV (2015) Novel combined strategy of obstetric haemorrhage management during caesarean section using intrauterine balloon tamponade. J Matern Fetal Neonatal Med. doi: 10.3109/14767058.2015.1126242. (Epub ahead of print)

30. Briery CM, Rose CH, Hudson WT, Lutgendorf MA, Magann EF, Chauhan SP, Morrison JC (2007) Planned vs emergent cesarean hysterectomy. Am J Obstet Gynecol 197:154.e1–154.e5

31. Rossi AC, Lee RH, Chmait RH (2010) Emergency postpartum hysterectomy for uncontrolled postpartum bleeding: a systematic review. Obstet Gynecol 115:637–644

32. Baskett TF (2012) Peripartum hysterectomy. In: Arulkumaran S, Karoshi M, Keith LG, Lalonde AB, B-Lynch C (eds) A comprehensive textbook of postpartum hemorrhage: an essential clinical reference for effective management, 2nd edn. Sapiens Publishing, London, pp 462–465

33. Combs CA, Murphy EL, Laros RK Jr (1991) Factors associated with hemorrhage in cesarean deliveries. Obstet Gynecol 77:77–82

34. Naef RW 3rd, Chauhan SP, Chevalier SP, Roberts WE, Meydrech EF, Morrison JC (1994) Prediction of hemorrhage at cesarean delivery. Obstet Gynecol 83:923–926

35. Magann EF, Evans S, Hutchinson M, Collins R, Lanneau G, Morrison JC (2005) Postpartum hemorrhage after cesarean delivery: an analysis of risk factors. South Med J 98:681–685

36. Karlström A, Lindgren H, Hildingsson I (2013) Maternal and infant outcome after caesarean section without recorded medical indication: findings from a Swedish case-control study. BJOG 120:479–486; discussion 486

37. Ishii T, Sawada K, Koyama S, Isobe A, Wakabayashi A, Takiuchi T, Kanagawa T, Tomimatsu T, Ogita K, Kimura T (2012) Balloon tamponade during cesarean section is useful for severe post-partum hemorrhage due to placenta previa. J Obstet Gynaecol Res. 38:102–107

38. Chandraharan E, Arulkumaran S (2008) Surgical aspects of postpartum haemorrhage. Best Pract Res Clin Obstet Gynaecol. 22:1089–1102

39. Duncan A, von Widekind C (2012) Bleeding from the lower genital tract. In: Arulkumaran S, Karoshi M, Keith LG, Lalonde AB, B-Lynch C (eds) A comprehensive textbook of postpartum hemorrhage: an essential clinical reference for effective management, 2nd edn. Sapiens Publishing, London, pp 193–198

40. Yoong W, Ray A, Phillip SA (2009) Balloon tamponade for post-partum vaginal lacerations in a woman refusing blood transfusion. Int J Gynaecol Obstet 106:261

41. Srivastava G, Bartlett C, Thakur Y (2012) Successful use of Rusch balloon to control postpartum haemorrhage due to vaginal lacera-

tions. J Obstet Gynaecol 32:36

42. Guster TM (2011) Wow! That is a lot of blood. In: Roberts CP, Broomfield D (eds) Avoiding common obstetrics and gynecology errors. Wolters Kluwer Health/Lippincott Williams & Wilkins, Philadelphia, pp 90–92

43. Tattersall M, Braithwaite W (2007) Balloon tamponade for vaginal lacerations causing severe postpartum haemorrhage. BJOG 114:647–648

44. Baskett TF, Calder AA, Arulkumaran S (2007) Munro Kerr's operative obstetrics, 11th edn. Saunders Elsevier, Philadelphia

第17章
局部麻醉的并发症

Antonella Cotoia，Lucia Mirabella，Pasquale Raimondo，Gilda Cinnella

17.1 引言

17.1.1 局部麻醉的发展历程

近代观点认为，分娩时的疼痛可能会影响产程，对母胎产生不良影响。分娩镇痛在缓解产妇疼痛方面十分安全有效，但硬膜外镇痛是目前唯一可以持续分娩镇痛方法。美国麻醉师学会和美国妇产科学会联合发表的一篇声明指出，即使没有医学指征，产妇请求也是分娩镇痛的充分指征[1]。William Halsted 医生是局部麻醉领域的主要开拓者，他开创了可卡因注射进行区域阻滞的先河，但不幸的是，Halsted 医生死于可卡因上瘾（图 17.1）。美国神经学家 James Leonard Corning（1855—1923 年）因其早期的神经轴阻滞实验而闻名世界（在 Corning 生活的年代，关于硬膜外腔的解剖学尚未得到很好的发展）（图 17.2）。1923 年，Gaston Labat 及其同事一起成立了最早的美国局域麻醉学会（图 17.3）。

普遍认为局部麻醉非常安全，但它和所有外科手术一样有一定风险。与产科相关的椎管内麻醉很少发生严重并发症，然而一旦发生将出现难以承受的后果。目前，有许多关于产科椎管内麻醉并发症的病例报告、病例分析及回顾性研究，但由于尚缺乏大型临床研究，难以准确评估产科椎管内麻醉并发症的发病率。近十几年来，随着产科麻醉的实践发展，无论是脊椎麻醉或硬膜外阻滞都提高了妊娠的安全性，特别是大大提高了剖宫产患者、生活在农村地区的患者或有并发症患者的安全性[2,3]。故本章节旨在讨论局部麻醉并发症

及其诊断和治疗。

在此之前，请读者熟记妊娠前和妊娠期的病理解剖图（图 17.4 至图 17.7）。

17.2 局部麻醉心血管相关并发症

17.2.1 低血压

低血压是脊椎麻醉最常见并发症，且往往难以避免。低血压的发生主要是由脊椎麻醉时交感神经阻滞，全身血管阻力降低和静脉容量增加，继而导致静脉回流和心输出量显著降低。

低血压的发生率波动在 1.9%~71%，但由于低血压的定义尚无统一标准，其发生率在不同地区也略有不同。最常用的定义是动脉收缩压低于 100mmHg 或轻基线下降到 80% 以下（图 17.8）。

剖宫产需要较高的麻醉平面（T4 水平）（图 17.9），兼之产妇发生一系列生理和解剖结构的变化（图 17.10），机体内皮源性血管舒张因子的合成增加，而对内源性血管收缩剂的敏感性降低，产妇对交感神经阻断术的敏感性相应增加，因而产妇在实行脊椎麻醉时发生低血压的风险也随之增加（图 17.11）[4,5]。

脊椎麻醉引起的恶心和呕吐（图 17.12）常常与血流动力学改变有关。当主动脉痉挛致血压下降到临界水平以下时，可能会损害胎盘血流，导致胎儿缺氧和酸中毒。导致低血压的危险因素有母亲体重指数 BMI≥29kg/m²、年龄≥35 岁、高血压、巨大儿、低血压相关并发症及局部麻醉药的使用。目前，有大量关于局部麻醉药剂量的文章，旨在研究血流动力学变化与围术期镇

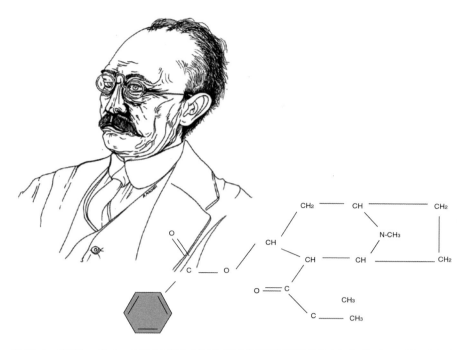

图 17.1 William Halsted 开创了可卡因注射进行区域阻滞的先河,但他死于可卡因成瘾。

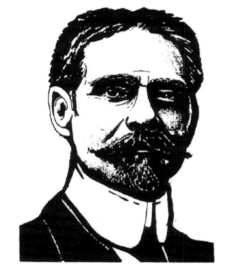

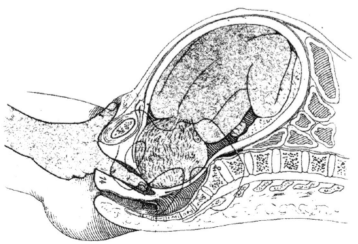

图 17.2 美国神经学家 James Leonard Corning(1855—1923年),因其早期的神经轴阻滞实验而闻名世界。

图 17.3　Gaston Labat 使用的脊椎麻醉针。

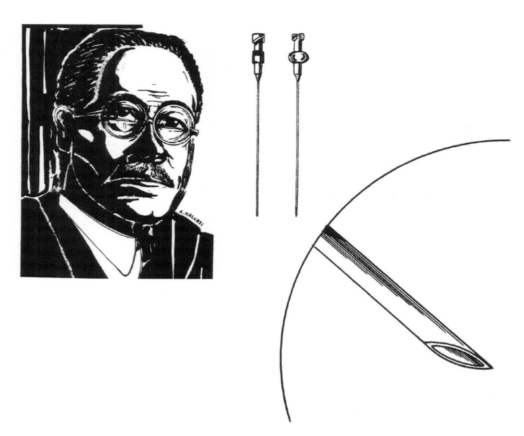

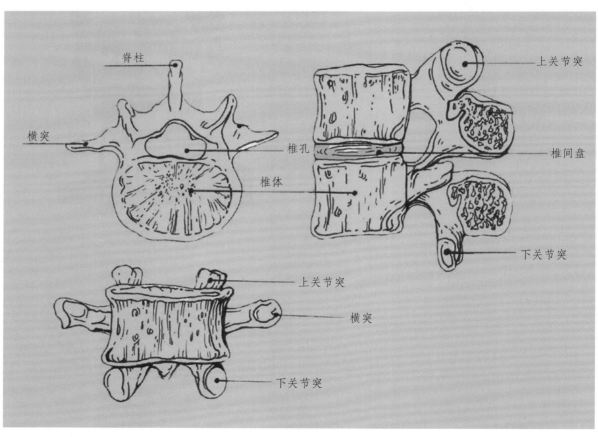

图 17.4　脊柱的正确病理解剖：腰椎。

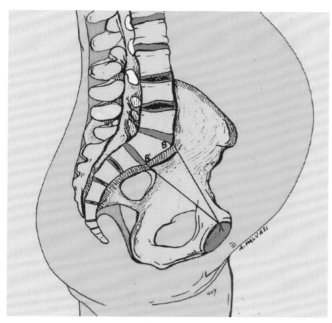

图 17.5 椎管骨及其角度。

痛效果之间关系[6-15]。

在剖宫产中，在子宫外置及复位过程中，或行其他肠道手术都可能导致产妇术后恶心、呕吐（图17.13）。

脊椎麻醉后自主神经功能改变引起低血压，临床上常通过产妇脊椎麻醉体位后血压和心率变化预测发生低血压的风险[16]。临床上，通过床边试验与其他技术相结合，来评估患者手术当天心率变异性，然而这一方法尚无统一标准[14]。

临床上，预防低血压的手段包括静脉补液（图17.14），将患者子宫推向左侧避免子宫压迫主动脉（图17.15 和图17.16），以及升压药的使用（表17.1）[17]。

在镇痛前15分钟内按10~20mL/kg进行预防性的静脉输液，是预防低血压最重要的方法之一。胶体液具有较高的胶体渗透压，且半衰期长，在预防低血压方面优于晶体液。然而，胶体液可能导致患者过敏、凝血紊乱、抑制血小板活性，且成本较高，因此，临床上较少使用胶体液来预防低血压。另一方面，大量晶体液输注后可能促进心房钠尿肽分泌，导致外周血管扩张[18]。据统计，产妇脊椎麻醉后发生低血压多是因为给药过快（15mL/kg），特别在某些紧急情况需快速麻醉时，产科液体管理也认同这一观点[18-19]。另一方面，脊椎麻醉时缓慢给药，并使用低剂量麻醉药，可降低低血压发生率及延迟其发病率[14]。

升压剂静脉用药可治疗产妇低血压，对胎儿无不良影响（表17.2）[20]。若患者无心动过缓，建议使用去

氧肾上腺素，除了去氧肾上腺素比麻黄碱的升压效果更好外，使用麻黄碱后患者卒中、心动过速发生率较高，并且麻黄碱会影响胎儿酸碱平衡、刺激胎儿β肾上腺素受体，导致胎儿心动过速和代谢量增加[21]。

然而有学者认为，选择性α1-肾上腺受体激动剂去氧肾上腺素，可通过压力感受器反射而使心率减慢，因此，使用去氧肾上腺素的患者心动过缓的发生率高于使用麻黄碱患者，而两组患者胎儿酸中毒发生率上并无明显差异[22]。由于最佳给药方案尚不清楚，因此，开发了新型闭环双泵自动系统，基于连续无创动脉压监测自动给予升压剂，对剖宫产期间母体血流动力学稳定性具有显著益处[23]。无创性心排血量监测可用于严重心脏病患者的监护，是否使用有创性血流动力学监测应根据患者病史和心血管危险因素来决定[14,19]。

椎管内麻醉很少引起严重的低血压、心动过缓或心力衰竭，这些主要继发于Bezold-Jarisch反射。一旦发生严重低血压，应立即给予足够剂量的升压剂升压治疗；若出现心脏停搏，需立即心肺复苏，娩出胎儿，注意避免压迫腹主动脉，降低腹主动脉压，以改善母胎循环。分娩时常建议给予缩宫素进行子宫收缩治疗，但必须谨慎应用，因它能使全身血管扩张和冠状动脉血管收缩[24]。

17.2.2 心动过缓和心脏停搏

产科麻醉严重并发症包括心动过缓与心脏停搏，其中脊椎麻醉的发病率高于全身麻醉。T1~T4神经阻滞，可能会导致完全性心脏传导阻滞或心脏停搏（图17.22至图17.24）。另一方面，脊椎麻醉降低心房牵张受体敏感性，也相应增加了患者心动过缓、心脏停搏的发生率。

静脉注射阿托品是治疗心动过缓与心脏停搏首选方案，也可用于预防心动过缓与心脏停搏的发生；若低血压并发心动过缓或阿托品无效，可改用麻黄碱。当患者出现心血管副作用，如心电图基线低于正常值的20%、收缩压<100mmHg或出现症状（如恶心、昏厥等），应进行治疗[25]。

17.3 硬脊膜穿刺后头痛

硬脊膜穿刺后头痛（PDPH）是脊椎麻醉和硬膜外

a

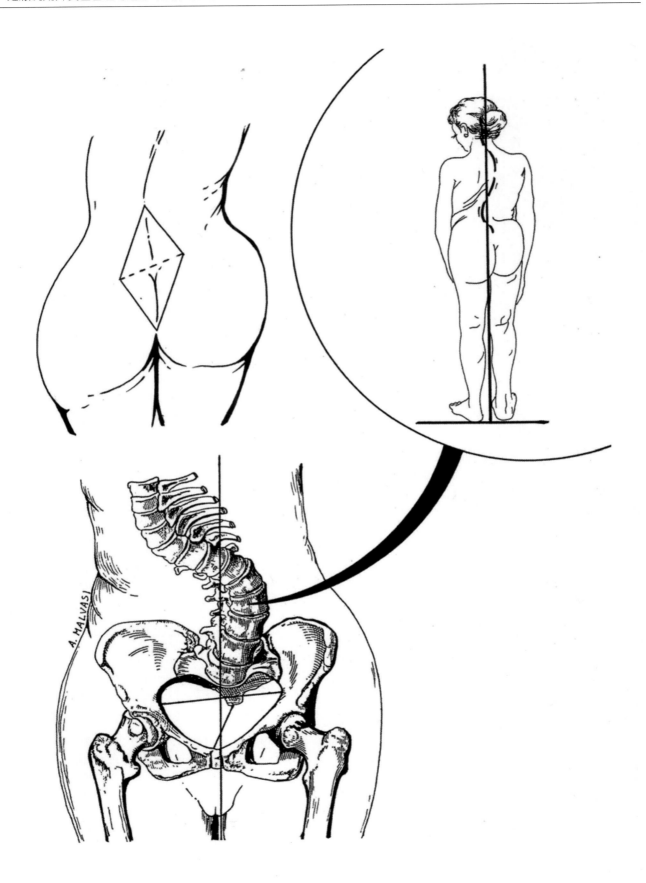

图17.6 成人脊柱病理性弯曲示意图。(待续)

b

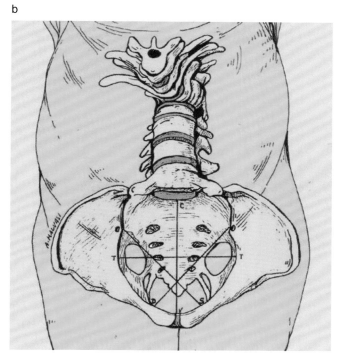

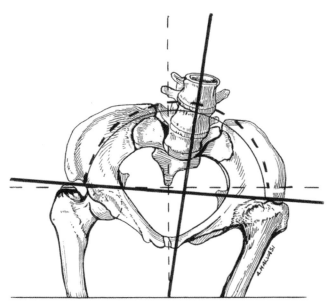

图17.7 骶骨及骶骨角度的正面图。

图17.6(续)

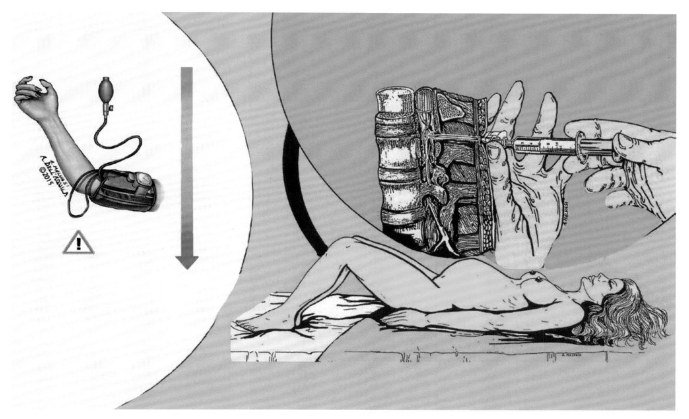

图17.8 脊椎麻醉后产妇发生低血压(左室收缩压≤100mmHg)。患者体位为侧卧位即安全体位,以改善低血压情况(右心室)。

(Modified from:Antonio Malvasi Gian Carlo Di Renzo,Semeiotica Ostetrica. C.I.C. International Publisher,Rome,Italy,2012.)

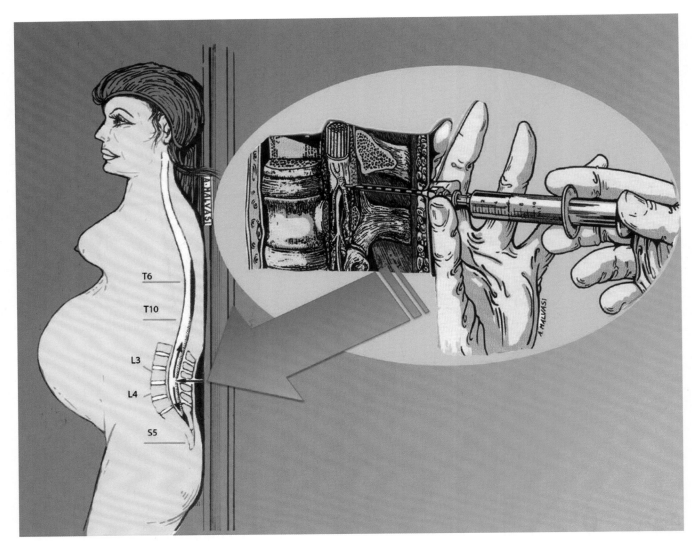

图17.9   蛛网膜下隙给药后，麻醉药的阻滞程度及在椎管内的分布情况不同。

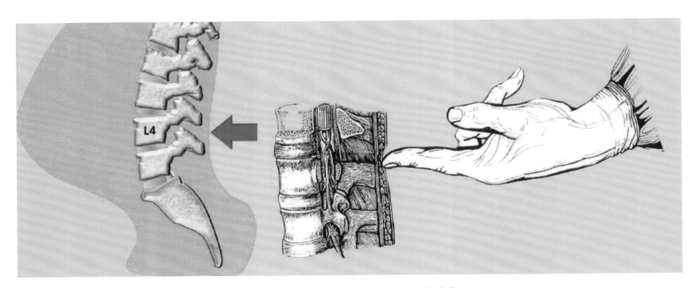

图17.10   评估脊柱解剖结构的生理性变化。

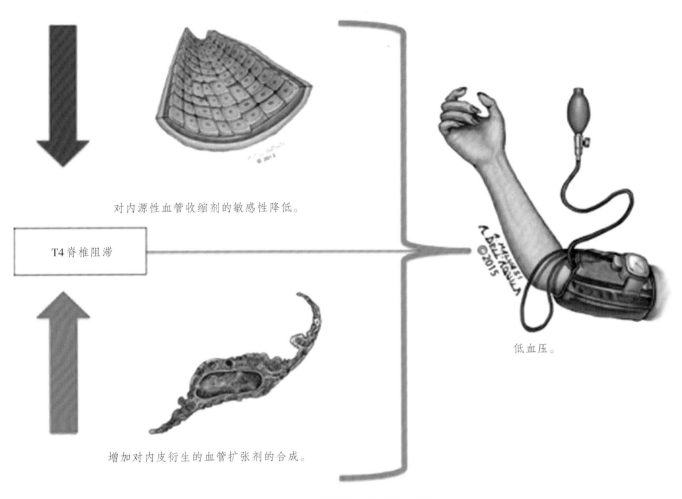

对内源性血管收缩剂的敏感性降低。

T4脊椎阻滞

低血压。

增加对内皮衍生的血管扩张剂的合成。

图 17.11　T4脊髓阻滞后产妇的生理变化。

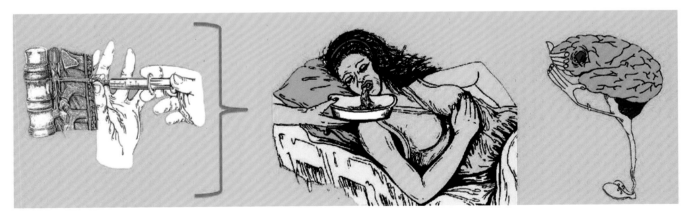

图 17.12　恶心、呕吐是产妇脊椎麻醉最常见并发症。(Modified from: Antonio Malvasi Gian Carlo Di Renzo, Semeiotica Ostetrica. C.I. C. International Publisher, Rome, Italy, 2012.)

图17.13 子宫外置及复位，或行其他肠道手术都可导致产妇恶心、呕吐。(Modified from：Antonio Malvasi Gian Carlo Di Renzo，Semeiotica Ostetrica. C. I. C. International Publisher，Rome，Italy，2012.)

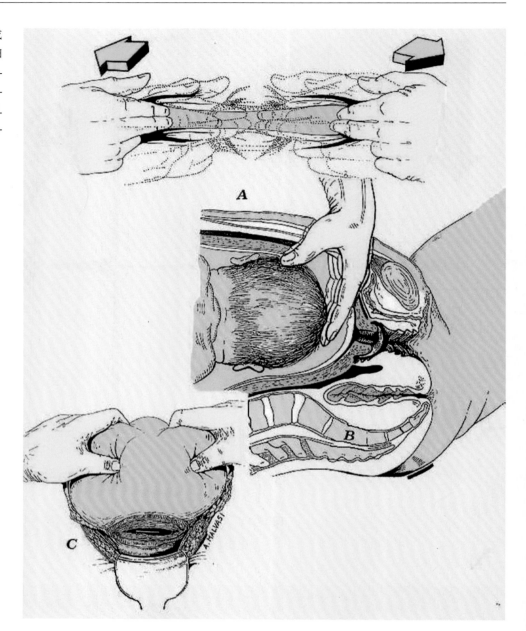

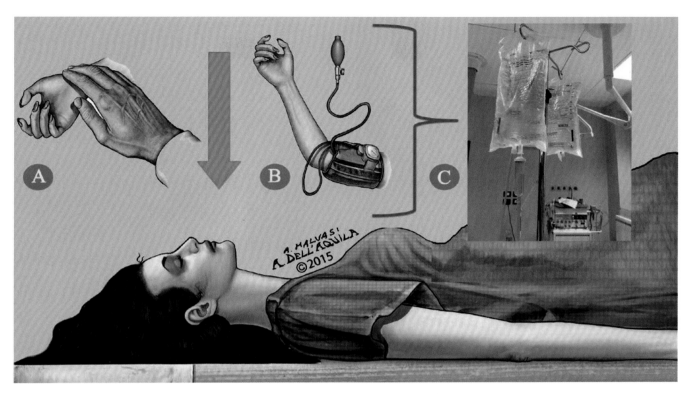

图17.14 静脉补液可预防母亲心动过缓和低血压。

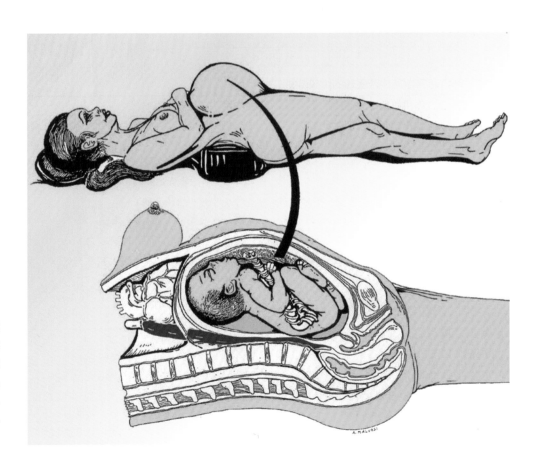

图17.15 进行麻醉的产妇宜使用楔形枕辅助其侧卧位,以便子宫移向左侧。(Modified from: Antonio Malvasi Gian Carlo Di Renzo, Semeiotica Ostetrica. C.I.C. International Publisher, Rome, Italy, 2012.)

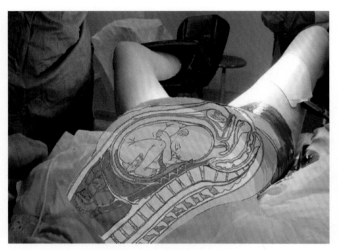

图17.16　将子宫移向左侧,避免子宫压迫腹主动脉,以预防脊椎麻醉后产妇低血压的发生。

表17.1　择期剖宫产对产妇脊椎麻醉后低血压的防治

低血压的防治
液体疗法
给药时间:预负荷–共负荷
补液类型:晶体液、胶体液
升压剂
下肢抬高或包裹弹性长袜
小剂量麻醉药
左推子宫

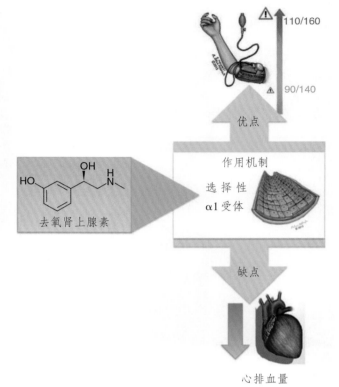

图17.17　去氧上腺素及其最重要的作用。

表17.2　产科麻醉中各种升压药的比较分析

药物	作用机制	药物作用	副作用
去氧肾上腺素 (图17.17)	选择性α1–受体激动剂	促进外周血管收缩,全身血管阻力增加,动脉血压升高 用药后即可起效,持续时间短 宜持续给药 与麻黄碱相比,对胎儿酸碱平衡无不良影响	快速耐受性 反射性心动过缓,降低母体心排血量
麻黄碱(图17.18)	α1–受体激动剂、β–受体激动剂,对交感神经具有直接作用和间接兴奋作用	增强心肌收缩力(β1受体) 使外周动静脉血管收缩(α受体) 释放内源性去甲肾上腺素(间接效应) 与去氧肾上腺素相比,无须多次稀释	快速耐受性 影响胎儿酸碱平衡
甲氧明(图17.19)	α1–受体激动剂	外周血管收缩 无正性变力效应或变时性效应 发生快速耐受的情况少见	反射性心动过缓 影响胎儿酸碱平衡
美芬丁胺(图17.20)	α–受体激动剂,直接激动和间接激动	收缩外周血管(α受体) 释放内源性去甲肾上腺素(间接效应) 与去氧肾上腺素相比,无须多次稀释	快速耐受性
间羟胺(图17.21)	α–受体激动剂,直接激动和间接激动	收缩外周血管(α受体) 释放内源性去甲肾上腺素(间接效应) 与麻黄碱相比,对胎儿酸碱平衡无不良影响	快速耐受性

图 17.18 麻黄碱的主要药物作用随心输出量增加和血压的升高而增加。

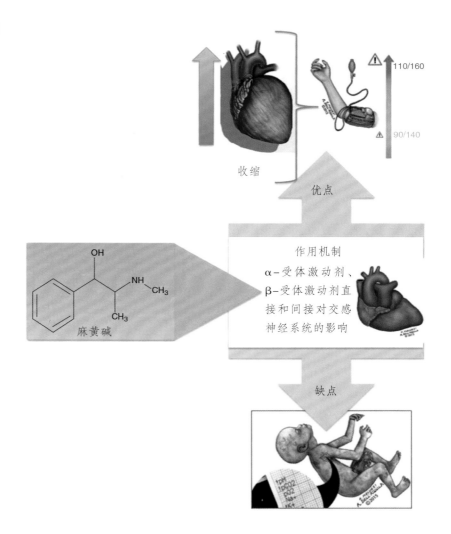

麻醉常见的医源性并发症,与意外穿破硬脊膜有关。产妇发病率高,在 0~2.5%[25]。根据 Monro-Kellie 学说,PDPH 是由硬脊膜穿破后脑脊液持续漏出,导致颅内压降低、颅内组织下垂、痛觉敏感结构受到牵拉所致[26]。据观察,PDPH 的发病率与麻醉师经验、麻醉时体位、穿刺针类型及口径无明显关联[27]。PDPH 往往表现为严重头痛,且头痛具有明显位置性,常局限在额颞部及枕部,也可辐射至肩颈部。此外,头痛可能与恶心、呕吐、眩晕、耳鸣和耳聋、畏光和复视(因第六脑神经牵拉所致)有关(图 17.25)。另,有文献报道了 2 例胸背部疼痛而不伴头痛的 PDPH 病例[28]。

国际头痛协会的研究指出,PDPH 常在硬膜穿刺后 7 天内出现,直立或坐位时疼痛加剧,平卧时减轻[29]。PDPH 为自限性疾病,并于 1 周内自愈,少数患者头痛症状可能会持续数周、数月甚至数年,只有极少数患者出现永久性神经系统症状。表 17.3 和表 17.4 为引起头痛的其他原因,以进行鉴别诊断。

若 PDPH 症状不典型,可行头颅 CT 或 MRI,排除发生严重并发症的可能。

通过堵塞硬脊膜破口 PDPH,阻止脑脊液丢失,防止脑血管扩张,但麻醉师对于这一方法未达成统一意见。多数医生采取保守治疗,让患者卧床休息 24 小时,并积极补液。最近一项荟萃分析显示指出,卧床休息可以延缓头痛的发生,但不能预防头痛的发生,而过多的补液只能刺激患者排尿和下床活动,不能预防或治疗 PDPH[30-32]。

临床上使用对乙酰氨基酚、非甾体类抗风湿药物和咖啡因进行镇痛治疗(图 17.26)。

咖啡因和舒马曲坦(图 17.27)是一种 5-羟色胺 1-D 型受体激动剂,对脑血管有收缩作用,可用于轻度 PDPH 的早期治疗。咖啡因仅在发生 PDPH 48 小时内起治疗作用,但咖啡因可从母乳代谢,可能会导致新生儿摄取,而舒马曲坦的副作用主要包括注射部位疼痛和胸闷[32]。

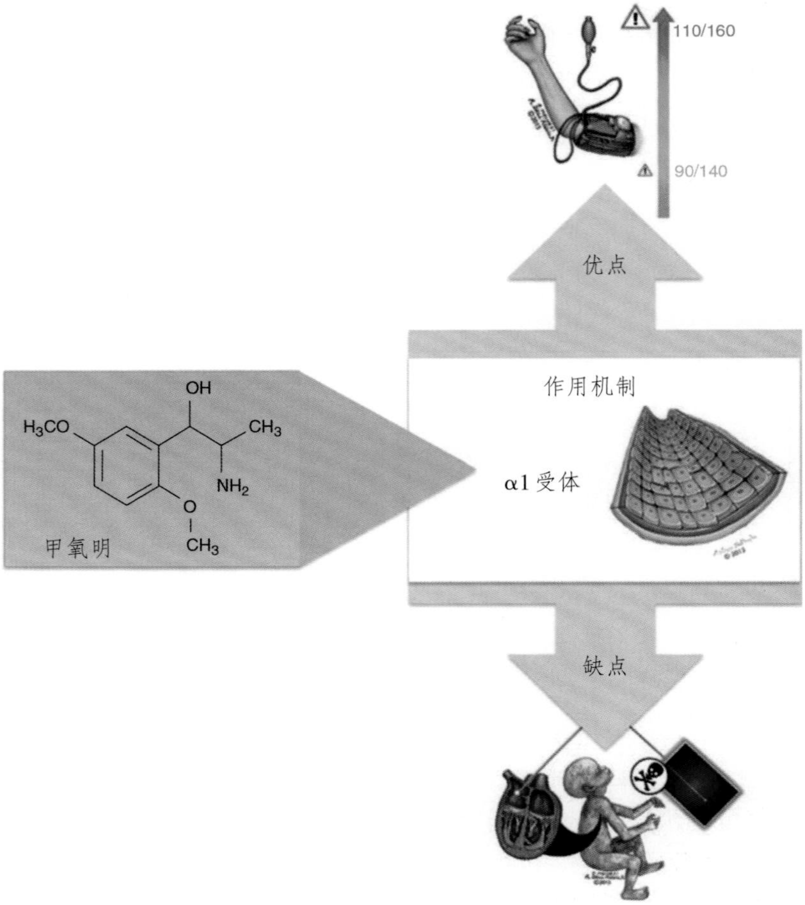

图 17.19 甲氧明及其药物作用,如增强心肌
收缩力、减少胎儿氧合作用。

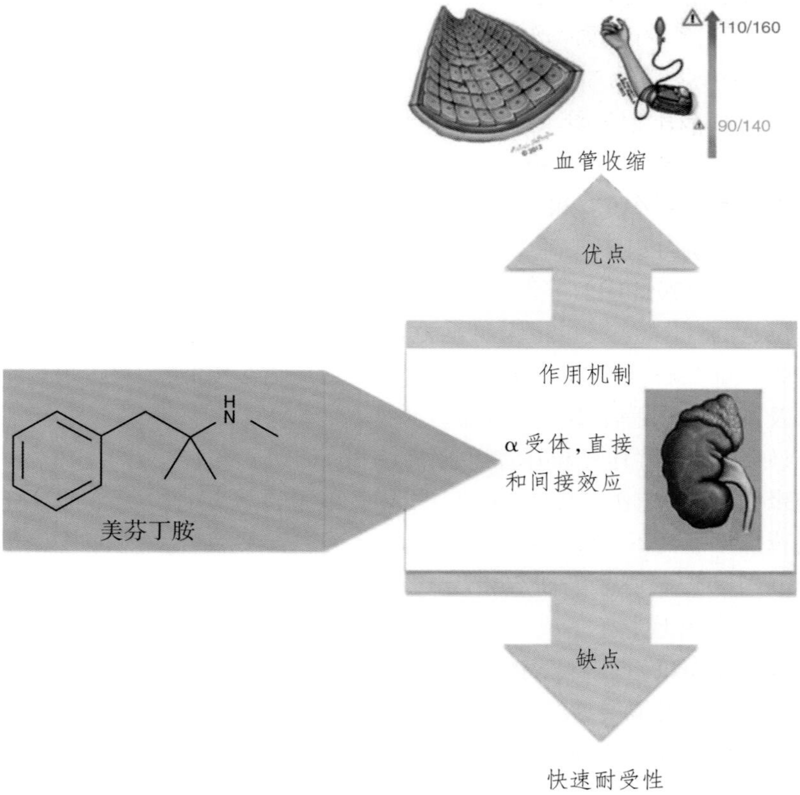

图 17.20 美芬丁胺及其最重要的作用。

图 17.21　间羟胺及其药物作用。

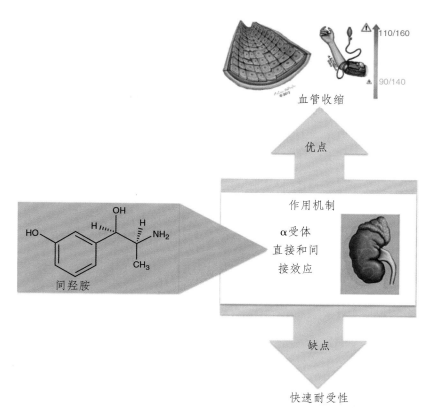

血管收缩

优点

作用机制

α受体
直接和间
接效应

缺点

快速耐受性

间羟胺

替可克肽是一种促肾上腺皮质激素类似物,据报道,替可克肽可有效治疗难治性 PDPH。促肾上腺皮质激素理论上是通过刺激肾上腺,促进脑脊液生成增加,并产生 β-内啡肽的作用,糖尿病患者应慎用[33]。

近年来,口服加巴喷丁(图 17.28)或普瑞巴林(图 17.29),也被用于缓解 PDPH 的顽固性疼痛[25,31]。

长久以来,硬膜外腔自体血填充(EBP)被公认为是治疗重度 PDPH 的金标准[34],然而,这一方法仍存在争议,可在使用 Tuohy 针意外穿破硬脊膜时给予预防性 EBP。硬膜外局部麻醉(LA)时,给药后硬膜外压力升高及 LA 对血凝块形成造成干扰,应避免在此时实施 EBP[35]。硬膜外镇痛的禁忌证也同样适用于 EBP,包括患者拒绝、穿刺部位感染、凝血功能异常和严重的全身感染,HIV 感染不是 EBP 的禁忌证。一项关于 EBP 病例报道指出,一例妊娠 32 周、自发性颅内低血压患者使用 EBP 治疗后,其头痛症状得到暂时改善,经过保守治疗后症状完全消失。

自体血无法快速从硬膜外腔清除,而穿刺部位周围血液凝固封闭穿刺孔,阻止脑脊液的外漏,使颅内压恢复正常的时间变长。与之相反,硬膜外贴成分多为生理盐水或胶体,不属于血液制品,可快速增加硬膜外腔压力,但硬膜外贴发生过敏的风险较高[31]。

经硬膜外腔给吗啡也能有效地减轻 PDPH 的疼痛,但吗啡可能会从硬膜孔漏入鞘内而产生副作用,如瘙痒、恶心和呕吐[36]。

PDPH 患者坐立位时症状会加重,故而实施 EBP 时应让患者保持侧卧位。进行手术时由麻醉医生判断穿刺针进入硬膜外腔的解剖标志,为防止血液凝固,应由助手用 20mL 无菌注射器行静脉切开术,每个注射器抽取 5mL 自体血,共抽取 20mL。自体血首选注射部位为硬膜外间隙或比前次穿刺点低一级的间隙,由麻醉医生用穿刺针将 20mL 自体血缓慢注射入硬膜外间隙。若患者在注射期间出现背部或颈部疼痛、下肢神经根疼痛或头痛恶化,应终止手术。注射完毕,嘱患者平卧 2 小时。

若患者持续头痛或头痛暂时缓解,可在术后 24 小时内重复注射自体血,减少脑脊液渗漏。

EBP 的并发症包括:背痛(35%)、颈部疼痛(0.9%)和暂时性体温升高(5%)。EBP 潜在的致命性并发症为硬膜下血肿,发病率低,但一旦发生需要严密随访。

若脑脊液持续渗漏、EBP 治疗无效,建议在荧光镜或 CT 引导下行外科手术修补硬膜破口[37-39]。

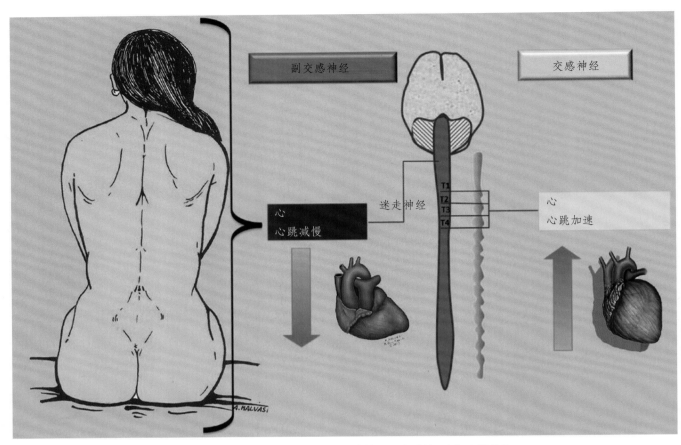

图17.22 心脏自主神经支配(副交感神经和交感神经)与心脏节律。

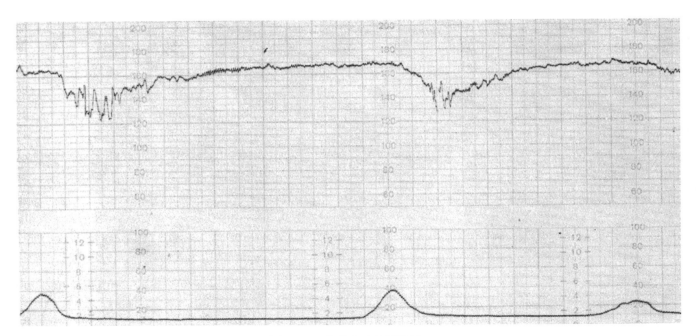

图17.23 胎儿心动过缓示例。

图 17.24 母体并发症：心脏瓣膜病，低血压后心脏停搏与椎管内麻醉相关。

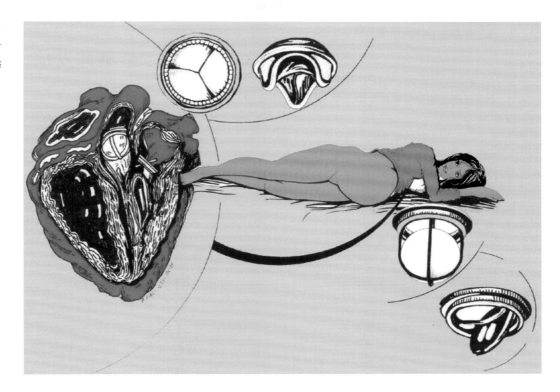

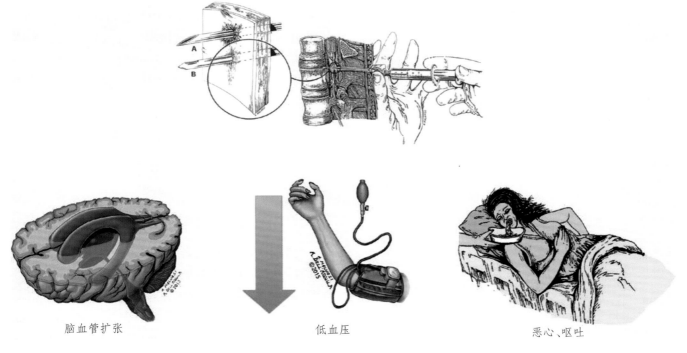

脑血管扩张　　　　　低血压　　　　　恶心、呕吐

图 17.25 硬膜穿刺后头痛及其他并发症。

表17.3　硬膜穿刺后头痛的鉴别诊断

子痫
偏头痛
非特异性头痛
病毒性、化学性或者细菌性脑膜炎
颅内积气、脑动脉瘤
脊髓脓肿
硬膜下血肿
肌筋膜综合征
药物的神经毒性
脊髓前动脉综合征
颅静脉血栓形成
颅内肿瘤

表17.4　神经阻滞麻醉相关损伤

损伤类型	原因
脊椎损伤	
直接损伤	创伤性导管插入术
	穿刺水平过高
	少见的脊髓圆锥位置过低
间接损伤	血肿（脊髓及硬膜外）
	脓肿（脊髓及硬膜外）
脊髓缺血	机械性梗阻
	血管病变
	持续低血压
	出血
	血管收缩剂
马尾神经综合征	椎管内微导管
	椎管内利多卡因（高浓度）
脑膜炎	
感染性	细菌性
	病毒性
	无菌性
非感染性	化学性蛛网膜炎
	前脊髓综合征
其他	腰骶痛
	局部麻醉系统性毒性
	神经阻滞麻醉药物浓度过高
	颅内积气
	硬膜穿刺及脑脊液渗漏

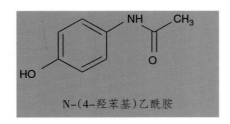

图17.26　对乙酰氨基酚。

17.4　感染并发症

中枢神经系统严重感染，如蛛网膜炎、脑膜炎、脊髓及硬膜外麻醉相关脓肿，虽然罕见，但致命。可能与菌血症、发热、白细胞升高、与硬膜外穿刺后头痛细微区别的神经功能缺陷有关，从而可与PDPH进行鉴别诊断。感染源通常是麻醉医生污染、血性扩散，或母体免疫缺陷。硬膜外穿刺后相关脑膜炎，主要是α-溶血链球菌引起，少数同样存在于操作的麻醉医生的鼻咽部。相反，皮肤菌群主要与硬膜外脓肿相关（图17.30），当硬膜外置管时间超过72小时，感染发生率明显升高。

在所有的神经阻滞麻醉过程中使用和记录无菌技术至关重要，手术室必须按照无菌原则。神经阻滞麻醉过程中，必须常规使用无菌单及手套、手术帽及口罩（图17.31至图17.34）。注意患者表现，脑膜炎及神经阻滞麻醉4~10天后发生硬膜外脓肿的症状是很重要的。诊断与治疗间的细微延迟可导致感染发生，甚至患者死亡。经验性抗细菌治疗及恰当的抗生素治疗可减少感染部位经脊髓圆锥扩散的血性传播。最后，经MRI确诊的硬膜外脓肿有必要行紧急神经外科手术[40,41]。

17.5　出血并发症

17.5.1　血肿

血肿是局部麻醉患者少见且易辨认的并发症。硬膜外麻醉或留置硬膜外导管麻醉的血肿发生率较脊椎麻醉的发生率高，因为硬膜外腔血管分布丰富，甚至可能是自发的（图17.35）。文献建议先兆子痫、HELLP综合征（溶血、肝酶升高、血小板降低）及其他凝血功能异常、肝衰竭、抗凝治疗（肝素、低分子肝素、Xa因子抑制剂、直接凝血酶抑制剂、华法林、阿司匹林、GBⅡb/Ⅲa拮抗剂，ADP P2Y12受体抑制剂等）等高危产妇常规行血小板计数可预测麻醉相关的并发症（图17.36至图17.38）。健康产妇分娩期无须常规行血小板计数，因为其不能降低分娩期麻醉并发症。指南建议涉及凝血异常的产妇或麻醉医生判断时需注意血小板计数[19,41]。

图 17.27 咖啡因及舒巴曲坦,一种 5-羟色胺 I-d 型受体兴奋剂,具有使脑血管收缩的作用。

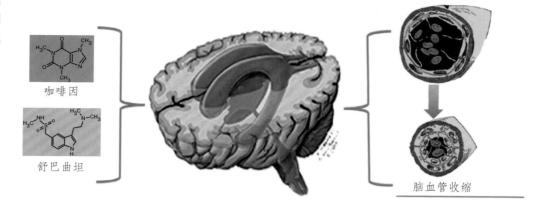

咖啡因

舒巴曲坦

脑血管收缩

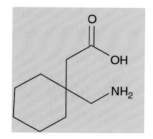

图 17.28 加巴喷丁。

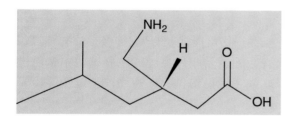

图 17.29 普瑞巴林。

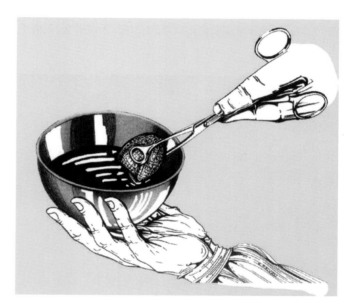

图 17.31 使用和记载细致的无菌技术的重要性。

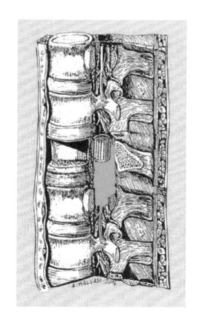

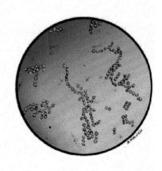

图 17.30 硬膜外脓肿及微生物培养。

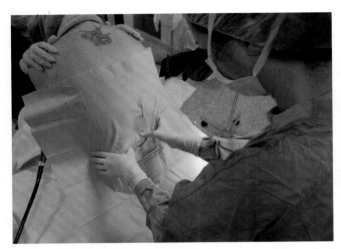

图 17.32 无菌环境需要使用口罩、手术帽、无菌手套、无菌手术衣及无菌技术。

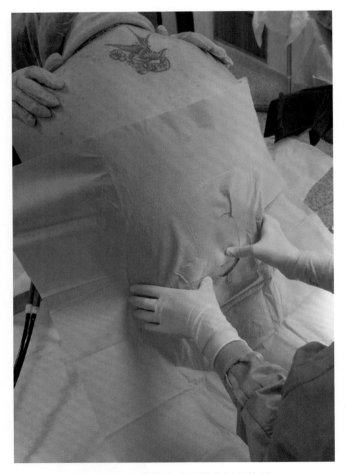

图 17.33 文身是麻醉置管穿刺的禁忌。

英格兰血液学标准委员会指南推荐实施神经阻滞麻醉的患者血小板计数>80×10⁹/L[42]。使用血栓弹力图研究血小板功有助于预测血小板减少的孕产妇神经阻滞麻醉的安全性。图17.39是血栓弹力图,图17.40显示了血栓弹力图上健康产科患者的正常范围值。

一项最新研究表明,血小板计数>56×10⁹/L的产妇实施神经阻滞麻醉,其血栓弹力图值是正常的[43]。

血肿早期症状为下肢无力、下肢感觉障碍、严重背痛、大小便失禁等运动和知觉障碍,是良好结局的主要因素。MRI是检查方法的金标准,或可选择CT。发生硬膜外血肿8小时内行神经外科手术是避免永久性神经后遗症的必要措施[25]。

血栓弹力图是一种通过测量低剪切应力下全血凝块形成的整体黏弹性特性来测试血液中凝血效率的方法。其用于成人和儿童[44]。

血栓弹力图反映血小板凝固形态(血凝块集聚、血凝块强化、血小板起效、纤维蛋白交叉连接、纤维蛋白溶解)的相互作用。

血栓弹力图不能反映传统的已经验证及标准化的血液检测项目,如INR、APTT和血小板计数。

17.6 神经系统并发症

神经性损伤可能涉及脊髓、神经根或脊神经,甚至脊髓血管。除了硬膜外血肿或脓肿这些本章已讲过,还与针刺或置管损伤、缺血、药物神经毒性等相关[25,45](表17.5)。

直接针刺或置管损伤可导致脊椎水平的错误识别、无法辨别侧面或偏差的针刺位置、脊椎末端解剖的改变、黄韧带的不全融合。在产科患者,穿刺位置一般比较难辨别,因她们不能将膝盖弯曲至腹部使得Tuffier线头向集中,因臀比肩宽使得脊椎水平线更改,另外妊娠期皮下组织增厚。脊髓圆锥末端在L1水平,但20%的成人可延至L2水平[46](图17.41)。

建议神经穿刺点高于L1-L2,以避免脊髓圆锥损伤的并发症。脊髓圆锥没有感觉受体,感觉输入是不一致的[47,48]。痛感引出主要是药物注入脊髓经压力相关机制刺激传入神经。另外,导管插入可引起下肢短暂或长期的麻木或疼痛。在神经阻滞麻醉时,患者感觉一过性麻木或疼痛时,麻醉医生可继续进行麻醉;否则应立即停止,重新定位穿刺点或导管置入点。出现长期感觉或运动障碍的患者,不应尝试在硬膜外或蛛网膜下隙行局部麻醉,避免不能及时发现被局部神经阻滞麻醉掩饰的神经损伤。

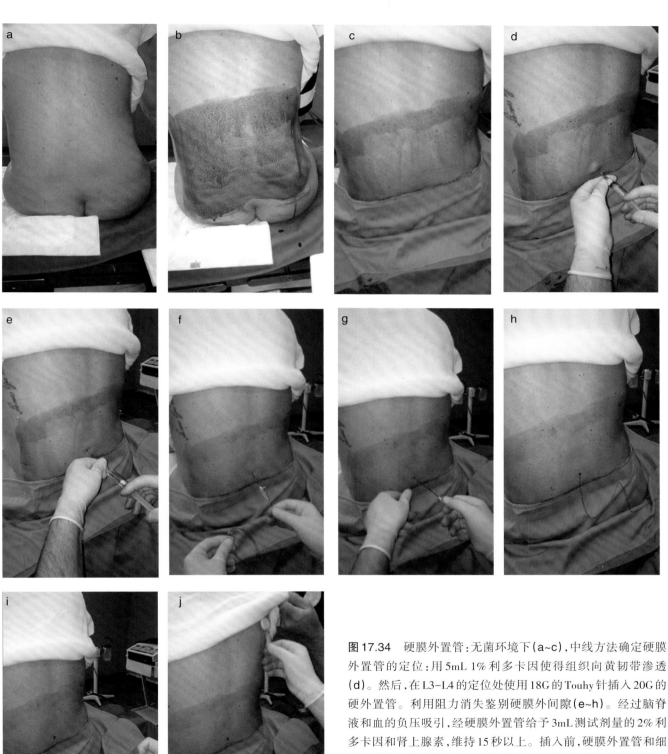

图17.34 硬膜外置管：无菌环境下（a~c），中线方法确定硬膜外置管的定位：用5mL 1%利多卡因使得组织向黄韧带渗透（d）。然后，在L3-L4的定位处使用18G的Touhy针插入20G的硬外置管。利用阻力消失鉴别硬膜外间隙（e~h）。经过脑脊液和血的负压吸引，经硬膜外置管给予3mL测试剂量的2%利多卡因和肾上腺素，维持15秒以上。插入前，硬膜外置管和细菌滤器装上生理盐水（i~j），使得连接头到硬膜外置管顶端形成一段无空气柱。如果没有发现穿刺进血管内或者蛛网膜下腔的迹象，即固定好硬膜外置管，产妇改为仰卧位；给予芬太尼（100γ）后，注射经等张氯化钠溶液稀释至15~20mL的左丁哌卡因（0.0625%）。当分娩延迟，根据妊娠女性需求每小时给予额外的药量。分娩后2小时，拔除硬膜外置管。

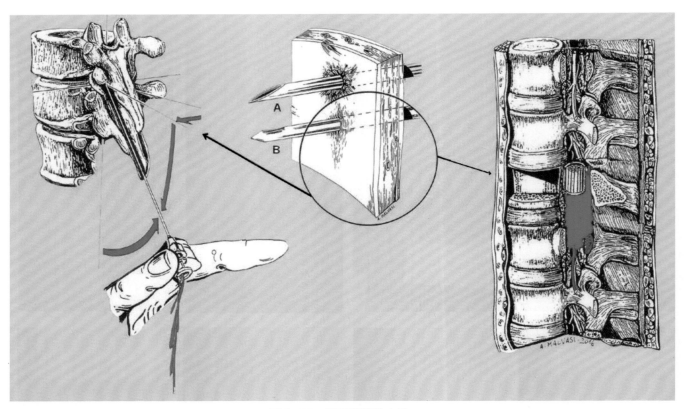

图 17.35 明显硬膜外血肿。

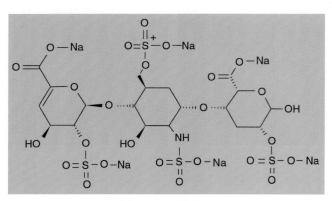

图 17.36 肝素。

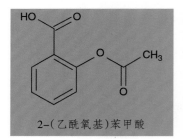

2-（乙酰氧基）苯甲酸

图 17.38 阿司匹林。

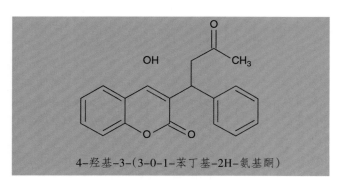

4-羟基-3-（3-0-1-苯丁基-2H-氨基酮）

图 17.37 华法林。

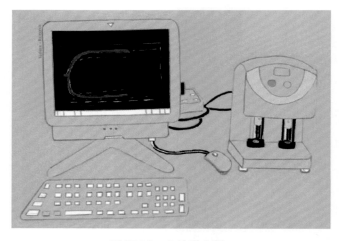

图 17.39 血栓弹力图。

图 17.40 (a) TEG 分析器产生的波形。(b)正常产科患者的血栓弹力图的参考值。

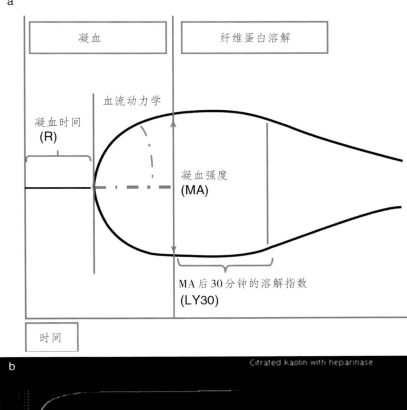

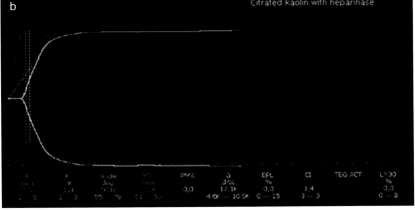

马尾神经综合征是硬膜外或蛛网膜下隙麻醉引起的罕见且破坏性大的并发症,常见于蛛网膜下隙利多卡因浓度过高,或经蛛网膜下隙置管的持续麻醉。近期,这两种方式均不建议在产科麻醉时使用。L4~S1椎间盘突出是马尾神经综合征的非医源性原因。腰骶部神经根功能失调可导致各种症状,如大小便失禁、双下肢感觉、运动障碍[49-52]。

血管痉挛或硬膜外腔受压为置管诱导,非长期低血压及血管收缩引起,可与血管损伤、前脊髓动脉栓塞有关,它是很少见的并发症。

前角更易发生损伤性缺血,因为它仅由一条脊髓动脉支配,脊动脉供应脊髓的前 2/3,并支持运动和神经功能。临床上将前脊髓动脉综合征定义为双侧运动功能丧失、尿失禁、丧失痛觉和温度觉,损伤水平以下震动感觉和本体感受相对缺乏。一旦发现并诊断神经损伤,尽早使用大剂量甾体类激素治疗血管炎或抗凝、抗血小板预防栓塞,避免无法或不完全恢复[53-56]。

MRI 可作为诊断神经损伤的手段之一。如果 MRI 不能马上实施,可用 CT 快速诊断,特别是用于诊断需立即神经外科干预的神经压缩性损伤。诊断外周神经损伤依据症状、病史及体格检查。当症状进展、非自限性时,需神经系统检查、神经生理测试(神经传导、肌电图)及神经系统 MRI[19,25]。

表17.5　影响局部麻醉药毒性的因素

注射位置	局部麻醉	患者因素
局部血流	理化特性	年龄
	脂溶性	遗传
	蛋白结合性	神经/心脏疾病
	pKa	妊娠
	血管舒张性	药物相互作用
	剂量(体积×浓度)	酸碱平衡(酸中毒、低氧血症、高碳酸血症)

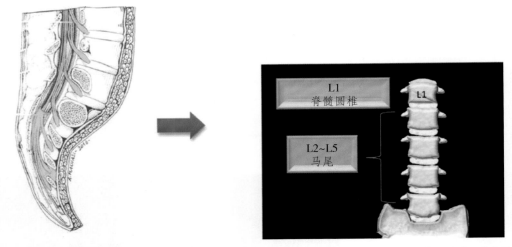

图17.41　大多数脊髓圆锥末端在L1水平附近,偶尔位置更低。在L1水平,脊神经呈束状向外,形成马尾。

17.6.1　一过性神经系统症状

　　一过性神经系统症状表现为双侧腰部或臀部疼痛,可延至下肢,无感觉或运动障碍,简单的脊神经麻醉后可自行恢复。疼痛可在夜间加重,走动后可缓解,可出现感觉迟钝或部分感觉迟钝。局部麻醉的毒性,与椎管内利多卡因有关,丁哌卡因影响较小,可增加一过性神经系统症状的发生率。其他高危因素包括多次腰部穿刺、使用克文克穿刺针引起的外伤。一过性神经系统损伤在产科患者的发生率低于外科人群(相对的0~7% 对 10%~30%)。其神经系统检查是正常的,X线片、CT、MRI通常是阴性结果,虽然有报道称脊神经利多卡因麻醉后出现一过性神经系统症状的患者MRI发现局部炎症。

　　产科患者腰骶痛很少与局部麻醉相关。实际上,很多研究显示无神经阻滞麻醉的产科患者,产后1年有63%的可能性发展为背痛,止痛垫可作为缓解患者疼痛的另一措施。

　　很多患者一过性神经系统症状在术后第2天到第5天完全消失。可使用非甾体抗炎药,肌松药能明显缓解肌肉痉挛。可垫枕头抬高下肢,贴热帖对症治疗[57-65]。

17.6.2　化学损伤

　　麻醉医生必须精确用药,以避免罕见的、永久性神经损伤药物意外。一个引人注目的报道称,一位产妇在硬膜外误注射氯己定后致截瘫,这是一个不可逆损伤。其他药物如昂丹司琼、神经肌肉阻滞药物,也曾在硬膜外腔误用过。有利多卡因的毒性记录报道(图17.42),所以产科脊椎麻醉和硬膜外麻醉使用利多卡因是不合适的。

17.6.3　全脊髓麻醉

　　如果硬膜外置管误入蛛网膜下隙,局部麻醉药干扰颈髓及脑部系统的正常神经功能,可发生全脊髓麻醉(图17.43)。其表现是快速且严重的低血压、心动过

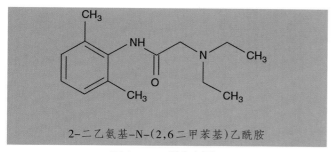

2-二乙氨基-N-(2,6二甲苯基)乙酰胺

图17.42 利多卡因。

缓、呼吸抑制。谨慎操作,逐渐增加的局部麻醉药剂量可避免这种并发症。

处理全脊髓麻醉的主要措施:补液;应用强心药或者血管升压药以升高血压;应用阿托品治疗心动过缓;呼吸衰竭可能需要气管插管机械通气[71]。

17.6.4 局部麻醉药的系统性毒性

临床使用局部麻醉药(LA)很少发生系统性毒性、局部组织缺血性毒性、神经毒性或过敏反应。

局部麻醉药系统性毒性(LAST)发生于血管内误用局部麻醉药,特别是硬膜外麻醉而不是脊椎麻醉。局部麻醉药系统性毒性不同于中枢神经系统及心血管系统的毒性,因为不同的理化性质,包括立体选择性。但这些反应的相同机制可总结为钠离子通道阻滞及氧化磷酸化,氧化磷酸化可影响脑和心脏出现无氧代谢。系统性毒性可典型地双相作用于中枢神经系统和心血管系统。中枢神经系统反应包括方向感差、易激动、口腔金属味、视力听力受损,以及抽搐。另外,局部麻醉药有剂量依赖性抑制作用,最终表现为昏迷、呼吸停止和心脏停搏(图17.44)。

丁哌卡因是妊娠女性严重心脏抑制的原因之一,毒性级别依据局部麻醉药的血药浓度。妊娠期,心脏输出量越大,越加速局部麻醉药吸收,因为血浆蛋白的减少可增加局部麻醉药血浆游离片段,相应地作用于中枢神经系统及心血管系统。其他影响局部麻醉药的因素总结于表17.5。

神经阻滞麻醉给局部麻醉药时预防系统性毒性的措施包括吸入给药避免进入血管内、最低有效剂量、备好复苏装置和药物。

局部麻醉药系统性毒性的治疗可包括气道处理、吸氧、通风、避免缺氧及代谢性酸中毒。苯二氮䓬类较丙泊酚更适于抑制早期癫痫(图17.45),因为丙泊酚可能引起心脏抑制。难治性癫痫需要神经肌肉阻滞剂。

处理心律不齐需要给予患者静脉补液及血管加压药。不建议使用垂体后叶素,小剂量肾上腺素泵入更合适。更多证据表明早期静脉注射脂肪乳可很好地治疗或预防局部麻醉药毒性对心脏及神经的影响(表17.6)。

实际上,病例报告支持早期使用脂肪乳以延缓抽搐发作,或使患者局部麻醉药毒性相关的毒性表现快

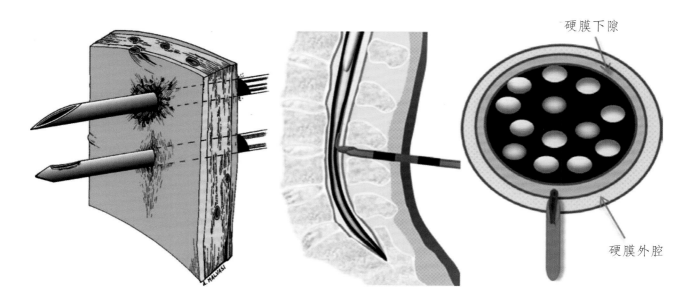

图17.43 硬膜外置管误入蛛网膜下隙。(Modified from:Antonio Malvasi Gian Carlo Di Renzo,Semeiotica Ostetrica. C.I.C. International Publisher,Rome,Italy,2012.)

心脏停搏
呼吸停止
昏迷
抽搐
转筋
视觉和听觉障碍
口腔和舌头感觉异常
嗜睡

图17.44　局部麻醉药系统性毒性的分级。

表17.6　输液治疗

输液(20%)治疗
静脉泵入 15mL/kg(超过 1 分钟) ⟹ 持续输入 15mL/(kg·h)
5 分钟后如果循环仍不稳定
重复泵入 1~2 次 ⟹ 双倍速度补液
15 mL/(kg·h)
(两次泵入间隔 5 分钟) 循环稳定后持续输液至
少 10 分钟
前 30 分钟输液勿超过 10 mL/kg

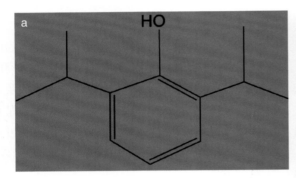
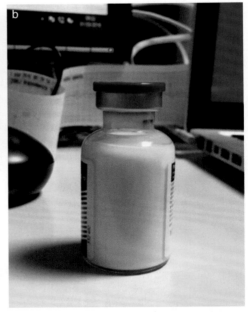

图17.45　丙泊酚。(a)丙泊酚分子式。(b)商品展示。

速进展。当使用脂肪乳早期治疗不合适时，考虑心肺旁路。

　　偶有局部麻醉药诱发过敏反应或血液反应。严重过敏反应很少见，其处理方法与其他常见过敏反应类似。局部麻醉药的独特副反应有高铁血红蛋白血症。依据高铁血红蛋白的血液浓度初步对症治疗，严重者

静脉使用亚甲蓝(图 17.46)及高压氧[72,73]。

17.7　局部麻醉药与枕后位

　　文献报道，硬膜外止痛最常见的并发症是难产。

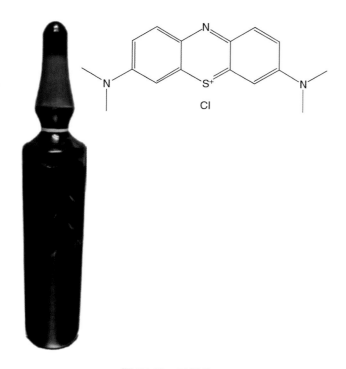

图17.46 亚甲蓝。

然而,通过CSE技术,选择硬膜外止痛时要求小剂量麻醉,不超过饱和量。

实际上,检查产妇的脊柱可发现脊柱及骨盆的病理性解剖。当脊柱异常时,骨盆是非对称的,分娩时易发生难产(图17.47)。最新报道表明,分娩期超声可显示难产是机械性的,而非药物性的。但是,通过CSE技术,选择硬膜外止痛时要求小剂量麻醉,不超过饱和量[74-76]。

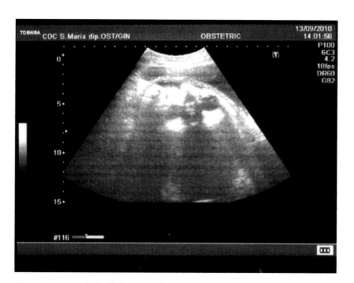

图17.47 经腹超声扫查硬膜外镇痛的胎儿在第二产程中胎方位是左枕后位。图中显示胎儿的眼眶、晶状体、鼻梁及枕骨在左侧骨盆。

参考文献

1. Pugliese P, Cinnella G, Raimondo P et al (2013) Implementation of epidural analgesia for labor: is the standard of effective analgesia reachable in all women? An audit of two years. Eur Rev Med Pharmacol Sci 17:1262–1268
2. D'Angelo R, Smiley RM, Riley ET et al (2014) Serious complications related to obstetric anesthesia: the serious complication repository project of the Society for Obstetric Anesthesia and Perinatology. Anesthesiology 120(6):1505–1512. doi:10.1097/ALN.0000000000000253
3. Cheesman K, Brady JE, Flood P et al (2009) Epidemiology of anesthesia-related complications in labor and delivery, New York State, 2002–2005. Anesth Analg 109:1174–1181
4. Baron J, Decaux-Jacolot A (1986) Influence of venous return on baroreflex control of heart rate during lumber spinal and epidural anesthesia in humans. Anesthesiology 64:188–193
5. Jit Singh Bajwa S, Kulshrestha A, Jindal R (2013) Co-loading or pre-loading for prevention of hypotension after spinal anaesthesia! a therapeutic dilemma. Anesth Essays Res 7(2):155–159. doi:10.4103/0259-1162.118943
6. Nani FS, Torres MLA (2011) Correlation between the Body Mass Index (BMI) of pregnant women and the development of hypotension after spinal anesthesia for cesarean section. Rev Bras Anestesiol 61:21–30
7. Brenck F, Hartmann B, Katzer C et al (2009) Hypotension after spinal anesthesia for cesarean section: identification of risk factors using an anesthesia information management system. J Clin Monit Comput 23:85–92
8. Cacciapaglia M, Cinnella G, Schiraldi R et al (2012) Combined sequential spinal epidural anesthesia: A prospective study. J Anesth Clin Res 3(8):8–11
9. D'Ambrosio A, Spadaro S, Natale C et al (2015) Continuous spinal analgesia with levobupivacaine for postoperative pain management: Comparison of 0.125% versus 0.0625% in elective total knee and hip replacement: A double-blind randomized study. J Anaesthesiol Clin Pharmacol 31(4):478–84.
10. Galante D, Pellico G, Meola S et al (2008) Hemodynamic effects of levobupivacaine after pediatric caudal anesthesia evaluated by transesophageal doppler. Paediatr Anaesth 18(11):1066–74
11. Frölich MA, Caton D (2002) Baseline heart rate may predict hypotension after spinal anesthesia in prehydrated obstetrical patients. Can J Anesth 49:185–189
12. Kinsella SM, Tuckey JP (2001) Perioperative bradycardia and asystole: relationship to vasovagal syncope and the Bezold-Jarisch reflex. Br J Anaesth 86:859–868
13. Carpenter RL, Caplan RA, Brown DL et al (1992) Incidence and risk factors for side effects of spinal anaesthesia. Anesthesiology 76:906–916
14. Bishop DG (2014) Predicting spinal hypotension during caesarean section. SAJAA 20(4):170–173
15. D'Ambrosio A, Spadaro S, Mirabella L et al (2013) The anaesthetic and recovery profile of two concentrations (0.25 % and 0.50 %), of intrathecal isobaric levobupivacaine for combined spinal-epidural (CSE) anaesthesia in patients undergoing modified Stark method caesarean delivery: a double blinded randomized trial. Eur Rev Med Pharmacol Sci 17:3229–3236
16. Jeon YT, Hwang JW, Kim MH et al (2010) Positional blood pressure change and the risk of hypotension during spinal anesthesia for cesarean delivery. Anesth Analg 111:712–715
17. Alparslan Apan, Ozgun Cuvas Apan (2013) Topics in spinal anaesthesia. (1st ed) Ed Intech, Turkey p9 139–159
18. Bajwa SS, Kulshrestha A, Jindal R (2013) Co-loading or preload-

ing for prevention of hypotension after spinal anaesthesia, a therapeutic dilemma. Anaesth Essays Res 7:155–159

19. American Society of Anesthesiologists Task Force on Obstetric Anesthesia (2007) Practice guidelines for obstetric anesthesia: an updated report by the American Society of Anesthesiologists Task Force on Obstetric Anesthesia. Anesthesiology 106:843–863

20. Nag DS, Samaddar DP, Chatterjee A et al (2015) Vasopressors in obstetric anesthesia: a current perspective. World J Clin Cases 3(1):58–64. doi:10.12998/wjcc. v3.i1.58

21. Nygan Kee WD, Khaw KS, Lau TK, Ng FF et al (2008) Randomized doubleblinded comparison of phenylephrine vs. ephedrine for maintaining blood pressure during spinal anaesthesia for nonelective Caesarean section. Anaesthesia 63:1319–1326

22. Nazir I, Bhat MA, Qazi S (2012) Comparison between phenylephrine and ephedrine in preventing hypotension during spinal anesthesia for cesarean section. J Obstet Anaesth Crit Care 2:92–97

23. Sng BL, Tan HS, Sia AT (2014) Closed-loop double-vasopressor automated system vs manual bolus vasopressor to treat hypotension during spinal anaesthesia for caesarean section: a randomised controlled trial. Anaesthesia 69:37–45

24. Lamacraft G (2004) Complications associated with regional anesthesia for Ceasarean section. South Afr J Anesth Analg 15–20

25. Alparslan Apan, Özgün Cuvaş Apan (2014) Complications in spinal anaesthesia topics in spinal anaesthesia InTech-47166 ISBN:978-953-51-1720-9

26. Mokri B (2001) The Monro-Kellie hypothesis: applications in CSF volume depletion. Neurology 56(12):1746–1748

27. Van de Velde M, Schepers R, Berends N et al (2008) Ten years of experience with accidental dural puncture and post-dural puncture headache in a tertiary obstetric anaesthesia department. Int J Obstet Anesth 17(4):329–335. doi:10.1016/j.ijoa. 2007.04.009

28. Dunbar SA, Katz NP (1995) Post-dural puncture thoracic pain without headache: relief with epidural blood patch. Can J Anaesth 42(3):221–223

29. Ghaleb A, Khorasani A, Manar D (2012) Post-dural puncture headache. Int J Gen Med 5:45–51

30. Thoennissen J, Herkner H, Lang W et al (2001) Does bed rest after cervical or lumbar puncture prevent headache? A systematic review and meta-analysis. CMAJ 165(10):1311–1316

31. Nguyen DT, Walters RR (2014) Standardizing management of post-dural puncture headache in obstetric patients: a literature review. Open J Anesthesiol 4:244–253 . http://dx.doi.org/10.4236/ojanes.410037

32. Turnbull DK, Shepherd DB (2003) Post-dural puncture headache: pathogenesis, prevention and treatment. Br J Anaesth 91(5):718–729

33. Zeger W (2012) Comparison of cosyntropin versus caffeine for post-dural puncture headaches: a randomized double-blind trial. World J Emerg Med 3(3):182

34. Olsen KS (1987) Epidural blood patch in the treatment of post-lumbar puncture headache. Pain 30:293–301 . http://dx.doi.org/10.1016/0304-3959(87)90017-0

35. Cheek TG, Banner R, Sauter J et al (1988) Prophylactic extradural blood patch is effective. Br J Anaesth 61:340–342

36. Al-metwalli RR (2008) Epidural morphine injections for preventing of post dural puncture headache. Anaesthesia 67:847–850

37. Kawaguchi M, Hashizume K, Watanabe K et al (2011) Fluoroscopically guided epidural blood patch in patients with postdural puncture headache after spinal and epidural anesthesia. J Anesth 25:450–453

38. Ho KY, Gan TJ (2007) Management of persistent post-dural puncture headache after repeated epidural blood patch. Acta Anaesthesiol Scand 51:633–636

39. Pouskoulas CD, Taub E, Ruppen W (2013) Successful treatment of post-dural-puncture headache with surgical dura repair two years after spinal anesthesia. Cephalalgia 33:1269–1271 . http://dx.doi.org/10.1177/0333102413490348

40. Horlocker TT, Wedel DJ (2008) Infectious complications of regional anesthesia. Best Pract Res Clin Anaesthesiol 22(3):451–475

41. Jadon A (2010) Complications of regional and general anaesthesia in obstetric practice. Indian J Anaesth 54:415–420

42. British Committee for Standards in Haematology (2003) Guidelines for the use of platelet transfusions. Br J Haematol 122(1):10–23

43. Huang J, McKenna N, Babins N (2014) Utility of thromboelastography during neuraxial blockade in the parturient with thrombocytopenia. AANA J 82(2):127–130

44. Mirabella L, Cotoia A, Colacicco G (2016) Reference values for coagulation assessment in full-term newborns. Minerva Anestesiol. (in press)

45. Moen V, Dahlgren N, Irestedt L (2004) Severe neurological complications after central neuraxial blockades in Sweden 1990–1999. Anesthesiology 101:950–959

46. Fettes PDW, Wildsmith JAW (2002) Somebody else's nervous system. Br J Anaesth 88:760–763

47. Broadbent CR, Maxwell WB, Ferrie R (2000) Ability of anaesthetists to identify a marked lumbar interspace. Anaesthesia 55(11):1122–1126

48. Neal JM (2008) Anatomy and pathophysiology of spinal cord injuries associated with regional anesthesia and pain medicine. Reg Anesth Pain Med 33:423–434

49. Chow J, Chen K, Sen R et al (2008) Cauda equina syndrome post-caesarean section. Aust N Z J Obstet Gynaecol 48:218–224

50. Lavy C, James A, Wilson-MacDonald J et al (2009) Cauda equina syndrome. BMJ 338:881–884

51. Gupta KK, Singh G, Singh A et al (2015) Unusual delayed presentation of cauda equina syndrome after failed spinal anesthesia. Saudi J Anaesth 9(3):336–337. doi:10.4103/1658-354X.154747

52. Greenshith JE, Murray WB (2006) Complications of regional anesthesia. Curr Opin Anaesthesiol 19:531–537

53. Horlocker TT (2000) Complications of spinal and epidural anesthesia. Anesthesiol Clin North Am 18(2):461–485

54. Adriani J, Naragi M (1986) Paraplegia associated with epidural anesthesia. South Med J 79(11):1350–1355

55. Ben-David B, Vaida S, Collins G (1994) Transient paraplegia secondary to an epidural catheter. Anesth Analg 79(3):598–600

56. Eastwood DW (1991) Anterior spinal artery syndrome after epidural anesthesia in a pregnant diabetic patient with scleroderma. Anesth Analg 73(1):90–91

57. Aouad M, Siddik S, Jalbout M (2001) Does pregnancy protect against intrathecal lidocaine-induced transient neurologic symptoms. Anesth Analg 92:401–404

58. Dahlgren N, Tornebrandt K (1995) Neurological complications after anaesthesia. A follow-up of 18,000 spinal and epidural anaesthetics performed over three years. Acta Anaesthesiol Scand 39:872–880

59. Brooks H, May A (2003) Neurological complications following regional anaesthesia inobstetrics. Br J Anaesth 3(4):111–114

60. Avidan A, Gomori M, Davidson E (2002) Nerve root inflammation demonstrated by magnetic resonance imaging in a patient with transient neurologic symptoms after intrathecal injection of lidocaine. Anesthesiology 97:257–258

61. Pullock JE (2002) Transient neurologic symptoms: etiology, risk factors, and management. Reg Anesth Pain Med 27(p):581–586

62. Russell R, Groves P, Taub N et al (1993) Assessing long term backache after childbirth. BMJ 306:1299–1303

63. MacArthur C, Lewis M, Knox EG et al (1990) Epidural anaesthesia and long term backache after childbirth. BMJ 301:9–12

64. Mackathur A, Macarthur C, Weeks S (1995) Epidural anaesthesia and low back pain after delivery: a prospective cohort study. BMJ 311:1336–1339

65. Macarthur AJ, Macarthur C, Weeks S (1997) Is epidural anesthesia in labor associated with chronic low back pain? A prospective cohort study. Anesth Analg 85:1066–1070

66. O'Connor M (2012) Responsiveness to the chlorhexidine epidural tragedy: a mental block? J Law Med 19:436

67. Shin SW, Yoon JU, Baik SW et al (2011) Accidental epidural

injection of rocuronium. J Anesth 25(5):753–755. doi:10.1007/s00540-011-1188-2

68. Sofianou A, Chatzieleftheriou A, Mavrommati P et al (2006) Accidental epidural administration of succinylcholine. Anesth Analg 102(4):1139–1140

69. Huang JJ (2006) Inadvertent epidural injection of ondansetron. J Clin Anesth 18(3):216–217

70. Schneider MC, Birnbach DJ (2001) Lidocaine neurotoxicity in the obstetric patient: is the water safe? Anesth Analg 92:287

71. Bruce Newman (2010) Complete spinal block following spinal anesthesia, Anesthesia Tutorial of the week 180, 24th; 1–4.

72. Neal JM, Mulroy MF, Weinberg GL (2012) American Society of Regional Anesthesia and Pain Medicine checklist for managing local anesthetic systemic toxicity. Reg Anesth Pain Med 37(1):16–18

73. The Association of Anaesthetists of Great Britain and Ireland (2010) Management of severe local anaesthetic toxicity, AAGBI Safety Guideline, http://www.aagbi.org/publications/guidelines/docs/la_toxicity_2010.pdf

74. Malvasi A, Tinelli A, Brizzi A, Guido M, Laterza F, De Nunzio G, Bochicchio M, Ghi T, Stark M, Benhamou D, GC DR (2011) Intrapartum sonography head transverse and asynclitic diagnosis with and without epidural analgesia initiated early during the first stage of labor. Eur Rev Med Pharmacol Sci 15(5):518–523

75. Malvasi A, Stark M, Ghi T, Farine D, Guido M, Tinelli A (2012 May) Intrapartum sonography for fetal head asynclitism and transverse position: sonographic sign and comparison of diagnostic performance between transvaginal and digital examination. J Matern Fetal Neonatal Med 25(5):508–512

76. Malvasi A, Tinelli A, Brizzi A, Guido M, Martino V, Casciaro S, Celleno D, Frigo MG, Stark M, Benhamou D (2010) Intrapartum sonography for occiput posterior detection in early low dose combined spinal epidural analgesia by sufentanil and ropivacaine. Eur Rev Med Pharmacol Sci 14(9):799–806

第18章
产科的全身麻醉并发症

Lucia Mirabella，Antonella Cotoia，Matteo Melchionda，Gilda Cinnella

18.1　分娩期间全身麻醉的历史

公元前400年，柏拉图（Plato）用"麻醉"一词来表示情绪缺失，到公元1世纪，狄奥斯科里季斯（Dioscorides）用这个词来表示身体感觉的缺失。希波克拉底（Hippocrates）描述了一种浸泡在鸦片、毒芹和曼德拉草中的催眠海绵，能使人入睡。

在乙醚出现之前，许多外科医生相信疼痛是手术不可避免的后遗症。

在19世纪，麻醉的历史上出现了一个转折点：乙醚麻醉的先驱William Morton制作了一个玻璃球，内含有浸泡着乙醚的海绵，患者呼吸着来自玻璃瓶中的蒸气就会逐渐渐睡着。他是第一个发现一氧化二氮。

John Snow使用氯仿做了大约4000次麻醉，大大推动了氯仿在产科麻醉中的作用（也被莫城的Houzelot用于妊娠女性的镇痛）。

氯仿麻醉通过由Fort、Junker、Galante、Budin、Nicaise、Ombredanne和Ricard创造的器械进行麻醉。Robert Macintosh研发了外科患者喉镜和气管插管技术（1897—1989年）（图18.1至图18.4）。

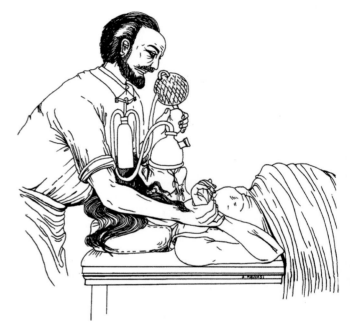

图18.1　Junker吸入器。

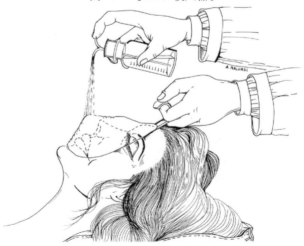

图18.2　Nicaise。氯仿麻醉。

18.2　引言

产科麻醉被认为是一个高风险的麻醉亚专科，充满临床挑战和法律责任[1]。死亡率和发病率的循证实践指南和综述，包括最近的医疗事故索赔，均促进孕产妇安全和围术期结局的持续改善[2-5]。然而，这些努力改善孕产妇结局的有效性尚未得到评估。首先，主要因缺乏大型产科麻醉数据库，产科麻醉相关的严重并

（当它被计划时）或紧急的。当剖宫产是计划外的，产妇全身麻醉和有共存疾病的时候，剖宫产过程中与麻醉相关的不良事件的风险尤其高[9-11]。美国麻醉医师协会建议尽可能使用神经轴麻醉技术进行剖宫产[3]；然而，全身麻醉可能是紧急剖宫产和急诊剖宫产的最合适选择，尤其在胎儿窘迫（图 18.5）、子宫破裂（图 18.6）、严重出血、重型胎盘早剥的情况下（图 18.7）[12-14]。其中主要原因是全身麻醉的决定的分娩间隔时间明显短于神经轴麻醉[15]。

这一因素在胎儿窘迫的紧急和急诊剖宫产中尤为重要，因为决定分娩间隔较短（例如，少于30分钟）已经被证明是关键的，并且与更好的胎儿结局密切相关[16,17]（图 18.8）。

18.2.1　全身麻醉的适应证

英国皇家麻醉师学院审计手册建议，急诊剖宫产选择全身麻醉低于15%，择期剖宫产则少于5%。

使用全身麻醉的最常见的指征是紧急剖宫产（约35%的病例发生在非教学医院）、孕产妇拒绝局部麻醉（20%）（图 18.8）、局部麻醉的不恰当或尝试失败（22%）和局部麻醉的禁忌证如凝血异常或脊柱畸形（图 18.9）（6%）[18,19]。产科指征，如前置胎盘，在过去被认为是全身麻醉的绝对指征（图 18.10）。因直接威胁到母亲或胎儿的生命而进行的剖宫产手术，41%采用全身麻醉[20]。然而，出版手册数据是9%~23%，其他期刊引证是2%~10%。全身麻醉紧急剖宫产的分类见表18.1。

表18.1　剖宫产术全身麻醉适应证

可疑的胎心监护	
大量出血	胎盘早剥
	子宫破裂-胎盘植入/穿透性胎盘植入
脐带脱垂 并有 可疑的胎心监护	
母体疾病	严重表现的先兆子痫
	子痫
	HELLP
区域麻醉的禁忌证	凝血功能障碍/低血小板计数
	抗凝药物
认为进行区域麻醉的时间不够	
区域麻醉失败	
患者拒绝	

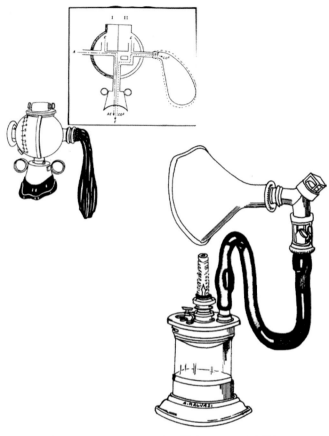

图18.3　Ombredanne 吸入器和 Ricard 吸入器。

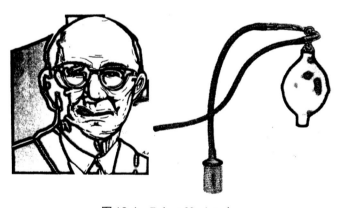

图18.4　Robert Macintosh。

发症的发病率尚不清楚。其次，文献报道的并发症发病率是多变的，因为它们来自病例报道、病例系列或有限的队列研究的估计[6]。

剖宫产是产科最常见的手术，尽管这些年来已经变得很安全，但仍然与高的孕产妇死亡率和发病率有关[7,8]。与顺产相比，剖宫产与麻醉相关不良事件风险的显著增加相关，产妇死亡风险是顺产的4倍[7]。众所周知，不论妊娠周，剖宫产的新生儿相比顺产的发生呼吸窘迫的风险更大[7]。剖宫产通常被描述为选择性的

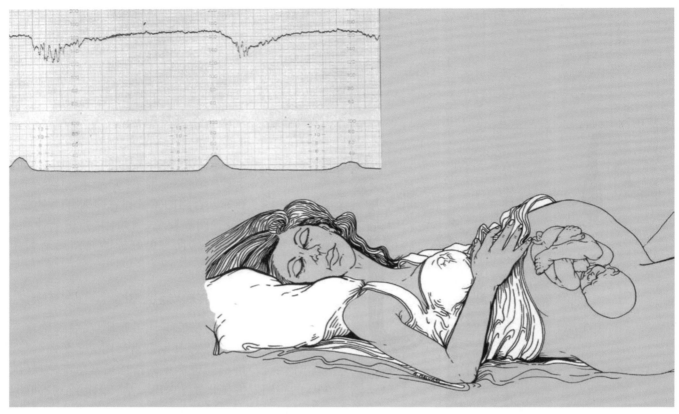

图 18.5 胎儿窘迫。

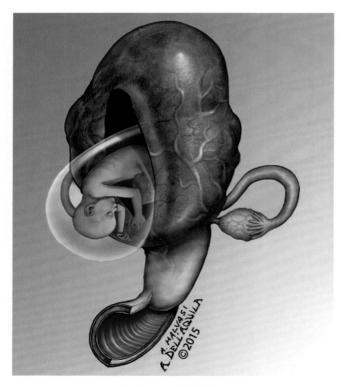

图 18.6 子宫破裂。

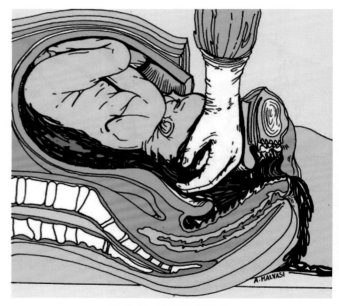

图 18.7 重型胎盘早剥。

美国麻醉医师协会 2007 年的产科麻醉指南指出"对于大多数剖宫产，神经轴麻醉技术优于全身麻醉"[3]。这个循证、指南支持的麻醉方法的改变可以解释计划外的（但没有计划的）剖宫产全身麻醉的比例减少。在过去的 20 年里，虽然全身麻醉在产科临床实践

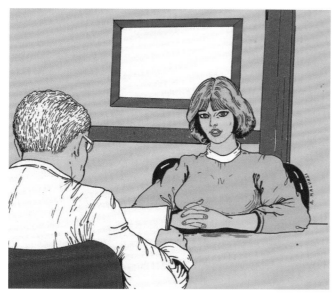

图18.8　患者不想要硬膜外镇痛。

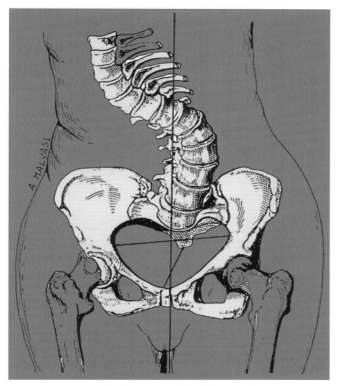

图18.9　脊柱畸形是区域麻醉的重要禁忌证。

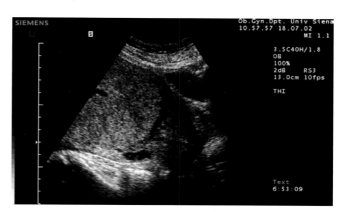

图18.10　前置胎盘。

问题。剖宫产全身麻醉的主要考虑因素是气道管理的潜在困难、意识的风险以及麻醉剂对子宫收缩和新生儿的可能影响。直接喉镜和气管插管的交感神经刺激问题也引起了关注。此外,还必须考虑正压通气减少静脉回流、低血压和肺动脉压升高的情况[24,25]。

几乎没有证据支持特定的全身麻醉技术。产科的标准做法是使用静脉内麻醉剂和去极化的肌肉松弛剂(如琥珀胆碱)进行快速诱导(RSI)。琥珀胆碱有许多众所周知的缺点,但没有其他神经肌肉阻滞剂可以具有如此良好的起效和抵消特性。在普通人群和产科人群中,越来越多的人开始使用罗库溴铵(一种氨基类固醇非去极化神经肌肉阻滞药)来代替琥珀胆碱用于RSI。但在产科麻醉中不太常见,因为有效剂量的罗库溴铵的作用时间超过了大多数产科的手术。舒更葡糖,是一种专门设计的γ-环糊精,适用于在手术结束时快速逆转罗库溴铵诱发的神经肌肉阻断[26]。

大多数麻醉医生通过添加阿片类药物来"修改"标准RSI[27]。添加阿片类药物会减轻喉镜产生的交感反应,但有新生儿呼吸抑制的风险。已有报道成功使用超短效阿片类药物(如瑞芬太尼和阿芬太尼),并且将新生儿呼吸抑制降至最低[28]。维持麻醉一般是用吸入剂,如异氟醚和七氟醚。吸入剂具有负性肌力作用,可降低全身血管阻力并削弱肺血管对低血压的反应,因此,必须谨慎使用(图18.11)。

与区域麻醉相比,剖宫产全身麻醉似乎更可能发生严重且危及生命的并发症,而且大多数麻醉相关的孕产妇死亡是由全身麻醉期间的并发症导致的[29-31]。剖宫产全身麻醉的主要考虑因素是气道管理的潜在困难、意识的风险以及麻醉剂对子宫收缩和新生儿的可能影响。

与全身麻醉相关的并发症见表18.2。

中的比例在下降,但由于剖宫产率的增加,全身麻醉剖宫产的实际人数基本没有变化。然而,如40岁以上女性所占比例升高一样,妊娠女性高龄和已存在慢性基础疾病的孕产妇患病率在持续上升[21-23]。

全身麻醉的优点包括能够控制呼吸和心血管参数,避免全身血管阻力的急剧下降。尤其是在手术时间长或复杂的情况下,全身麻醉还能消除阻断不足的

表18.2   产科患者全身麻醉相关风险

全身麻醉的风险
插管困难且失败
误吸
意识
恶心和呕吐
术后镇痛
子宫收缩乏力出血
慢性疼痛
术后血栓栓塞疾病
胎儿窒息
早期新生儿抑郁
母乳喂养的不良反应
家长的分娩经验
氧中毒

18.2.2   产科患者的气道问题

困难气道是孕产妇麻醉相关疾病发病的主要原因[32-35]。妊娠女性插管失败的风险比普通外科人群高[36,37]。

解剖和生理因素，包括妊娠引起的全身体重增加和乳房增大、呼吸道黏膜水肿、功能残余容量（FRC）降低以及耗氧量增加，使妊娠患者的气道管理并发症风险增加和插管困难（表 18.3）。

妊娠使乳房明显增大。在仰卧位，增大的乳房向后靠在脖子上，可能会干扰喉镜的插入和气管插管。此外，妊娠女性在妊娠期间体重增加20kg或以上的并不罕见。据报道，肥胖（图 18.12）会进一步增加产妇麻醉并发症的风险[38,39]。高体重指数（BMI）与气管管理问题（包括插管困难）的风险增加相关[40]。此外，产科

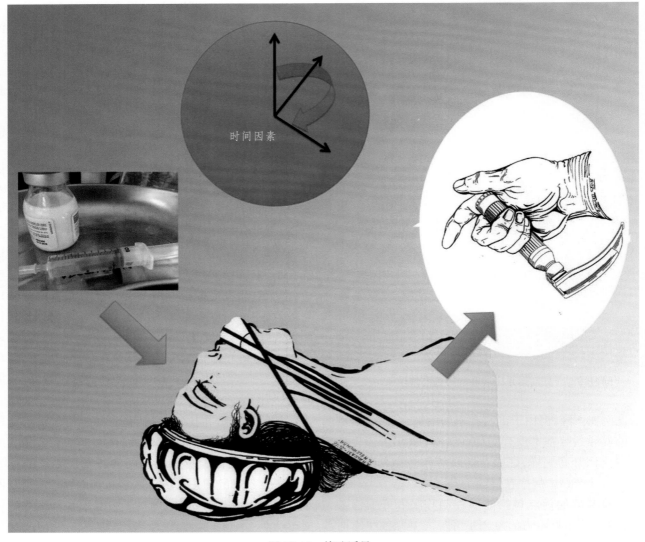

图 18.11   快速诱导。

文献表明，BMI高的产妇，剖宫产的风险增加。

由于黄体酮水平升高和气道周围脂肪组织积聚，健康的产妇通常会出现全身性水肿，但这种水肿在大多数患者中无临床意义。妊娠期间呼吸道血管充血导致鼻咽、口咽、喉和气管的水肿[40-42]。

尽管在喉镜检查时能充分观察到声带，但喉头水肿仍会阻碍标准尺寸的气管导管（ETT）通过，需要更小内径的导管。直接喉镜检查时，增大的舌头难以回缩到下颌骨间隙（图18.13）。

此外，由于代谢率的增加和功能残气量（FRC）的降低，妊娠女性在插管失败后对呼吸暂停的耐受性降低，更快发生低氧血症。

因此，麻醉医生进行恰当的麻醉前评估并确定导致插管困难的因素是至关重要的。应向具有某些解剖特征的部分患者表明，常规方法进行气管插管并非不可能，但也很困难。某些解剖特征（巨大的胸部和厚重的胸壁、巨舌、没有牙齿和双颊凹陷、头固定或颈屈曲、巨大颌骨、上呼吸道肿块）也可能会使面罩通气困难或无法进行（图18.14至图18.20）。

如果对全身麻醉期间维持气道通畅的能力有疑问，应考虑使用其他麻醉方法[40]。包括使用局部麻醉、局部浸润麻醉，或者如果有足够的时间，进行清醒插管，随后进行全身麻醉诱导。

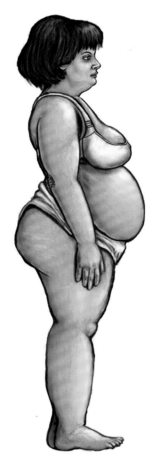

图18.12　肥胖。

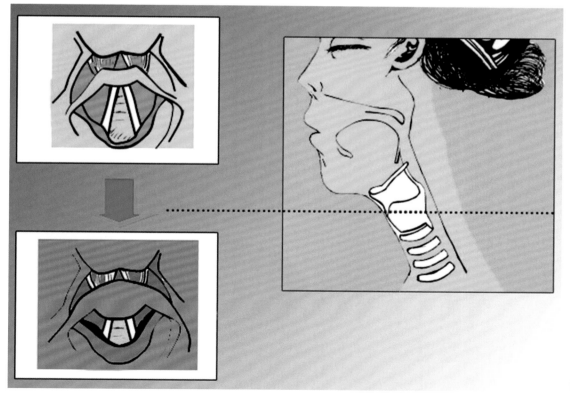

图18.13　喉水肿。

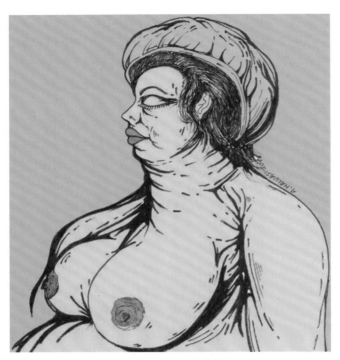

图 18.14　巨大的胸部。

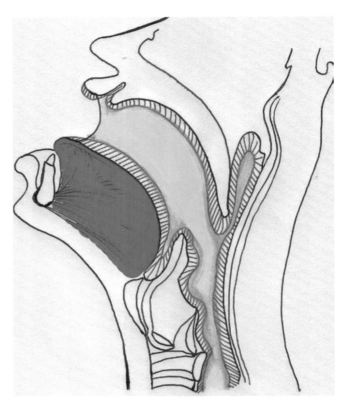

图 18.16　巨舌。

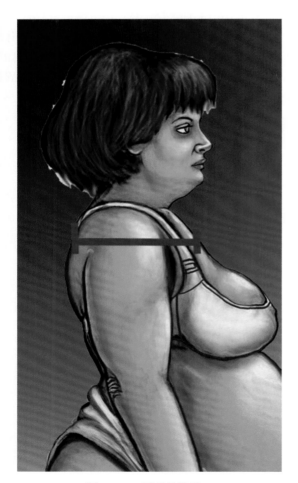

图 18.15　厚重的胸壁。

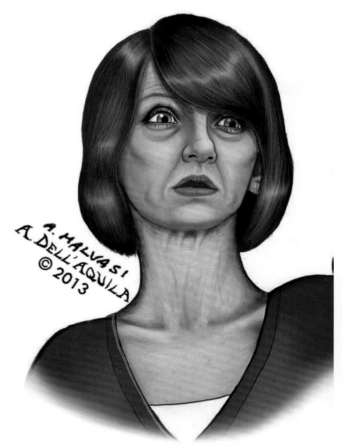

图 18.17　没有牙齿和双颊凹陷。

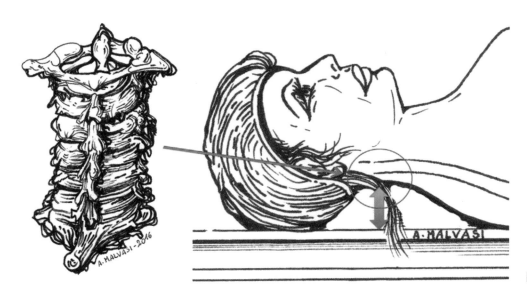

图18.18　头固定或颈部屈曲。

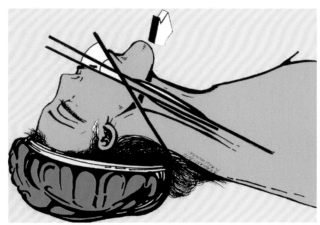

图18.19　巨大颌骨。

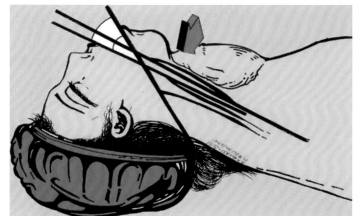

图18.20　上呼吸道肿物。

预期气管插管困难,大多数选择局部麻醉[43]。如果困难气道的患者需要紧急剖宫产,并且有使用脊椎或硬膜外麻醉的禁忌证,可以使用局部麻醉药浸润作为主要麻醉技术[44,45]。当麻醉医生预料到气道的管理将很困难时,在患者保持清醒的状态下用ETT保护气道是一个非常安全的选择[39,40,43,46,47]。

成功的清醒气管插管需要对患者进行适当的准备,理想的准备是患者安静而合作,并且其喉部对物理刺激无反应。表面麻醉是清醒插管的主要麻醉方法[39,40]。在某些患者中,表面麻醉提供了足够的时间来充分麻醉气道。如果选择了鼻腔途径,应喷鼻黏膜。舌根处引起咽反射的压力感受器位于黏膜下,表面麻醉可能无法均匀地对这些压力感受器进行充分的阻滞,可能需要对舌咽神经的舌分支进行双侧阻滞。

适当地使用静脉镇静剂可以缓解清醒患者的焦虑情绪,并提高他们的疼痛阈值,保持理性、警觉和对指令的反应。

对于清醒的饱胃患者,局部麻醉时气管插管的使用及程度尚有争议。避免误吸的关键就是避免过度镇静;对于清醒、机警、理性的患者,无论局部麻醉程度如何,误吸胃内容物的风险都很低[40]。

一旦上呼吸道被充分麻醉,气管插管的方法有很多:

- 直接喉镜检查(图18.21)。
- 经鼻盲探插管(图18.22)。
- 逆行导引插管(图18.23)。
- 借助光纤喉镜气管插管(图18.24)。

直接喉镜检查对患者会产生强烈的刺激;因此,患者需要良好的术前准备。

经鼻盲探插管比直接喉镜检查刺激少,但是应使用小号气管导管(6.0mm)。但孕产妇鼻黏膜充血,鼻部操作器械有出血的风险[40]。

表18.3　妊娠期间呼吸系统的生理变化

系统	变化
呼吸系统	肺泡通气增加(70%)
	相对的低碳酸血症(PaCO$_2$ 25~32mmHg)
	功能残气量降低(20％)
	氧耗增加
	静脉血氧饱和度降低(SvO$_2$)
	气道周围脂肪组织的积聚
	呼吸道充血
心血管系统	增加心排血量(40%)–增加每搏输出量25%和心率25%
	外周阻力下降
	全身水肿
	上腔静脉的CVP正常
	下腔静脉的CVP升高(主动脉腔压迫)
	循环量增加
	血浆量增加(40%~50％)
	红细胞量增加(20％)伴生理性贫血
消化系统	下食管括约肌张力降低
	子宫增大,腹腔压升高
	胃容量增大
	胃液pH值降低
	胃排空延迟

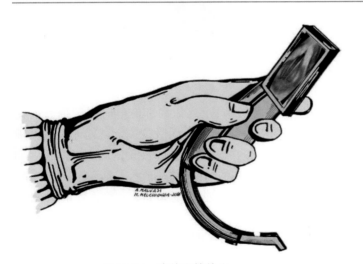

图18.21　直接喉镜检查。

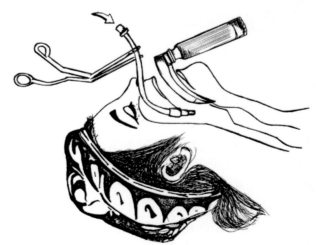

图18.22　经鼻盲探气管插管(管径6mm)。

过去,逆行引导气管插管在治疗困难气道方面有重要价值。今天,在产科患者身上也有用(见图18.23)。

灵活的光纤喉镜气管插管已经变成气道管理的金标准,能有效地帮助伴有困难气道的产妇进行清醒气管插管[48,49]。

光纤喉镜比直接喉镜检查和(或)经鼻盲探气管插管刺激少,它可以经口或鼻腔检查。也被认为比鼻插管更安全,创伤更少。经吸入口吸入氧气的装置也可作为雾化器,并提高氧气,使患者的FIO$_2$更高。在插入之前,放置一个大小合适、润滑良好的ETT在支气管镜上。一旦光纤支气管镜进入气管,ETT与光纤支气管镜脱离,拔出支气管镜,将ETT重新安装适配器,连接到呼吸回路[50]。

万一插管不成功,麻醉医生需要有良好的应对措施,备好适当的设备及用品。因此,对于提供产科麻醉的机构应当有应付意外困难气道及插管失败的措施。

如果麻醉医生遇到意外困难插管情况,且没有胎儿窘迫,患者血流动力学稳定,通过面罩有充足的气体交换,只有一名麻醉医生尝试插管,时间允许优化成功插管的机会:

- 重新定位(更佳的嗅物位)(图18.25)。
- 喉部施压(在甲状软骨上方)(图18.26)。
- 使用不同的喉镜片[长度和(或)类型](图18.27)。
- 另外一位麻醉医生尝试插管。

当麻醉医生无法向麻醉的患者气管插管时,必须在尝试插管之间通过面罩通气维持气体交换。在面罩正压通气期间,必须维持环状软骨压力。无法插管的产科患者通常伴有面罩通气困难和误吸。这些情况中

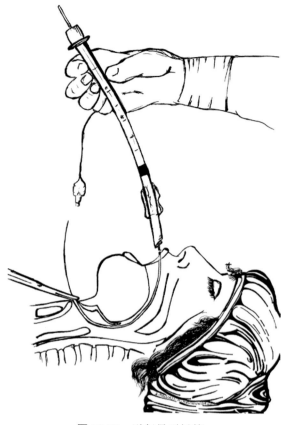

图18.23　逆行导引插管。

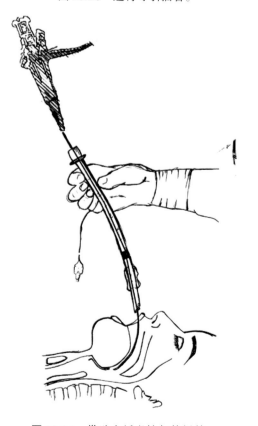

图18.24　借助光纤喉镜气管插管。

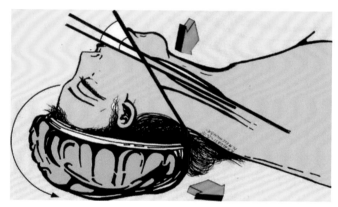

图18.25　嗅物位。

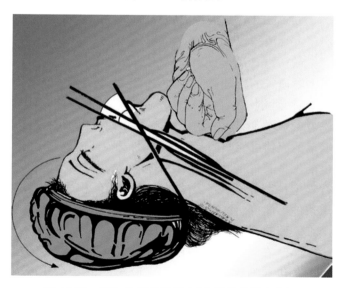

图18.26　施加外部喉部压力(在甲状软骨上方)。

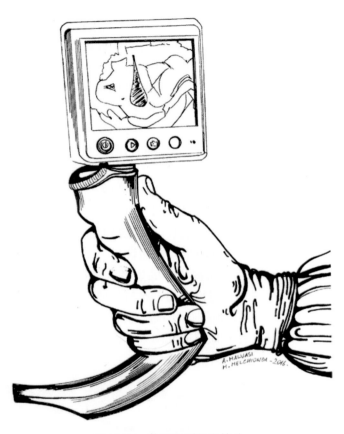

图 18.27 使用不同的喉镜片。

的任何一种都会迅速导致母亲及胎儿的低氧血症。在这些情况中,面罩通气是否充分以及是否存在胎儿窘迫是必须考虑的重要因素。

在母亲和胎儿窘迫或者血流动力学不稳定的情况下,可以实施积极的气道控制。困难气道算法建议在插管失败时使用喉罩通气(LMA)进行抢救(表 18.4)。

喉罩(LMA)是由英国麻醉医师 Archi Brain 开发的声门上气道装置[52](图 18.28 和图 18.29)。

最初设计用于手术室作为选择性通气的方法,它是面罩通气的良好替代品。它的形状类似近端连接气管导管,远端连接大的椭圆形面罩。它被设计放置于患者的喉咽部,密封声门周围,从而使气管相对隔离。喉罩的成功可能归因于两个显著特征:即使使用不当,也能发挥其性能;它可以在不影响喉功能的情况下进行气道控制和通气[53]。这是由于气道面积大,即使气道条件不佳也允许进行气体交换。以上两点使喉罩在困难气道的管理中非常重要(表 18.5)。

LMA 在气道管理中的常规使用可以与许多问题有关。包括临床上不能接受的非通气道,少数患者需要多次尝试插管、胃内容物误吸和正压通气不足[1]。

麻醉不足可能会导致所有这些问题,因此,安全使用喉罩的基本要求就是充分的麻醉深度。

对于无法通气或无法插管的患者使用喉罩,暂无无法正确放置或者通气的报告[10]。因此,紧急情况下首选喉罩。Han 等对 1067 例选择性剖宫产应用喉罩的患者 ASA 评级Ⅰ级Ⅱ级的全身麻醉的前瞻性研究发现,由经验丰富的麻醉医生管理的健康患者,选择性剖宫产时使用喉罩是有效并且安全的[54](图 18.30)。

LMA SupreMe™ Second SEAL 是一种新型喉罩,该装置具有改良的气囊和引流管,隔离呼吸道和消化道[55]。该设计提高了喉部密封性。喉罩成功用于快速诱导中气管插管失败的产妇,并允许在高压下进行正压通气(图 18.31)。

当面罩通气和插管失败时,联合管是另一种可以使用的气道设备。它可以很容易地放置在气管或者食管中,以保持通气并防止反流(图 18.32)。

LMA 可以作为插管的导管,尤其是当直接喉镜检查不成功时。当喉罩孔与声门开口对准时,LMA 作为气管插管的插入工具进行无创插管。LMA 可用于气管导管或插管盲探,或用于光纤支气管镜的通过[56,57]。光纤支气管镜通过喉罩有更大的成功概率,而且在多数情况近乎 100% 成功[58]。内径 6mm 气囊式 ETT 最适合,因为其长度足够长且可用性高(图 18.33)。

作为替代,可视喉镜设备在困难气道患者中成为非常有用的工具。该设备利用嵌入塑料喉镜片中的摄像机。普通喉镜获得声门视野较小,可视喉镜可以看到舌头的角落。尽管涉及明显的学习曲线和有限的产妇应用经验,与传统喉镜相比,可视喉镜设备还可以缩短气管插管时间或提高充氧质量(图 18.34)。

18.2.3 误吸

由于妊娠女性胃肠道生理原因及激素变化增加胃食管反流,被认为全身麻醉时误吸的风险增高,特别是进行非选择性剖宫产时[34]。

黄体酮介导的食管下括约肌张力降低、子宫增大、腹腔内压力升高、胃内容物增加和胃 pH 值降低都会导致误吸的发生。另外,分娩时胃排空时间延长,尤其是在服用阿片类药物后。Mendelson 在 20 世纪 40 年代对产科麻醉期间的误吸进行了经典描述[59,60]。

Mendelson 认为全身麻醉下死亡归因于固体物质引起的立即窒息,以及吸入液体引起的成人呼吸窘迫综合征导致的呼吸衰竭。Mendelson 观察并描述误吸

表18.4　美国麻醉医师协会困难气道处理流程(经许可转载)

困难气道处理流程

1. 评估基本管理问题的可能性和临床影响：
   - 患者合作困难
   - 面罩通气困难
   - 声门上气道放置困难
   - 困难喉镜
   - 插管困难
   - 困难的手术气道
2. 在困难气道管理中,积极寻求机会提供补充氧气
3. 考虑基本管理选择的相对有点及可行性：
   - 清醒气管插管与全身麻醉后气管插管
   - 初始插管的非侵入性技术与侵入性技术
   - 可视喉镜作为插管的初始方法
   - 自主通气的保存与去除

4. 制订首选和替代方案：

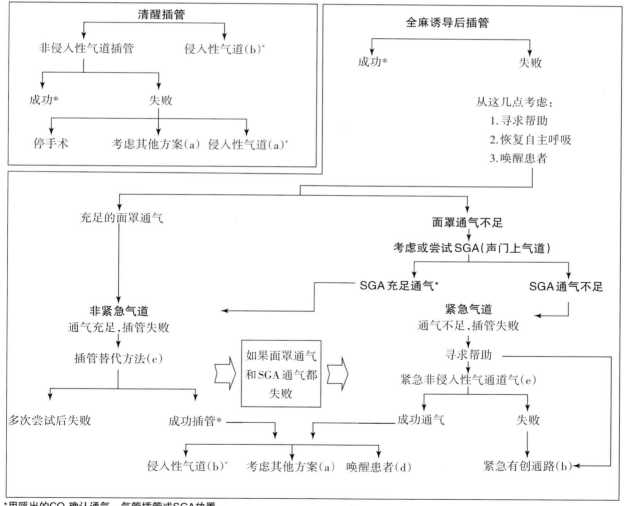

*用呼出的CO_2确认通气、气管插管或SGA放置。

From Practice Guidelines for Management of the Difficult Airway. A report by the ASA Task Force on the Management of the Difficult Airway. Anaesthesiology 2007.

表18.5　正确插入喉罩的方法

在时间允许的情况下,通过非循环呼吸面罩为患者预充100%的氧气

挑选合适尺寸的喉罩(LMA)

检查喉罩气囊是否漏气

将喉罩气囊完全放气,使其紧贴平面

在喉罩背部充分涂抹水溶性润滑剂

必要时给予镇静

患者摆正体位

环状软骨加压降低误吸的风险,并应保持压力,尤其是在没有禁食的患者中,直到气道牢固为止

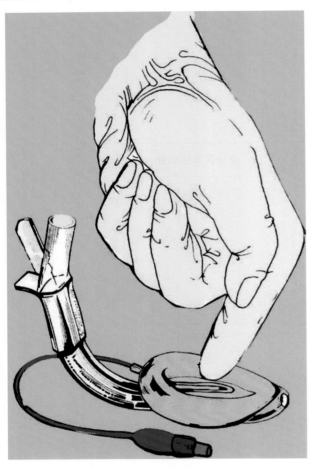

图 18.28　LMA。

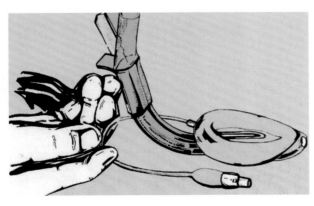

图 18.29　LMA。

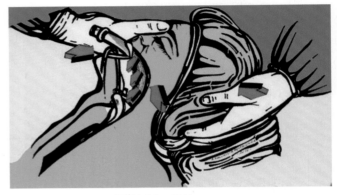

图 18.30　LMA。

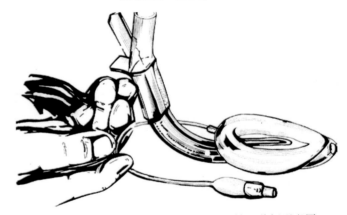

图 18.31　LMA SupreMe™ Second SEAL是一种新型喉罩。

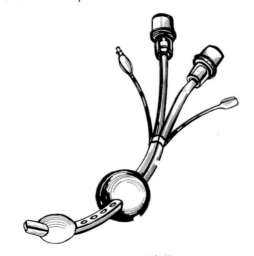

图 18.32　联合管。

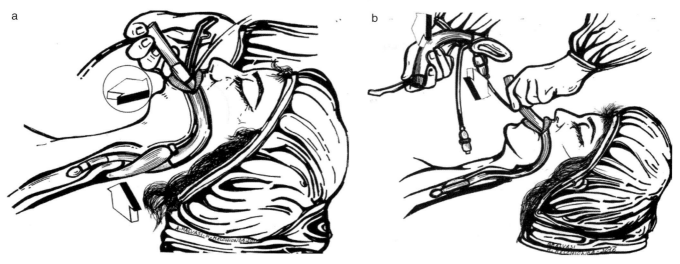

图18.33　通过LMA插管。

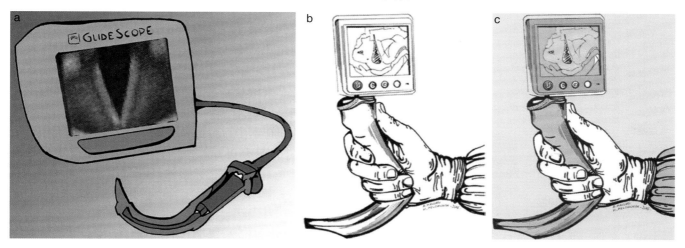

图18.34　可视喉镜设备。(a)GlideScope。(b)Ambu。(c)Storz。

的反应以呼吸困难和心力衰竭为特征。胸部X线检查整个肺部显影与经典的固体误吸综合征明显不同,类似于急性哮喘。然后作者得出结论,可以通过禁食禁饮、首选局部麻醉、麻醉前碱化胃内容物、全身麻醉前胃排空来减少误吸的发生[60]。

长时间的分娩会导致脱水和酮症,全身麻醉下剖宫产的减少提示了一种更宽松的方法,允许分娩期间进食和饮水。进食似乎可以防止酮症的发生,但是胃容量更大,全身麻醉的情况下,呕吐和肺误吸的风险增加[61]。另一项研究建议给产妇在分娩早期使用等渗运动饮料,而不是喝水,似乎可以预防酮症,不会增加残余胃容量[62,63]。

然而,肺误吸经常与困难气道管理有关,全身麻醉下的饱胃患者应当使用套囊式气管导管快速顺畅插管。

通常推荐剖宫产时预防误吸,并建议联合应用枸橼酸钠、雷尼替丁和甲氧氯普胺[29]。

减少胃内容物体积和酸度的抗酸剂在预防误吸或降低其严重程度方面发挥作用。胃容量为0.4~0.8mL/kg、pH值<2.5是经典的相关临界值[64-66]。诱导麻醉前,枸橼酸钠30mL 0.3M会增加胃的pH值,但不会增加胃容积。雷尼替丁,组胺2型受体拮抗剂(H2),术前1小时口服150mg,可以减少胃容量和酸度,尤其是与枸橼酸钠联合使用时。雷尼替丁也可以在紧急情况下静脉注射以预防误吸[21]。甲氧氯普胺是一种普鲁卡因胺衍生物,在外周为胆碱能受体激动剂,在中枢为多巴胺受体拮抗剂,可增加食管括约肌张力,并通过增加胃蠕动而减少胃容量。甲氧氯普胺可在短短15分钟内对胃容量有明显影响,并通过胎盘,但是对胎儿无明显影响。

英国对产科麻醉单位进行酸预防的统计显示,分娩组套中有99%常规使用药物来减少胃容量和酸度，而紧急剖宫产则有98%。H2受体拮抗剂雷尼替丁和枸橼酸钠是最常用的药物。只有少数单位使用质子泵抑制剂，例如，奥美拉唑，增加胃的有效pH值，但往往更昂贵[22]。

局部麻醉的增加在减少因误吸引起产妇死亡方面起着重要作用，误吸发生时，伴随严重阻塞和喉反射丧失。快速序列诱导也起着重要作用，但是呕吐还会带来其他风险，如插管失败和食管破裂。

表18.6概述了麻醉期间误吸的管理。

表18.6　全身麻醉时误吸的管理

100%氧气
头低位侧躺
口咽部吸引
如未在原位气管插管，给予环状软骨施压并插管
气管内插管
吸引及灌洗气管支气管（最好行内镜检查）
喘息时用支气管扩张剂
低氧血症时呼气末正压通气
术后胸片
严重低氧血症时入ICU通气
如果吸入感染物，则使用抗生素

18.2.4　术中知晓

剖宫产时，全身麻醉被认为有高风险的术中知晓。研究报道有0.4%的发生率，高于一般外科手术人群的发生率（0.1%~0.2%），研究认为妊娠女性术中知晓的风险仍然较高。术中知晓很可能引起患者不满，并可能导致长期的心理障碍，包括焦虑、情绪和睡眠障碍（peach，2009[1-3]）。与普通外科手术人群相比，产科人群术中知晓的风险更高；可能由于多种原因，包括生理变化（表18.7）。

表18.7　患者术中知晓的高危因素

先前的意识
已知或预测插管困难
肥胖
药物依赖
术中低血压的风险

妊娠期间心血管系统的变化满足母体和胎儿不断增加的代谢需求。妊娠24周时，血容量增加40%，心排血量增加了30%~50%。妊娠初期，通过增加每搏输出量提高心排血量。随着妊娠的进行，心率增加成为主要原因，在妊娠32周左右达到高峰，并在分娩后5天保持高水平。妊娠初期，收缩压和舒张压都会由于血管舒张和全身血管阻力（SVR）下降而下降。被认为是由于局部介质，如一氧化氮和前列环素的作用。妊娠末期，舒张压可能达到妊娠前水平[68,69]。

特别是妊娠时高心输出量会加速静脉麻醉药物的重新分配，并减慢挥发性麻醉药分压的建立。同样的情况也适用于静脉诱导剂在脑循环中快速重新分布。可能在挥发性麻醉剂到达作用部位之前先进行轻度麻醉。如果进行多次插管则会加剧这种情况。

为了降低术中知晓的风险，应使用意识状态监测器，例如，脑电双频指数监测仪［BIS（Aspect Medical Systems®）或熵监测（GE Healthcare）］（图18.35）。

很少有关于产科麻醉中使用这些监测仪的研究，但是高危患者调查发现，通过BIS监测使术中知晓率降低82%[67]。

与过去的技术相比，充足的静脉诱导剂和挥发性麻醉剂可以将术中知晓率从1.3%降至0.4%。七氟烷已被证明在术中对母体及新生儿具有与异氟烷相当的作用，并且具有更好的特性，例如，比异氟烷更低的血气分配系数，更少的交感神经和气道相关的副作用。因此，七氟烷是剖宫产全身麻醉时最常用的挥发剂[67-70]。

肥胖妊娠女性需要较高的初始剂量和药物重新分布更快，异丙酚有较轻的麻醉水平。

18.2.5　其他可能的全身麻醉风险

18.2.5.1　胎儿窒息与早期新生儿呼吸抑制

全身麻醉的麻醉剂可通过胎盘，引起胎儿和新生儿抑制。与神经轴麻醉相比，剖宫产时全身麻醉与胎儿1分钟Apgar评分较低有关，是麻醉药继发镇静的结果[71,72]。

还应强调的是，新生儿出生后的情况受先前宫内胎儿状况、是否同时使用硫喷妥钠和挥发性麻醉剂以及产程和剖宫产技术的影响。目前，对于麻醉诱导后理想的胎儿分娩时间有不同的看法。Barter首先强调，在全身麻醉前，产妇应做好准备并消毒铺巾，许多学者建议最好在全身麻醉诱导后（6±8）分钟内完成分娩。Datta等观察到在没有低血压的情况下，脊椎麻醉时间延长分娩时Apgar评分或脐血酸碱状态无变化。

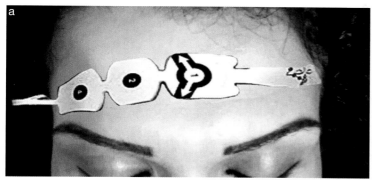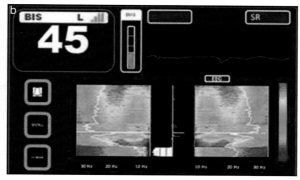

图18.35 (a) BIS®。 (b) BIS® 监测。

Morgan指出,无论何种麻醉方式,皮肤切口长,切皮至分娩时间超过8分钟,子宫切开至分娩时间超过180秒都与胎儿缺氧及酸中毒相关[73-77]。

18.2.5.2 子宫收缩失血

挥发性麻醉剂引起剂量依赖性肌肉松弛。因此,增加挥发性麻醉药物(以降低术中知晓风险)可能与子宫收缩乏力和出血的风险增加有关。不同类型的麻醉中子宫收缩可能会有所不同。Guay提到,在剖宫产过程中,吸入麻醉药引起的子宫收缩与产后出血密切相关[78]。各种研究结果表明,既往的麻醉剂(如氟烷)及最近使用的麻醉剂(地氟烷和七氟烷)均会阻碍子宫收缩[79,80]。Turner等人在剖宫产后从腹腔提起子宫肌层并研究七氟烷和地氟烷会阻碍多少子宫收缩。它们分别在0.5 MAC、1 MAC和1.5 MAC影响子宫收缩,并且彼此程度相似[81]。

18.2.5.3 术后镇痛和慢性疼痛的发展

剖宫产后进行有效的镇痛治疗,保证产妇舒适度并使其能尽早行走,有助于新生儿的护理。优化术后镇痛可以使患者早日恢复常规饮食,并使膀胱和肠功能正常,从而有利于早期出院。剖宫产后神经镇痛比全身镇痛更有效,与功能能力增强、早期活动和早期肠功能恢复有关。

术后镇痛效果差是剖宫产后慢性疼痛和产后抑郁症发展的预测指标。剖宫产后慢性疼痛的发生率可能高达10%。与神经轴麻醉的患者相比,接受全身麻醉的女性更容易出现慢性疼痛,并且在严重急性术后疼痛的女性中更有可能出现慢性疼痛。因此,使用多模式技术镇痛(神经镇痛是其中一种)更好的剖宫产后镇痛可能会降低发生慢性产后骨盆痛的风险[82,83]。

18.2.5.4 术后血栓栓塞疾病

在美国和英国,静脉血栓栓塞是孕产妇死亡的主要原因。女性在产后时期发生血栓栓塞的风险最高,剖宫产后的风险高于阴道分娩[84,85]。

18.2.5.5 对母乳喂养的不良影响

在一项回顾性研究中,接受全身麻醉的患者在6个月时仍进行母乳喂养要比硬膜外麻醉少。全身麻醉中使用的阿片类镇痛可能与哺乳成功率低有关[38]。在任何情况下,接受全身麻醉的女性在康复初期都较不警觉,因此,有效护理新生儿的可能性也较小[86]。

参考文献

1. Kuczkowski KM, Reisner LS, Benumof JL (2003) Airway problems and new solutions for the obstetric patient. J Clin Anesth 15:552–563
2. Guglielminotti J, Wong CA, Landau R et al (2015) Temporal trends in anesthesia-related adverse events in cesarean deliveries, New York State, 2003–2012. Anesthesiology 123:1013–1023
3. American Society of Anesthesiologists Task Force on Obstetric Anesthesia (2007) Practice guidelines for obstetric anesthesia: an updated report by the American Society of Anesthesiologists Task Force on Obstetric Anesthesia. Anesthesiology 106:843–863
4. Davies JM, Posner KL, Lee LA et al (2009) Liability associated with obstetric anesthesia: a closed claims analysis. Anesthesiology 110:131–139
5. Cantwell R, Clutton-Brock T, Cooper G et al (2011) Saving mothers' lives: reviewing maternal deaths to make motherhood safer: 2006–2008. The eighth report of the confidential enquiries into maternal deaths in the United Kingdom. BJOG 118(suppl 1):1–203
6. D'Angelo R, Smiley RM, Riley ET et al (2014) Serious complications related to obstetric anesthesia the serious complication repository project of the Society for Obstetric Anesthesia and Perinatology. Anesthesiology 120:1505–1512
7. Enkin M, Keirse MJNC, Neilson J et al (2000) A guide to effective care in pregnancy and childbirth, 3rd edn. Oxford University Press,

New York

8. Hall M, Bewley S (1999) Maternal mortality and mode of delivery. Lancet 319:776

9. Cheesman K, Brady JE, Flood P, Li G (2009) Epidemiology of anesthesia-related complications in labor and delivery, New York State, 2002–2005. Anesth Analg 109:1174–1181

10. Bloom SL, Spong CY, Weiner SJ et al (2005) National Institute of Child Health and Human Development Maternal-Fetal Medicine Units Network: complications of anesthesia for cesarean delivery. Obstet Gynecol 106:281–287

11. Hawkins JL, Chang J, Palmer SK et al (2011) Anesthesia-related maternal mortality in the United States: 1979–2002. Obstet Gynecol 117:69–74

12. Lai HY, Tsai PS, Fan YC, Huang CJ (2014) Anesthetic practice for caesarean section and factors influencing anesthesiologists' choice of anesthesia: a population-based study. Acta Anaesthesiol Scand 58:843–850

13. Beckmann M, Calderbank S (2012) Mode of anaesthetic for category 1 caesarean sections and neonatal outcomes. Aust N Z J Obstet Gynaecol 52:316–320

14. Sia AT, Fun WL, Tan TU (2010) The ongoing challenges of regional and general anaesthesia in obstetrics. Best Pract Res Clin Obstet Gynaecol 24:303–312

15. Popham P, Buettner A, Mendola M (2007) Anaesthesia for emergency caesarean section, 2000–2004, at the Royal Women's Hospital, Melbourne. Anaesth Intensive Care 35:74–79

16. Hillemanns P, Hasbargen U, Strauss A et al (2003) Maternal and neonatal morbidity of emergency caesarean sections with a decision-to delivery interval under 30 minutes: evidence from 10 years. Arch Gynecol Obstet 268:136–141

17. Weiner E, Bar J, Fainstein N et al (2014) The effect of a program to shorten the decision to-delivery interval for emergent cesarean section on maternal and neonatal outcome. Am J Obstet Gynecol 210(224):e1–e6

18. McGlennan A, Mustafa A (2009) General anaesthesia for caesarean section. Contin Educ Anaesth Crit Care Pain 9(5):148–151

19. Shroff R, Thompson ACD, McCrum A, Rees SGO (2004) Prospective multidisciplinary audit of obstetric general anaesthesia in a district general hospital. J Obstet Gynaecol 6:641–646

20. Bowring J, Fraser N, Vause S, Heazell AEP (2006) Is regional anaesthesia better than general anaesthesia for caesarean section? J Obstet Gynaecol 26:433–434

21. Pinder A (2006) Complications of obstetric anaesthesia. Curr Anaesth Crit Care 17:151–162

22. Royal College of Obstetricians and Gynaecologists (2001) Clinical effectiveness support unit. The National Sentinel Caesarean Section audit report. RCOG Press, London

23. Brown GW, Russell IF (1995) A survey of anaesthesia for caesarean section. Int J Obstet Anesth 4(4):214–218

24. Turnbull J, Bell R (2014) Obstetric anaesthesia and peripartum management. Best Pract Res Clin Obstet Gynaecol 28:593–605

25. Lewis NL, Dob DP, Yentis SM (2003) UK registry of high-risk obstetric anaesthesia: arrhythmias, cardiomyopathy, aortic stenosis, transposition of the great arteries and Marfan's syndrome. Int J Obstet Anesth 12:28–34

26. Williamson RM, Mallaiah S, Barclay P (2011) Rocuronium and sugammadex for rapid sequence induction of obstetric general anaesthesia. Acta Anaesthesiol Scand 55(6):694–699

27. Dob DP, Yentis SM (2001) UK registry of high-risk obstetric anaesthesia: report on cardiorespiratory disease. Int J Obstet Anaesth 10:267–272

28. Orme RMLE, Grange CS, Aisworth QP et al (2004) General anaesthesia using remifentanil for caesarean section in parturients with critical aortic stenosis: a series of four cases. Int J Obstet Anesth 13:183–187

29. McDonnell NJ, Paech MJ, Clavisi KOM, the ANZCA Trials Group et al (2009) Difficult and failed intubation in obstetric anaesthesia: an observational study of airway management and complications associated with general anaesthesia for caesarean section. Int J Obstet Anesth 17:292–297

30. Hawkins JL (2003) Anesthesia-related maternal mortality. Clin Obstet Gynecol 46:679–687

31. Mhyre JMRM, Grigorescu V (2006) Anesthesia-related maternal mortality in Michigan: 1985 2003. Anesthesiology 104(Supp 1):A–19

32. Wong CA (2010) General anesthesia is unacceptable for elective cesarean section. Int J Obstet Anesth 19:209–217

33. Hawkins JL, Koonin LM, Palmer SK et al (1997) Anesthesia related deaths during obstetric delivery in the United States, 1979–1990. Anesthesiology 86:277–284

34. Ross BK (2003) ASA closed claims in obstetrics: lessons learned. Anesthesiol Clin North Am 21:183–197

35. Cooper GM, McClure JH (2005) Maternal deaths from anaesthesia. An extract from why mothers die 2000–2002, the confidential enquiries into maternal deaths in the United Kingdom: chapter 9: anaesthesia. Br J Anaesth 94:417–423

36. Barnardo PD, Jenkins JG (2000) Failed tracheal intubation in obstetrics: a 6-year review in a UK region. Anaesthesia 55:690–694

37. Samsoon GLT, Young JRB (1987) Difficult tracheal intubation: a retrospective study. Anaesthesia 42:487–490

38. Glassenberg R (1991) General anesthesia and maternal mortality. Semin Perinatol 15:386–396

39. Suresh MS, Wali A (1998) Failed intubation in obstetrics: airway management strategies. Anesthesiol Clin North Am 16:477–498

40. Reisner LS, Benumof JL, Cooper SD (1999) The difficult airway: risk, prophylaxis, and management. In: Chestnut DH (ed) Obstetric anesthesia: principles and practice. Mosby, St. Louis, pp 590–620

41. Jouppila R, Jouppila P, Hollmen A (1980) Laryngeal oedema as an obstetric anaesthesia complication: case reports. Acta Anaesthesiol Scand 24:97–98

42. Dobb G (1978) Laryngeal oedema complicating obstetric anaesthesia. Anaesthesia 33:839–840

43. Davies JM, Weeks S, Crone LA, Pavlin E (1989) Difficult intubation in the parturient. Can J Anaesth 36:668–674

44. Bonica JJ (1967) Local-regional analgesia for abdominal delivery. In: Bonica JJ (ed) Obstetric analgesia and anesthesia. F.A. Davis, Philadelphia, pp 527–538

45. Cooper MG, Feeney EM, Joseph M, McGuinness JJ (1989) Local anaesthetic infiltration for caesarean section. Anaesth Intensive Care 17:198–201

46. Cormack RS, Lehane J (1984) Difficult tracheal intubation in obstetrics. Anaesthesia 39:1105–1111

47. Johnson MD, Ostheimer GW (1992) Airway management in obstetric patients. Sem Anesth 1:1–12

48. Williams RT, Maltby JR (1982) Airway intubator. Anesth Analg 61:309

49. Ovassapian A (1990) Fiberoptic airway endoscopy in anesthesia and critical care. Raven Press, New York

50. Nichols KP, Zornow MH (1989) A potential complication of fiber-optic intubation. Anesthesiology 70:562–563

51. Anesthesia for emergency deliveries. ACOG Committee Opinion: Committee on Obstetrics: Maternal and Fetal Medicine. Number 104–March 1992. Int J Gynaecol Obstet 1992;37:148

52. Brain AIJ (1983) The laryngeal mask – a new concept in airway management. Br J Anaesth 55:801–805

53. Campo SL, Denman WT. The laryngeal, mask airway: its role in the difficult airway

54. Han TH, Brimacombe J, Lee EJ et al (2001) The laryngeal mask airway is effective (and probably safe) in selected healthy parturients for elective cesarean section: a prospective study of 1067 cases. Can J Anaesth 48:1117–1121

55. Evans NR, Gardner SV, James MF (2002) The proseal laryngeal mask: results of a descriptive trial with experience of 300 cases. Br J Anaesth 88:534–539

56. Levy DM (1993) LMA for failed intubation. Can J Anaesth

40:801–802

57. Brimacombe J, Berry A (1993) LMA for failed intubation [letter]. Can J Anaesth 40:802–803

58. Benumof JL (1996) Laryngeal mask airway and the ASA difficult airway algorithm. Anesthesiology 84:686–699

59. Sia ATH, Fun WL, Tan TU (2010) The ongoing challenges of regional and general anaesthesia in obstetrics. Best Pract Res Clin Obstet Gynaecol 24:303–312

60. Mendelson CL (1946) The aspiration of stomach contents into the lungs during obstetric anesthesia. Am J Obstet Gynecol 52:191–204

61. Scrutton MJ, Metcalfe GA, Lowy C et al (1999) Eating in labour. A randomised controlled trial assessing the risks and benefits. Anaesthesia 54(4):329–334

62. Kubli M, Scrutton MJ, Seed PT et al (2002) An evaluation of isotonic "sport drinks" during labor. Anesth Analg 94(2):404–408

63. Sweeney B, Wright I (1986) The use of antacids as a prophylaxis against Mendelson's syndrome in the United Kingdom. A survey. Anaesthesia 41:419–422

64. Tordoff SG, Sweeney BP (1990) Acid aspiration prophylaxis in 288 obstetric anaesthetic departments in the United Kingdom. Anaesthesia 45:776–780

65. Roberts RB, Shirley MA (1974) Reducing the risk of acid aspiration during cesarean section. Anesth Analg 53(6):859–868

66. Raidoo DM, Rocke DA, Brock-Utne JG et al (1990) Critical volume for pulmonary acid aspiration: reappraisal in a primate model. Br J Anaesth 65(2):248–250

67. Paech MJ, Scott KL, Clavisi O, the ANZCA Trials Group et al (2009) A prospective study of awareness and recall associated with general anaesthesia for caesarean section. Int J Obstet Anesth 17:298–303

68. Regitz-Zagrosek V, Lundqvist CB, Borghi C et al (2011) ESC guidelines on the management of cardiovascular diseases during pregnancy. Eur Heart J 32:3147–3197

69. Robson SC, Dunlop W, Moore M et al (1987) Combined Doppler and echocardiographic measurement of cardiac output: theory and application in pregnancy. Br J Obstet Gynaecol 94:1014–1027

70. Lyons G, Akerman N (2005) Problems with general anaesthesia for caesarian section. Minerva Anestesiol 71:27–38

71. Goffman D (2006) The effect of anesthesia on Apgar score. Medscape, 10 January 2006

72. Ong BY, Cohen MM, Palahniuk RJ (1989) Anesthesia for caesarean section-effects on neonates. Anesth Analg 68:270–275

73. Dutta S, Ostheimer GW, Weiss JB (1981) Neonatal effect of prolonged induction for cesarean section. Obstet Gynecol 58:331–335

74. Morgan GE Jr, Mikhail MS (eds) (1996) Clinical anaesthesiology, 2nd edn. Appleton & Lange, Stamford

75. American Academy of Pediatrics, American Heart Association (2000) Textbook of neonatal resuscitation, 4 edn. American Academy of Pediatrics, Elk Grove Village

76. Ehrenkranz RA, Wright LL (2003) Highlights from the NICHD Neonatal Research Network. Semin Perinatol 23(4):335–348 . 15

77. Niermeyer S, Keenan W (2001) Resuscitation of the newborn infant. In: Klaus MH, Fanaroff AA (eds) Care of high-risk neonate, 5th edn. W.B. Saunders, Philadelphia, pp 45–61

78. Guay J (2006) The effect of neuraxial blocks on surgical blood loss and blood transfusion requirements: a meta-analysis. J Clin Anesth 18:124–128

79. Munson ES, Embro WJ (1977) Enflurane, isoflurane, and halothane and isolated human uterine muscle. Anesthesiology 46:11–14

80. Dogru K, Yildiz K, Dalgic H et al (2003) Inhibitory effects of desflurane and sevoflurane on contractions of isolated gravid rat myometrium under oxytocin stimulation. Acta Anaesthesiol Scand 47:472–474

81. Turner RJ, Lambros M, Kenway L, Gatt SP (2002) The in-vitro effects of sevoflurane and desflurane on the contractility of pregnant human uterine muscle. Int J Obstet Anesth 11:246–251

82. Nikolajsen L, Sorensen HC, Jensen TS, Kehlet H (2004) Chronic pain following caesarean section. Acta Anaesthesiol Scand 48:111–116

83. Eisenach JC, Pan PH, Smiley R et al (2008) Severity of acute pain after childbirth, but not type of delivery, predicts persistent pain and postpartum depression. Pain 140:87–94

84. Clark SL, Belfort MA, Dildy GA et al (2008) Maternal death in the 21st century: causes, prevention, and relationship to cesarean delivery. Am J Obstet Gynecol 199:36 e1–36 e5

85. Lewis G (ed) (2007) Confidential enquiry into maternal and child health (CEMACH). Saving mothers' lives: reviewing maternal deaths to make motherhood safer – 2003–2005. CEMACH, London

86. Lie B, Juul J (1988) Effect of epidural vs. general anesthesia on breastfeeding. Acta Obstet Gynecol Scand 67:207–209

第19章
剖宫产瘢痕并发症

Luis Alonso Pacheco, Leonardo Resta, Andrea Tinelli,
Antonio Malvasi, Sergio Haimovich, Jose Carugno

近30年来,剖宫产率一直在不断提高[1]。2011年,美国有1/3的产妇为剖宫产分娩[2],不仅仅是在美国,全球范围内都呈现这一趋势。剖宫产数的增加有多方面原因,最主要的是,现代医学中剖宫产手术的安全性得到了提高[3]。其他导致剖宫产率升高的重要因素包括,阴道助产率、双胎头先露阴道分娩、臀位阴道分娩、剖宫产后再次经阴道分娩(VBAC)的持续下降,以及对VBAC患者因不良结局可能出现并发症的关注[3]。然而,剖宫产的增加并没有降低新生儿的发病率或死亡率,这就引起人们对剖宫产可能存在过度使用的极大关注[4]。20世纪70年代初,人们对剖宫产率不受控制地增加开始担忧[5]。一项流行病学研究显示,与阴道分娩相比,剖宫产出现"严重"母体并发症的概率增加3倍,包括需要切除子宫或大量输血的产后出血、子宫破裂、麻醉并发症、休克、静脉血栓栓塞、心脏停搏、急性肾衰竭、辅助通气、严重感染和子宫破裂[6]。此外,众所周知的剖宫产手术的远期影响,如继发性不孕、盆腔粘连和周期性盆腔疼痛,在许多教科书中都有描述[1]。剖宫产术后再次妊娠不仅有较高的围生期并发症发生风险,也会增加新生儿并发症的发生,如早产、低阿普加评分、新生儿重症监护室(NICU)入院率和较高的围生儿死亡率。

既往的剖宫产瘢痕会对母婴造成远期的不良结局,产妇的结局可分为产科并发症(在随后的妊娠中)和非产科并发症(与未来妊娠无关)。

19.1 瘢痕憩室

剖宫产术后的子宫瘢痕愈合过程有时并不完全。

在这种情况下,子宫瘢痕处的子宫肌层断裂,子宫下段前部的这一"间隙"被赋予不同的名称,最常用的术语是"憩室"或子宫峡部突起(图19.1)。Morris[9]首先用"剖宫产瘢痕综合征"一词描述了这种子宫结构缺陷及其与月经过多、腹痛、性交困难和痛经等临床症状之间的关系。

根据报告的不同,剖宫产瘢痕憩室(CSD)的发生率差别很大(24%~56%)[10]。这是由对其定义以及诊断缺陷方法的不同所造成的。

解剖缺陷与月经期后不同程度的出血以及其他妇科症状如痛经、慢性盆腔痛、继发性不孕症之间有明显的相关性。

其诊断基于临床症状、超声评估及宫腔镜检查。经阴道超声与宫腔镜检查在CSD的诊断中具有较高的地位。

有人提出不同的治疗方法:保守治疗采用口服避孕药减少月经量和异常子宫出血的发生,宫腔镜手术可促进血液引流并缓解局部症状,腹腔镜或阴道手术可修复其肌层憩室。

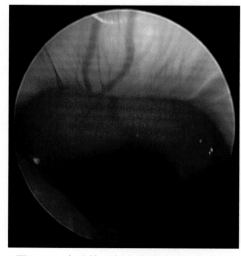

图19.1 宫腔镜下剖宫产瘢痕憩室的表现。

19.2　发生病因

目前,并非所有剖宫产女性都会出现瘢痕憩室的原因尚不清楚,其发病机制也尚不明确。CSD 与多种因素相关,其中一个可能因素是,较厚的切口上缘和下缘之间肌层收缩的差异,并随着剖宫产次数的增加,这种厚度差异通常显得更加明显,切口边缘的厚度不同将会导致 CSD[11]的发生。

另一个可能的因素是用于缝合子宫切口的手术技术,有人认为 CSD 的出现可能与所用缝合材料、缝合技术或两者都有关系。此外,缺血缝合技术与慢速可吸收缝合材料的结合可以导致切口的异常愈合[12]。关于这项技术,Yazicioglu 发现,全层缝合组的不完全愈合率明显降低[13]。最近发表的一项荟萃分析指出,单层缝合与双层缝合出现子宫瘢痕憩室的风险并没有显著差异[14]。

Ofili-Yebovi 指出,多次剖宫产史与 CSD 相关,子宫后屈状态也是另一个明显相关的变量(图 19.2)。后屈的子宫下段处于一定程度的张力下,这可能会影响剖宫产瘢痕的愈合[15]。

宫颈扩张程度和分娩时间与出现 CSD 的风险增加有关[16],在产程晚期,如果分娩时间≥5 小时或宫颈扩张≥5cm,子宫颈变为子宫下段的一部分,此时的剖宫产更容易出现低切口,可能缝合到宫颈组织,从而妨碍瘢痕的愈合。

19.3　临床表现

有充分的证据表明,在前次剖宫产术后会出现一些晚期并发症。除产科并发症外,CSD 患者也会出现一些妇科并发症,包括经后异常出血、慢性盆腔疼痛和继发性不孕,都与瘢痕憩室的病理学改变相关。

这些患者的典型症状是月经期后异常子宫出血,持续时间约 2~12 天,通常量稀少且色暗呈褐色或咖啡色。Morris[9]首次描述了月经期后阴道出血与剖宫产瘢痕部位的解剖和组织学改变之间的关系。

据估计,患有瘢痕憩室的女性约有 1/3(33.6%)会出现月经期后出血(PB)。憩室的大小与异常子宫出血

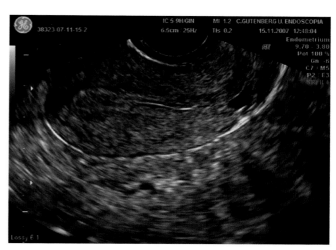

图 19.2　后屈子宫的剖宫产瘢痕憩室。

量和持续时间有直接关系,主要存在于后屈的子宫。可能有三种机制与月经期后出血相关。一方面,连续性中断的子宫内膜就像一个储存袋,其内积聚了一些经血和子宫内膜碎片(图 19.3),这种滞留血液的缓慢流出与经后出血的发生有关。另一个相关的机制是,存在的纤维组织会妨碍正常子宫肌肉收缩,从而导致瘢痕周围子宫肌肉收缩力差[10]。最后但并非不重要的是,由于憩室处出现的局部变化,包括瘢痕上方充血的子宫内膜、淋巴细胞浸润和小息肉的存在,原位产生的内膜细胞很少,无法完成内膜修复而产生出血[9](图 19.4)。

剖宫产瘢痕处子宫肌层断裂与痛经、慢性盆腔痛和性交不适等不同临床症状有关。在这些症状中,痛经最为常见,发病率为 53%,其次是慢性盆腔痛,占39.6%,性交困难占 18.3%[17]。

所有这些症状都可能由慢性炎症和瘢痕中的淋巴细胞浸润所引起。

继发性不孕的发生也与 CSD 有关。血液在憩室中积聚会影响宫颈黏液的正常特性,并干扰精子在宫颈黏液中的运行。也有少量血液逆行进入子宫腔,特别是在子宫后屈的情况下,这会影响子宫内膜的质量,易导致子宫内膜异位的发生,并干扰胚胎在宫腔的正常着床(图 19.5)。

19.4　诊断

剖宫产瘢痕憩室的诊断基于既往剖宫产史、临床症状以及超声检查和宫腔镜检查等。

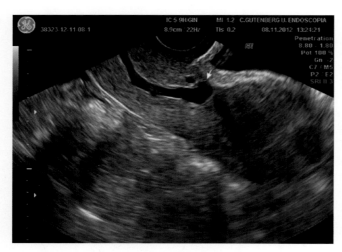

图 19.3　剖宫产瘢痕憩室及宫颈管内的堆积物。

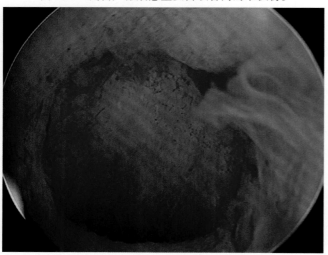

图 19.4　瘢痕上方充血的子宫内膜。

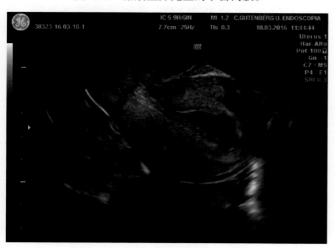

图 19.5　经血逆流导致的子宫积血。

目前，对剖宫产瘢痕憩室的定义尚缺乏统一标准。超声通常是经后出血的首选诊断方法。超声诊断可以采用常规的二维或三维超声，也可在憩室部位灌注盐水（SIS）或凝胶（GIS）后进行超声子宫造影，以获得更好的图像。除此之外，子宫输卵管造影、宫腔镜检查和 RMN 也可用于诊断瘢痕憩室。

19.5　超声检查

经阴道超声对剖宫产瘢痕憩室诊断的准确性很高。在前次剖宫产部位见到无回声区即可诊断为憩室（图 19.6）。这个憩室通常呈三角形，顶点朝向子宫峡部。另一诊断标准是切口内有液体存在[18]。传统二维超声评估的憩室患病率为 24%[16]。超声诊断 CSD 的最佳时机是宫颈黏液充盈的晚期增生期。三维超声的使用有助于研究多平面的缺陷，从而提供比传统超声更多的信息（图 19.7）。

19.6　子宫输卵管造影

剖宫产瘢痕憩室也可以通过子宫输卵管造影进行诊断，通常是一个偶然的发现。在有剖宫产史的患者中，常见的解剖缺陷是宫腔下段憩室或细线状憩室，这些缺陷约占 60%[19]。

19.7　超声子宫造影

由于憩室内充满液体，使用 SIS 或 GIS 可以清楚观察到 CSD。此外，与传统的二维超声相比，超声子宫造影检测到的缺陷更多，分类为大缺陷的病变也更多[20]。在缺陷中注入液体可以发现其形状和大小的不同。使用凝胶灌注进行评估时，憩室的诊断率约为 56%[16]。使用凝胶的主要优点是填充憩室的时间更长，从而可以对憩室进行更好的评估。

19.8　宫腔镜检查

宫腔镜可以直接显示瘢痕憩室。宫腔镜检查时，在子宫下段前壁或宫颈管上 1/3 处可见一个假性腔，由纤维组织构成的两个角以及两角之间的穹顶所组成

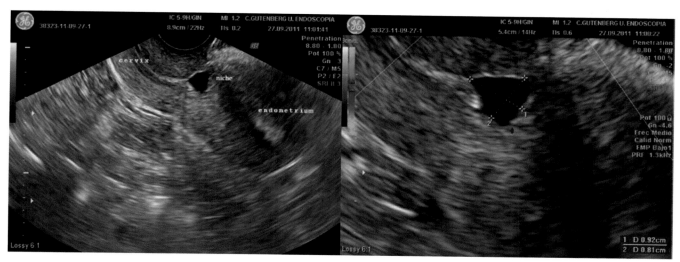

图19.6 前次剖宫产手术部位的无回声区,这种憩室通常为三角形。

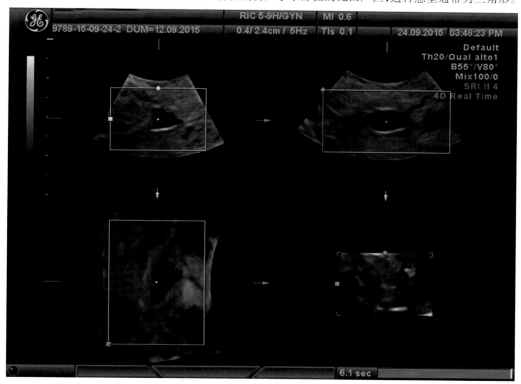

图19.7 憩室的三维视图。

(图19.8),穹顶被有不同程度炎症充血的子宫内膜所覆盖。在增殖期早期,常常可见血液和一些凝血块填充于子宫瘢痕憩室和宫颈管内。

19.9 磁共振成像

磁共振成像(MRI)也可以检测位于子宫下段的肌层憩室。MRI显示线性低信号憩室,有时充满液体(图19.9)。MRI的应用可以帮助制订修复手术方式以及排除其他疾病。

19.10 CSD分类

目前CSD主要有两种分类方法。一种由Gubbini[21]提出,测量峡部憩室的深度和底部宽度并计算其表面大小,根据计算结果,峡部憩室被分为三个等级:1级 <15mm³, 2级为16~25mm³, 3级 >26mm³。他发现超过55%的病例是1级病例。

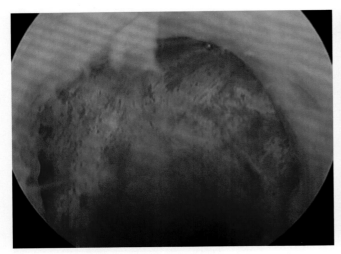

图 19.8　子宫下段前壁可见假空腔。

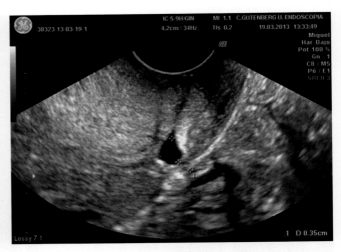

图 19.10　子宫内膜剩余肌层的测量。

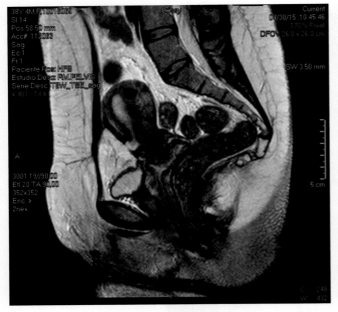

图 19.9　憩室的 MRI 图像。

Yebovi 将 CSD 的分类集中在剖宫产瘢痕憩室处子宫内膜厚度的测量上，他用憩室水平处的肌层厚度与邻近肌层厚度之比来定义厚度的程度，并将严重憩室定义为比率>50%[14]，而裂开则定义为比率等于或高于80%。

其他作者将以下情况定义为严重 CSD，即超声检查提示憩室处肌层小于2.2mm，或水灌注超声子宫造影检查提示该处肌层小于2.5mm[22]（图19.10）。

19.11　治疗

可选择多种手术方式治疗 CSD：可使用腹腔镜手

术修补裂开处以进行修复性治疗，以及为改善症状而采取的电切矫正术。其他的替代方法包括，经阴道修复 CSD 和使用口服避孕药来减少经血。手术治疗应仅限于有经后出血、慢性盆腔疼痛或继发性不孕的患者。临床上常选择前面两种方法，具体选择何种方式则与 CSD 的解剖条件有关。

19.12　切除手术

Fernandez[23]首次提出使用切除镜治疗 CSD，即切除瘢痕下部的纤维组织，以引流瘢痕中聚集的月经血，从而改善经后出血。此后也发表了多篇相关报道，而使用切除镜也成为治疗症状性 CSD 报道最多的方法。Fabres 除了提出切除瘢痕憩室下的纤维组织外，还对 CSD 内扩张的血管和子宫内膜腺体进行局部电灼，以阻断原位内膜病变的发生[24]（图19.11）。与切除手术相关的主要风险是子宫穿孔和继发性膀胱损伤，为防止这种并发症的发生，一些作者建议避免在憩室处的肌层小于2mm时使用切除镜手术。

19.13　腹腔镜手术

腹腔镜手术治疗的目的是恢复 CSD 部位的肌层连续性，以降低憩室的发生率，从而改善相关症状。腹腔镜手术的主要优点是，我们可以将其视为修复性手术，可以使子宫壁厚度增加，这是宫腔镜手术无法做到

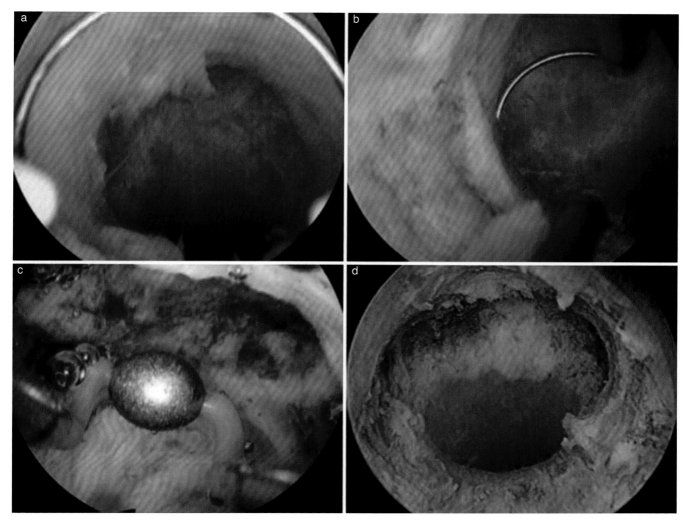

图19.11 宫腔镜手术。(a)剖宫产瘢痕憩室视图。(b)切除瘢痕下段纤维化组织。(c)局部电灼扩张的血管和子宫内膜腺体。(d)最终视图。

的[26]。Klemm 首先使用腹腔镜联合阴道手术来修复憩室[27]。Donnez 描述了一种完全腹腔镜手术方法,即切除瘢痕周围的纤维化组织,并在腹腔镜下缝合瘢痕两侧接近健康的子宫肌层[28]。腹腔镜手术可清晰显示分离膀胱后的手术区域,且损伤风险低(图19.12)。

19.14 阴道手术

经阴道治疗 CSD 也被认为是一种修复性手术,可以修复憩室并增加子宫壁的厚度。如前所述,这是首次与腹腔镜手术结合使用。最近又提出一种新的阴道修复技术,即打开宫颈膀胱间隙分离膀胱后,切开瘢痕

并移除纤维组织,双层缝合切开的瘢痕[29]。经阴道手术是修补恢复子宫肌层连续性的一种微创方法。

19.15 药物治疗

口服避孕药可作为经后出血的保守性治疗措施,对于其治疗的有效性尚存在争议。虽然不同研究得出的结论认为,药物治疗不能消除出血[10],但其他研究支持使用口服避孕药治疗前次剖宫产子宫憩室患者的月经量过多,以减少经血[30]。对于含有激素的宫内节育器的使用研究,尚缺乏一致的结论。

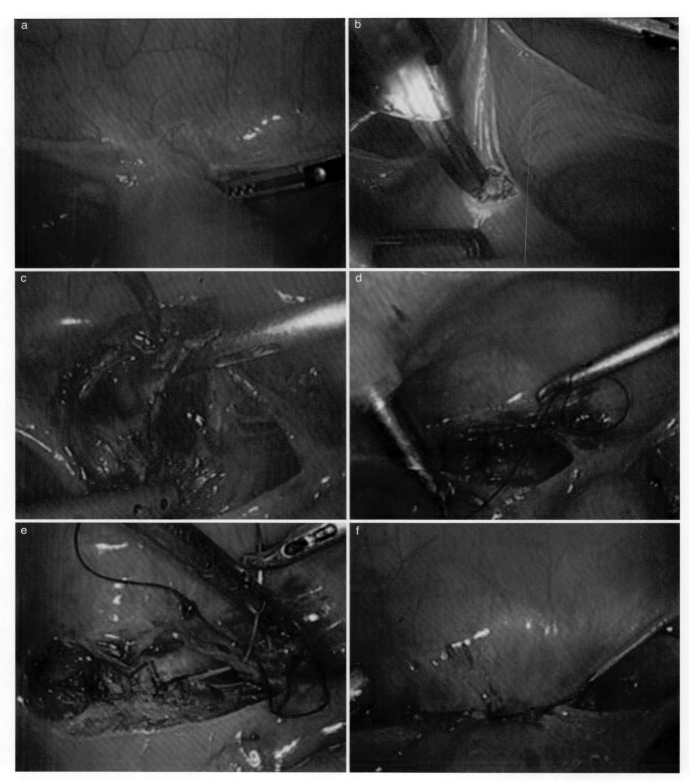

图 19.12 腹腔镜下剖宫产瘢痕憩室修补术。(a)确定病灶。(b)分离膀胱。(c)切开瘢痕。(d)第一层缝合术。(e)第二层缝合术。(f)最终视图。

19.16　手术治疗结局

手术治疗的结局因手术方式的不同而不同。宫腔镜手术后，59.6%[8]~64%[25]的患者术后经后出血可改善，这种改善在子宫前屈患者中更为明显。

19.16.1　剖宫产瘢痕妊娠

当胚胎种植于剖宫产瘢痕处时，即为瘢痕（异位）妊娠（图19.13）。虽然在文献中也被称为剖宫产瘢痕异位妊娠，但更合适的说法可能是剖宫产瘢痕妊娠（CSP）。

1978年，英文医学期刊报道了第1例剖宫产瘢痕异位妊娠。从那时起，直至2001年，只有19个病例被公布[32]。但在过去的5年中，英文文献中发表的CSP的数量有了大幅增加。

CSP是一种罕见的疾病，其发病率为1:2216~1:800，在异位妊娠且至少1次剖宫产的妊娠女性中，其发生率仅为6.1%[33,34-38]。这是最不常见的异位妊娠。

然而，随着剖宫产率的增加，其发生率也在逐渐上升（图19.14），而且由于经阴道超声的使用增加，也会更早地进行诊断[34,35,37,32,39]。

既往曾有2次或2次以上剖宫产的女性发生CSP风险高达72%[33,34,36]。

确切的病因和发病机制尚不明确，但一般认为，当胚泡植入子宫前下段楔形肌层憩室内的纤维瘢痕组织时，即为CSP。病因可能是滋养细胞通过某一显微通道侵入到了子宫肌层。

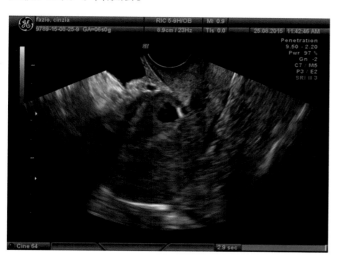

图19.13　子宫峡部前部的妊娠囊。

瘢痕妊娠常见于剖宫产后的子宫肌层憩室，但瘢痕妊娠在其他子宫手术后也有报道，如刮宫术、子宫肌瘤切除术、子宫成形术、宫腔镜检查和人工胎盘取出术[32,33,35,39]。子宫肌层裂开缺损可能与子宫瘢痕不完全愈合或纤维化增加有关。

多次剖宫产术后发生的组织纤维化会导致血管形成不良，从而影响瘢痕的愈合。多次剖宫产也会增加瘢痕处发生胎盘植入的风险，这可能是由瘢痕表面积增加所致[34,36,37,39,40]。

19.17　自然史

文献中报道的这些妊娠很少会进展至妊娠早期以后[36,41]，几乎所有患者都会在此期间终止妊娠。如果CSP继续发展至中晚期，则很可能发生子宫破裂以及严重出血，子宫切除的风险增高，从而导致严重的孕产妇并发症和生育能力的丧失。不断生长的胎盘组织也有侵犯膀胱的风险。如果胚胎能够存活，穿透瘢痕的妊娠组织物可以植入其他腹腔器官，继续生长而成为继发性腹腔妊娠[32,42]。

然而，如果继续宫内妊娠，胎盘植入的风险会显著增加，高达3~5倍[43,44]。曾有文献报道过持续妊娠至35周的CSP在行剖宫产手术过程中出现了严重出血和弥漫性血管内凝血，为挽救生命需要进行子宫切除术[41]。极少有关于剖宫产瘢痕异位妊娠后活产的病例报道[45]。

CSP可能最早出现于妊娠5~6周[40]，最晚出现于妊娠16周[46]。39%的患者早期症状通常表现为少量无痛性阴道出血。约16%的患者伴有轻度至中度腹部疼痛，9%的患者仅有腹痛[46]。37%的女性无自觉症状。严重的急性腹痛伴有大量阴道出血意味着子宫即将破裂。

子宫凹陷或血管血流动力学不稳定强烈提示CSP破裂。病情稳定的女性临床表现通常并不显著。如果发生CSP破裂，子宫可能会变软。

19.18　CSP的诊断

经阴道超声（TVUS）：TVUS自身诊断敏感性为

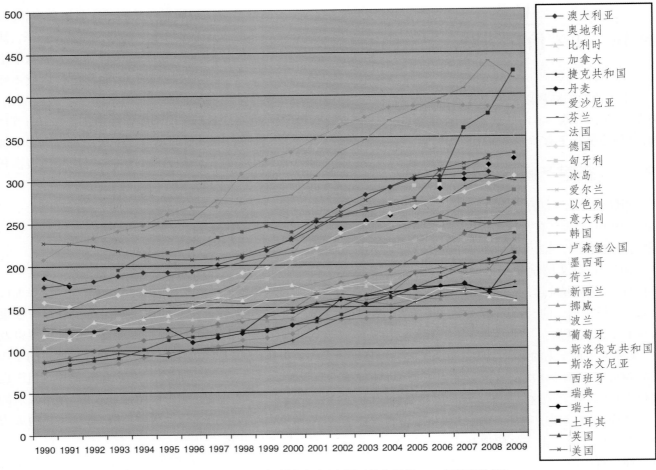

图 19.14　1990—2009 年剖宫产率（来源于经合组织 2011 年健康数据）。

86.4%（95%CI, 0.763 ~ 0.9050）[48]。TVUS 是诊断或确认 CSP 的一线手段（图 19.15）。诊断标准是：

- 子宫腔或子宫颈内无胎儿组织。
- 膀胱与妊娠囊之间的子宫肌层菲薄或缺失。
- 在子宫峡部前部存在有或无胎心活动（取决于妊娠年龄）的妊娠囊，妊娠囊图像呈三角形。

在 2/3 的病例中，妊娠囊和膀胱之间的子宫肌层厚度<5mm[47]。

为了减少错误诊断的风险，建议采用一种综合方法：通过 TVUS 获得妊娠囊及其与瘢痕关系的详细信息，然后对充盈的膀胱进行细致的腹部扫描[34,48]。腹部扫描可提供子宫全景图，并且可以精确测量妊娠囊与膀胱之间的距离。

19.19　多普勒

彩色多普勒可显示围绕孕囊的环形滋养细胞血流

灌注，这有助于诊断[49]并确定孕囊位置与瘢痕和膀胱的关系[36]（图 19.16）。

19.20　三维超声

三维超声已被用来提高 CSP 的诊断准确性[23,24,50,51]（图 19.17）。

结合多平面视图和表面成像有助于识别妊娠囊周围发育良好的滋养层外壳的细微解剖学特点[50]。可准确识别妊娠囊与膀胱壁之间的菲薄肌层。此外，3D 多普勒超声也可显示包绕 CSP 的滋养细胞周围性血流。

19.21　MRI

MRI 提供的软组织特征和解剖学信息使患者和临

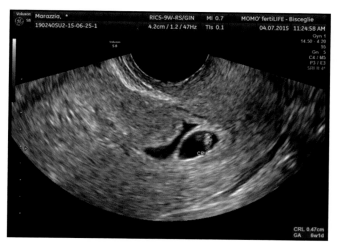

图19.15　TVUS是确诊CSP的一线手段。

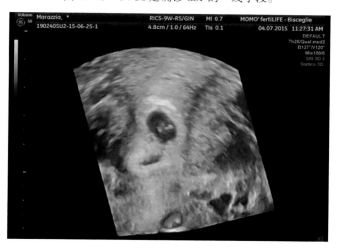

图19.16　剖宫产瘢痕妊娠的三维图像。

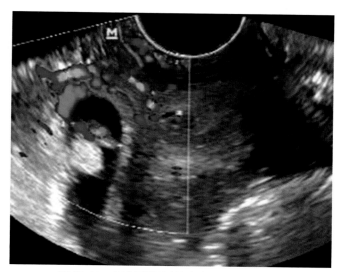

图19.17　妊娠囊周围的丰富血流信号。

选择[57]。

19.23　诊断性腹腔镜检查

另一种诊断CSP的方法是腹腔镜检查[58-60]。子宫的大小通常是正常或增大的（取决于妊娠年龄），CSP隆起呈小丘状，色暗红，从膀胱后可见前次剖宫产瘢痕处凸出子宫浆膜[61]。可通过肉眼判断输卵管和卵巢是否正常。

19.24　CSP治疗

一般情况下，强烈建议在妊娠前3个月终止妊娠，因为类似于其他类型的异位妊娠，其发生子宫破裂、大出血和危及生命的风险也很高。

治疗目标应该是在子宫破裂前终止妊娠，移除妊娠囊及相关妊娠组织物，并保留患者未来的生育能力。

治疗可分为药物治疗或外科手术治疗，或两者兼而有之。

19.25　药物治疗

甲氨蝶呤（MTX）是治疗输卵管异位妊娠的有效方法，用于治疗CSP也同样有效，可进行全身或局部

床医生可以将保守治疗作为初始治疗，尤其在微创子宫动脉介入栓塞术的日益普及之下[52]。MRI可以准确检测出妊娠物残留的确切位置，从而确定诊断[53,54]。

Huang等[55]对使用静脉造影剂进行MRI检查的CSP患者进行研究发现，对比增强MRI可作为一种可靠的辅助手段和初始成像模式用于诊断CSP。对比增强MRI的成像特点可能使CSP在特异性治疗前得到更准确的诊断。

19.22　诊断性宫腔镜检查

诊断性宫腔镜只能帮助确认正常的、空的子宫腔，以及位于子宫下段的妊娠组织[56]。

宫腔镜下切除植入剖宫产瘢痕的妊娠组织物似乎是一种可行、安全的治疗方法，可能被认为是一种治疗

治疗。

19.26　全身性使用MTX

研究表明,CSP对MTX的反应很好(使用剂量为50mg/m²),尤其对于b-hCG水平低于5000miu/mL的患者[62]。保守性药物治疗适合无痛且血流动力学稳定,孕周小于8周且CSP与膀胱之间的子宫肌层厚度小于2mm的患者。所有被认为适合MTX治疗的女性都应先进行基本的血常规评估血色素以及肝肾功能检查。如果药物治疗失败或CSP破裂,他们必须同意后续的手术治疗。

由于其发生并发症的概率为62%,所以单纯全身性治疗并不是最佳治疗方案。肌肉注射MTX起效缓慢,妊娠组织物可能会持续生长。建议行多次注射并联合使用如米非司酮等其他治疗方法。

19.27　局部使用MTX

可在超声引导下经腹或经阴道局部注射MTX至妊娠囊。经腹注射需要使用较长的针头,要避免穿透膀胱壁,无须任何麻醉。经阴道注射时,进针部位与妊娠囊的距离较短,膀胱损伤的风险也相对最小。

19.28　手术治疗

19.28.1　子宫动脉栓塞术

子宫动脉栓塞术可单独使用,或与清宫术联合使用[63],其并发症发病率约为47%。

19.29　扩宫和清宫术(D&C)

Arslan等[64]进行文献综述显示,在9例患者中,有8例因为清宫术不成功出现并发症并需要进行手术治疗。Wang等[59]对8例CSP患者进行一系列的研究发现,有4例清宫术失败后进行了转诊。综合这2篇报

道,其失败率达70%[12,17]。

CSP的妊娠囊实际上不在子宫腔内,绒毛膜绒毛已植入至下段剖宫产瘢痕组织内或子宫肌层。因此,使用刮匙不仅不能触及滋养层组织,同时也可能使子宫瘢痕处破裂,导致严重的大出血甚至后续更大的损伤。在手术过程中,出现大量出血以及在清宫术中获得的组织内未发现绒毛,必须立即进行腹腔镜检查/剖腹术。

19.30　腹腔镜切除术

仅在通过TVS进行确诊后才能进行腹腔镜检查(图19.18)。将CSP包块切开后,从内囊中取出妊娠组织物。局部注射血管升压素(1U/mL,5~10mL),通过双极透热疗法止血以及在内镜下缝合子宫憩室可以最大限度地减少出血(图19.19)。

19.31　开腹切除手术

对于保守治疗和(或)手术治疗效果差、症状出现太晚或就诊医院缺乏内镜手术设备和手术技能的患者,应考虑行剖腹术,楔形切除病变组织。当证实子宫破裂或高度怀疑子宫破裂时,必须进行剖腹探查手术(图19.20)。

在所有的医院都可以使用这种传统的低技术含量手术,它的优点是可以完全切除CSP,同时修复瘢痕(图19.21)。

然而,这种方法会造成更大的手术创伤、延长住院时间和术后恢复时间,而且未来发生胎盘前置/植入的风险可能更高。

19.32　宫腔镜下清宫术

Wang等[65]于2005年报道通过宫腔镜联合清宫术成功治疗CSP的方法。在术后4周的随访中,患者血清中b-hCG水平恢复至正常水平,超声检查提示子宫大小及内膜恢复正常。在3个月的临床随访中未发现

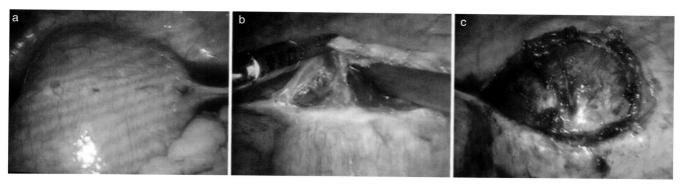

图 19.18　在腹腔镜下发现：（a）子宫下段有紫蓝色病变。（b）子宫膀胱腹膜反折部分分离。（c）子宫膀胱腹膜反折完全分离。（Pictures are courtesy of Dr. Xin Luo. Department of Obstetrics and Gynecology, The First Affiliated Hospital of Jinan University, HuangPu Road West, Guangzhou, People's Republic of China.）

任何并发症。此后，作者又报告另外6例宫腔镜手术，所有病例均成功，患者无并发症，未行输血治疗[58]。他们得出如下结论：该治疗为CSP提供了重要的替代治疗方法，该手术时间短［平均（36.7±20.8）分钟］、出血量少（平均50.0mL）、术后住院时间短［平均（1.1±0.9）天］，并且妊娠试验测试迅速恢复为阴性（<4周，平均22天）。最重要的是，该手术可保留患者的后续生育能力。该过程需对患者进行全身麻醉，医护人员应具备该手术技能，就诊医院手术设备应当齐全。在植入部位直接观察CSP和细致的血管凝固是防止术中严重出血的关键。

19.33　什么是最好的治疗方法？

Timor-Tritsch 等[1]在综述中分析了CSP患者的所有一线治疗选择，并显示出基于不同的治疗方案所出现的并发症发病率。如表19.1所示：单独或以任何组合，D&C，扩宫和清宫术；MTX，甲氨蝶呤；TAUS，经腹超声；TVUS，经阴道超声；UAE，子宫动脉栓塞。

这项综述指出：经阴道或经腹局部和（或）超声引导下行注射甲氨蝶呤，加或不加肌肉注射甲氨蝶呤，在宫腔镜引导下进行手术切除术的并发症发生率最低。

关于最佳或最优选的治疗方式尚无普遍共识。因此，难以决定最佳管理方案。虽然患者的咨询和反馈至关重要，但可能由于缺乏可靠的数据而受到限制。

19.34　子宫破裂

妊娠期子宫破裂是一种灾难性的、危及生命的并发症；幸运的是，其发生率很低，但一旦发生，可能会给母体和胎儿带来毁灭性的后果。子宫破裂是指包括浆膜层在内的所有子宫肌层的完全破裂，常常导致产妇产后大出血和不良的胎儿结局。相比之下，先兆子宫破裂通常指的是一种不完全的，且临床症状常常隐匿的子宫瘢痕分离，其浆膜层保持完整，通常与不良结局无关。

准确预测子宫破裂对指导患者选择正确的分娩方式非常重要。已经进行的大量研究都在寻找子宫破裂的预测因素[66]。子宫瘢痕的定义尚不明确。一些作者将瘢痕缺陷描述为深度超过1mm甚至6mm的孔洞[67]。Osser 等[20]根据子宫瘢痕处剩余肌层与子宫瘢痕处肌层厚度之比，提出了子宫瘢痕破裂的评价方法。为准确预测子宫破裂的风险，人们提出了不同的成像方法。

19.35　超声检查

通过经腹（TAS）和经阴道（TVS）两种方式的超声检查被广泛应用于妊娠期宫颈和子宫下段（LUS）的可

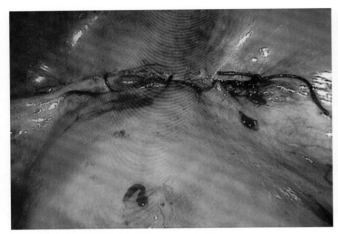

图 19.19　最终视图。(Pictures are courtesy of Dr. Xin Luo. Department of Obstetrics and Gynecology, The First Affiliated Hospital of Jinan University, HuangPu Road West, Guangzhou, People's Republic of China.)

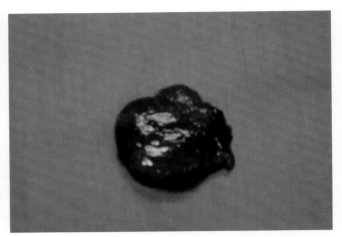

图 19.21　完整切除的 CSP。(Pictures are courtesy of Dr. Gabriel Fiol Ruiz. Servicio de Ginecología y Obstetricia, Hospital Torrecárdenas, Almería, Spain.)

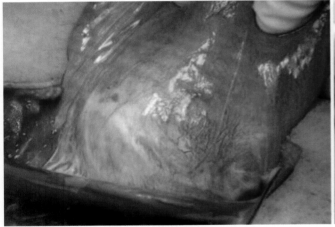

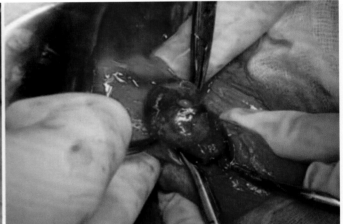

图 19.20　经剖腹术对病变部位进行楔形切除术。(Pictures are courtesy of Dr. Gabriel Fiol Ruiz. Servicio de Ginecología y Obstetricia, Hospital Torrecárdenas, Almería, España.)

视化检查(图 19.22)。一项精心设计的前瞻性观察研究显示,在有过 1 次剖宫产的女性中,使用 3.5mm 作为切口部位子宫厚度的标准,它们能够区分子宫破裂或裂开的阴性预测值为 99.3%。尽管它具有很高的敏感性(88%)和特异性(73.2%),但阳性预测值却很低(11.8%),这表明并非所有厚度小于 3.5mm 的子宫下段在临床中均会出现异常[68]。为比较经腹和经阴道超声检查测量子宫下段厚度的准确性,Prasanga 等[69]使用经阴道和经腹超声测量 83 例接受选择性再次剖宫产的足月妊娠女性的子宫下段厚度,在新生儿娩出后,用无菌直尺测量子宫下段实际厚度。得出以下结论:与TAS 相比,TVS 是评估 LUS 厚度的更准确的方法(图19.23)。

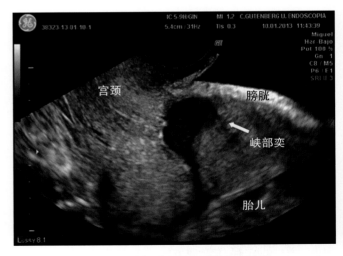

图 19.22　子宫颈和子宫下段超声影像。

表19.1 Timor-Tritsch等的综述[1]，包括CSP的一线治疗选择

剖宫产瘢痕妊娠最多以及最少并发症的一线治疗选择			
治疗	例数	并发症	%
仅使用MTX	87	54	62.1
D&C	305	189	61.9
动脉栓塞术	64	30	40.9
宫腔镜检查	119	22	18.4
妊娠期局部注射MTX/KCL	81	8	9.6

19.36 三维超声

对有过1次剖宫产史的妊娠女性，在妊娠晚期用二维和三维经阴道超声分别检测子宫下段，将结果进行比较，发现三维超声可观察性和观察变异性较低，并且经阴道超声测量的可重复性比经腹部方法更高[70]。

然而，由于没有可靠的证据表明使用三维超声会导致更有意义的临床结果，因此，无法在临床研究之外推广使用三维超声。

19.37 磁共振成像（MRI）

将MRI用于非妊娠状态下剖宫产手术切口的显像已有20多年的报道[71]。

目前，这项技术在胎盘植入的诊断中使用得更为频繁。

有剖宫产史患者的子宫破裂发生率为0.3%~1%，尝试VBAC患者的子宫破裂发生率为0.78%，择期重复剖宫产的女性的子宫破裂发生率为0.22%[72]。

子宫破裂最重要的预测因素是前次剖宫产子宫切口的位置。接受过经典剖宫产手术的妊娠女性，其子宫破裂的风险呈指数上升，高达12%[73]。其他因素包括，在引产或助产中使用前列腺素和催产素、难产、高龄、再次妊娠间隔时间短和子宫单层缝合[74]。另一方面，有过成功阴道分娩的经历会大大降低子宫破裂的可能性[72,75]。

19.38 子宫破裂患者的临床表现

出现以下临床症状时应引起临床医生对子宫破裂的重视，包括胎心率异常、腹痛、子宫收缩力异常、阴道出血等。与子宫破裂相关的FHR模式一直被报道为不可靠，但尚无子宫破裂的FHR模式的病理诊断。子宫破裂是临床怀疑诊断，在紧急剖宫产时发现腹腔出血以及胎儿部分或全部位于子宫外时才能确诊。

19.39 治疗

疑似子宫破裂是危及生命的产科急症。应通知全体医务人员，并及时启动应急程序。稳定患者生命体征，并采取紧急剖宫产术。及时干预可以防止其对母体和胎儿带来的毁灭性后果。

在子宫破裂的情况下，应缝合子宫以确保止血充分。当子宫破裂口太大或不规则而无法有效止血时，子宫切

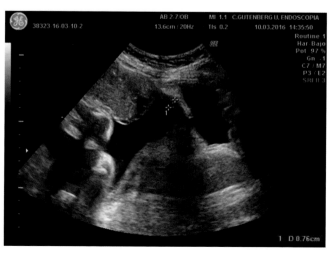

图19.23 TVS是评估子宫下段厚度更准确的方法。

除术应被视为一种抢救生命的措施。术中应充分注意周围器官并识别可能带来的损伤。建议使用宫缩剂。

对 142 075 例剖宫产术后阴道试产的产妇进行回顾性分析,发现 880 例患者出现子宫破裂,并对其发病率进行评估(每 1000 例分娩中有 6.2 例子宫破裂)[76]。每 1000 例分娩中,与子宫破裂相关的并发症发病率为:输红细胞 1.8%,病理性胎儿酸中毒 1.5%(脐带血 pH 值 <7.00),子宫切除 0.9%,泌尿生殖器官损伤 0.8%,胎儿围生期死亡 0.4%,孕产妇死亡 0.02%。

对超过 140 000 例行 VBAC 的患者进行回顾性分析,最常见的严重母体并发症是需要行子宫切除术,据报道,14%~33% 的子宫破裂患者接受子宫切除术。其他并发症包括尿路或肠裂伤、输血和术后感染[76]。

目前,尚不清楚如何为发生过子宫破裂患者提供下次生育方面的建议。考虑其再次发生子宫破裂的风险很高,而且难以预测,可以在任何时候发生,包括妊娠中期[77]。目前,在最佳分娩时间上尚未达成共识。为降低复发风险,在妊娠 37 周时进行择期剖宫产是一种常见的分娩方式。

子宫破裂的一个不常见表现是子宫下段裂开,也被称为"子宫窗",指子宫浆膜完整的不完全性子宫瘢痕分离。大多数子宫裂开为亚临床型,只有在剖宫产时偶然发现才被诊断。"子宫窗"的管理数据不足,无法提出循证管理建议。在产前,患者应充分了解其潜在风险,如果出现疑似子宫破裂的症状,应及时告知医生。

19.40　剖宫产瘢痕妊娠的病理学表现

在诊断剖宫产瘢痕妊娠中的超声形态学表现可考虑为瘢痕的病理学检查。

更为常见的表现如下图所示(图 19.24 至图 19.30)。

19.41　其他远期并发症

19.41.1　慢性疼痛

外科手术的一个不良并发症是手术部位的慢性疼

痛。见于胸部、乳房和腹部手术后。剖宫产术后切口持续疼痛并非罕见的并发症[78]。

Nikolajsen 等[79]通过问卷连续调查了 244 例剖宫产分娩患者,问卷回复率为 92%,平均随访时间为 10.2 个月。剖宫产 3 个月后报告疼痛的患者为 41 例(18.6%),在调查时,有 27 例患者(12.3%)的持续性疼痛尚未解决,其中 13 例患者(5.9%)的疼痛为每天或几乎每天都存在。剖宫产术后持续性疼痛的相关因素包括其他部位的疼痛、严重的术后急性疼痛和切口类型[79]。在美国,通常用于剖宫产的 Pfannenstiel 切口具有许多优点,包括切开疝的发生率低和切口愈合美观。然而,这种切口的一个可能的并发症是髂腹或髂腹股沟神经卡压征[80-82]。髂腹股沟神经和髂腹下神经的分支常在行腹部横切口时被切断。这常常导致瘢痕周围的持续麻木。不常见的是,患者有持续性的、由于神经卡压而产生的放射性疼痛。术后神经卡压征的诊断三联征包括:切口附近放射到神经供应区域的灼烧感或刺痛感、神经感觉受损的证据,以及局部麻醉浸润减轻的疼痛[83]。治疗包括手术修复瘢痕,并切除受损的神经或神经阻滞。

手术技术和在同一部位多次手术导致的皮肤切口纤维化增加,也可能提高神经卡压和慢性切口疼痛的风险。其他与慢性疼痛风险增加相关的因素还包括切口长度、腹膜闭合和急诊剖宫产术[80]。

在 0.1% 的剖宫产术后患者出现慢性周期性疼痛的一个罕见原因是切口瘢痕处子宫内膜异位症[84]。它

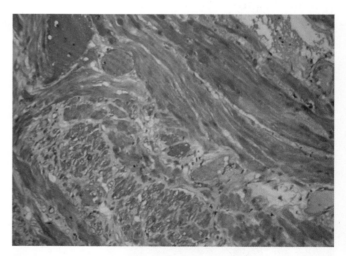

图 19.24　剖宫产瘢痕的组织学切片,采用 Masson 三色染色法染色。红色的肌肉纤维排列在正交平面上。单个纤维或细纤维束被少量胶原(绿色)包裹。在观察的病例中,44% 存在这种瘢痕。

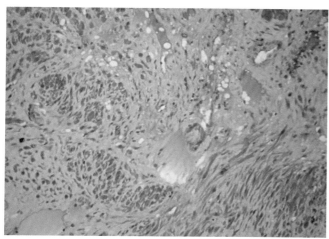

图19.25 剖宫产手术瘢痕肌纤维分布不均匀1例。纤维失去动态的结构错位；它们主要是单一的，周围有丰富的胶原基质。这种情况出现在17%的病例中。

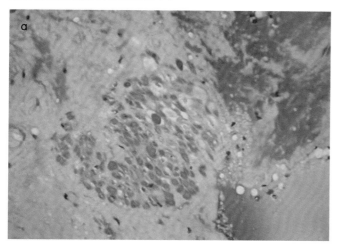

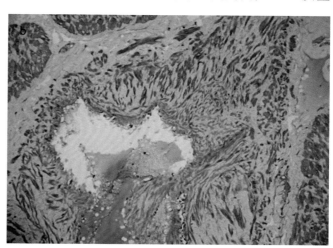

图19.26 残余肌纤维的不同组织学特征。(a)纤维大小不同，胞浆均匀，细胞核稀少(以回归现象为主)。(b)再生肌纤维似乎起源于静脉的肌壁(主要是增殖现象)。

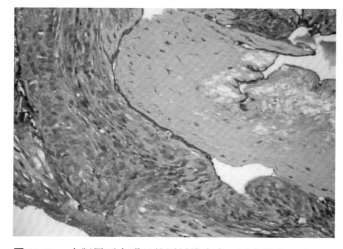

图19.27 中胚层下有明显的厚纤维瘢痕。图中纵向型胶原纤维与肌肉纤维普遍交叉排列(红色，左下角)。这种剖宫产瘢痕对于在随后妊娠中的阴道试产是一种明显的机械性障碍。

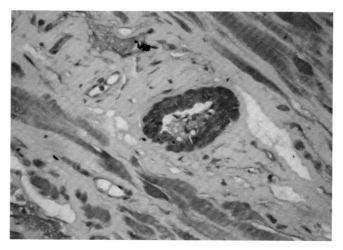

图19.28 剖宫产瘢痕处的一条小动脉显示正中层肌细胞增生。后者为多边形上皮样体，胞质稀少，核大，核仁明显。这可能是动脉血流的不同血流动力学应激或激素刺激影响的标志。

的临床表现为一个触手可及的肿块，在月经期间出现增大。

另一个潜在的疼痛和异常阴道出血的来源是子宫"憩室"(子宫壁子宫内膜侧的一个缺陷)的存在。这与既往剖宫产的次数和憩室的大小有关，有几篇报道指出，经腹腔镜或宫腔镜修复憩室后症状会缓解[85]。

19.41.2 盆腔粘连

腹部手术是发生粘连的一个公认的危险因素。最常见的部位是子宫和周围器官之间。随着剖宫产次数的增加，粘连的发生率和严重程度也逐渐增加。Tulandi等[86]对1200多例剖宫产患者进行回顾性分析发现，初次剖宫产患者无粘连，第二次剖宫产的患者有24.4%发生粘连，第三次剖宫产的患者有42.8%发生

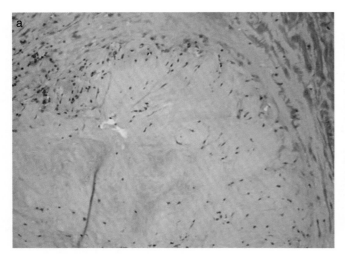

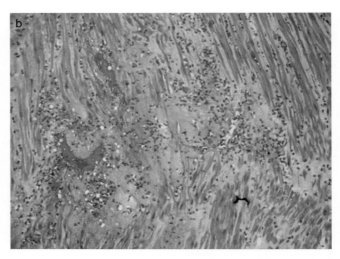

图19.29 剖宫产术后数年仍有炎症残留。炎症细胞可能仅仅存在于僵化的瘢痕区域(a)或肌肉纤维退行性变区域(b)。在术后很长一段时间内，这些表现可能表明剖宫产后瘢痕是一种动态的情况，子宫肌层的收缩应该产生了一种持续的刺激，它能够改变瘢痕的性质和功能。

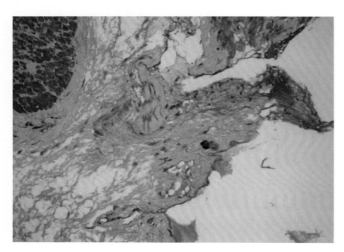

图19.30 在剖宫产手术瘢痕中，覆盖的间皮层在手术缝合患者中显示增殖现象。

粘连。据推测，粘连形成的风险也可能由手术技术决定[87]。盆腔粘连的存在与围术期并发症有关，如手术时间延长、分娩时间更长、失血增多、膀胱损伤风险增加等[88]。

19.42　生育能力

有证据表明，剖宫产术后可能会诱发继发不孕。近期一项系统评价报告指出，剖宫产的女性，随后再次妊娠的概率比阴道分娩的女性少10%[89]。这表明进行

子宫手术可能会损害局部脉管系统或引起子宫内瘢痕形成，从而导致生育力下降。此外，粘连的存在可能引发输卵管堵塞而降低生育能力。

19.42.1　胎儿/新生儿并发症

19.42.1.1　无法解释的死胎

剖宫产对未来死产的影响仍存在争议，关于剖宫产术后死产风险的研究有不同的结果。大量流行病学研究表明，在随后的妊娠中，剖宫产与死产的发生风险增加相关[90,91]。

其他研究提示并没有关联[92,93]。

虽然确切的原因尚不清楚，但这种联系可能是由既往剖宫产的瘢痕组织可能会使得随后妊娠的胎盘功能紊乱，导致死产。相互矛盾的结果可能由几个因素造成，如研究人群不同、对不明原因死胎的定义不同以及对潜在混淆因素的调整不同。

19.43　小于胎龄儿

另一个长期随访报道的剖宫产并发症是小于胎龄儿的风险增加（小于5%）。这可能是由第一次剖宫产时，子宫内瘢痕形成所致的胎盘功能障碍。

19.44　早产

来自南澳大利亚的一项队列研究[94]表明,既往剖宫产与早产的风险增加相关(OR 1.17;95%CI,1.04~1.31)。Smith 等[95]也证实了这些发现,他们报告的妊娠24~32 周的早产校正 OR 为 1.45(95%CI,1.21~1.74)。

19.45　总结

随着剖宫产率的不断提高,由此产生的不良后果越来越令人担忧。虽然很难确定因果关系,但众所周知,随着剖宫产手术次数的增加,发病率也会增加。其产科并发症的范围可能从严重的母体出血(包括母体和胎儿的死亡)到腹部瘢痕而引起的美观问题。既往剖宫产后,再次妊娠的女性发生并发症的风险增加。妊娠次数越多,这些风险越高。剖宫产也可能增加不良妊娠结局的风险,包括未来生育能力下降,自然流产风险高和异位妊娠发生率增加。对于临床医生和患者而言,重要的是要意识到与剖宫产相关并发症风险的增加。在讨论分娩方式时,应考虑因剖宫产而引起的近期和远期并发症。

参考文献

1. Timor-Tritsch IE, Monteagudo A (2012) Unforeseen consequences of the increasing rate of cesarean deliveries: early placenta accreta and cesarean scar pregnancy. A review. Am J Obstet Gynecol 207(1):14–29
2. Hamilton BE, Hoyert DL, Martin JA, Strobino DM, Guyer B (2013) Annual summary of vital statistics: 2010–2011. Pediatrics 131(3):548–558
3. Sachs BP, Kobelin C, Castro MA, Frigoletto F (1999) The risks of lowering the cesarean-delivery rate. N Engl J Med 340(1):54–57
4. Gregory KD, Jackson S, Korst L, Fridman M (2012) Cesarean versus vaginal delivery: whose risks? Whose benefits? Am J Perinatol 29(1):7–18
5. Hibbard LT (1976) Changing trends in cesarean section. Am J Obstet Gynecol 125(6):798–804
6. Liu S, Liston RM, Joseph KS, Heaman M, Sauve R, Kramer MS et al (2007) Maternal mortality and severe morbidity associated with low-risk planned cesarean delivery versus planned vaginal delivery at term. CMAJ 176(4):455–460
7. Monteagudo A, Carreno C, Timor-Tritsch IE (2001) Saline infusion sonohysterography in nonpregnant women with previous cesarean delivery: the 'niche' in the scar. J Ultrasound Med 20:1105–1115
8. Gubbini G, Casadio P, Marra E (2008) Resectoscopic correction of the "isthmocele" in women with postmenstrual abnormal uterine bleeding and secondary infertility. J Minim Invasive Gynecol 15(2):172–175
9. Morris H (1995) Surgical pathology of the lower uterine segment caesarean section scar: is the scar a source of clinical symptoms? Int J Gynecol Pathol 14(1):16–20
10. Bij de Vaate AJ, Brolmann HA, van der Voet LF, van der Slikke JW, Veersema S, Huirne JA (2011) Ultrasound evaluation of the cesarean scar: relation between a niche and postmenstrual spotting. Ultrasound Obstet Gynecol 37:93–99
11. Thurmond AS, Harvey WJ, Smith SA (1999) Cesarean section scar as a cause of abnormal vaginal bleeding: diagnosis by sonohysterography. J Ultrasound Med 18:13–16
12. Fabres C, Aviles G, De La Jara C et al (2003) The cesarean delivery scar pouch: clinical implications and diagnostic correlation between transvaginale sonography and hysteroscopy. J Ultrasound Med 22:695–700
13. Yazicioglu F, Go ̈kdogan A, Kelekci S, Aygu ̈n M, Savan K (2006) Incomplete healing of the uterine incision after caesarean section: is it preventable? Eur J Obstet Gynecol Reprod Biol 124:32–36
14. Roberge S, Demers S, Berghella V, Chaillet N, Moore L, Bujold E (2014) Impact of single- vs double-layer closure on adverse outcomes and uterine scar defect: a systematic review and metaanalysis. Am J Obstet Gynecol 211(5):453–460
15. Ofili-Yebovi D, Ben-Nagi J, Sawyer E, Yazbek J, Lee C, Gonzalez J, Jurkovic D (2008) Deficient lower-segment cesarean section scars: prevalence and risk factors. Ultrasound Obstet Gynecol 31:72–77
16. Vikhareva Osser O, Valentin L (2010) Risk factors for incomplete healing of the uterine incision after caesarean section. BJOG 117(9):1119–1126
17. Wang CB, Chiu WW, Lee CY, Sun YL, Lin YH, Tseng CJ (2009) Cesarean scar defect: correlation between cesarean section number, defect size, clinical symptoms and uterine position. Ultrasound Obstet Gynecol Off J Int Soc Ultrasound Obstet Gynecol 34(1):85–89
18. Tower AM, Frishman GN (2013) Cesarean scar defects: an underrecognized cause of abnormal uterine bleeding and other gynecologic complications. J Minim Invasive Gynecol 20(5):562–572
19. Surapaneni K, Silberzweig JE (2008) Cesarean section scar diverticulum: appearance on hysterosalpingography. AJR Am J Roentgenol 190(4):870–874
20. Osser OV, Jokubkiene L, Valentin L (2010) Cesarean section scar defects: agreement between transvaginal sonographic findings with and without saline contrast enhancement. Ultrasound Obstet Gynecol Off J Int Soc Ultrasound Obstet Gynecol 35(1):75–83
21. Gubbini G, Centini G, Nascetti D, Marra E, Moncini I, Bruni L et al (2011) Surgical hysteroscopic treatment of cesarean-induced isthmocele in restoring fertility: prospective study. J Minim Invasive Gynecol 18(2):234–237
22. Vikhareva Osser O, Valentin L (2010) Risk factors for incomplete healing of the uterine incision after caesarean section. BJOG Int J Obstet Gynaecol 117(9):1119–1126
23. Fernandez E, Fernandez C, Fabres C, Alam VV (1996) Hysteroscopic correction of cesarean section scars in women with abnormal uterine bleeding. J Am Assoc Gynecol Laparosc 3(4, Supplement):S13
24. Fabres C, Arriagada P, Fernandez C, Mackenna A, Zegers F, Fernandez E (2005) Surgical treatment and follow-up of women with intermenstrual bleeding due to cesarean section scar defect. J Minim Invasive Gynecol 12(1):25–28
25. Chang Y, Tsai EM, Long CY, Lee CL, Kay N (2009) Resectoscopic treatment combined with sonohysterographic evaluation of women with postmenstrual bleeding as a result of previous cesarean delivery scar defects. Am J Obstet Gynecol 200(4):370 e1–370 e4

26. Api M, Boza A, Gorgen H, Api O (2015) Should cesarean scar defect be treated laparoscopically? A case report and review of the literature. J Minim Invasive Gynecol 22(7):1145–1152

27. Klemm P, Koehler C, Mangler M, Schneider U, Schneider A (2005) Laparoscopic and vaginal repair of uterine scar dehiscence following cesarean section as detected by ultrasound. J Perinat Med 33(4):324–331

28. Donnez O, Jadoul P, Squifflet J, Donnez J (2008) Laparoscopic repair of wide and deep uterine scar dehiscence after cesarean section. Fertil Steril 89(4):974–980

29. Luo L, Niu G, Wang Q, Xie HZ, Yao SZ (2012) Vaginal repair of cesarean section scar diverticula. J Minim Invasive Gynecol 19(4):454–458

30. Tahara M, Shimizu T, Shimoura H (2006) Preliminary report of treatment with oral contraceptive pills for intermenstrual vaginal bleeding secondary to a cesarean section scar. Fertil Steril 86(2):477–479

31. Larsen JV, Solomon MH (1978) Pregnancy in a uterine scar sacculus: an unusual cause of postabortal haemorrhage. S Afr Med J 53:142–143

32. Fylstra DL (2002) Ectopic pregnancy within a cesarean scar: a review. Obstet Gynecol Surv 57:537–543

33. Ash A, Smith A, Maxwell D (2007) Cesarean scar pregnancy. BJOG 114(3):253–263

34. Maymon R, Halperin R, Mendlovie S, Schneider D, Herman A (2004) Ectopic pregnancies in a caesarean scar review of the medical approach to an iatrogenic complication. Hum Reprod Update 10:515–523

35. Wang CB, Tseng CJ (2006) Primary evacuation therapy for cesarean scar pregnancy: three new cases and review. Ultrasound Obstet Gynecol 27:222–226

36. Jurkovic D, Hillaby K, Woelfer B, Lawrence A, Salim R, Elson CJ (2003) First trimester diagnosis and management of pregnancies implanted into the lower uterine segment cesarean section scar. Ultrasound Obstet Gynecol 21:220–227

37. Rosen T (2008) Placenta accreta and cesarean scar pregnancy: overlooked costs of the rising cesarean section rate. Clin Perinatol 35:519–529

38. McKenna DA, Poder L, Goldman M, Goldstein RB (2008) Role of sonography in the recognition, assessment, and treatment of cesarean scar ectopic pregnancies. J Ultrasound Med 27:779–783

39. Gurel S (2008) Ectopic pregnancy. Ultrasound Clin 3:331–343

40. Seow KM, Huang LW, Lin YH, Lin MY, Tsai YL, Hwang JL (2004) Cesarean scar pregnancy: issues in management. Ultrasound Obstet Gynecol 23:247–253

41. Herman A, Weinraub Z, Avrech O, Maymon R, Ron-El R, Bukovsky Y (1995) Follow up and outcome of isthmic pregnancy located in a previous caesarean section scar. Br J Obstet Gynaecol 102:839–841

42. Marcus S, Cheng E, Goff B (1999) Extrauterine pregnancy resulting from early uterine rupture. Obstet Gynecol 94:804–805

43. Clark SL, Koonings PP, Phelan JP (1985) Placenta previa/accreta and prior cesarean section. Obstet Gynecol 66:89–92

44. Miller DA, Chollet JA, Goodwin TM (1997) Clinical risk factors for placenta previa-placenta accreta. Am J Obstet Gynecol 177:210–214

45. Ahmadi F, Moinian D, Pooransari P, Rashidi Z, Haghighi H (2013) Ectopic pregnancy within a cesarean scar resulting in live birth: a case report. Arch Iran Med 16(11):679–682

46. Smith A, Maxwell D, Ash A (2007 May) Sonographic diagnosis of caesarean scar pregnancy at 16 weeks. J Clin Ultrasound 35(4):212–215

47. Weimin W, Wenqing L (2002) Effect of early pregnancy on a previous lower segment cesarean section scar. Int J Gynecol Obstet 77:201–207

48. Chuang J, Seow KM, Cheng WC, Tsai YL, Hwang JL (2003) Conservative treatment of ectopic pregnancy in a caesarean section scar. BJOG 110:869–870

49. Vial Y, Petignat P, Hohlfeld P (2000) Pregnancy in a cesarean scar. Ultrasound Obstet Gynecol 16:592–593

50. Shih JC (2004) Cesarean scar pregnancy: diagnosis with three-dimensional (3D) ultrasound and 3D power Doppler. Ultrasound Obstet Gynecol 23:306–307

51. Wang CJ, Yuen LT, Yen CF, Lee CL, Soong YK (2004) Three-dimensional power Doppler ultrasound diagnosis and laparoscopic management of a pregnancy in a previous cesarean scar. J Laparoendosc Adv Surg Tech 14:399–402

52. Wu R, Klein MA, Mahboob S, Gupta M, Katz DS (2013) Magnetic resonance imaging as an adjunct to ultrasound in evaluating cesarean scar ectopic pregnancy. J Clin Imaging Sci 3:16

53. Koroglu M, Kayhan A, Soylu FN, Erol B, Schmid-Tannwald C et al (2013) MR imaging of ectopic pregnancy with an emphasis on unusual implantation sites. Jpn J Radiol 31:75–80

54. Osborn DA, Williams TR, Craig BM (2012) Cesarean scar pregnancy: sonographic and magnetic resonance imaging findings, complications, and treatment. J Ultrasound Med 31:1449–1456

55. Huang Q, Zhang M, Zhai RY (2014) The use of contrast-enhanced magnetic resonance imaging to diagnose cesarean scar pregnancies. Int J Gynaecol Obstet 127:144–146

56. Hwu Y-M, Hsu C-Y, Yang H-Y (2005) Conservative treatment of caesarean scar pregnancy with transvaginal needle aspiration of the embryo. BJOG 112:841–842

57. Yang Q, Piao S, Wang G, Wang Y, Liu C (2009) Hysteroscopic surgery of ectopic pregnancy in the cesarean section scar. J Minim Invasive Gynecol 16:432–436

58. Wang C-J, Chao A-S, Yuen L-T, Wang C-W, Soong Y-K, Lee C-L (2006) Endoscopic management of cesarean scar pregnancy. Fertil Steril 85:494–497

59. Wang YL, Su TH, Chen HS (2006) Operative laparoscopy for unruptured ectopic pregnancy in a caesarean scar. BJOG 113:1035–1038

60. Wang Y-L, Su T-H, Chen H-S (2005) Laparoscopic management of an ectopic pregnancy in a lower segment cesarean section scar: a review and case report. J Minim Invasive Gynecol 12:73–79

61. Roberts H, Kohlenber C, Lanzarone V, Murray H (1998) Ectopic pregnancy in lower segment uterine scar. Aust N Z J Obstet Gynaecol 38:114–116

62. Ravhon A, Ben-Chetrit A, Rabinowitz R, Neuman M, Beller U (1997) Successful methotrexate treatment of a viable pregnancy within a thin uterine scar. Br J Obstet Gynaecol 104:628–629

63. Gao L, Huang Z, Gao J, Mai H, Zhang Y, Wang X (2014) Uterine artery embolization followed by dilatation and curetaje within 24 hours compared with systemic methotrexate for cesarean scar pregnancy. Int J Gynaecol Obstet 127:147–151

64. Arslan M, Pata O, Dilek TU, Aktas A, Aban M, Dilek S (2005) Treatment of viable cesarean scar ectopic pregnancy with suction curettage. Int J Gynaecol Obstet 89:163–166

65. Wang C-J, Yuen L-T, Chao A-S, Lee C-L, Yen C-F, Soong Y-K (2005) Caesarean scar pregnancy successfully treated by operative hysteroscopy and suction curettage. BJOG 112:839–840

66. Bujold E, Jastrow N, Simoneau J, Brunet S, Gauthier RJ (2009) Prediction of complete uterine rupture by sonographic evaluation of the lower uterine segment. Am J Obstet Gynecol 201(3):320. e1–320.e6

67. Roberge S, Boutin A, Chaillet N, Moore L, Jastrow N, Demers S et al (2012) Systematic review of cesarean scar assessment in the nonpregnant state: imaging techniques and uterine scar defect. Am J Perinatol 29(6):465–471

68. Rozenberg P, Goffinet F, Philippe HJ, Nisand I (1996) Ultrasonographic measurement of lower uterine segment to assess risk of defects of scarred uterus. Lancet 347(8997):281–284

69. Marasinghe JP, Senanayake H, Randeniya C, Seneviratne HR, Arambepola C, Devlieger R (2009) Comparison of transabdominal versus transvaginal ultrasound to measure thickness of the lower uterine segment at term. Int J Gynaecol Obstet Off Organ Int Fed

Gynaecol Obstet 107(2):140–142

70. Martins WP, Barra DA, Gallarreta FM, Nastri CO, Filho FM (2009) Lower uterine segment thickness measurement in pregnant women with previous cesarean section: reliability analysis using two- and three-dimensional transabdominal and transvaginal ultrasound. Ultrasound Obstet Gynecol Off J Int Soc Ultrasound Obstet Gynecol 33(3):301–306

71. Hebisch G, Kirkinen P, Haldemann R, Paakkoo E, Huch A, Huch R (1994) Comparative study of the lower uterine segment after cesarean section using ultrasound and magnetic resonance tomography. Ultraschall Med (Stuttgart, Germany: 1980) 15(3): 112–116

72. National Institutes of Health Consensus Development conference statement: vaginal birth after cesarean: new insights March 8–10, 2010 (2010) Obstet Gynecol 115(6):1279–1295

73. Landon MB, Lynch CD (2011) Optimal timing and mode of delivery after cesarean with previous classical incision or myomectomy: a review of the data. Semin Perinatol 35(5):257–261

74. Landon MB (2010) Predicting uterine rupture in women undergoing trial of labor after prior cesarean delivery. Semin Perinatol 34(4):267–271

75. Landon MB, Hauth JC, Leveno KJ, Spong CY, Leindecker S, Varner MW et al (2004) Maternal and perinatal outcomes associated with a trial of labor after prior cesarean delivery. N Engl J Med 351(25):2581–2589

76. Chauhan SP, Martin JN Jr, Henrichs CE, Morrison JC, Magann EF (2003) Maternal and perinatal complications with uterine rupture in 142,075 patients who attempted vaginal birth after cesarean delivery: a review of the literature. Am J Obstet Gynecol 189(2): 408–417

77. Chibber R, El-Saleh E, Al Fadhli R, Al Jassar W, Al HJ (2010) Uterine rupture and subsequent pregnancy outcome – how safe is it? A 25-year study. J Matern Fetal Neonatal Med Off J Eur Assoc Perinatal Med Fed Asia Ocean Perinatal Soc Int Soc Perinatal Obstet 23(5):421–424

78. Macrae WA (2001) Chronic pain after surgery. Br J Anaesth 87(1):88–98

79. Nikolajsen L, Sorensen HC, Jensen TS, Kehlet H (2004) Chronic pain following caesarean section. Acta Anaesthesiol Scand 48(1):111–116

80. Silver RM (2010) Delivery after previous cesarean: long-term maternal outcomes. Semin Perinatol 34(4):258–266

81. Sippo WC, Burghardt A, Gomez AC (1987) Nerve entrapment after Pfannenstiel incision. Am J Obstet Gynecol 157(2):420–421

82. Tosun K, Schafer G, Leonhartsberger N, Herwig R, Pinggera GM,

Bartsch G et al (2006) Treatment of severe bilateral nerve pain after Pfannenstiel incision. Urology 67(3):623 e5–623 e6

83. Stulz P, Pfeiffer KM (1982) Peripheral nerve injuries resulting from common surgical procedures in the lower portion of the abdomen. Arch Surg (Chicago, Ill: 1960) 117(3):324–327

84. Andolf E, Thorsell M, Kallen K (2013) Caesarean section and risk for endometriosis: a prospective cohort study of Swedish registries. BJOG 120(9):1061–1065

85. Bij de Vaate AJ, van der Voet LF, Naji O, Witmer M, Veersema S, Brolmann HA et al (2014) Prevalence, potential risk factors for development and symptoms related to the presence of uterine niches following cesarean section: systematic review. Ultrasound Obstet Gynecol 43:372–382

86. Tulandi T, Agdi M, Zarei A, Miner L, Sikirica V (2009) Adhesion development and morbidity after repeat cesarean delivery. Am J Obstet Gynecol 201(1):56.e1–56.e6

87. Lyell DJ, Caughey AB, Hu E, Daniels K (2005) Peritoneal closure at primary cesarean delivery and adhesions. Obstet Gynecol 106(2):275–280

88. Clark EA, Silver RM (2011) Long-term maternal morbidity associated with repeat cesarean delivery. Am J Obstet Gynecol 205(6 Suppl):S2–10

89. Gurol-Urganci I, Bou-Antoun S, Lim CP, Cromwell DA, Mahmood TA, Templeton A et al (2013) Impact of caesarean section on subsequent fertility: a systematic review and meta-analysis. Hum Reprod 28(7):1943–1952

90. Murphy DJ, Stirrat GM, Heron J (2002) The relationship between caesarean section and subfertility in a population-based sample of 14 541 pregnancies. Hum Reprod 17(7):1914–1917

91. Smith GC, Wood AM, Pell JP, Dobbie R (2006) First cesarean birth and subsequent fertility. Fertil Steril 85(1):90–95

92. Taylor LK, Simpson JM, Roberts CL, Olive EC, Henderson-Smart DJ (2005) Risk of complications in a second pregnancy following caesarean section in the first pregnancy: a population-based study. Med J Aust 183(10):515–519

93. Wood SL, Chen S, Ross S, Sauve R (2008) The risk of unexplained antepartum stillbirth in second pregnancies following caesarean section in the first pregnancy. BJOG 115(6):726–731

94. Kennare R, Tucker G, Heard A, Chan A (2007) Risks of adverse outcomes in the next birth after a first cesarean delivery. Obstet Gynecol 109(2 Pt 1):270–276

95. Smith GC, Pell JP, Dobbie R (2003) Caesarean section and risk of unexplained stillbirth in subsequent pregnancy. Lancet 362(9398):1779–1784

第20章
妊娠期感染先天性巨细胞病毒和弓形虫的临床管理最新进展

Antonella Vimercati，Annarosa Chincoli，Alessandra De Gennaro，Sergio Carbonara，
Maria Scarasciulli，Ettore Cicinelli

妊娠期感染的管理是一项特殊的挑战,因为它不仅要考虑母体,同时还需要考虑到腹中正在生长发育的胎儿。大多数情况下,妊娠女性的感染并不比非妊娠女性严重,但其中一些感染可能会在分娩期或分娩后立即传播给宫内的胎儿,并可能造成胎儿严重的后遗症。此外,妊娠期间,细胞介导免疫(Th1)逐渐向体液免疫(Th2)转移,这种母体免疫系统的转变可能增加了感染性疾病的易感性和严重程度。妊娠期感染的管理,旨在提高先天性感染诊断和预后的准确性。目前,评估胎儿感染的三个重要步骤依次为母体流行病学病史的采集、母亲血清学结果的解读,以及因此判断出母体感染的时间、产前诊断、预后评估及治疗的可能性[1,2]。

妊娠期感染的调查和管理非常困难,存在着潜在的伦理学问题和法医学介入。与感染相关的胎盘组织病理学异常(钙化、葡萄膜炎、未成熟绒毛、血栓性血管病变、中性粒细胞浸润、胎盘梗死、绒毛周围纤维蛋白增加)、分子检测以及免疫组化对确定死产感染的原因意义重大。

同样的,当妊娠期感染一旦诊断,要向妊娠女性提供围生期咨询,包括垂直传播风险、所有诊断、预后及治疗的方法,尤其要强调胎儿感染及新生儿远期后遗症的风险。

当妊娠女性无法做出是否继续妊娠的决定时,妊娠期感染的"多学科小组"就显得非常重要了,各领域的专家包括产科医生、新生儿医生、病毒学家、微生物学家、传染病专家、病理学家等综合为妊娠女性提供详尽的信息,大大简化及加快诊治流程。

通过对MEDLINE近5年文献的检索,可能影响胎儿发育的母体感染研究最多的是巨细胞病毒(CMV)和弓形虫感染。因此,重点仍然是病毒和寄生虫感染。CMV患病率变化不大,垂直感染的预测越来越准确,疫苗的进步为预防及治疗带来希望。近年来,弓形虫在欧洲的患病率显著下降,所以目前对于是否应该常规筛查弓形虫感染存在争议[1]。

20.1 妊娠期CMV感染

CMV感染是宫内感染最常见的原因,占所有活产儿的0.2%~2.2%,是造成新生儿感音神经性耳聋(SNHL)和智力迟钝的常见原因[2]。CMV是一种普遍存在的病原体,在世界范围内有45%~100%的成人血清检测阳性。大多数感染巨细胞病毒的健康儿童和成年人没有症状,因此,可能不知道自身已经被感染。另一些人可能在感染后出现非特异性症状,如发烧、喉咙痛、疲劳和淋巴结病,从而发展成轻度疾病。一旦通过有症状或无症状的原发性感染获得,CMV持续存在在宿主体内,通常为潜伏性感染[3]。

CMV是一种疱疹病毒家族的DNA病毒。当宿主接触到含有CMV的体液后(例如,血液、唾液、尿液、母乳、阴道分泌液、精液等),这些病毒会侵入宿主的黏膜表面,并在靶细胞(骨髓细胞、肝细胞、内皮细胞、滋养细胞等)中复制。在多次指数生长期后,CMV病毒最终在骨髓细胞终身潜伏。在初次感染(定义为以前血清阴性的人的CMV感染)后,病毒进入休眠状态并保

持潜伏状态，并可从休眠状态重新激活。复发（继发性）感染可能是由于内源性潜伏病毒的重新激活或暴露于来自外源性来源的新病毒株；当出现继发性感染时，就可以从感染者的体液中检测到病毒[2]。CMV感染的严重程度取决于感染者当时的免疫系统状态。完整的免疫系统能够对抗巨细胞病毒感染，而免疫缺陷患者的情况则不同。胎儿的免疫系统还不成熟，因此，在某种程度上，胎儿也属于免疫缺陷者。先天性CMV感染是母体初次或继发感染后，病毒经胎盘传播给胎儿。初次感染宫内传播的概率为30%~40%，而继发感染的宫内传播概率仅为1%（图20.1）。妊娠期也是影响宫内传播率的重要因素。妊娠前期（妊娠前3~8周）传播率5.2%，围妊娠期（妊娠前3周至妊娠后3周）的传播率为16.4%，妊娠早期、妊娠中期和妊娠晚期的经胎盘传播率分别为36.5%、40%和65%。临床上发现，在妊娠前20周感染CMV病毒，后代预后明显变差[5]。

虽然大多数患儿出生时无症状，但10%~15%的患儿表现出CMV相关后遗症，包括血小板减少、肝炎、脉络膜视网膜炎、SNHL、IUGR和智力迟钝。另有5%~15%的无症状CMV感染婴儿在出生后2年内会出现迟发性后遗症，最常见的是SNHL[6,7]。继发性感染母体的新生儿感染率目前尚不十分清楚。事实上，目前关于继发感染的研究大部分为个案报道或小样本量研究。这些研究表明，继发性感染母体的新生儿主要症状为听力缺失，与初次感染非常相似。

20.1.1　妊娠期间感染的预防

母体CMV感染有两个主要来源：性活动和与幼儿接触。学龄前婴幼儿血液中CMV高感染率可能预示后者更为重要。父母及家中其他成年人通过直接接触

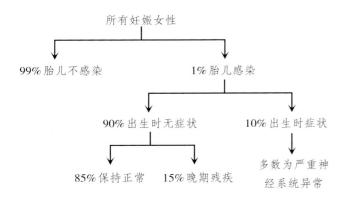

图20.1　母胎CMV传播率：胎儿感染和残疾的风险。

患儿的体液而感染[6]。这些体液，如唾液和尿液含有CMV[6]。加强CMV的卫生教育可能可以有效预防母体的初次感染。最近一项研究证实，识别并向血清学阴性易感高危妊娠女性提供有效教育，可以降低母体初次感染CMV概率，最终达到降低先天性CMV的发生率。具体来说，妊娠女性在接触幼儿的体液及幼儿可能接触的物品（如玩具、高脚椅、婴儿车等）后应常洗手，避免亲吻儿童的嘴或面颊，不要共用餐具、食物、饮料、毛巾等。但不推荐戴手套或者避免睡同一张床。

研究发现，近2年内有新性伴侣的妊娠女性，其后代患先天性CMV感染的风险同样增加。这一研究表明，性接触的CMV传播可能发生在妊娠前的几个月或几年，也可能发生在妊娠期间。即使在妊娠前初次感染CMV，后代患先天性CMV感染风险仍然很高，所以最好在初次感染后6个月以上再去准备妊娠。此外需要注意的是，性传播疾病（如淋病、衣原体、生殖器疣、梅毒和滴虫）会增加母婴传播CMV风险。由于CMV感染可通过性传播，所以若妊娠女性无法建立相互忠诚的一夫一妻制关系，应鼓励她们采取安全的性行为。

大量研究分析了如何预防妊娠女性CMV原发性感染，并表明卫生教育非常重要。研究表明，应当在第一时间，告知那些血清学阴性的女性具体的CMV预防措施及卫生建议[8]。

未来有希望开发一种预防巨细胞病毒感染的有效疫苗，这将对流行病学意义重大。

20.1.2　产前诊断

CMV感染的产前诊断第一步是妊娠女性的血清学检测（图20.2）。

对于已被证实或高度怀疑有CMV感染的妊娠女性，第二步是建议通过无创（超声检查）和有创（羊膜穿刺术）产前检查诊断胎儿感染[9]。

20.1.2.1　母体感染的诊断

血清学特异性免疫球蛋白G型（IgG）和M型（IgM）可以诊断母体是否感染CMV。但血清学结果很难鉴别母体是否为原发感染。因为在原发感染后数月，IgM均呈阳性，而在继发感染期间，EB病毒感染可能引起IgM交叉反应而呈阳性结果，所以检测到IgM阳性并不一定代表是近期感染[10]。

但如果妊娠女性在此前曾检测到IgM阴性，那么此次检测阳性就有意义了。

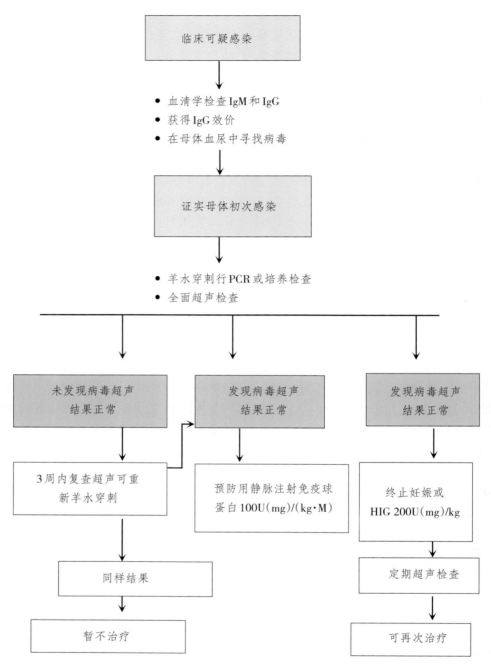

图20.2　先天性CMV感染的诊断和管理。

IgG滴度测定可以帮助确定CMV感染的时间,从而帮助区分原发感染和复发感染。一项基于IgG滴度变化的研究表明,在初次感染CMV的几个月内,IgG滴度很低,随后在成熟过程中亲和力逐渐升高。高滴度的IgG仅仅在复发性感染或很久前感染的患者中检测到[11]。亲和度水平可以转化为亲和度指数,代表着经变性处理后IgG与抗原结合的百分比。

亲和度指数> 60% 高度提示过去或继发感染,而亲和度指数<30% 高度提示近期原发性感染(持续时间<3 个月)。因此,检测到较低的亲和度指数表明在3~4 个月发生了原发性感染,而较高的亲和度指数则排除了在3~4 个月发生了原发性感染。此外,还应结合女性的妊娠周期具体分析。

因此,血清学结果变化(以前血清学阴性的妊娠女性出现CMV 特异性IgG 抗体)或检测与低IgG 亲和度相关的特异性IgM 抗体,可以对妊娠期CMV 感染进行血清学诊断。继发CMV 感染很难诊断,特异性IgG 抗体显著升高、IgM 阳性或妊娠前IgM 抗体阴性孕期出现高亲和度特异性IgG抗体,以上三种均提示继发CMV感染[12]。

20.1.2.2　胎儿感染的诊断

初次感染病毒的妊娠女性只有30%~40%能够宫内传播,继发感染的妊娠女性传播率更低。因此,在已证实妊娠女性感染的情况下,查明胎儿是否感染非常重要(见图20.2)。当妊娠女性被证实感染CMV时,可能需要产前诊断评估胎儿的风险[13]。

20.1.2.3　羊膜腔穿刺

从羊水中分离病毒或病毒基因组(DNA)是诊断胎儿感染的首选方法。

羊膜腔穿刺最好在妊娠21周后且母体感染后至少6~8周施行较为敏感,因为此时,胎儿可通过排尿参与羊水循环。但仍存在一些假阳性结果,可能是在取样时混杂了母体含有病毒基因组的血液。相反,即使羊膜腔穿刺时机合适,但仍有一些假阴性结果,这可能是CMV病毒晚期传播的表现(母体胎盘传播>8周)[14]。

实际上,通过细胞培养或壳瓶技术分离CMV是可行的,该技术使用针对早期蛋白p72的单克隆抗体,可在羊水收集后16~24小时得出结果。但目前PCR检测是检测胎儿是否感染的主要方法,并很大程度上取代了传统的培养方法。

大量研究分析羊水中病毒载量与感染症状之间的关系。羊水中低病毒载量与无症状的先天感染有关,但高病毒载量与有症状的先天感染则无明显相关。仅有一项研究(Guerra等)报道,羊水中病毒DNA>10^5copies/mL可能可以预测有症状的先天性感染。其他可能影响羊水中CMV DNA和胎儿感染的变量关系不是很明确,例如,母体感染的妊娠周期、宫内传播时机、羊膜腔穿刺的时间,尤其是随后的胎儿感染的非可行性随访[15]。因此,根据最新Fabbri等的一篇报道来看,一旦妊娠女性被诊断出原发性CMV感染,就应该进行羊膜穿刺术来判断宫内CMV的传播,如果结果呈阳性,就应该进行脐血穿刺术来判断预后。这项研究表明,胎儿血液中检测到相关血液学、生化及病毒学标志物不仅与感染显著相关,还与CMV感染引起的脏器损伤和出生后后遗症显著相关。胎儿血液中病毒及非病毒的检测,可以综合预测胎儿脏器损伤情况。特别是,β2-微球蛋白和低血小板计数是症状性感染的最佳非病毒预测标志物,而免疫球蛋白M(IgM)抗体和DNAemia是最佳病毒学标志物[15]。

20.1.2.4　超声检查

妊娠周期中,一旦胎儿被诊断为CMV感染,则需要行严密的超声检查,以了解CMV感染是否引起胎儿结果和(或)发育异常(表20.1)。此外,若妊娠早期母体未行血清学检查,那么超声检查是唯一可能筛查感染胎儿的手段。超声检查无法诊断CMV感染,但能协助诊断胎儿宫内感染及其他胎儿疾病[16]。此外,超声检查敏感性很低,在感染胎儿中,仅有25%有超声结果的异常[17]。

作者描述了在CMV感染胎儿中不同类型的产前超声异常,可细分为颅外和颅内异常。

最常见的颅外异常为肠管强回声和肝大[18],此外还有IUGR、羊水过少、腹水、肝钙化、心包积液和肾脏强回声等。

由于CMV有嗜神经性,所以先天性感染可引起广泛的颅脑异常。脑积水和颅脑钙化可能为最常见的颅内异常。其他还包括脑室粘连、脑室周围假性囊肿、脑沟和脑回异常、胼胝体发育不全、小脑延髓池异常及纹状动脉血管病变等[19](图20.3和图20.4)。

当超声结果异常时,或技术上无法精确评估胎儿大脑时,可以行MRI检查。MRI相对于超声敏感性更高,但若胎儿超声结果正常或颅脑严重异常无法改变妊娠处理时,不宜行MRI检查。MRI相对超声来说,在评估极颞部病变、小脑畸形和脑室异常方面能提供更多信息[20]。

此外,超声还可以通过观察胎盘的变化,以分析胎儿是否感染。大量研究表明,感染胎儿的胎盘含有病毒蛋白,这表明胎盘感染与病毒传播有关。先天性CMV的胎盘组织病理学异常有钙化、绒毛膜炎、未成熟绒毛、血栓性血管病变、中性粒细胞浸润、胎盘梗死、绒毛周围纤维蛋白增高;CMV DNA的蛋白质也可通过PCR或者免疫组织化学等分子检测方法检测到。Iwasengo对分娩后死胎的胎盘胎膜组织进行了CMV检测,发现分子检测对判断CMV感染有重要作用(15%的胎儿或胎盘组织中检测到CMV DNA)。此外,胎儿血栓性血管病变是唯一与CMV感染相关的异常。

超声的胎盘监测包括大小、位置、胎盘回声结构和胎盘最大垂直厚度[21]。因此,部分学者研究母体CMV感染后超声胎盘异常(以胎盘最大垂直厚度测量),以确定是否与胎儿感染有关。

表20.1 胎儿和新生儿先天性CMN感染的临床表现和实验室结果

胎儿

症状

- 肠管强回声
- IUGR
- 腹水或水肿
- 羊水过少或羊水过多
- 胎盘面积大
- 肝脾肿大或肝钙化
- 大脑发育异常、脑室增大、钙化
- 胎儿血小板减少症
- 死胎

无症状

- 胎儿超声无异常发现
- 胎盘增大

新生儿

症状

- 小于妊娠龄儿
- 瘀斑或紫癜
- 肝脾肿大
- 出生时荒诞
- 嗜睡、低肌张力、营养不良
- 小头畸形
- 腹水
- 心肌炎
- 小肠结肠炎
- 肺炎
- 脉络膜视网膜炎、视网膜瘢痕、视神经萎缩、中心视力丧失
- 感音神经性耳聋
- 大脑发育异常、脑室增大、颅内钙化
- 败血症
- 血小板减少、中性粒细胞减少、淋巴细胞减少、溶血性贫血、淋巴细胞增多
- 肝酶升高
- 直接高胆红素血症
- 癫痫
- 新生儿死亡

相对于正常妊娠女性来说,CMV垂直感染的妊娠女性胎盘最大垂直厚度似乎更厚。胎盘血管分叉可能导致胎盘增大,从而弥补了子宫内的缺氧。超声提示的胎盘增厚(图20.5)与胎儿围生期死亡率升高、出生体重异常升高、胎儿水肿、母体糖尿病、染色体异常、母体和胎儿贫血、胎儿心衰和先天性肾病综合征有关。虽然增厚的胎盘是胎儿疾病的非特异性标志物,但它仍然成为胎儿感染的有效预测指标[22]。

20.1.3 产后诊断

先天性CMV经胎盘传播,可导致新生儿出现有症状或无症状的感染。

新生儿的诊断主要是出生后3周内通过检测体液中病毒PCR、培养或抗原(pp65抗原)来获得。在此之后,CMV抗体或病毒DNA的发现使得先天感染和后天感染(来自宫颈分泌物、母乳喂养或血液制品)难以区分。抗体滴度不能可靠地做出诊断,因为母体CMV IgG穿过胎盘,新生儿出现微弱的IgM应答。选取的样本为唾液和尿液,因为新生儿会从这些液体中排出大量的病毒。目前来说,选取尿液作样本被认为是金标准[15]。

然而,部分研究者发现尿液收集困难,而唾液更容易获得、更实用和更便宜,建议行唾液检查。所以部分学者认为唾液虽然容易受到母乳影响,但也可以用来研究[10]。

20.1.4 胎儿感染的预后

当证实胎儿感染后,主要的问题是预测哪些胎儿在出生时或以后会出现症状。症状性感染定义为当胎儿出生后或死胎后出现超声、MRI或组织病理学的异常,或新生儿出生时持续6个月的临床症状[23]。目前,很多研究发现单一的实验或检查无法预测这些造成永久损害的症状。虽然部分学者强调超声检查在预测症状感染存在优势,但其他学者发现超声在预测新生儿症状感染时敏感性仅达21%。

目前有学者提出新方案,即羊水中CMV DNA定量结果结合超声指标或胎儿血液中的预测指标综合评估。

大约10%CMV感染的婴儿出生后出现症状。其中约一半的婴儿出现多脏器的受累,即巨细胞包涵体病(CID)。其他婴儿则为轻症或亚临床表现[24]。典型的CID累及多种脏器,其中最主要为网状内皮系统和中枢神经系统。临床表现有肝脾肿大、小头畸形、黄疸、皮肤瘀点、肌张力减退、嗜睡或癫痫。主要实验室异常包括丙氨酸氨基转移酶升高、高胆红素血症和血小板减少。其他新生儿中可能出现的症状包括肺炎、

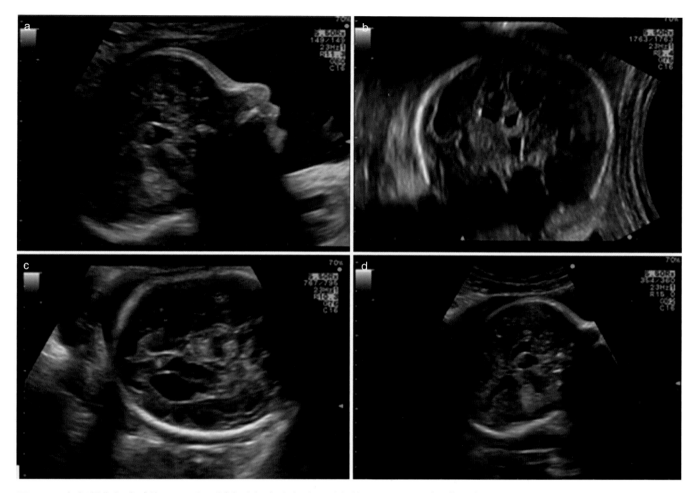

图20.3　妊娠早期初次感染CMV后32周大脑超声改变。(a,b)矢状面和冠状面胼胝体发育不良。(c)轻度脑室肿大(中庭13mms)。(d)皮层下白质高回声斑。

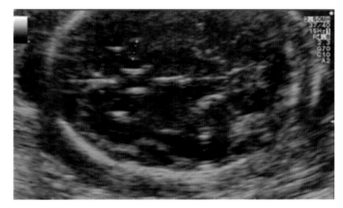

图20.4　原发性CMV感染后22周室管膜下囊肿。

牙齿缺陷、眼部缺陷(脉络膜视网膜炎、斜视、视力萎缩、白内障、小眼球、坏死、钙化、失明、前房和视盘畸形、乳头状膜残留)、听力缺失、IUGR和早熟(见表20.6)。总体来说,这些有症状的婴儿死亡率为15%~30%。常见的死因包括严重的肝功能不全、出血、弥漫性血管内凝血或继发性细菌感染等导致的多器官障碍。有症状的新生儿中,存活下来的约90%会发展成某种程度的残疾,包括小头畸形或其他神经功能障碍有关的精神运动发育迟缓、SNHL、视力障碍和表达性语言迟缓[25]。

另一种CMV先天感染并没有临床表现。由于出生时没有系统性筛查,这些新生儿往往无法得到诊断。大约15%的无症状婴幼儿出现某种程度上的听力缺失。从全球范围来看,SNHL中约10%是由CMV感染所致,大多数出现在出生后第一年,而且程度不一。新的诊断工具的发展,如干血斑(在格思里卡片上的DNA检测),可以协助诊断由CMV感染的SNHL[26]。

20.1.5　治疗

由于药物的毒性,CMV感染治疗非常有限。超声

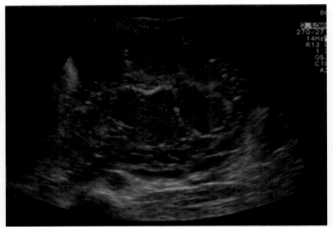

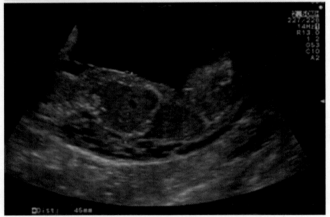

图20.5 妊娠期CMV胎儿感染的胎盘特征：胎盘厚度>45mm，回声不均匀。

发现胎儿异常，随后通过羊水穿刺确诊CMV感染，唯一可选择的避免严重后果的"治疗"是终止妊娠[27,28]。已有大量的研究在探索如何预防和治疗胎儿感染。

特别是，目前有几项研究分析了人免疫球蛋白同时具有预防和治疗的双重作用。在分析免疫球蛋白的实际应用之前，有必要先了解母体免疫系统在保护胎儿方面的作用。母体免疫系统通过蜕膜-胎盘界面可以有效防止病毒传播。最近的报道表明，CMV利用胎儿Fc受体穿过胎盘，而这些受体主要是用来将母体IgG从绒毛间隙运输到合胞体滋养层。这样说来，IgG抗体似乎能降低胎盘的垂直传播率[4]。根据这个机制，CMV初次感染后，CMV特异性免疫球蛋白可能有预防CMV感染的作用。在缺少母体特异性CMV抗体时，使用人CMV免疫球蛋白可以防止CMV从母体向胎儿传播。这些免疫球蛋白，即超免疫球蛋白（HIG），只能从CMV感染后高滴度IgG抗体的供体中提取。这些免疫球蛋白能够减少病毒载量，同时可以降低胎儿疾病的严重程度。除了胎儿感染外，妊娠女性活动

性CMV感染同时也会导致胎盘功能受损，导致流产（主要为妊娠早期）或胎儿生长受限[20]。事实上，HIG治疗后胎盘体积的缩小似乎进一步证明HIG可通过中和病毒、减少胎盘炎症和胎盘功能不全治疗胎儿疾病。胎盘很可能是HIG作用位点之一，先天性CMV感染的新生儿表现出的FGR或神经损伤，很可能就是因为胎盘功能不全。CMV可以过度表达具有神经毒性的细胞因子，从而通过调节母体免疫改变流产或免疫介导疾病的炎症过程[29]。由于缺乏有效的CMV疫苗，免疫球蛋白被用来治疗大量的移植患者。目前在欧洲，CMV高免疫球蛋白（CMV-HIG）是唯一被批准用于防止CMV的再激活和再感染而进行实体器官移植的患者[30]。虽然CMV-HIG没有被批准用于预防或治疗先天性CMV感染，但部分学者将这种用法称为"超说明书"用法。但因为缺乏严谨的RCT研究，所以疗效仍不确定（表20.2和表20.3）。

一些关于HIG治疗的研究表明，出生体重和妊娠时间与HIG治疗很可能相关。CMV可以造成低出生体重儿，即使是无症状新生儿，这些可能均为胎盘功能不全引起的宫内缺氧和营养缺乏所造成的[31]。大剂量的HIG似乎能改善胎盘功能，因为它被证实能增加新生儿出生体重和延长妊娠周期，但这些均针对是无症状的婴儿。

最近一项针对病毒特异性超免疫球蛋白的随机安慰剂对照试验[32]显示，与接受安慰剂的女性相比，接受超免疫球蛋白的女性中，CMV感染的传播率没有显著降低。此外，从成本效益角度来看，HIG也不是最佳选择。

此外，另一种治疗方案被提出（同样是"超说明书"），即标准静脉注射人免疫球蛋白（IVIG），这些蛋白从曾暴露与CMV的供者中提取，这似乎是一种比HIG更经济的选择[33]。

意大利佩斯卡拉总医院传染病科最先开始使用，每月注射IVIG 0.5g/kg。在每次输注IVIG前后检测CMV IgG、IgM抗体和IgG亲和指数。初步结果显示，IVIG输注后可明显增加CMV IgG抗体效价及血液标本的亲和度。此外，好几项研究均表明，在胎儿感染被证实的情况下，对母体或胎儿使用HIG可有效降低胎儿或新生儿后遗症比例和严重程度。

最近在Leruez-Ville等人[34]的一项研究中，提出了对CMV感染的妊娠女性使用伐昔洛韦的试验。这是一项多中心、非盲的二期研究。研究的目的是评估母

表20.2 探讨HIG预防CMV垂直传播效果的临床研究

作者和研究类型	样本量	剂量方案（PEIU/kg/次）	新生儿随访（年）	观察结果	HIG组	对照组	P
Nigro 等前瞻	84	100 q4W 2~7次	2	活产率	6/37（16%）	19/47（40%）	P=0.02
Buxmann 等回顾	38	100~200 1~3次	1~3	新生儿/胎儿	9/38（24%）	–	–
Revello 等前瞻	123	100 q4w 2~6次	0	新生儿/胎儿	18/61（30%）	27/62（44%）	P=0.13

表20.3 HIG治疗CMV相关胎儿畸形及严重感染的新生儿临床结局的临床研究[4]

作者和研究类型	病例数	给药方案（PEIU/kg/剂量）	新生儿随访年限	结果参数	HIG组	对照组	P
Nigro 等（2005）前瞻性研究	45	200（加上400 i.a.或 i.u. 其中9个受试者）1~3剂	2	胎儿超声异常的消失	14/15（93%）	0/7	P < 0.001
				有症状新生儿的百分比	1/31（3%）	7/14（50%）	
Buxmann（2012）回顾性研究	3	180~200（加上500 i.a. 或 i.u.）1~3剂	1~3	有症状新生儿的百分比	0/3	–	–
Nigro 等（2012）回顾性研究	64	200 1~4剂	1~5	胎儿超声异常的消失	9/14（64%）	5/17（29%）	P < 0.001
				有症状新生儿的百分比	4/31（13%）	28/33（85%）	
Nigro 等（2012）前瞻性研究	16	200 1~3剂	2~8	肠高回声的消失	7/9（78%）	8/3（38%）	P < 0.0004
				有后遗症新生儿的百分比	1/9（11%）	8/8（100%）	
Visentin 等（2012）Visentin 前瞻性研究	68	200 1剂	1	胎儿超声或MRI异常的消失	0/4	0/5	P < 0.001
				有后遗症新生儿的百分比	4/31（13%）	16/37（43%）	
JCCIIFTSG（2012）前瞻性研究	12	100~200（1~5剂）和（或）500~1800（2~6剂）	2~6	胎儿超声或MRI异常的消失	9/12（75%）	–	–
				有后遗症新生儿的百分比	9/12（75%）	–	–

体口服伐昔洛韦（8g/d）对CMV感染胎儿的疗效，这些CMV感染的胎儿主要通过超声中发现可测量的颅外或轻度的颅内改变来确定的。虽然本研究的结果表明，妊娠期给予大剂量的伐昔洛韦可以改善中度症状感染胎儿的结局，但这不是一个随机对照试验。未来可能还会进行其他试验，以提高人们对新出现的、更有效的抗巨细胞病毒药物的认识。

20.2 妊娠女性弓形虫感染

弓形虫病是由原生动物弓形虫引起的一种世界性人畜共患病，其急性期大部分无症状。

感染发生在世界各地，血清阳性者的比例为5%~

90%[35]。这些极端的差异是由不同地理区域暴露于主要传染源的程度和卫生标准的不同造成的。感染源无处不在。

症状性感染通常引起单核细胞增多症的疾病,伴有低热、不适、头痛和颈部淋巴结病。其他表现如脑炎、心肌炎、肝炎和肺炎很少使急性疾病复杂化。妊娠女性原发性感染弓形虫经胎盘传播可引起先天性弓形虫病。先天性弓形虫病可导致广泛的表现,从轻微的脉络膜视网膜炎(可在出生后多年出现)到流产、智力低下、小头症、脑积水和癫痫发作等。

产前护理必须包括对血清阴性妊娠女性弓形虫感染的预防教育,这些妊娠女性及其初级保健医生和产科医生需要了解弓形虫感染的危险因素,以降低先天性感染的风险。

20.2.1 弓形虫:主要微生物学特性

弓形虫是一种专性细胞内原虫,隶属于球虫亚纲(真球目,肉孢子虫科)。

弓形虫有一个复杂的生命周期,在哺乳动物和鸟类的不同组织中进行无性繁殖(次寄主),在猫的消化上皮细胞中进行有性繁殖(主寄主)。猫主要是因摄入被弓形虫包囊的动物肉(老鼠、鸟)所污染,很少因直接从其他猫的粪便中摄入卵囊所污染。受感染的猫通常无症状,在暴露后1~2周开始在粪便中脱落未受精卵母细胞。在几天到几周内,卵囊产生孢子并变得有传染性。卵囊在温暖潮湿的环境(花园、沙箱、窝)中存活得最好,并且可以保持传染性数月。卵囊能经受长达18个月的冷冻,特别是当它们被覆盖并且不受阳光直射时。在被第二宿主(人类、鸟类、啮齿动物、家畜)摄取后,卵囊释放出子孢子,这些子孢子会转变为速殖子。速殖子存在于急性感染期间,能够侵入细胞并复制。它们广泛播散,在免疫活性宿主体内循环3~10天,然后在淋巴结、肌肉、大脑、视网膜、心肌、肺和肝脏等多种组织中形成囊泡。这些囊肿在潜伏感染期间仍然存在[36,37]。一旦被感染,人类将终生受到感染。除非发生免疫抑制和机体重新激活,人类宿主通常保持无症状。如果免疫力减弱,例如,经免疫抑制治疗或患上获得性免疫缺陷综合征时,缓慢子可以恢复快速分裂,并再次作为速殖子在血液中传播[38,39]。

弓形虫有一个具有遗传结构的克隆群体,有三个谱系,分别被定义为基因型Ⅰ(高毒力)、Ⅱ和Ⅲ(均能感染人类,基因型Ⅲ较少)。Ⅰ型通常与严重的神经播

散有关,而Ⅱ型是导致北美和欧洲大多数先天性弓形虫病(CT)的原因(西班牙除外,那里CT的主要原因是Ⅰ型)。在意大利,先天性弓形虫病主要是由克隆的、有毒的基因型Ⅰ造成的,而且弓形虫的基因多样性和多态性比在法国、奥地利、英国和北美分析出来的要多得多。在意大利,先天性弓形虫相关的三种弓形虫原型基因型的流行率与以前的报告不同,以前的报告显示Ⅱ型菌株主要与人类弓形虫相关。意大利的人类弓形虫基因型图与西班牙和南美洲最近报告的情况非常相似[40,41]。在南美洲等其他地区,这类弓形虫表现出更多的遗传变异性,非典型基因型通常也具有更强感染力。该病的临床表现和严重程度,以及再感染的可能性,取决于多种因素,其中一些与寄生虫有关,如弓形虫基因型的毒力、感染剂量、生命期、感染方式等,还有一些与宿主有关,如免疫反应的效率、年龄、性别以及遗传因素等[42]。

20.2.2 风险因素

弓形虫病是美国食源性死亡的主要传染病,主要发生在免疫抑制的人群中。主要传播途径是摄入生的或未煮熟的肉类、蔬菜或受污染的水和暴露于受卵母细胞感染的猫粪便中,例如,没有戴手套进行园艺操作或更换猫窝,以及垂直传播。与猫直接接触不会增加感染的风险。输受感染者的血或器官移植也可能感染。

生肉制品含有有感染性卵囊的潜在风险,但土壤接触是鲜为人知的一个风险因素。通过园艺操作时接触土壤可能导致接触到近期感染的猫排出的卵囊。虽然卵囊需要1~5天才能感染,但它们在土壤中可以保持感染能力长达1年。由于这种传播方式还需要粪-口传播,因此,在园艺操作时戴上手套或接触土壤后洗手可消除这一危险因素。

由于几个原因,养猫和清理猫窝不太可能成为血清学感染的危险因素。首先,只有流浪猫或喂生肉的家猫才有感染原发性疾病的风险;喂罐装和预包装食物的家猫不会摄入被感染组织,因此,永远不会产生卵囊。其次,弓形虫通过卵囊的传播需要经粪-口途径传播。不管人们有无弓形虫知识,大多数人清洁猫窝都会有良好的卫生习惯和事后洗手。最后一点,卵囊产生感染力时只有一个狭窄的窗口期。猫原发性感染后,卵囊会在2周左右后从猫的粪便中排出。一旦猫接触了弓形虫,它就会产生免疫力,不太可能再次感

染。此外,卵囊在被排出后至少需要1天才能感染,这样就可以通过每天更换猫砂来安全地从猫砂中清除卵囊(表20.4)。

垂直传播是妊娠女性原发感染的结果,或者,还可能发生在妊娠前已经血清阳性的母体身上,如与原生动物的一种更具毒力的菌株再感染或潜在慢性感染的重新激活(重新激活在免疫力异常的女性中更为常见)。

在整个妊娠期间,这种弓形虫通过胎盘传播的风险预计约为40%。根据原发感染的妊娠期,先天性弓形虫病的传播概率和严重程度呈负相关。传播的可能性随着妊娠周的增加而增加,在妊娠的第10周和第38周分别为6%~8%,甚至可达80%。如果妊娠女性在妊娠24周之前受到感染,则发生胎儿疾病的风险最高,并且随着胎儿受到感染的时间越早,胎儿疾病的风险就越高[38](图20.6)。实际上,妊娠早期的先天性感染会对胎儿造成严重损害,如流产、畸形、生长迟缓、胎儿死亡或早产。相反,在妊娠晚期感染一般无症状,亚临床感染的频率约为90%。应尽早诊断母体急性感染,并立即开始治疗,以减少先天性弓形虫病的发生率和严重程度[43,44]。

20.2.3 流行病学

以前弓形虫的感染在全世界都很普遍。

然而,血清流行率与高流行率(>50%)相差很大,高流行率发生在通常食用生肉的国家(法国,54%)和拉丁美洲或撒哈拉以南非洲的热带地区,那里的猫很多,且气候有利于卵囊的生存。

在美国,经年龄调整后的育龄女性(15~44岁)血清总患病率为22.5%和15%。每年大约有25 5000例弓形虫感染病例,致5000例住院,750例死亡,弓形虫是该国致命食源性疾病最常见的第三种病因。尽管以

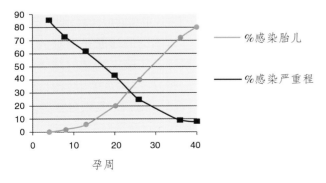

图20.6 先天性弓形虫病的传播与不同孕周的关系。

前弓形虫的感染很常见,但先天性弓形虫病在美国相对少见,每年有400~4000例病例[38]。在加拿大,仅有一些对女性进行的血清学调查或前瞻性研究,血清流行率确定在20%~40%。在努纳维克的因纽特人和其他北方社区弓形虫的血清学感染率高达58.9%,这与饮用污染水源和食用生的或未煮熟的海鲜和野狐有关。在幅员辽阔的巴西,妊娠女性弓形虫感染率为50%~80%[45]。

在欧洲过去的30年里,弓形虫的感染率和流行率明显下降。这种下降可能是由于饮食习惯的改变和肉制品加工过程中卫生习惯的改善降低了与寄生虫的接触。

在意大利,尽管弓形虫血清流行率大幅下降(在过去20年中,成人人群中弓形虫血清流行率从40%降至20%~30%),尽管没有全国性的先天性感染病例,但目前估计每10 000例婴儿中就有1~2例先天性弓形虫病例,其中1%~4%有死亡或严重神经后遗症的危险。

在法国,患病率从1980年的7.5/1000下降到2000年的3.5/1000和2010年的2.4/1000。2020年的预测发病率和患病率分别为1.6/1000和27%。英国也报告了同样的趋势。

尽管弓形虫感染的发生率高,但欧洲只有四个国家建议对先天性弓形虫病进行常规筛查:意大利、丹麦、法国和德国[46]。

20.2.4 临床表现

弓形虫感染根据患者的免疫力强弱有不同的表现。在免疫力强的患者(90%的病例)中,表现为无症状的病程或非特异性的单核细胞增多样症状。另约10%的病例中,感染导致淋巴结肿大:最常见的是枕部和颈部淋巴结,症状甚至可能持续几个月。急性期后是寄生虫潜伏在囊肿中的慢性阶段,如果宿主免疫受损(如艾滋病),寄生虫会重新激活:它可以引起严重的脑炎、心肌炎或肝炎。

被感染者其后一生中通过产生特异性抗体和淋巴细胞对感染的免疫应答受到保护。被感染者对弓形虫的免疫反应决定了弓形虫病向第二阶段(初级后)的过渡,过渡特点是没有临床症状和急性感染实验室证据,但随着寄生虫在体内的持续存在,会在肌肉和大脑中形成"包囊"。

大多数获得性弓形虫感染的妊娠女性(>90%)没有明显的体征和症状,能自然恢复。只有一小部分人

表20.4　妊娠女性避免原发性弓形虫感染的具体卫生和饮食建议

当处理可能被猫粪便污染的材料(沙子、土壤园艺)时,戴上手套,彻底清洁手和指甲

通过让所有的猫待在室内,以及只给家猫煮熟的食物、罐头食物或干粮来减少宠物猫的暴露风险

定期(每24小时)更换垃圾和清除猫粪(戴手套)

倒空的猫砂盆用接近沸水消毒5分钟后再装满

只吃煮熟的肉(>67℃)

将肉冷冻到至少-20℃也能杀死弓形虫囊肿

清洁干净与生肉接触的面和餐具

不要食用生鸡蛋或生牛奶

食用前将未煮熟的水果和蔬菜洗净

防止交叉污染:接触生肉或蔬菜后彻底清洁手和餐具

不要饮用可能被卵囊污染的水

请注意:

腌制、熏制或干燥肉类的过程并可能会产生有寄生虫囊肿的产品

冷藏不会破坏寄生虫(在+4℃下68天后仍有可能)

微波炉烹调不会消灭寄生虫

会出现这种疾病的临床症状。妊娠女性的临床表现并不比非妊娠女性严重,最常见的是非特异性的单核细胞增多症样疾病(低热、不适、淋巴结病),暴露后潜伏期为5~18天。妊娠女性很少会因为弓形虫性脉络膜视网膜炎而出现视觉变化。在免疫功能低下的妊娠女性中,弓形虫可通过急性感染或潜伏感染的重新激活引起严重的脑炎、心肌炎、肺炎或肝炎[39]。

胎儿最常见的感染可能来源于妊娠女性获得的原发性感染,也可能是由于潜在的母体感染的重新激活或与另一种原生动物的再感染。妊娠女性原发性弓形虫感染可导致自发性流产、死产、非免疫性胎儿水肿、早产、宫内生长受限或产后胎儿死亡。有症状的先天性弓形虫病发生在5%~10%的受感染新生儿中,表现为:三联性Sabin和Pinkerton合并脉络膜视网膜炎、脑积水或小头畸形、颅内钙化、败血症和器官表现(眼部疾病、心肌炎、肝炎、肠炎)。

儿童的远期并发症包括视觉和中枢神经系统的永久性损伤。在一组产后未出现临床症状的儿童中(90%),远期并发症可能在出生后数月或数年出现,评估患病率为7%~15%[47]。

20.2.5　妊娠管理

20.2.5.1　预防措施

可从三个方面进行预防。

• 一级预防:旨在通过简单的规则包括食物和妊娠期间的危险因素来预防母体感染。应提醒所有育龄女性注意这些措施,最好是在妊娠前和妊娠后尽早注意,并应坚持这些举措在直到分娩前[48,49]。对于非妊娠女性的原发性感染(IgM阳性,IgG低亲和力),建议至少避孕6个月[50]。

• 二级预防:是在对妊娠女性进行血清学筛查的基础上,早期发现并治疗妊娠期感染者。母体感染的早期诊断可以安排后续超声检查和羊膜腔穿刺术检查鉴定有无母婴传播感染,并与妊娠女性讨论所有可能的治疗方案(仅治疗母婴感染,以控制感染传播到胎儿的可能性,治疗胎儿感染,终止妊娠等)。

• 三级预防:包括新生儿的诊断、治疗、临床症状和血清学随访。准确及时地诊断被感染的新生儿是至关重要的,因为即使是无症状的婴儿也可能在数年后出现症状,尤其是脉络膜视网膜后遗症[51]。

20.2.5.2　诊断

由于90%以上的免疫力正常的人原发性弓形虫感染是无症状的,所以母体感染的诊断是困难的。如果疑似感染,则需要根据特定实验室测试的结果进行确认或排除,包括血清学和分子学方法。这些检查的结果要能确定受检者是否受到感染,是否处于急性感染阶段,以及何时受到感染。

血清学检测通常是诊断的第一步,使用IgG和IgM特异性抗体。诊断上的困难是区分最近的原发性感染和慢性感染。IgM抗体水平从急性感染后5天开始上

升至数周,1~2个月后达到最大值,随后比IgG下降更快。虽然IgM抗体可以降低到低水平或检测不到的水平,但在许多情况下,它们可能在急性感染后持续数月或数年。IgG抗体出现的时间比IgM晚,通常在感染后1~2周检测到,在急性感染后12周至6个月达到高峰。它们在获得性感染后的数年内可以检测到,并且通常在一生中都存在(图20.7)。只有新的血清转化率(IgM和IgG由先前的阴性结果变为阳性)表明某种原发感染。如果IgM和IgG均为阴性,则表明没有感染或最近发生急性感染。如果检测显示IgG阳性和IgM阴性,则表明是既往感染。如果IgG和IgM都是阳性的,而没有以前的检测结果,这表明要么是最近的感染,要么是IgM假阳性结果。为了确定既往血清状态未知的IgG和IgM阳性妊娠女性感染的时间,建议测定特异性IgG的亲和力(成熟度)。因为IgG对既往感染有很高的阳性预测值(100%),并且由于最近对原来的Hedman方法进行了简化,引入了更便宜的标准化自动测定法,IgG亲和力测定被广泛传播。

IgG亲和力试验测定IgG与机体结合的强度。亲和力在大多数情况下,但不是全部,在4~5个月后从低变高。如果亲和力很高,这表明感染至少在测试前4个月发生[39,47]。

羊膜穿刺术被用作胎儿感染的确认试验,因为它可以通过聚合酶链反应(PCR)检测羊水中的弓形虫遗传物质(敏感性81%~90%,特异性96%~100%),应该为合适的患者提供羊膜腔穿刺术:当诊断出母体原发感染时,或血清学检查不能确认或排除急性感染,以及当有异常超声结果提示弓形虫感染时。因为阴性结果表明感染发生的可能性较低,所以原发性感染后羊膜穿刺术似乎是可取的。由于假阳性率高,故不应在妊娠18周以下行羊膜穿刺术,并且应在疑似急性母体感染后不少于4周提供[52-55](图20.8)。

PCR对羊水的敏感性受许多参数的影响,如样本量(羊水不应少于10mL)、保存、母体治疗和所采用的技术等。实时PCR至少对通过离心10mL羊水获得的沉积物进行2次检验。在文献中,用基因靶点B1进行PCR,其敏感性为64%,阴性预测值为87.8%,特异性和阳性预测值为100%。敏感性随着妊娠周的变化而变化,对于发生在妊娠17~21周的感染,敏感性明显更高[56]。目前,在弓形虫基因组中重复300次的实时PCR系统和靶基因区AF146527的应用,明显提高了分子诊断试验的性能。实际上,正确执行的测试结果具有100%的特异性和92%的敏感性,并且在母体被感染时,这些测试结果在妊娠的不同妊娠周没有变化[57]。

由于羊水PCR试验的高灵敏度和特异性以及与脐带穿刺相关的较高胎儿风险比较,以前诊断胎儿感染的金标准胎儿血液取样(脐带穿刺)不应再作为诊断试验。

20.2.5.3　超声筛查

应对怀疑弓形虫感染的妊娠女性进行超声筛查,且超声检查结果应当包括但不限于颅内钙化、小头畸形、脑积水、腹水、肝脾肿大或严重宫内生长受限[39](图20.9)。

超声检查是妊娠期弓形虫病临床治疗的重要手段。必须由操作经验丰富的人执行。超声的灵敏度不超过40%。胎儿畸形的发现通常是由妊娠前半段感染引起的。超声要寻找的征象是脑室增大(早期)、颅内钙化、肝脾肿大、肝脏钙化、脑积水、胸腔积液、腹水、积水、羊水过多、胎盘钙化增厚、宫内胎儿生长受限和白内障[58]。在发现超声征象异常的情况下,必须经常进行超声随访,因为这些异常快速变化[59,60]。超声检查提示胎儿解剖结构不足以保证良好的新生儿结局。此外,一些结构异常不是早期发生,因此,应经常进行超声检查。从血清学诊断开始,即使羊膜穿刺术结果阴性,也应每4周进行1次超声检查[61]。最后,在怀疑超声异常的情况下,可以在妊娠23周后(但最好是在32周)对胎儿进行磁共振(FMR),以便获得进一步的诊断信息。

20.2.6　弓形虫病的治疗

规范妊娠期预防治疗管理是一项非常艰巨的任务。妊娠女性及其子女感染的诊断时间影响其治疗方法[47]。

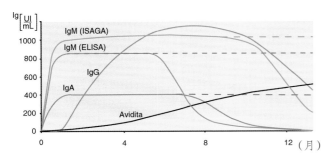

图20.7　原发性弓形虫感染期间的抗体趋势图。

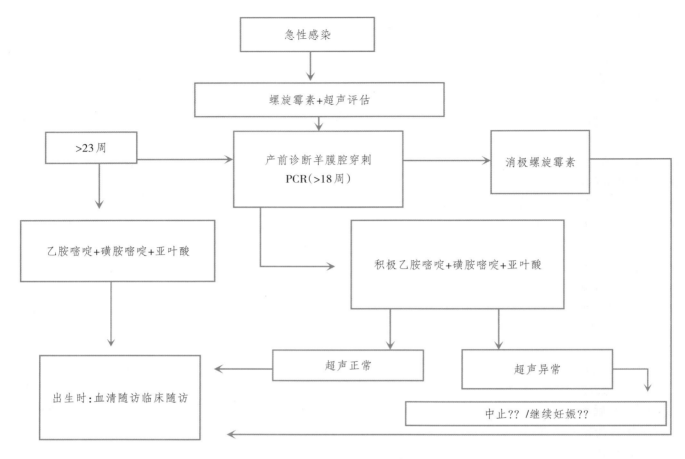

图20.8 妊娠期原发性弓形虫感染的处理。

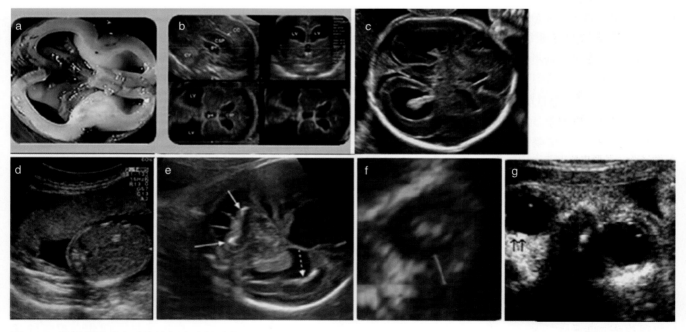

图20.9 妊娠期弓形虫感染的超声胎儿异常。(a~c)妊娠21周胎儿脑积水的组织学、三维和二维超声特征。(d,e)妊娠20周原发性弓形虫感染患者的肝、脑室周围和小脑钙化。(f,g)弓形虫感染的眼部异常:白内障和脉络膜视网膜炎。

药物治疗弓形虫病有两个目的,这取决于是否发生了胎儿感染。

如果母体感染,但胎儿没有被感染,则使用螺旋霉素,以减少弓形虫在胎盘中从母亲传播到胎儿的可能性。螺旋霉素是一种大环内酯类抗生素,它是浓缩的,但不容易穿过胎盘,因此对治疗胎儿感染不可靠[62]。

欧洲和北美的许多研究者都建议在妊娠期间使用螺旋霉素。每8小时口服1g(300万UI)。这种疗法是基于观察研究的结果,这些研究表明螺旋霉素在预防胎儿感染中的作用。重要的是患者感染后尽早接受螺旋霉素治疗,以获得更好的疗效。结果表明,血清转化后3周内开始的治疗与其后开始的治疗相比,降低了传播风险[43,51](表20.5)。如果羊水PCR报告弓形虫阴性,则在整个妊娠期间都会给予这种药。螺旋霉素的治疗通常是耐受性良好的。副作用很少见:胃肠道症状(恶心、呕吐、腹泻)、皮肤过敏反应,偶尔出现短暂的感觉异常。

如果胎儿感染已被证实或在妊娠晚期发现,则使用乙胺嘧啶和磺胺嘧啶进行治疗。乙胺嘧啶是一种叶酸拮抗剂,与磺胺类药物协同作用。与螺旋霉素不同的是,这些药物能够显著穿过胎盘屏障,然后可以治疗已经存在的胎儿感染。这种疗法不应在妊娠早期使用,因为它可能致畸。它产生可逆的、与剂量相关的骨髓抑制,因此必须与叶酸结合。乙胺嘧啶和磺胺嘧啶的联合使用可显著降低疾病的严重程度[39,63]。

乙胺嘧啶的剂量为每12小时50mg,持续2天,从治疗的第3天起每天50mg,直到妊娠结束;磺胺嘧啶的剂量为每天3g,分2次服用,直到妊娠结束。在乙胺嘧啶治疗期间,需要每隔7~10天或更短时间进行一次完整的血液计数、肝肾功能测定和尿液分析,前提是之前这些指标正常[47]。与螺旋霉素相比,乙胺嘧啶磺胺嘧啶具有更高的副作用风险(造血、胃肠道疾病、神经系统疾病、肝肾损害、过敏反应),这些副作用通常会导致治疗中止。如果可以耐受的话,在妊娠期结束前应该接受乙胺嘧啶磺胺嘧啶治疗。然而,应在预产期前2周停止使用乙胺嘧啶磺胺嘧啶治疗,继续用螺旋霉素治疗直至结束,以避免新生儿从磺胺引起的任何毒性效应。当母体在妊娠晚期感染弓形虫时,即使没有羊膜腔穿刺来确认胎儿感染,也可以用乙胺嘧啶磺胺嘧啶进行治疗,因为在妊娠晚期母婴传播感染的概率很高[43,51]。

不幸的是,目前还没有随机对照试验来评估螺旋霉素或乙胺嘧啶磺胺嘧啶的产前抗菌治疗效果。一项针对欧洲1208例弓形虫感染妊娠女性的大规模前瞻性队列试验未能揭示接受治疗(使用螺旋霉素或乙胺嘧啶磺胺嘧啶)与不接受治疗的先天性感染风险存在任何差异[64]。然而,其他非对照研究已经证明了螺旋霉素或乙胺嘧啶磺胺嘧啶产前治疗的益处。一项对5288例易感妊娠女性的研究表明,未经治疗的母亲所生的新生儿患先天性弓形虫病的风险是经治疗母亲的4倍[65]。另一项对88例单用螺旋霉素治疗的原发性弓形虫感染妊娠女性的研究显示,在2年内先天性弓形虫感染率为0[66]。一项针对非随机研究的系统回顾发现,5项研究显示治疗有效,但4项研究显示无效[67]。

表20.5　妊娠期弓形虫病的治疗

妊娠期弓形虫病的治疗
螺旋霉素900万IU/d口服,分为3个剂量(每8小时1 cp至300万IU),直至妊娠结束

妊娠其胎儿弓形虫感染的治疗

乙胺嘧啶50mg/d,单次口服

磺胺嘧啶3 g/d,分2~3次口服

叶酸10~15mg/d口服

治疗应持续进行,直到妊娠末期后约1周,恢复螺旋霉素,直到分娩

妊娠24周后母体感染(未确诊胎儿感染)的妊娠期弓形虫治疗

吡咪胺50mg/d口服,单次口服

磺胺嘧啶3 g/d,分2~3次口服

叶酸10~15mg/d口服

治疗周期为3~4周,螺旋霉素为2周。有必要对周期进行调整,使最后一次乙胺嘧啶磺胺嘧啶在妊娠结束前2周结束,并恢复螺旋霉素直至分娩

在4项没有统计学意义的试验中，有2项试验显示抗寄生虫治疗先天性弓形虫病无统计学意义。因此，虽然目前还没有随机研究，但仍建议所有被诊断为原发性弓形虫感染的妊娠女性在服用或不服用乙胺嘧啶磺胺嘧啶的情况下服用螺旋霉素[38]。此外，不建议在产前诊断为阴性后中断治疗。

20.2.7 新生儿管理

全世界先天性弓形虫病的发病率是每10 000例婴儿中有2~3例。在意大利，2009年的一项研究显示先天性感染的发生率为2.4%[67]。在大约30%的病例中，弓形虫感染由母体传染给胎儿。85%的先天性感染在出生时是无症状的，但如果不加以治疗，它们可能导致晚期后遗症（主要是脉络膜视网膜炎和精神运动症状）。主要症状为脑积水、小头畸形、颅内钙化、脉络膜视网膜炎、斜视、失明、耳聋、癫痫和精神运动迟缓。在严重的病例中，症状和体征可能是非特异性的，常见于其他先天性感染，如CMV、单纯疱疹、风疹和梅毒。在所有的感染病例中，即使是无症状的，选择的治疗都是以乙胺嘧啶磺胺嘧啶为代表的，该疗法至少应持续1年，并与叶酸同时使用[51]。

20.2.7.1 诊断

在没有羊水PCR阳性或无特异性抗体IgA、IgM或IgG等感染标志物的情况下，新生儿的最终诊断是基于1岁时弓形虫抗体的阳性，而抗体阴性排除了感染（除非孩子在第1年没有接受治疗）。因此，对于未明确诊断的所有婴儿，建议在前3个月每月进行1次血清学随访，然后每2个月进行1次，直到连续2次确认完全血清学阴性为止。试验应在同一实验室进行，并采用相同的方法验证抗体滴度的正确降低。在IgM试验中，IgM-ISAGA试验的结果最准。在婴儿出生后的头几个月里，由于母体IgG经胎盘传播，对其进行亲和力测试是完全无用的。脐血、外周血、胎盘的直接PCR检测灵敏度较低。只有在分娩时获得的感染才能在新生儿的脐带或外周血中检测到寄生虫血症。然而，在胎盘中检测到弓形虫可能并不意味着先天性感染，因为胎盘定植并不总是伴随着感染传播到胎儿。据文献报道，在出生时，用传统的检查方法，只有85%（95%CI，71%~99%）婴儿的母亲未接受治疗和73.5%（95%CI，62%~82%）婴儿的母亲接受治疗才能进行诊断[51,69]。近年来，传统的血清学检测方法加入IgG和

IgM的免疫印迹检测中，提高了诊断的有效性。在母体和新生儿的成对血清样本上进行的免疫印迹试验可在新生儿弓形虫特异性抗体池中突出显示，这些抗体池是在出生后产生的，其特异性既不同于母体（分娩时）的特异性，也不同于随后几个月内出生时的特异性。然而，这项测试非常敏感，需要经验丰富的工作人员，在出生后的前3个月内不能进行，因为其结果是非特异性的[70]。

最近发现的免疫试验（淋巴因子剂量或弓形虫抗原刺激后激活标记物的评估）具有不受治疗影响的优点，但仍处于实验阶段[71,72]。先天性感染绝大多数在出生后的前3个月诊断，并通过IgG和IgM血清学随访证实。

血清学评估必须结合临床和仪器评估以及其他实验室测试（血液测试、板层超声、听力测试、眼部测试、脑电图、CT）[73]。

20.2.7.2 临床表现

Wolf在1939年描述的三联征（脑积水、颅内钙化和脉络膜视网膜炎）的典型症状非常罕见[51]。总的来说，85%的先天性感染在出生时是无症状的。病情较轻的病例通常不容易被识别（除了母体有先天性弓形虫病风险的病例）。当新生儿在出生时有明显的临床感染，病情通常是严重的。在严重病例中，临床表现可能是全身性，如贫血、血小板减少、黄疸、肝脾肿大、淋巴结病、嗜酸性粒细胞增多、皮疹、早产和小于胎龄。在其他情况下，症状只表现为神经性的，如眼球震颤、癫痫发作、头围或小头畸形增加，以及抽搐。总体而言，感染婴儿出现临床症状的风险为19%，14%为眼部病变，8%为颅内问题。60%以上有症状的感染新生儿表现为中枢神经系统（CNS）和眼系统症状[43,51]。

在先天性弓形虫病的表现中，眼部病变占首位；脉络膜视网膜炎，活动性或静止性，伴有单侧或双侧的单个或多个病变，是一种炎症过程，始于视网膜深层，其次影响脉络膜。炎症导致视网膜层的破坏和紊乱。其发病机制是眼组织中的囊肿破裂，这些感染的囊肿侵入邻近细胞的滋养层。其他可能与脉络膜视网膜炎相关的眼部表现包括斜视、小眼症、白内障、视网膜脱离和视神经萎缩。在颅内病变中，有些可能有脑室扩张（2%~3.8%）和脑钙化（9%1~1.4%）。严重的病变可能导致脑穿孔[51]。

20.2.7.3 儿童先天性感染的治疗与评价

根据产前或产后诊断,感染的儿童开始用乙胺嘧啶和磺胺类药物联合治疗。使用乙胺嘧啶和磺胺嘧啶的方案是不同的,这取决于感染是亚临床的还是临床的。当母体弓形虫病是在妊娠晚期获得,即使在没有确诊先天性感染的情况下,一些中心在出生后立即开始使用乙胺嘧啶磺胺嘧啶。然而,这种做法干扰了诊断程序,因为它可能导致一种血清学的混乱,即IgG滴度下降,甚至在感染儿童中也会出现阴性。关于产后治疗尚无明确的国际协定[46]。亚临床形式的乙胺嘧啶在治疗的前2个月每天给药[前2天给药2mg/(kg·d),然后单次给药1mg/(kg·d)],其余10个月每周给药3次(周一、周三、周五),剂量相同。在临床上常用的是连续每日治疗6个月后,每周3次治疗。磺胺嘧啶用于12个月的治疗[剂量为100mg/(kg·d),每日2次]。第二种治疗方案使用嘧啶胺与磺胺多辛的联合,与磺胺嘧啶相比,其显示半衰期较长。联合用药可以减少给药频率,乙胺嘧啶(每10天1.25mg/kg)和磺胺多辛(每10天25mg/kg)。治疗的总持续时间为12个月,在这两个方案中,必须补充叶酸(每周2次,每次25mg),持续12个月[74]。在治疗的副作用中,除了恶心和(或)呕吐外,最严重的是骨髓毒性,包括可逆性中性粒细胞减少症(30%)和贫血(20%)。极少有报道严重的皮肤表现,如皮疹、表皮松解和莱尔综合征,导致暂停治疗的。在开始治疗之前(必须始终排除G6PD缺乏症),必须定期监测血液计数,第1个月每15天1次,然后每月1次。如果中性粒细胞减少(<500个细胞/mm^3),需要暂时停止治疗。必须继续给叶酸治疗,15天后复查血液计数。如果对乙胺嘧啶和磺胺嘧啶治疗不耐受,可以使用阿奇霉素。在活动期出现炎症过程的临床症状或实验室检测异常,如脑炎或脉络膜视网膜炎时,应将皮质类固醇[泼尼松,1.5mg/(kg·d),2次口服]与基础治疗相结合,在炎症症状消失后,皮质类固醇可逐渐停药[41,42]。之前用于治疗先天性弓形虫病的螺旋霉素不能再使用了,因为从来没有研究表明它是有效的,且它可以导致心电图QT间期延长综合征,从而导致恶性心律失常和死亡[43]。

虽然约85%的先天性感染在出生时是无症状的,但在儿童的长期随访中可能会出现新的脉络膜视网膜病变。因此,有必要在整个儿童时期每年至少进行1次眼底检查[77,78]。最新文献资料显示,弓形虫先天性感染与随后的听力损失风险之间的关联与治疗的预先性和充分性有关;因此,应在出生时进行随访检查,并在6个月和12个月后进行评估[79]。神经系统的随访在出生后的头几年一直持续到神经行为发育完善;如果出生时没有超声波检测到神经系统的损伤,就不会有神经系统的后遗症[51]。在治疗过程中,可能会出现血清学特异性抗体滴度的暂时性阴性,但这并不证明应中断治疗[80]。在受感染婴儿完成一年治疗数月后,在70%~97%的病例中发生抗体反弹,通常与临床无关。如果反弹抗体出现较晚(2年后),建议检查眼底以排除寄生虫增殖的可能性[75]。

参考文献

1. Ville Y, Leruez-Ville M (2014) Managing infections in pregnancy. Curr Opin Infect Dis 27:251–257
2. Yinon Y, Farine D, Yudin MH (2010) Cytomegaloviruses infection in pregnancy. SOGC clinical practice guidelines, no. 240. J Obstet Gynecol Can. 32(4):348–354
3. Cheeran MC-J, Lokensgard JR, Schleiss MR (2009) Neuropathogenesis of congenital cytomegalovirus infection: disease mechanisms and prospects for intervention. Clin Microbiol Rev 22(1):99–126
4. Juckstock J, Rothenburger M, Friese K, Traunmuller F (2015) Passive immunization against congenital cytomegalovirus infection: current state of knowledge. Pharmacology 95:209–217
5. Azam A-Z, Vial Y, Fawer C, Zufferey MJ, Hohlfeld P (2001). Prenatal diagnosis of congenital cytomegalovirus infection. The American College of Obstetricians and Gynecologists. Published by Elsevier Science Obstet Gynecol 97(3):443–448
6. Revello MG, Todros T et al (2015) Prevention of primary cytomegalovirus infection in pregnancy. EBioMedicine 2:1205–1210
7. Kristy Bialas M, Swamy GK, Permar SR (2015) Perinatal cytomegalovirus and varicella zoster virus infections: epidemiology, prevention, and treatment. Clin Perinatol 42(1):61–68
8. Fowler KB, Pass RF (2006) Risk factors for congenital cytomegalovirus infection in the offspring of young women: exposure to young children and recent onset of sexual activity. Pediatrics 118(2):e286–e292
9. Bonalumi S, Trapanese A, Santamaria A, D'Emidio L, Mobili L (2011) Cytomegalovirus infection in pregnancy: review of the literature. J Prenat Med 5(1):1–8. Marzo 2011
10. Benoist G, Leruez-Ville M, Magny JF, Jacquemard F, Salomon LJ, Ville Y (2013) Management of pregnancies with confirmed cytomegalovirus fetal infection. Fetal Diagn Ther 33:203–214
11. Revello MG, Gorini G, Gerna G (2004) Clinical evaluation of a chemiluminescence immunoassay for determination of immunoglobulin G avidity to human cytomegalovirus. Clin Diagn Lab Immunol 11(4):801–805
12. Revello MG, Gerna G (2002) Diagnosis and management of human cytomegalovirus infection in the mother, fetus, and newborn infant. Clin Microbiol Rev 15(4):680–715
13. Carlson A, Norwitz ER, Stiller RJ (2010 Fall) Cytomegalovirus infection in pregnancy: should all women be screened? Rev Obstet Gynecol 3(4):172–179. 2010
14. Lazzarotto T, Guerra B, Gabrielli L, Lanari M, Landini MP (2011) Update on the prevention, diagnosis and management of cyto-

megalovirus infection during pregnancy. Clin Microbiol Infect 17:1285–1293

15. Fabbri E, Revello M, Furione M, Zavattoni M, Lilleri D, Tassis B, Quarenghi A, Rustico M, Nicolini U, Ferrazzi E, Gerna G (2011) Prognostic markers of symptomatic congenital human cytomegalovirus infection in fetal blood. BJOG 118:448–456

16. Goh W, Sauvage L (2010) CMV infection in pregnancy. Donald Sch J Ultrasound Obstet Gynecol 4(1):43–50

17. Benoist G, Salomon LJ, Jacquemard F, Daffos F, Ville Y (2008) The prognostic value of ultrasound abnormalities and biological parameters in blood of fetus infected with cytomegalovirus. BJOG 115:823–829

18. Malinger G, Lev D, Zahalka N, Aroia ZB, Watemberg N, Kidron D, Sira LB, Sagie TL (2003) Fetal cytomegalovirus infection of the brain: the spectrum of sonographic findings. AJNR Am J Neuroradiol 24:28–32

19. Doneda C, Parazzini C, Righini A, Rustico M, Tassis B, Fabbri E, Arrigoni F, Consonni D, Triluzi F (2010) Early cerebral lesions in cytomegalovirus infection: prenatal MR imaging. Radiology 255(2):613–621

20. La Torre R, Nigro G, Mazzocco M, Best MA, Stuart P (2006) Placental enlargement in women with primary maternal cytomegalovirus infection is associated with fetal and neonatal disease. Clin Infect Dis 43(8):994–1000

21. Salafia C, Popek E (2008) Glob. libr. women's med. Inflammatory and vascular placental pathology (ISSN: 1756–2228)

22. Elizabeth C, Swanson DO, Schleiss MR (2013) Congenital cytomegalovirus infection: new prospects for prevention and therapy. Pediatr Clin N Am 60(2):106–112

23. de Carvalho Cardoso ES, de Jesus BS, da Silva Gomes LG, Sousa SMB, Gadelha SR, Marin LJ (2015) The use of saliva as a practical and feasible alternative to urine in large-scale screening for congenital cytomegalovirus infection increases inclusion and detection rates. Rev Soc Bras Med Trop 48(2):206–207

24. Nishida K, Morioka I, Nakamachi Y, Kobayashi Y, Imanishi T, Kawano S, Iwatani S, Koda T, Deguchi M, Tanimura K, Yamashita D, Nibu K, Funakoshi T, Ohashi M, Inoue N, Iijima K, Yamada H (2016) Neurological outcomes in symptomatic congenital cytomegalovirus-infected infants after introduction of newborn urine screening and antiviral treatment. Brain Dev 38(2):209–216

25. Swanson EC, Schleiss MR (2013) Congenital cytomegalovirus infection: new prospects for prevention and therapy. Pediatr Clin N Am 60(2):335–349

26. Scanga L, Chaing S, Powell C, Aylsworth AS, Harrell LJ, Henshaw NG, Civalier CJ, Thorne LB, Weck K, Booker J, Gulley ML (2006) Diagnosis of human congenital cytomegalovirus infection by amplification of viral DNA from dried blood spots on perinatal card. J Mol Diagn 8(2):240–245

27. Gwendolyn LG, Series Editors (2002) Infections in pregnant women. MJA practice essentials: infectious diseases. Med J Aust 176 (5):229–236

28. Friese K (2008) STUDY PROTOCOL Prevention of congenital cytomegalovirus infection in infants of mothers with primary cytomegalovirus infection during pregnancy. A randomised, open, controlled, prospective, multicentre and multinational study investigating efficacy and safety of Cytotect FH, nanometer filtered (BT094). Gennaio

29. Nigro G, Adler SP (2013) Hyperimmunoglobulin for prevention of congenital cytomegalovirus disease. CID 57:S193–S195

30. Parruti G, Polilli E, Ursini T, Tontodonati M (2013) Properties and mechanisms of immunoglobulins for congenital cytomegalovirus disease. Clin Infect Dis 57:S185–S188

31. Nigro G, Capretti I, Manganello AM, Best MA, Adler SP (2015) Primary maternal cytomegalovirus infections during pregnancy: association of CMV hyperimmune globulin with gestational age at birth and birth weight. J Matern Fetal Neonatal Med 28(2):168–171

32. M.G. Revello, T. Lazzarotto, B. Guerra, A. Spinillo, E. Ferrazzi, A. Kustermann, S. Guaschino, P. Vergani, T. Todros, T. Frusca, A. Arossa, M. Furione, ., V. Rognoni, N. Rizzo, L. Gabrielli, C. Klersy, and G. Gerna, for the CHIP Study Group. A randomized trial of hyperimmune globulin to prevent congenital cytomegalovirus. N Engl J Med 2014; 370:1316–1326

33. Polilli E, Parruti G, D'Arcangelo F, Tracanna E, Clerico L, Savini V, D'Antonio F, Rosati M, Manzoli L, D'Antonio D, Nigro G (2012) Preliminary evaluation of the safety and efficacy of standard intravenous immunoglobulins in pregnant women with primary cytomegalovirus infection. Clin Vaccine Immunol 19(12):1991–1993

34. Leruez-Ville M, Ghout I, Bussières L, Stirnemann J, Magny J-F, Couderc S, Salomon LJ, Guilleminot T, Aegerter P, Benoist G, Winer N, Picone O, Jacquemard F, Ville Y (2016) In utero treatment of congenital cytomegalovirus infection with valacyclovir in a multicenter, open-label, phase II study. Am J Obstet Gynecol 215(4):462.e1–462.e10

35. Bortoletti Filho J et al (2013) The importance of IgG avidity and the polymerase chain reaction in treating toxoplasmosis during pregnancy: current knowledge. Interdiscip Perspect Infect Des 2013, article ID 370769, 5 pages

36. Weiss LM, Kim K (eds) (2007) *Toxoplasma gondii*. Academic Press, London

37. Tenter AM, Hecker AR et al (2000) *Toxoplasma gondii*: from animals to humans. Int J Parasitol 30:1257–1258

38. Kravetz J et al (2005) Toxoplasmosis in pregnancy. Am J Med 118:212–216

39. Paquet C, Yudin MH (2013) Society of Obstetricians and Gynaecologists of Canada. Toxoplasmosis in pregnancy: prevention, screening, and treatment. J Obstet Gynaecol Can. 35(1):78–81

40. Angelici et al (2009) Direct genotyping of toxoplasma isolates from amniotic fluids. J Eukaryot Microbiol 56:14

41. Fuentes et al (2001) J Clin Microbiol 39(4):1566–1570

42. Elbez-Rubinstein A, Ajzemberg D et al (2009) Congenital toxoplasmosis and reinfection during pregnancy: case report, strain characterization, experimental model of reinfection and review. J Infect Dis 199:280–285

43. Syrocot Study Group (2007) Effectiveness of prenatal treatment for congenital toxoplasmosis: a meta-analysis of individual patients' data. Lancet 369:115–121

44. Cortina-Borja M, Tan HK, (EMSCOT) et al. Prenatal treatment for serious neurological sequelae of congenital toxoplasmosis: an observational prospective cohort study PLoS Med. 2010; 7: e1000351.

45. Da Silva MG et al (2015) Prevalence of toxoplasmosis in pregnant women and vertical transmission of toxoplasma gondii in patients from basic units of health from Gurupi, Tocantins, Brazil from 2012 to 2014. PLoS ONE 10:e0141700

46. Tomasoni L et al (2014) Multidisciplinary approach to congenital toxoplasma infection: an Italian nationwide survey. New Microbiol 37:347–354

47. Milewska-Bobula B et al (2015) Recommended management of toxoplasma gondii infection in pregnant women and their children. Przegl Epidemiol 69:291–298

48. Gollub EL, Leroy V, European Toxoprevention Study group (EUROTOXO) et al (2008) Effectiveness of health education on toxoplasma-related knowledge, behavior and risk of seroconversion in pregnancy. Eur J Obstet Gynecol Reprod Biol 136:137–145

49. Bruegelmans M, Naessens A et al (2004) Prevention of toxoplasmosis during pregnancy- an epidemiologic survey over 22 consecutive years. J Perinat Med 32:211–214

50. Montoya JG, Remington JS (2008) Management of *Toxoplasma gondii* infection during pregnancy. Clin Infect Dis 47:554–566

51. Remington JS, McLeod R et al (2006) Toxoplasmosis. In: Remington, Klein (eds) Infectious diseases of the fetus and newborn infant, 6th edn. Elsevier Saunders, Philadelphia, pp 980–1091

52. Ville Y, Leruez-Ville M (2014) Managing infections in pregnancy. Curr Opin Infect Dis. 27(3):251–257.

53. Greco P et al (2003) Toxoplasmosis in pregnancy is still an open

subject. J Perinat Med 31:36–40

54. Vimercati A et al (2006) Proposal of a model for prevention and treatment of congenital toxoplasmosis. GebFrau 66:355–358

55. Vimercati A et al (2004) Prevenzione e trattamento della toxoplasmosis congenital. Minerva Ginecol 56:171–178

56. Romand S, Chosson M et al (2004) Usefulness of quantitative polymerase chain reaction in amniotic fluid as early prognostic marker of fetal infection with *Toxoplasma gondii*. Am J Obstet Gynecol 190:797–802

57. Wallon M, Franck J et al (2010) Accuracy of real-time polymerase chain reaction for *Toxoplasma gondii* in amniotic fluid. Obstet Ginecol 115:127–133

58. Estrada M, De la Torre A et al (2010) Prenatal ultrasound diagnosis of cataracts in a case of congenital toxoplasmosis. Rev Colomb Obstet Ginecol 61:267–272

59. Hohlfeld P, Mac Aleese M et al (1991) Fetal toxoplasmosis: ultrasonographic signs. Ultrasound Obstet Gynecol 1:241–244

60. Gay Andrieu F, Marty P et al (2003) Fetal toxoplasmosis and negative amniocentesis: necessity of an ultrasound follow-up. Prenat Diagn 23:558–560

61. Villena I, Boey JP et al (2003) Congenital toxoplasmosis: necessity of clinical and ultrasound follow-up despite negative amniocentesis. Prenat Diagn 23:1098–1099

62. Montoya JG et al (2008) Management of toxoplasma gondii infection during pregnancy. Clin Infect Dis 47(4):554–566

63. McLeod R et al (2009) Why prevent, diagnose and treat congenital toxoplasmosis? Mem Inst Oswaldo Cruz 104(2):320–344

64. Gilbert R et al (2003) European multicentre study on congenital toxoplasmosis. Effect of timing and type of treatment on the risk of mother to child transmission of toxoplasma gondii. BJOG 110:112–120

65. Ricci M et al (2003) Screening and prevention of congenital toxoplasmosis: an effectiveness study in a population with a high infection rate. J Matern Fetal Med 14:398–403

66. Szenasi Z et al (1997) Prevention of congenital toxoplasmosis in Szeged. Hung Int J Epidemiol 26:428–435

67. Wallon M et al (1999) Congenital toxoplasmosis: systematic review of evidence of efficacy of treatment in pregnancy. BMJ 318:1511–1514

68. Stagni L, Romano MA et al (2009) Prenatal screening for congenital toxoplasmosis in Campania: preliminary report on activities and results. Mem Inst Oswaldo Cruz 104:374–377

69. Gilbert RE, Thalib L et al (2007) Screening for congenital toxoplasmosis; accuracy of immunoglobulin M and immunoglobulin A after birth. J Med Screen 14:8–12

70. Tridapalli E, Capretti M et al (2008) Congenital toxoplasmosis the importance of the western blot method to avoid unnecessary therapy in potentially infected newborns. Acta Paediatr 97:1298–1300

71. Ciardelli L, Meroni V et al (2008) Early and accurate diagnosis of congenital toxoplasmosis. Pediatr Infect Dis J 27:125–129

72. Chapey E, Wallon M et al (2010) Diagnosis of congenital toxoplasmosis by using a whole-blood gamma interferon release assay. J Clin Microbiol 48:41–45

73. McLeod R, Kieffer F et al (2009) Why prevent, diagnose and treat congenital toxoplasmosis? Mem Inst Oswaldo Cruz 104:320–344

74. The National Collaborative Chicago-Based, Congenital Toxoplasmosis Study (2006) Outcome of treatment for congenital toxoplasmosis:1981–2004. Clin Infect Dis 42:1383–1394

75. Garcia-Méric P, Franck J et al (2010) Prise en charge de la toxoplasmose congénitale en France: donne actuelles. La Press Med 39:530–538

76. Stramba-Badiale M, Nador F et al (1997) QT interval prolongation and risk of life-threatening arrhythmias during toxoplasmosis prophylaxis with spiramycin in neonates. Am Heart J 133:108–111

77. Wallon M, Kodjikian L et al (2004) Long term ocular prognosis in 327 children with congenital toxoplasmosis. Pediatrics 113:1567–1572

78. Freeman K, Tan HK, (EMSCOT) et al. Predictors of retinocoroiditis in children with congenital toxoplasmosis: European, prospective cohort study. Pediatrics 2008; 121: 1215–1222

79. Austeng ME, Eskild A et al (2010) Maternal infection with *Toxoplasma gondii* in pregnancy and the risk of hearing loss in offspring. Int J Audiol 49:65–68

80. Jaisson-Hot I, Wallon M et al (2000) Toxoplasmose congenitale: negativation transitoire e la serologie. Presse Med 30:100

第21章
新生儿脑病

Giuseppe Loverro，Lucrezia De Cosmo，Matteo Loverro，Salvatore Andrea Mastrolia

21.1 引言

新生儿脑病（NE）是一种异质综合征，其特征是在妊娠≥35周分娩的新生儿出生后的第1天出现神经系统疾病。主要症状是：①意识水平下降；②呼吸开始和维持困难；③情绪低落，反射缓慢和经常出现抽搐[1]。

出生窒息和急性缺氧缺血性脑病（HIE）是部分新生儿脑病的原因，但不是全部的原因。

新生儿脑病还由于颅内出血、各种代谢性疾病、神经退行性疾病、癫痫性脑病、颅内感染和其他特发性的疾病而发生[2]。

新生儿脑病的一个显著特征是脑性瘫痪，根据神经功能障碍的类型（痉挛、运动障碍或共济失调）以及患肢的数量和分布（四肢瘫痪、截瘫、偏瘫或单瘫）进行分类。

痉挛性四肢瘫痪和运动障碍性脑瘫很少见，可能是围产期急性缺血事件的结果，而偏瘫性脑瘫、痉挛性瘫痪和共济失调几乎不是纯粹的分娩期事件的结果。共济失调或运动障碍性脑瘫，特别是伴有学习障碍时，通常具有遗传原因[3]。

根据最近的报道，新生儿脑病的发病率为每1000例活产婴儿中有3例（95%CI，2.7~3.3），在早产新生儿中高达每1000例活产婴儿中有9例发生[4-7]，而缺氧缺血性脑病每1000例活产婴儿中有0.27~1.5例发生（95%CI，1.3~1.7）[8,9]。

21.2 新生儿脑病的病因

在将近一个世纪的时间里，人们错误地认为，所有新生儿脑病都与分娩期间发生的窒息有关[10]。

如今，新生儿脑病的病因似乎是遗传（染色体异常和基因突变）、环境、潜在的产科病理过程以及畸形（包括脑缺损）多因素组合的结果，而只有少数情况是新生儿脑病与围生期发生窒息事件有关[11]。

此外，新生儿脑病的重要原因被认为是低体重（<2000g）和产前感染[11,12]。

早产32周以下仍是新生儿脑病的主要原因之一，尽管这些女性对产程中胎儿窘迫的识别越来越重视[13]。因此，早产23~27周仍然是最重要的单一危险因素，风险比率为78.9（95%CI，56.5~110）[14,15]。

尽管有很多导致新生儿脑病和脑瘫的病因，但产科医生一直将注意力集中在HIE上。HIE识别其在产后时期的起源，其特征是脑损伤的临床证据以及亚急性或急性引起的实验室改变与系统性低氧血症相关的窒息和胎儿大脑血流减少[16-18]。

分娩前或分娩时的缺氧和酸中毒可能决定了胎儿受损的临床体征：胎儿心率和胎粪污染的羊水的病理变化。然而，当分娩事件在临产时发生时，HIE的发生率为10%，围生期死亡率为6%[19]。前哨事件是可以在先前健康的胎儿中引起胎儿出生窒息和急性HIE的急性事件，例如：①子宫破裂的迹象；②严重胎盘破裂；③脐带脱垂；④羊水栓塞以及重度和长期孕产妇同时发生低血压和低氧血症；⑤孕产妇心血管衰竭；⑥血管性短动脉或产妇大量出血导致胎儿缺血[20]。

在没有前哨事件的新生儿中，胎盘病理学可以提供有关子宫内不良事件的原因和时机的有价值的信息。例如，末端绒毛成熟度降低的胎盘与白质/分水岭区域和基底神经节的损伤有关。未成熟的胎盘绒毛会增加母血与胎儿血液之间的距离，从而减少了氧气向胎儿扩散或胎儿缺氧的净效应。由于子宫胎盘灌注减少,体重减轻的胎盘可能代表不利的子宫内环境[21]。

21.3 新生儿缺氧缺血性脑病的病理生理学

研究新生儿缺氧缺血性脑病的病理生理学已获得有关新生儿脑病的大多数知识。在事件的初始阶段,缺氧和高碳酸血症可以通过增加脑血流量来弥补,这既是由心排血量重新分配到主要器官(大脑、心脏和肾上腺)又是由血液增加引起的压力[22]。

低氧的持续存在,尤其是胎儿中的脑血流恶化阈值(10~20mmHg)低于成人(40mmHg),决定了脑自动调节补偿机制的丧失,因此,降低了脑血流量[23]。

脑缺血和随后的脑缺氧伴有严重且持续的神经元损害,在这种情况下,应增加以炎症和氧化应激为特征的脑血管再灌注损伤(图21.1)。

在这种情况下,癫痫发作和诸如克隆或震颤之类的异常运动与大脑中突触谷氨酸摄取受损有关。由于谷氨酸是一种兴奋性神经递质,其兴奋性突触后受体(AMPA、NMDA 和海藻酸盐)随后会因细胞内 Na^+ 和 Ca^{2+} 的积累而过度活化。

由于大脑损失氧气,在细胞水平上出现了一次能量衰竭阶段。因此,细胞代谢转变为厌氧性,而对厌氧代谢途径的依赖会导致三磷酸腺苷(ATP)耗竭,并缺乏诸如 Na^+/K^+-ATPase 之类的酶的能量,随后出现快速的细胞毒性水肿和坏死细胞死亡(图21.2)。

在窒息初期受到损害之后,随着定期血液灌注的建立,脑代谢可能会重新激活。此事件导致继发性损伤,称为"延迟期神经元损伤",其在初始损伤后6~24小时开始,其特征是线粒体功能障碍和细胞凋亡。新生儿癫痫发作通常在此阶段发生。胎儿和人类婴儿的相位损害的持续时间尚不明确,但在最初的24~48小时似乎会增加,并且与受伤后1年和4年的神经发育不良预后相关[24]。

在再灌注期间,诸如环氧合酶、黄嘌呤氧化酶和脂氧合酶之类的酶会增加自由基的产生,从而对新生儿的大脑造成损害,这种损害因其抗氧化剂防御能力的不成熟而加剧。

自由基的增加会导致脂质过氧化以及 DNA 和蛋白质的破坏,并可能引发细胞凋亡。最后,自由基可以

与一氧化氮(NO)结合,而 NO 的产生具有早期和短暂的增加。在缺氧初期观察到的 NO 浓度是由 NMDA 受体和神经元一氧化氮合酶(NOS)的激活所致。NO 的过量产生在围生期缺氧性缺氧的病理生理中起重要作用[25]。它的神经毒性在很大程度上取决于与超氧化物快速反应生成过氧亚硝酸盐,这是脂质过氧化、硝化和蛋白质氧化、线粒体损伤和 DNA 损伤的原因[25](图21.3)。

另外,最近已经提出了第三阶段的存在,其中有害因素可能引起进一步的损害并增强神经元损伤,使新生儿结局恶化。第三阶段被认为包括炎症和表观遗传变化的机制,这些机制导致轴突生长、神经发生和突触形成的损伤或改变[26]。

21.4 相关的临床体征

新生儿缺氧缺血性脑病的临床症状在早期,出生时或生命的最初几个小时开始出现。患有 HIE 的新生儿可能表现出异常的意识状态(烦躁、嗜睡、木僵、昏迷)、自发运动减少、呼吸或喂养困难、声音减弱、姿势异常、缺乏原始反射或癫痫发作。HIE 是足月婴儿癫痫发作的主要原因,其临床表现包括轻微的阵挛性的、强直性的和肌阵挛性的,包括局灶性、多灶性或广泛性。癫痫持续状态很常见,并且累及其他器官(肝脏、肾脏、心脏)。

在分娩室中,阿普加分数通常较低,并且哭声微弱或没有哭泣。新生儿脑病的严重程度可分为轻度、中度或重度,具体取决于临床症状和 Sarnat 三阶段分级系统,如下所示[16,17,27,28]。

• 轻度脑病:其特点是在生命的最初几天就易怒,肌肉紧张并加深了深部肌腱反射。他们还可能表现出过渡性行为异常,例如,营养不良,哭泣过多或缺乏睡眠。这些症状通常在出生后24~48小时消失。

• 中度脑病:它与嗜睡,明显的肌张力低下和肌腱反射减弱有关。反射(如莫洛和吸力)可能会减少或消失。出生后的前24小时内可能偶尔会有呼吸暂停和癫痫发作。出生后1~2周可能会恢复。

• 重度 HIE:癫痫发作通常在出生后24~48小时发作,与再灌注阶段有关。广泛性肌张力低下与肌腱反射性降低和新生儿反射性缺失(吸、吞咽、抓握、拥抱)

有关。通常会出现木僵或昏迷状态,因此儿童除了对最有害的刺激外,不会对外部刺激做出反应。检查脑神经可能会发现异常,例如,眼球运动改变(眼球畸形、眼球震颤和洋娃娃的眼球运动丧失、瞳孔可能散光、固定或对光的反应较弱)。如果出现反复呼吸暂停,婴儿通常需要通气支持。

21.5 新生儿脑病的诊断

美国妇产科医师学会(ACOG)建议对所有新生儿脑病进行全面评估[1]。该评价应包括对新生儿临床状

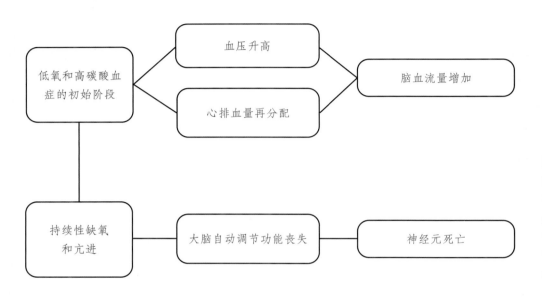

图 21.1 胎儿对缺氧和高碳酸血症的适应反应。补偿机制在最初阶段通过增加脑血流量起补偿作用。如果损伤持续,由于补偿机制的丧失导致神经元的损伤。

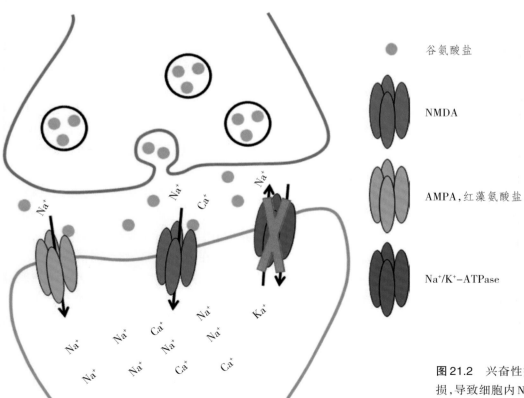

图 21.2 兴奋性突触后效应:谷氨酸摄取受损,导致细胞内 Na^+、Ca^{2+} 增加,Na^+/K^+-ATPase 功能降低及细胞损伤。

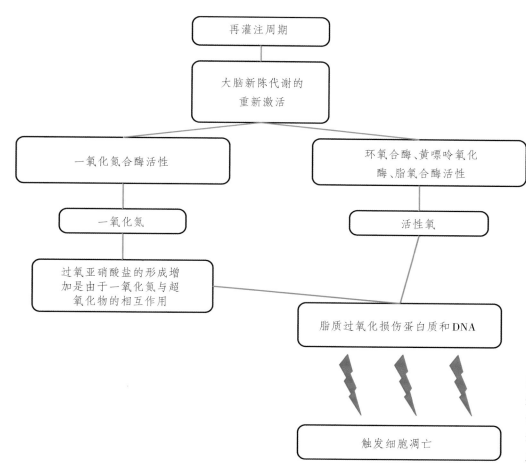

图 21.3 再灌注期延迟期神经元损伤及脑代谢重新启动。胎儿大脑中不成熟的抗氧化系统不足以对抗氧化应激。

况的评估,并考虑可能导致新生儿脑病的所有因素,包括详尽的母体和家族病史,尤其是血栓栓塞性疾病、母体感染、母体药物使用、产科前因和产后因素(包括分娩相关的胎儿心率监测结果和问题)

血液样本应用于测定脐带 pH 值和碱缺损。出现少尿、心肌病或肝功能异常,则提示为全身性缺氧缺血。此外,胎盘和脐带的组织学检查能提示某些可能的病因,如胎盘血管病变或感染,或脐带血栓形成[24]。新生儿畸形和先天性异常的出现可能意味着出现了先天的代谢错误或者遗传紊乱。

21.5.1 新生儿脑病的神经影像学检查

神经影像学是提供有关脑损伤类型和时间的有用工具,因为在足月和晚期早产儿中存在某些脑损伤的分布模式,被认为是典型的缺氧缺血性脑损伤(HIE)[29-31]。

脑的 CT 和 MRI 检查结果能提供有关损伤发生时间的线索[32,33]。

其他的神经成像方法已经被用来评估新生儿脑病的大脑,包括头颅超声和磁共振波谱 MRI。

在这些检查中,MRI 提供了最有用的信息。

21.5.1.1 新生儿 MRI

在美国和其他一些发达国家的三级护理中心,新生儿 MRI 迅速成为一种新的护理标准。这是最敏感的成像工具,能检测皮层和白质损伤、深部灰质损害、动脉梗死、出血、发育性脑畸形和其他新生儿脑病的潜在病因[29,30,34-37]。

对深部灰质核的损伤,尤其是外侧丘脑和后壳核的损伤[16,34,38,39],相当于动物模型中急性完全窒息所造成脑损伤,发现 74% 的新生儿缺氧脑病有其相关征兆[41]。

有公认的缺血缺氧前哨事件的脑病新生儿,例如,胎盘早剥、子宫破裂或脐带脱垂[41]。其神经 MRI 中,经常能发现其深部灰质病变累及双侧基底节和丘脑,脑干损伤在这些情况下也十分常见[2,42]。

轻度缺氧或长期或者慢性持续状态缺血都会导致脑皮质和皮质下白质的动脉分布区域的副矢状损伤。

传统的 MRI 在早期病变价值有限，而采用先进的技术，如磁共振波谱或扩散加权成像，可用来检测早期损伤[37,43]。

磁共振波谱可以在体内定量分析脑代谢产物，因此，可以作为脑损伤的早期生物标记物。事实上，基底节中乳酸和 N−乙酰天冬氨酸的比率升高可以预测长期的神经功能损伤，并在出生后 48 小时即可检测[37]。

扩散加权成像能测量水分子的自扩散，指标为表观扩散系数（ADC）。ADC 会随急性损伤而降低，反映了组织中水分扩散的减少。然而，在受伤后的几个小时内，这种技术可能低估了损伤的最终程度[37]。

对成人动脉梗死的研究表明，弥散加权成像信号在症状出现后几分钟内发生变化，在 T1 或 T2 加权图像上出现变化的几小时之前发生变化。早期发现损伤的干预可能有助于避免出现不可逆损伤[43]。

另外，一项脑部影像学研究显示，发育畸形、局灶性动脉梗死或脑实质内出血，提示了新生儿脑病、静脉梗死、孤立的脑实质内或脑室内出血潜在的不同发病机制。

21.5.1.2　头颅超声检查

颅脑超声具有无创性、重复性好、成本低等优点。该方法在检测出血和室腔大小方面具有较高的敏感性和特异性（分别为 91% 和 81%）[44,45]。它还可以检测到严重的矢状旁白质损害和明显的囊性病变，但其不能充分描述大脑皮层的外部界限[46]，以及轻度的白质异常[47]。

头颅超声可用于重型颅脑损伤的诊断脑水肿，表现为弥漫性回声增强而导致脑沟和裂隙不清晰、其他解剖标志模糊、动脉搏动减少和脑室受压[48,49]。

尽管在新生儿早期，回声与坏死区域相对应，但并不能完全从这些图像中发现足月新生儿脑梗死或出血[50]。当使用多普勒超声对于新生儿缺氧评估时，由于舒张期流速的相对增加，能监测出动脉折射率下降。另外一些关于超声对足月新生儿缺氧缺血性损伤的诊断的限制也已明确，其中包括大量的假阴性率、皮质病损的检测不敏感、依赖于检测人员的技术水平[37]。

21.5.1.3　新生儿脑计算机断层扫描（CT）

在诊断颅内出血方面，计算机断层扫描（CT）比颅

脑超声更为敏感[30]，而且在诊断脑水肿、脑萎缩、异常的室腔大小，以及严重的脑白质病变方面，CT 是很有价值的工具[51-54]。由于足月新生儿脑白质含液量高，CT 对区分轻度水肿和白质损的敏感性较低。

对于 CT 应用于新生儿，辐射暴露也是其应用的限制因素[30]，尽管 CT 比 MRI 更适用于急性病或病情不稳定的儿童。

21.5.2　脑电图（EEG）

EEG 是评价新生儿缺氧缺血性脑病（HIE）脑损伤程度的一种工具。这项技术提供了有关中枢神经功能方面的系统信息。

EEG 可以帮助区分新生儿癫痫发作和其他现象，也可以识别亚临床发作。但由于缺少能对传统的多通道 EEG 解读的专家配备，在新生儿重症监护病房中，振幅集成的 EEG 更常用。

振幅集成的 EEG 通过连续、单通道或双通道记录脑电活动，在床边时更易于操作和解读，在大型临床试验中已被用于区分轻度和重度新生儿脑病[55,56]。

异常 EEG 是缺血缺氧性脑病患儿纳入脑冷却治疗的必要标准之一[57]。

21.6　缺氧缺血性脑病的定义

缺氧缺血性脑病（HIE，也称出生窒息）是一种新生儿脑病，但急性缺氧缺血性事件是否会导致新生儿脑病存在争议，缺乏诊断的金标准。为了诊断 HIE 可能引致围生期窒息损伤，美国妇产科医师学会（ACOG）和美国儿科协会（APA）推荐关注以下体征及症状[1]：pH 值<7；代谢性酸中毒；阿普加评分 0~3 分超过 5 分钟；新生儿神经系统后遗症（惊厥、昏迷、低肌张力）和多系统受累。

当脐动脉的 pH 值>7.2 时，几乎不存在 HIE，但是仅仅凭借脐动脉血气一项指标，并不能精确地预测远期的神经系统后遗症[58,59]。

pH 值<7.0 是在临床上显著性酸血症的阈值[60]。神经系统不良结局的发生率为：新生儿 pH 值<7.1 为 0.36%，pH 值<7.0 为 3%[59]。尽管如此，许多酸血症的婴儿神经系统仍能正常发育[61]。

当碱缺失≥12mmol/L 时，增加了 HIE 引起新生儿脑病的可能性。事实上，脐动脉血气中碱缺失在 12~

16mmol/L的新生儿有10%的概率发生脑病,而碱缺失>16mmol/L的新生儿中,患脑病的概率高达40%[62]。

此外,脐带中的乳酸浓度在评估神经系统疾病的预后,比碱缺失更有诊断价值[63]。

5分钟和10分钟阿普加评分较低(<5分),神经损伤风险增加。如果5分钟阿普加评分≤3分,则此风险更高[58]。

如果出生后5分钟或以上阿普加评分极低(0~3分),则神经疾病发病率和死亡风险的增加[64,65]。

最后,若10分钟时阿普加评分为0分,死亡率高及严重远期残疾风险增加[66]。

21.7 新生儿脑病的治疗

治疗性低温被认为是新生儿缺氧缺血性脑病的治疗标准。

该疗法采用轻微低温治疗,范围为33.5~35.0℃,维持72小时,并在分娩后的头6小时内开始治疗。这对于足月儿或晚期早产儿的新生儿脑病来说,是目前唯一有效的神经保护疗法。

低温的神经保护潜在机制包括:①抑制谷氨酸的释放;②减少脑代谢,从而保存高能磷酸盐;③减少细胞内酸中毒和乳酸积累;④保存内源性抗氧化剂;⑤减少一氧化氮的产生;⑥防止蛋白激酶的抑制;⑦改善蛋白质合成;⑧减少白三烯的产生;⑨预防血脑屏障破坏和脑水肿;⑩抑制凋亡。治疗性低温也能减少HIE出现足月新生儿癫痫发作和癫痫样活动[67,68]。

低温治疗可改善新生儿窒息和(或)新生儿脑病后18个月的存活率和预后。这一结论由包含7项有关低温治疗的随机对照临床研究的荟萃分析得出。此荟萃分析纳入了1214例患有中重度新生儿脑病的新生儿[69]。

治疗应与在新生儿重症监护病房进行的中重度新生儿脑病的支持治疗相联系。主要目标包括维持生理稳态和对症处理脑损伤造成症状[2,70]。支持治疗的核心方面包括:①维持足够的通气(避免低氧血症或高氧血症);②维持足够的脑和器官灌注(避免全身性低血压或高血压,避免血液高黏度);③维持正常代谢状态(血糖、营养状况、pH值);④控制癫痫发作;⑤控制脑水肿,避免液体超载。

治疗性低体温是一项容易操控且相对安全的治疗手段。尽管缺乏直接对比的证据,但选择性头部冷却和全身冷却都同样安全和有效。由于方便管理,在美国大多数中心优先选择全身冷却,而且全身冷却也能更方便地在头皮进行脑电图(EEG)的监测。

总的来说,适合低温治疗的人群标准如下。

(1)胎龄≥35周和出生≤6小时

(2)以下之一:

• 10分钟阿普加评分<5。

• 持续复苏(辅助通气、胸部按压或心脏药物),至少维持10分钟。

• 在脐带血或出生后1小时内获得的血液中pH值≤7.0,或碱缺失≥16mmol/L。

(3)临床表现为中重度脑病(表现为嗜睡、昏迷或昏迷)、低张力、反射异常(包括动眼神经或瞳孔异常)、呼吸减弱或缺失,或癫痫发作。

(4)EEG或振幅集成的EEG显示至少持续30分钟的异常电活动,或者癫痫发作。

当不使用治疗性低温时,建议密切监测体温,鉴于现有数据,应避免高温。有一份专家共识认为,治疗性低温应该更广泛地应用,因为其效益安全性以及目前缺乏其他有效的治疗方法[72-74]。因此,在美国、欧洲、澳大利亚和日本的大多数新生儿重症监护病房,低温性治疗已经成为治疗标准手段。而且,国家政策也支持对符合公开试验纳入标准的婴儿使用治疗性低温疗法[75-77]。

21.8 患病新生儿的远期结局及随访策略

无论采取何种干预措施,远期并发症及其程度都取决于新生儿的损伤程度,这在损伤开始阶段是很难预测的[78]。

在先前研究过的HIE患儿中,那些没有接受低温性治疗的儿童,大多数在语言和听力方面存在缺陷,这明显地影响患儿其他各个方面的学习[79]。此外,在患儿幼龄时难以无法检测出的轻微残疾,一般在接近上学年龄才能发现[79]。

对于未接受低温性治疗的中度HIE婴儿的评估显示,在没有显性感觉运动障碍的情况下,其语言领域、叙述记忆和句子重复能力较低[80]。

令人感兴趣的是，先进的成像技术提供了脑损伤的位置和程度以及潜在的预后相关信息[81]。例如，某些类型脑损伤能被 MRI 所检测出来，这些类型的损伤在 12~18 个月的神经发育评估中往往是正常的，但患儿会出现头部发育欠佳、行为问题和语言习得能力的异常[80]。

目前可用的介入治疗对儿童远期结局的影响缺乏数据的支持[82]。以后的评价应包括：精细动作的发育及执行能力、注意力以及心理评估[82]。

护理提供者应努力排查有风险的婴儿，以最大限度地发挥其独立功能的潜力[81]。中度受影响的儿童可能会延迟入学年龄，以此获得额外的教育支持。延迟的原因包括小儿多动症、视觉运动或视觉感知功能障碍，以及记忆障碍儿童。重度 HIE 的儿童有很大的风险出现脑瘫和智力低下[81]。

环境、社会经济条件、随访和干预治疗对神经发育结果都至关重要的，因此需要多方考虑[81]。最后，随访可为临床医生提供理据，向预后好的患儿父母保证，患儿的病情进展正常，不需要额外的干预措施[79]。

参考文献

1. Executive summary: neonatal encephalopathy and neurologic outcome, second edition. Report of the American College of Obstetricians and Gynecologists' Task Force on Neonatal Encephalopathy (2014) Obstet Gynecole 123:896–901
2. Volpe JJ (2012) Neonatal encephalopathy: an inadequate term for hypoxic-ischemic encephalopathy. Ann Neurol 72:156–166
3. Nelson KB, Grether JK (1998) Potentially asphyxiating conditions and spastic cerebral palsy in infants of normal birth weight. Am J Obstet Gynecol 179:507–513
4. Wu YW, Backstrand KH, Zhao S, Fullerton HJ, Johnston SC (2004) Declining diagnosis of birth asphyxia in California: 1991–2000. Pediatrics 114:1584–1590
5. Graham EM, Ruis KA, Hartman AL, Northington FJ, Fox HE (2008) A systematic review of the role of intrapartum hypoxia-ischemia in the causation of neonatal encephalopathy. Am J Obstet Gynecol 199:587–595
6. Thornberg E, Thiringer K, Odeback A, Milsom I (1995) Birth asphyxia: incidence, clinical course and outcome in a Swedish population. Acta Paediatr 84:927–932
7. Lee AC, Kozuki N, Blencowe H et al (2013) Intrapartum-related neonatal encephalopathy incidence and impairment at regional and global levels for 2010 with trends from 1990. Pediatr Res 74(Suppl 1):50–72
8. Kurinczuk JJ, White-Koning M, Badawi N (2010) Epidemiology of neonatal encephalopathy and hypoxic-ischaemic encephalopathy. Early Hum Dev 86:329–338
9. Ensing S, Abu-Hanna A, Schaaf JM, Mol BW, Ravelli AC (2015) Trends in birth asphyxia, obstetric interventions and perinatal mortality among term singletons: a nationwide cohort study. J Matern Fetal Neonatal Med 28:632–637
10. O'Callaghan M, MacLennan A (2013) Cesarean delivery and cerebral palsy: a systematic review and meta-analysis. Obstet Gynecol 122:1169–1175
11. Nelson KB, Ellenberg JH (1986) Antecedents of seizure disorders in early childhood. Am J Dis Child 140:1053–1061
12. Nelson KB, Ellenberg JH (1985) Antecedents of cerebral palsy. I. Univariate analysis of risks. Aem J Dis Child 139:1031–1038
13. Moster D, Lie RT, Markestad T (2008) Long-term medical and social consequences of preterm birth. N Engl J Med 359:262–273
14. Goepfert AR, Goldenberg RL, Hauth JC et al (1999) Obstetrical determinants of neonatal neurological morbidity in < or = 1000-gram infants. Am J Perinatol 16:33–42
15. Thorngren-Jerneck K, Herbst A (2006) Perinatal factors associated with cerebral palsy in children born in Sweden. Obstet Gynecol 108:1499–1505
16. Ferriero DM (2004) Neonatal brain injury. N Engl J Med 351:1985–1995
17. Perlman JM (2004) Brain injury in the term infant. Semin Perinatol 28:415–424
18. Grow J, Barks JD (2002) Pathogenesis of hypoxic-ischemic cerebral injury in the term infant: current concepts. Clin Perinatol 29:585–602 v
19. Martinez-Biarge M, Madero R, Gonzalez A, Quero J, Garcia-Alix A (2012) Perinatal morbidity and risk of hypoxic-ischemic encephalopathy associated with intrapartum sentinel events. Am J Obstet Gynecol 206:148.e1–148.e7
20. Maisonneuve E, Audibert F, Guilbaud L et al (2011) Risk factors for severe neonatal acidosis. Obstet Gynecol 118:818–823
21. Harteman JC, Nikkels PG, Benders MJ, Kwee A, Groenendaal F, De Vries LS (2013) Placental pathology in full-term infants with hypoxic-ischemic neonatal encephalopathy and association with magnetic resonance imaging pattern of brain injury. J Pediatr 163:968–95.e2
22. Papile LA, Rudolph AM, Heymann MA (1985) Autoregulation of cerebral blood flow in the preterm fetal lamb. Pediatr Res 19:159–161
23. Rosenkrantz TS, Diana D, Munson J (1988) Regulation of cerebral blood flow velocity in nonasphyxiated, very low birth weight infants with hyaline membrane disease. J Perinatol 8:303–308
24. Redline RW (2005) Severe fetal placental vascular lesions in term infants with neurologic impairment. Am J Obstet Gynecol 192:452–457
25. Pacher P, Beckman JS, Liaudet L (2007) Nitric oxide and peroxynitrite in health and disease. Physiol Rev 87:315–424
26. Dixon BJ, Reis C, Ho WM, Tang J, Zhang JH (2015) Neuroprotective strategies after neonatal hypoxic ischemic encephalopathy. Int J Mol Sci 16:22368–22401
27. Sarnat HB, Sarnat MS (1976) Neonatal encephalopathy following fetal distress. A clinical and electroencephalographic study. Arch Neurol 33:696–705
28. Robertson CM, Perlman M (2006) Follow-up of the term infant after hypoxic-ischemic encephalopathy. Paediatr Child Health 11:278–282
29. Chau V, Poskitt KJ, Miller SP (2009) Advanced neuroimaging techniques for the term newborn with encephalopathy. Pediatr Neurol 40:181–188
30. Barnette AR, Horbar JD, Soll RF et al (2014) Neuroimaging in the evaluation of neonatal encephalopathy. Pediatrics 133:e1508–e1517
31. Ghei SK, Zan E, Nathan JE et al (2014) MR imaging of hypoxic-ischemic injury in term neonates: pearls and pitfalls. Radiographics 34:1047–1061
32. Cowan F, Rutherford M, Groenendaal F et al (2003) Origin and timing of brain lesions in term infants with neonatal encephalopathy. Lancet 361:736–742

33. Hankis GD, Speer M (2003) Defining the pathogenesis and pathophysiology of neonatal encephalopathy and cerebral palsy. Obstet Gynecol 102:628–636

34. Miller SP, Ramaswamy V, Michelson D et al (2005) Patterns of brain injury in term neonatal encephalopathy. J Pediatr 146:453–460

35. Miller SP, Newton N, Ferriero DM et al (2002) Predictors of 30-month outcome after perinatal depression: role of proton MRS and socioeconomic factors. Pediatr Res 52:71–77

36. Barnett A, Mercuri E, Rutherford M et al (2002) Neurological and perceptual-motor outcome at 5 -6 years of age in children with neonatal encephalopathy: relationship with neonatal brain MRI. Neuropediatrics 33:242–248

37. Heinz ER, Provenzale JM (2009) Imaging findings in neonatal hypoxia: a practical review. AJR Am J Roentgenol 192:41–47

38. Barkovich AJ (1992) MR and CT evaluation of profound neonatal and infantile asphyxia. AJNR Am J Neuroradiol 13:959–972 discussion 73-5

39. Roland EH, Poskitt K, Rodriguez E, Lupton BA, Hill A (1998) Perinatal hypoxic-ischemic thalamic injury: clinical features and neuroimaging. Ann Neurol 44:161–166

40. Myers RE (1972) Two patterns of perinatal brain damage and their conditions of occurrence. Am J Obstet Gynecol 112:246–276

41. Okereafor A, Allsop J, Counsell SJ et al (2008) Patterns of brain injury in neonates exposed to perinatal sentinel events. Pediatrics 121:906–914

42. Gano D, Sargent MA, Miller SP et al (2013) MRI findings in infants with infantile spasms after neonatal hypoxic-ischemic encephalopathy. Pediatr Neurol 49:401–405

43. Azzopardi D, Edwards AD (2010) Magnetic resonance biomarkers of neuroprotective effects in infants with hypoxic ischemic encephalopathy. Semin Fetal Neonatal Med 15:261–269

44. Bydder GM, Rutherford MA (2001) Diffusion-weighted imaging of the brain in neonates and infants. Magn Reson Imaging Clin N Am 9:83–98 viii

45. Hope PL, Gould SJ, Howard S, Hamilton PA, Costello AM, Reynolds EO (1988) Precision of ultrasound diagnosis of pathologically verified lesions in the brains of very preterm infants. Dev Med Child Neurol 30:457–471

46. Shankaran S, Kottamasu SR, Kuhnsi L (1993) Brain sonography, computed tomography, and single-photon emission computed tomography in term neonates with perinatal asphyxia. Clin Perinatol 20:379–394

47. Miller SP, Cozzio CC, Goldstein RB et al (2003) Comparing the diagnosis of white matter injury in premature newborns with serial MR imaging and transfontanel ultrasonography findings. AJNR Am J Neuroradiol 24:1661–1669

48. Martin DJ, Hill A, Fitz CR, Daneman A, Havill DA, Becker LE (1983) Hypoxic/ischaemic cerebral injury in the neonatal brain. A report of sonographic features with computed tomographic correlation. Pediatr Radiol 13:307–312

49. Siegel MJ, Shackelford GD, Perlman JM, Fulling KH (1984) Hypoxic-ischemic encephalopathy in term infants: diagnosis and prognosis evaluated by ultrasound. Radiology 152:395–399

50. Hill A (1991) Current concepts of hypoxic-ischemic cerebral injury in the term newborn. Pediatr Neurol 7:317–325

51. Adsett DB, Fitz CR, Hill A (1985) Hypoxic-ischaemic cerebral injury in the term newborn: correlation of CT findings with neurological outcome. Dev Med Child Neurol 27:155–160

52. Fitzhardinge PM, Flodmark O, Fitz CR, Ashby S (1981) The prognostic value of computed tomography as an adjunct to assessment of the term infant with postasphyxial encephalopathy. J Pediatr 99:777–781

53. Graziani LJ, Pasto M, Stanley C et al (1986) Neonatal neurosonographic correlates of cerebral palsy in preterm infants. Pediatrics 78:88–95

54. Lupton BA, Hill A, Roland EH, Whitfield MF, Flodmark O (1988) Brain swelling in the asphyxiated term newborn: pathogenesis and outcome. Pediatrics 82:139–146

55. Gluckman PD, Wyatt JS, Azzopardi D et al (2005) Selective head cooling with mild systemic hypothermia after neonatal encephalopathy: multicentre randomised trial. Lancet 365:663–670

56. Walsh BH, Murray DM, Boylang GB (2011) The use of conventional EEG for the assessment of hypoxic ischaemic encephalopathy in the newborn: a review. Clin Neurophysiol 122:1284–1294

57. Briatore E, Ferrari F, Pomero G et al (2013) EEG findings in cooled asphyxiated newborns and correlation with site and severity of brain damage. Brain and Development 35:420–426

58. Dijxhoorn MJ, Visser GH, Fidler VJ, Touwen BC, Huisjes HJ (1986) Apgar score, meconium and acidaemia at birth in relation to neonatal neurological morbidity in term infants. Br J Obstet Gynaecol 93:217–222

59. Yeh P, Emary K, Impey L (2012) The relationship between umbilical cord arterial pH and serious adverse neonatal outcome: analysis of 51,519 consecutive validated samples. BJOG 119:824–831

60. Goldaber KG, Gilstrap LC, Leveno KJ, Dax JS, McIntire DD (1991) Pathologic fetal acidemia. Obstet Gynecol 78:1103–1107

61. Wayock CP, Meserole RL, Saria S et al (2014) Perinatal risk factors for severe injury in neonates treated with whole-body hypothermia for encephalopathy. Am J Obstet Gynecol 211:41.e1–41.e8

62. American College of Obstetricians and Gynecologists: Umbilical cord blood gas and acid-base analysis. Committee Opinion No. 348, November 2006, Reaffirmed 2012

63. Wiberg N, Kallen K, Herbst A, Olofsson P (2010) Relation between umbilical cord blood pH, base deficit, lactate, 5-minute Apgar score and development of hypoxic ischemic encephalopathy. Acta Obstet Gynecol Scand 89:1263–1269

64. Grunebaum A, McCullough LB, Sapra KJ et al (2013) Apgar score of 0 at 5 minutes and neonatal seizures or serious neurologic dysfunction in relation to birth setting. Am J Obstet Gynecol 209:323.e1–323.e6

65. Moster D, Lie RT, Irgens LM, Bjerkedal T, Markestad T (2001) The association of Apgar score with subsequent death and cerebral palsy: a population-based study in term infants. J Pediatr 138:798–803

66. Harrington DJ, Redman CW, Moulden M, Greenwood CE (2007) The long-term outcome in surviving infants with Apgar zero at 10 minutes: a systematic review of the literature and hospital-based cohort. Am J Obstet Gynecol 196:463.e1–463.e5

67. Shalak L, Perlman JM (2004) Hypoxic-ischemic brain injury in the term infant-current concepts. Early Hum Dev 80:125–141

68. Gano D, Orbach SA, Bonifacio SL, Glass HC (2014) Neonatal seizures and therapeutic hypothermia for hypoxic-ischemic encephalopathy. Moel Cell Epilepsy 1

69. Tagin MA, Woolcott CG, Vincer MJ, Whyte RK, Stinson DA (2012) Hypothermia for neonatal hypoxic ischemic encephalopathy: an updated systematic review and meta-analysis. Arch Pediatr Adolesc Med 166:558–566

70. Yager JY, Armstrong EA, Black AM (2009) Treatment of the term newborn with brain injury: simplicity as the mother of invention. Pediatr Neurol 40:237–243

71. Papile LA, Baley JE, Benitz W et al (2014) Hypothermia and neonatal encephalopathy. Pediatrics 133:1146–1150

72. Perlman M, Shah P (2008) Time to adopt cooling for neonatal hypoxic-ischemic encephalopathy: response to a previous commentary. Pediatrics 121:616–618

73. Azzopardi D, Strohm B, Edwards AD et al (2009) Treatment of asphyxiated newborns with moderate hypothermia in routine clinical practice: how cooling is managed in the UK outside a clinical trial. Arch Dis Child Fetal Neonatal Ed 94:F260–F264

74. Higgins RD, Raju T, Edwards AD et al (2011) Hypothermia and other treatment options for neonatal encephalopathy: an executive summary of the Eunice Kennedy Shriver NICHD workshop. J Pediatr 159:851–58.e1

75. Takenouchi T, Iwata O, Nabetani M, Tamura M (2012) Therapeutic hypothermia for neonatal encephalopathy: JSPNM & MHLW Japan Working Group Practice Guidelines Consensus Statement from the Working Group on Therapeutic Hypothermia for Neonatal Encephalopathy, Ministry of Health, Labor and Welfare (MHLW), Japan, and Japan Society for Perinatal and Neonatal Medicine (JSPNM). Brain and Development 34:165–170

76. Wyckoff MH, Aziz K, Escobedo MB et al (2015) Part 13: Neonatal Resuscitation: 2015 American Heart Association Guidelines Update for Cardiopulmonary Resuscitation and Emergency Cardiovascular Care. Circulation 132:S543–S560

77. Perlman JM, Wyllie J, Kattwinkel J et al (2015) Part 7: Neonatal Resuscitation: 2015 International Consensus on Cardiopulmonary Resuscitation and Emergency Cardiovascular Care Science With Treatment Recommendations. Circulation 132:S204–S241

78. Zanelli SA, Naylor M, Dobbins N et al (2008) Implementation of a 'hypothermia for HIE' program: 2-year experience in a single NICU. J Perinatol 28:171–175

79. Dixon G, Badawi N, Kurinczuk JJ et al (2002) Early developmental outcomes after newborn encephalopathy. Pediatrics 109:26–33

80. De Vries LS, Cowan FM (2009) Evolving understanding of hypoxic-ischemic encephalopathy in the term infant. Semin Pediatr Neurol 16:216–225

81. Gonzales FF, Ferriero DM (2009) Neuroprotection in the newborn infant. Clin Perinatol 36:859–880 vii

82. Sahni R, Sanocka UM (2008) Hypothermia for hypoxic-ischemic encephalopathy. Clin Perinatol 35:717–734 vi

第 22 章
产褥期并发症

Antonio Malvasi，Francesco Giacci，Sarah Gustapane，

Luciano Di Tizio，Filippo Boscia，Giuseppe Trojano，Andrea Tinelli

22.1 产后并发症

产后（或产褥期）指胎盘娩出后至分娩后 6~8 周，产妇身体会逐渐恢复至妊娠前状态。

在此期间可能出现几个问题：早期并发症通常发生在分娩后的数天，而晚期并发症可在出院后，甚至产后数周出现。

22.2 再入院

一项针对超过 20 万名产后女性的数据回顾分析，从分娩到产后 180 天，6 周内的再入院率为 1.2%（阴道分娩后为 0.83%，剖宫产术后为 1.8%）[1]。再入院最常见的原因为高血压、子宫并发症、伤口并发症，如感染或出血、尿路感染以及乳腺炎。

22.3 产后出血

产后出血（PPH）通常指阴道分娩后的产妇失血量（≥500mL）或剖宫产后的产后出血量（≥1000mL）（图 22.1）。最近，多项研究表明该定义存在不足之处，英国皇家妇产科学会（RCOG）将 PPH 定义为轻度产后出血（失血量为 500~1000mL）和大量产后出血（>1000mL），并将大量产后出血进一步细分为中度（1000~2000mL）或重度（>2000mL）[2]。

产后出血也可分为原发性或继发性，原发性（或早期）产后出血发生在分娩后的前 24 小时内，而继发性（或晚期）产后出血则发生在分娩后 24 小时至 12 周。原发性产后出血的常见原因为子宫收缩乏力、自发性或医源性子宫损伤、宫颈或阴道裂伤和凝血功能障碍。

继发性产后出血的常见原因为感染、妊娠物残留（图 22.2），少见原因有绒毛膜癌或子宫血管畸形，如子宫动脉或动静脉畸形的假性动脉瘤。

继发性产后出血在产后 1~2 周的发病率最高，影响到 0.2%~2% 的女性[3]。产后出血病史是再次发生原发性或继发性产后出血的危险因素[4]。

对继发性产后出血患者的合理诊断方法必须包括：

• 与出血相关的实验室检查，包括红细胞和血小板计数、凝血酶原时间和活化部分凝血活酶时间（这些检查在易出血体质的女性，如 Von Willebrand 病中是正常的）。此外，为排除绒毛膜癌、妊娠物残留或再次妊娠，建议行妊娠定量试验。

• 超声检查，因其可直接发现出血的原因，或排除某些潜在的出血源进行鉴别诊断（图 22.3）。实际行超声检查子宫内可能无残留，也可能含有气体、液体或其他回声物质。彩色多普勒上显示回声物质提示妊娠物残留，而多普勒结果阴性可能与血凝块有关，但仍不能排除坏死的胎盘组织。

子宫超声检查的常见表现为子宫内血块和液体积聚，因此，超声检查有时亦不能准确反映手术或治疗的情况[5,6]。此外，也缺乏关于继发性产后出血最佳治疗方法的随机对照试验[7]。

如果出血量不多，并有子宫压痛、发热和（或）恶露恶臭，需考虑子宫内膜炎。为了预防潜在的致命性感染，如梭菌感染、链球菌或葡萄球菌感染所致的中毒性休克综合征，这类患者应使用广谱抗生素治疗[8,9]。如

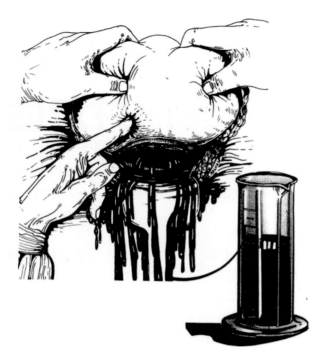

图22.1 剖宫产术中子宫收缩乏力:产后出血通常指阴道分娩后的产妇失血量(≥500mL)或剖宫产后的产后出血量(≥1000mL)。

果怀疑子宫收缩乏力,应使用促子宫收缩药物,如缩宫素或麦角新碱(缩宫素可用于母乳喂养的母亲)。对于易出血体质的女性应合理治疗潜在疾病及请血液科会诊。对药物治疗不成功的患者,手术治疗(如清宫术)通常有效,且可作为促进妊娠残留物自宫腔排出的首选治疗。为了降低子宫穿孔的发生率,并确认残留妊娠物彻底清除,清宫术应在超声引导下进行[10]。

22.4　子宫内翻

子宫内翻或脱垂是一种罕见的产褥期并发症和产科急症,可导致严重出血和休克。子宫内翻时子宫底部向宫腔内陷入,使得子宫部分或全部内翻,是剖宫产和阴道分娩均可发生的并发症。根据子宫内翻的程度[11]将子宫内翻分为四度(图22.4和图22.5)。

- 一度或不完全内翻:宫底在子宫腔内。
- 二度或完全内翻:宫底通过宫颈突出。

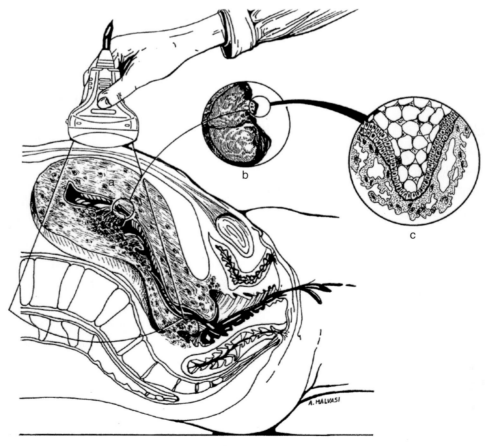

图22.2 产后出血的次要原因之一是产后部分胎盘残留。(a)胎盘残留。(b)移除残留胎盘的碎片。(c)绒毛膜绒毛明确诊断。(Modified from: Antonio Malvasi Gian Carlo Di Renzo, Semeiotica Ostetrica. C.I.C. International Publisher, Rome, Italy, 2012.)

- 三度或子宫脱出:宫底脱出于阴道口外。
- 四度或完全子宫和阴道脱出:子宫和阴道均内翻。

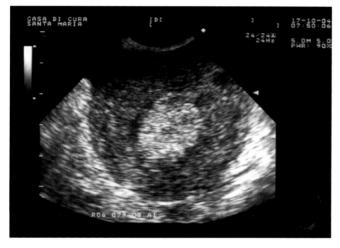

图22.3 经阴道超声扫描显示胎盘残留。

此外,按子宫内翻的发生时间将子宫内翻分为:急性(分娩后24小时内)、亚急性(产后24小时至4周)和慢性(产后1个月或以上)[12]。

子宫内翻的发生率为1/57 000~1/1200;高危因素有巨大儿、胎盘残留、脐带过短、急产、子宫松弛剂的使用、子宫肌瘤以及其他子宫异常。

子宫内翻也可能与第三产程中不正确的产科操作有关,特别是按压宫底(Kristeller手法)和过度的脐带牵拉[13],但相关性尚未被证实[14],子宫内翻的发病机制尚未完全明确。

由于发病机制不同,子宫内翻临床表现各异:最常见的是完全内翻,宫底于腹部触诊时不能触及,而阴道检查可发现(图22.6);并有下腹疼痛,严重出血常导致低血容量性休克。

10%的病例发生不完全内翻,其表现比完全内翻更隐蔽,失血量小,腹部触诊时可发现小部分宫底

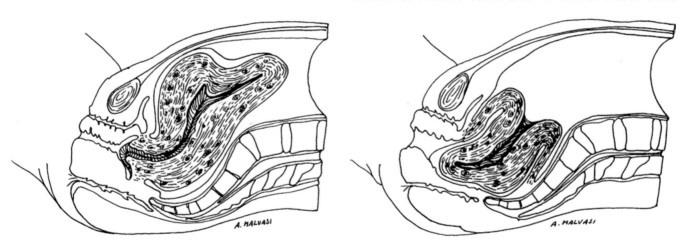

图22.4 左图,一度或不完全内翻;右图,二度或完全内翻。

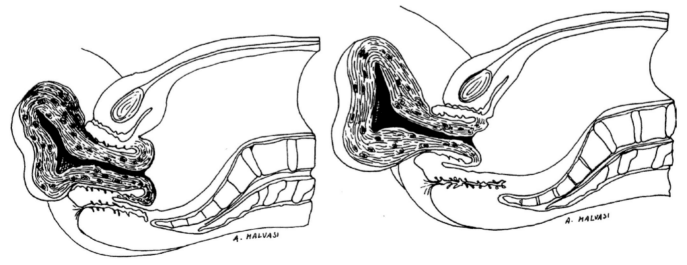

图22.5 左图,三度或子宫脱出;右图,四度或完全子宫和阴道脱出。

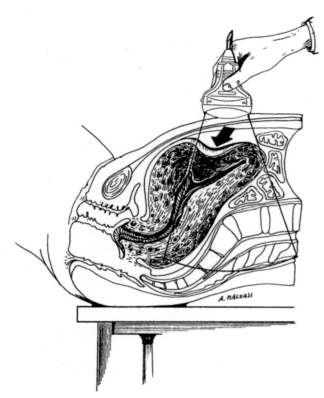

图 22.6　经腹超声检查刚发生的子宫内翻。

缺失。

　　如果不能及时识别,子宫内翻通常需要手术治疗。

　　基于上述临床表现通常可以诊断子宫内翻,当患者病情稳定时,影像学可进一步确定诊断,但因为子宫内翻是产科急症,影像学检查并非必需的。

　　子宫内翻的处理方法是将子宫正确复位,纠正产后出血和休克(若有),防止复发。这些目标可通过以下途径实现:

- 停用子宫收缩药。
- 寻求支援。
- 建立静脉通路和液体复苏。
- 勿清除胎盘,因为在子宫内翻复位前清除胎盘与更严重的失血相关[15,16]。只有在子宫复位和胎盘自然剥离后,才能尝试清除胎盘。而麻醉状态下血流动力学稳定的患者,需在手术室行人工剥离胎盘。如果胎盘不剥离,须怀疑胎盘植入的可能。
- 立即手法复位内翻的子宫,将一只手置于阴道,沿着阴道轴向脐推进宫底(Johnson手法)。
- 由于子宫下段和子宫颈会收缩,因此,及时复位是非常关键的,随着时间的推移,这一操作将变得更加困难。
- 当子宫复位失败时,另一种选择是给予子宫收缩

抑制剂,如硝酸甘油、特布他林或硫酸镁,然后重新尝试手法复位子宫。

　　如上述处理措施失败,应立即将患者送至手术室,并尝试手术复位子宫,采用Huntington法(同时用两个Allis或Babcock钳钳夹两侧圆韧带轻柔牵拉,此法经常用于内翻),或者Haultain法(切口子宫后壁并用Huntington法复位)。

　　子宫收缩乏力是子宫复位后常见的并发症。因此,需应用子宫收缩药加强子宫收缩,避免再次内翻和减少出血。

　　主要的子宫收缩药是缩宫素(20~40U加入1L晶体,每小时150~200mL)、米索前列醇(800μg阴道给药或直肠给药)、前列腺素E2(20mg直肠给药)、麦角新碱(200mg肌肉注射,每日最高可达4剂)。

　　此外,推荐应用单一剂量的第一代头孢菌素(头孢唑林)预防子宫内膜炎。

22.5　产后先兆子痫和子痫

　　先兆子痫和子痫在产前或产后均可有临床表现。这些病例大多发生在分娩后48小时内。相关发病率、诊断及并发症管理的信息参见第7章。

22.6　产后发热

　　产后发热是指除外产后第一个24小时的产后10天内,任意2天的口腔温度≥38.0°C(≥100.4°F)。除外产后第一个24小时是因为这段时间内常见低热,且通常会自行消退,尤其是在阴道分娩后。

　　如果出现发热,应进行体格检查以确定感染源和指导最佳的治疗方案(图22.7)。手术部位感染可发生在会阴切开伤口、会阴裂伤伤口或剖宫产伤口。典型的体格检查表现为手术部位蜂窝织炎伴红硬,可伴有或不伴有压痛,也可表现为切口脓性引流。

　　如果出现产后发热,应观察以下情况:尿路感染、伤口感染(会阴切口或其他手术部位感染)、乳腺炎或乳腺脓肿、子宫内膜炎或深部手术部位感染、化脓性盆腔血栓性静脉炎、药物反应、艰难梭菌相关性腹泻以及麻醉并发症。

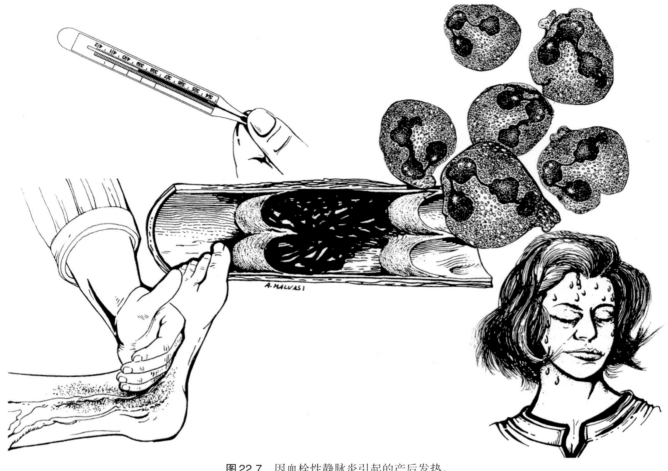

图 22.7　因血栓性静脉炎引起的产后发热。

22.7　阴道裂伤或会阴切口裂伤

　　会阴感染,以及继发于既往曾修复过的阴道裂伤伤口或会阴裂伤伤口的再次裂伤,是会阴切开术的一个十分棘手的并发症。在产后缝合术中发生率为0.1%~0.2%[17],常见原因为所有延缓伤口愈合的疾病,如糖尿病、肥胖、感染和局部缺血。检查时,发现既往的缝合区红肿伴脓性渗出物即可作出会阴感染的诊断。会阴裂伤修复后的再次裂伤与第二产程过长、阴道助产、会阴侧切、3度和4度裂伤以及羊水粪染有关。以往,此类因素的影响作用通常在产后2~3个月即可去除,但仍可导致会阴瘘(图22.8),现在裂伤能更有效地早期修复(2周内)[18,19,20]。许多外科医生建议先清理坏死组织和缝线,再进行常规冲洗,必要时使用抗生素治疗,数天后,当创面形成肉芽组织并有渗出时,即可用同样的方法进行缝合。

22.8　会阴水肿

　　会阴水肿与早产使用子宫收缩抑制剂[12]、第二产程延长及先兆子痫有关,通常发生在分娩后,通过冰敷可缓解症状。

　　单侧或双侧会阴水肿极少与产妇死亡率相关[22],这些病例通常与产科手术有关,如使用产钳、会阴正中切开和会阴裂伤[23]。

　　在会阴水肿的病例中,特别是怀疑坏死性筋膜炎的患者,临床医生必须密切观察患者水肿、硬结、疼痛和白细胞增多(>20 000/mm²)是否恶化,但患者可无发热。同时必须开始经验性使用广谱抗生素治疗,必须迅速进行手术清创,以确保坏死组织的适当血液灌注。一般来说,坏死性感染的经验性治疗应包括针对革兰阳性菌、革兰阴性菌和厌氧菌活性的广谱抗生素的治疗,还应特别考虑到A族链球菌和梭状芽孢杆菌[24]。

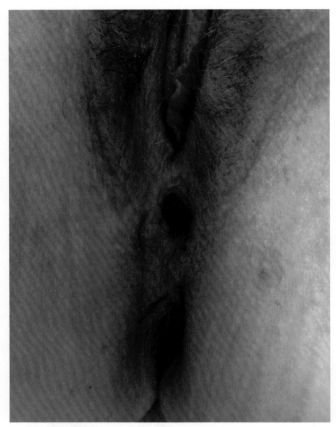

图22.8 会阴切口后12个月,位于阴道与肛门之间的会阴正中瘘。

因此,一个合适的经验性抗生素方案应该包括碳青霉烯或β-内酰胺酶抑制剂、克林霉素以及万古霉素。

22.9 手术伤口并发症

伤口并发症在2.5%~16%的患者中可诊断[25],一般发生在剖宫产术后4~7天,最常见的并发症是感染、血肿和伤口裂开。如果怀疑是坏死性筋膜炎(一种影响0.18%剖宫产的外科急症[26]),治疗方法可有冰敷、抗生素治疗和外科清创。

此外,由剖宫产术后子宫瘢痕愈合不足而导致的妇科后遗症(患病率为19.4%~88%)[27],最近才被发现和描述。这些后遗症包括不孕、剖宫产瘢痕处异位妊娠(图22.9)、盆腔疼痛和异常出血。

子宫剖宫产瘢痕愈合异常常与峡部膨出的发生有关(图22.10),这是子宫下段横切口剖宫产术后峡部肌层未完全愈合的结果(图22.11)。虽然大多无症状,但它可能导致月经异常(典型的经后点滴出血)、慢性盆

腔疼痛、继发性不孕和组织坏死。

瘢痕组织裂开、瘢痕妊娠和胎盘异常粘连是与峡部膨出相关的一些产科并发症。

目前尚无标准的治疗方法,目前宫腔镜电切和腹腔镜下修复或腹腔镜子宫切除术是用于修复该缺陷的微创方法。

22.10 产后子宫内膜炎

产后子宫内膜炎(图22.12)表现为产后2~10天口腔温度≥38°C(≥100.4°F)[28]。实际上,在产后24小时内常有低热,通常会自行消退,尤其是经阴道分娩后[29]。其他临床表现有子宫压痛、下腹痛、脓性恶露(部分产妇)、白细胞升高。

宫腔残留的坏死组织(如胎膜、胎盘)易滋生细菌,

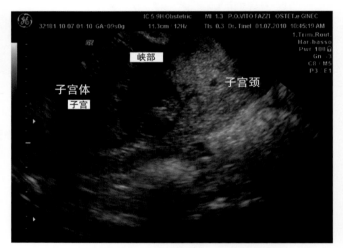

图22.9 经阴道超声扫描显示剖宫产瘢痕处异位妊娠。

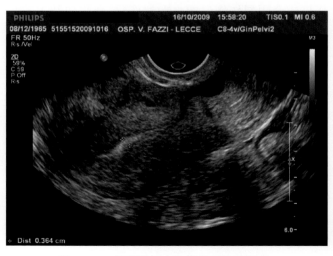

图22.10 经阴道超声扫描显示峡部膨出。

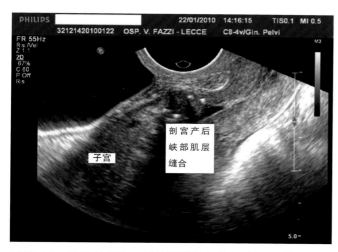

图 22.11 剖宫产术后30天经阴道超声检查子宫,图像显示峡部肌层存在缝线。

因此,分娩后妊娠物残留可继发急性或慢性子宫内膜炎。

产后子宫内膜炎是由来自生殖道的各种需氧及厌氧菌的多重感染所致,常累及蜕膜,甚至累及子宫肌层及宫旁组织,是分娩后病理性发热的常见原因。

产后子宫内膜炎最主要的危险因素是剖宫产,尤其是产程中的剖宫产[30]。在常规应用预防性抗生素前,产程中剖宫产及计划性剖宫产的感染率分别为28%、3.5%,而现在两者的感染率分别为11%、1.7%[31]。经阴道分娩后,产后子宫内膜炎的发生率低于3%[32]。

产后子宫内膜炎的其他危险因素有:产程延长、频繁阴道指检、介入性宫腔内胎儿监护、绒毛膜羊膜炎、社会经济地位低下、HIV感染、过期妊娠、阴道助产、手取胎盘(图22.13)、B族链球菌、无乳链球菌或大肠杆菌感染[33]。

对于产后发热、子宫轻度压痛,无脓性恶露的产妇,应考虑其他部位的感染如手术区域的感染(剖宫产切口、会阴切口及会阴裂伤口)或乳腺炎。

实验室检查的价值有限,产褥期白细胞升高非常常见,然而中性粒细胞计数升高及左移多提示感染。

临床上很难经宫颈取到准确的子宫内膜组织,因此,无法常规开展子宫内膜组织培养。此外,血液培养也不是常规进行的,因为通常情况下,抗生素的使用是在血培养结果回报前,血培养的结果不会影响初始的经验治疗[34]。

初始的经验治疗必须包含静脉输注覆盖耐β-内酰胺酶的厌氧菌的广谱抗生素。克林霉素(每8小时1次)联合庆大霉素是常见且有效的方案,治愈率为90%~97%[35]。治疗应持续至患者退热及临床症状明显缓解至少24小时。其他替代方案有头孢替坦、头孢西丁、氨苄西林舒巴坦、哌拉西林。

目前不推荐静脉抗生素治疗后继续口服抗生素治疗,除非血培养阳性,这种情况下,抗生素治疗可延长至口服抗生素7天[36]。

通常起病后的48~72小时治疗效果最佳。

如存在妊娠物残留,可行超声检查,并行清宫术降低继发感染概率[37]。

根据既往报道,通常产后子宫内膜炎在分娩后7

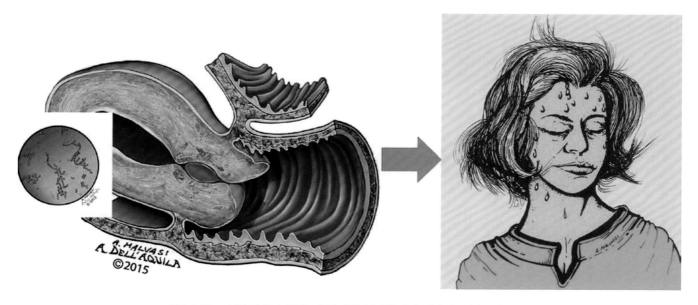

图 22.12 产后子宫内膜炎:宫腔感染(左图)致产后发热、出汗(右图)。

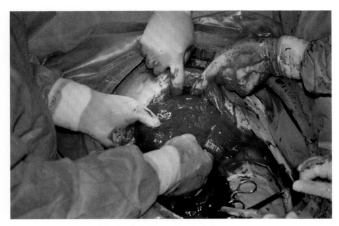

图22.13 剖宫产术中手取胎盘。

天内发生,但仍有15%的病例在分娩后1~6周发病。

这类产妇临床症状较轻,可予口服抗生素治疗。为了兼顾兼性厌氧菌和厌氧菌,推荐口服阿莫西林-克拉维酸盐,每天2次,治疗7天[38]。

22.11 排尿障碍及尿潴留

产褥期产后尿潴留(PUR)的发生有数个定义及广泛的报道率。

目前主要考虑2型PUR:显性PUR为产后6小时内无自主排尿;隐性PUR为自主排尿后,经超声诊断或导尿后测量膀胱残余尿量≥150mL[39]。PUR的发生可能与第二产程延长[40](图22.14)、会阴神经损伤、硬膜外麻醉、阴道助产、会阴侧切、初产有关。

通常超过90%的PUR会在1周内自行缓解。

患者可能无症状或出现排尿障碍,如尿量少及尿频、尿流缓慢、尿流中断、膀胱区疼痛、尿失禁、尿不尽[42]。

显性PUR的治疗是间断导尿,每4~6小时或患者尿急时导尿1次,无需常规使用抗生素。

在临床实践中,当膀胱残余尿量<150mL且患者不再有显著排尿困难的症状时,可拔除导尿管。

22.12 痔

痔是肛管中易出现各种问题(如肛门瘙痒、脱垂、出血、血栓引起的疼痛)的正常血管结构(图22.15)。痔在分娩后的发病率高于妊娠晚期期及产褥期。实际上,91%的患者在产后1天内出现痔,30%的患者在产后8周内出现痔,13%~25%的患者在产后6个月内出现痔[43]。此外,据估计,35%的妊娠女性产后出现肛门病变,20%出现外痔,15%出现肛裂,7.8%妊娠晚期出现形成血栓的外痔[44]。痔形成的危险因素可能有巨大儿、第二产程延长、阴道助产或产伤。

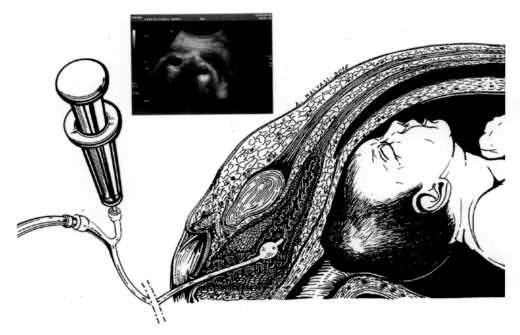

图22.14 持续性枕后位致第二产程延长:超声图像显示胎儿眼球在耻骨后方(上图);导尿难以排空膀胱(下图)。

有症状的痔可以保守治疗(纤维、止痛、血管活性药物或坐浴)或手术治疗。

22.13　臭味恶露

这种并发症通常出现于会阴切开缝合或会阴裂伤缝合术中纱布等异物遗留体内之后,取出异物后病情可缓解。

22.14　静脉曲张

妊娠是静脉曲张形成的一个危险因素(图22.16)。静脉曲张在产前及产后的任何时间都可能出现症状。据估算,静脉曲张的发生率为22%~50%,但仍需进一步的研究验证[45]。高龄、经产妇及家族史都是静脉曲张形成的危险因素,且随着年龄、产次的增加,患病的风险增加。

虽然弹力袜不能防止静脉曲张的出现,但可以改善患者症状,并提升舒适度。

22.15　乳腺炎或乳腺脓肿

哺乳期乳腺炎(图22.17)是发生在哺乳期女性中的一种局限性、痛感明显的乳房炎症,通常发生在产后6周内,伴有红肿热痛。

乳腺炎在母乳喂养女性中的发病率为2%~10%,通常发生在乳汁长时间蓄积或排空障碍后,如乳腺管堵塞、母乳生成过多、母乳喂养频次低、乳头皲裂、产妇或新生儿疾病、产妇营养不良以及精神压力大等[46]。

频繁完全排空乳房可以减少乳腺炎的发生[47]。

乳腺炎如果治疗不当,会进展为乳房感染或乳腺脓肿。这是一种更为少见的乳腺局限性的炎症。需与严重乳房肿胀(常发生于双侧乳房,且无发热及局部疼痛)、乳房囊肿(小乳腺管堵塞引起的乳汁潴留囊肿)、炎性乳腺癌(经治疗后乳腺炎未见好转,且出现水肿和

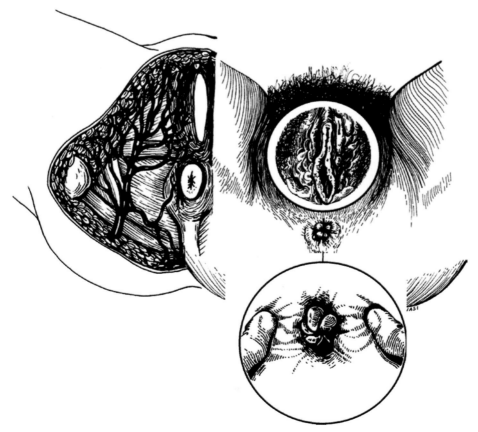

图22.15　产后女性截石位正面观:会阴血管分布(左图);上方为明显浮肿及静脉曲张,下方为痔(右图)。

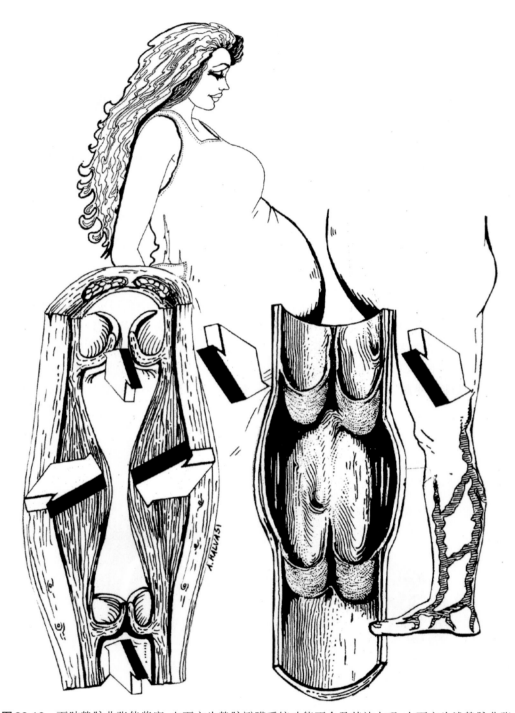

图22.16　下肢静脉曲张伴紫癜：左下方为静脉瓣膜系统功能不全及其放大观，右下方为浅静脉曲张。

红斑引起的局部皮肤增厚，合并腋窝淋巴结肿大）相鉴别。

　　乳腺炎通常是由病原体通过乳头进入到潴留的乳汁后引起的。乳腺炎的发作多由耐甲氧西林金黄色葡萄球菌引起[48]，其他病原体如大肠杆菌、化脓链球菌、棒状杆菌和凝固酶阴性葡萄球菌也可致病。

　　因此，在乳汁培养后，抗生素的使用在乳腺炎的精

准治疗中至关重要[49-51]。而经验性的治疗需使用覆盖金黄色葡萄球菌的抗生素，如双氯西林（500mg，每日4次，持续10~14天）。替代方案有：克林霉素（300mg，每日3次）或复方磺胺甲噁唑（1片每日2次，但因其增加婴幼儿核黄疸的发生率，不用于有高危因素的婴幼儿）。

　　在使用抗生素治疗的同时，非甾体类抗炎药[52]、冰

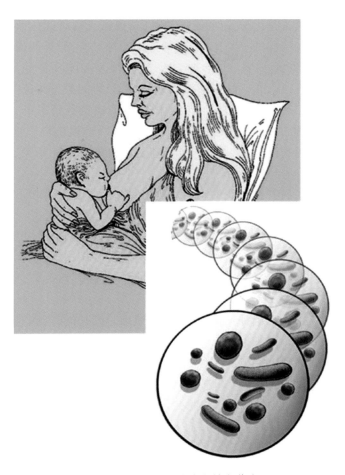

图 22.17　哺乳期乳腺炎并发紫癜。

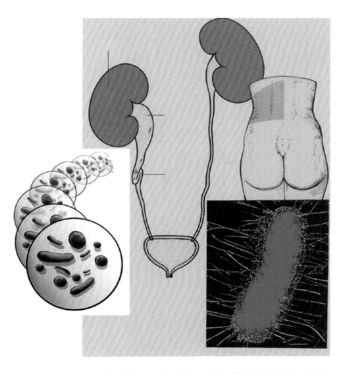

图 22.18　产后尿路感染：正中为输尿管扭转打结、肾脏下垂，右下方为大肠杆菌（最常见的感染源）。(Modified from：Antonio Malvasi Gian Carlo Di Renzo，Semeiotica Ostetrica. C.I.C. International Publisher，Rome，Italy，2012.）

敷、冷敷、彻底排空乳房（通过母乳喂养或吸奶器）等对症治疗也非常重要。

乳腺炎的治疗不需要停止哺乳[53,54]。

如果乳腺炎在治疗48~72小时临床症状仍没有明显缓解，需行超声检查以排除潜在的原发性乳腺脓肿。乳腺脓肿是乳腺炎的并发症之一[55]，需更复杂的治疗，如抽吸或手术切开引流[56]。原发性乳腺脓肿也可发展为反复感染、愈合不良、乳腺管瘘、乳瘘及抗生素瘤。

22.16　尿路感染

产妇发生尿路感染的风险升高（图22.18）。尿路感染的发生可能与导尿、硬膜外麻醉、手术产等因素相关。其中，剖宫产术后的发生率为2.8%，阴道分娩后的发生率为1.5%[57]。

因此，无特殊原因应尽早拔除导尿管。

22.17　麻醉并发症

硬膜外及脊髓麻醉可有效缓解孕产妇剖宫产术中及阴道分娩过程中的疼痛，但该麻醉仍存在一些少见的副作用。

硬脊膜穿刺后头痛（也称为脊髓麻醉后头痛）可能是由脑脊液漏、颅内结构的牵拉或颅内血管扩张引起的（图22.19）。

该头痛的特点是与体位密切相关，坐位或立位加重，卧位缓解。其发生与麻醉穿刺针的大小和形状相关[58]。硬脊膜穿刺后头痛的发生率约为1%。

多数头痛可在7~10天缓解，可辅助止痛、咖啡因等对症治疗。

椎管内血肿是一种罕见的并发症，易出现于正在抗凝治疗的患者中。硬膜外脓肿和（或）脑膜炎罕见，但却是椎管内阻滞的严重并发症。其他不良反应是由镇痛药物已知的药理作用引起的，如低血压、瘙痒、恶心和呕吐，以及呼吸抑制。

22.18　围生期心肌病

围生期心肌病（图 22.20）是一种罕见的、潜在的致死性疾病，病因不明。据报道，在美国活产患者中该病的发生率为 1:4000~1:2200[59]。

围生期心肌病患者可有以下临床表现：无其余心力衰竭病因，在分娩前 1 个月至分娩后 5 个月期间出现心力衰竭，左心室收缩功能障碍（射血分数<45%）。疾病的发生可能涉及炎症和自身免疫因素。高危因素有高龄、经产妇和非洲人种。

22.19　产后神经病变及骨骼肌肉疼痛

产后神经病变的发生率约为 1%。产后神经功能障碍通常是由分娩时压迫、牵拉、横断或营养神经的血管损伤引起的。临床上，最常损伤的神经有：股外侧皮神经、腓总神经、腰骶神经丛、坐骨神经和闭孔神经。当出现巨大儿、先露异常、手术分娩、长时间截石体位、第二产程延长、肥胖、不合适的腿架或拉钩等情况下，胎儿通过产道时，这些神经可能受到严重损伤[60]。单一神经病变较少见，其可能与椎管内麻醉并发症相关，如硬膜外血肿、硬膜外脓肿[61]。

产后神经病变的临床表现为：疼痛、无力和（或）下肢感觉异常。具体的临床表现取决于受累的神经。

产后骨盆区域及下肢疼痛也可由耻骨联合活动度增加（甚至耻骨联合分离）、分娩时尾骨受压增加（也称为产后尾骨痛）、骨盆带综合征或单/双侧骶髂关节创伤引起。

为了正确评估血管、神经和肌肉骨骼功能，应该对下肢进行详细检查。

治疗方案取决于产妇的症状，一般包括抗炎药、外用贴剂、理疗或周围神经封闭。多数产妇在数天至数周内（中位数为 8 周）症状会自行缓解[62]。

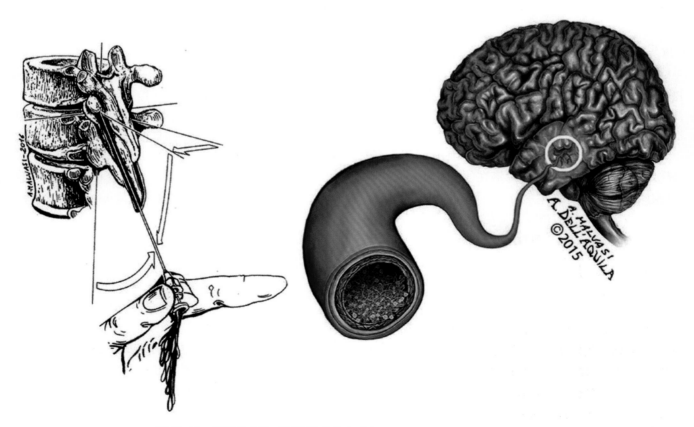

图 22.19　硬膜外麻醉时硬脑膜意外穿破（左图），出现穿刺后头痛（右图）。

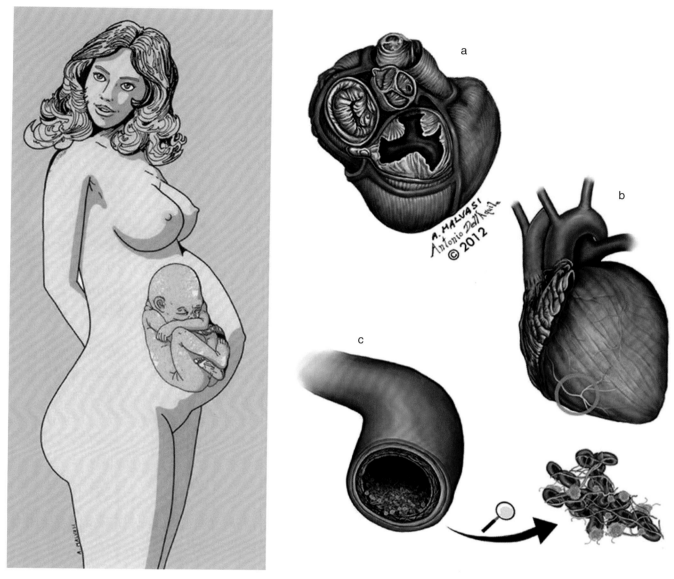

图22.20　妊娠女性易并发心脏瓣膜病(a)、冠心病(b)、冠状动脉血栓(c)。

22.20　尿失禁及大便失禁

产后尿失禁、排气失禁或大便失禁在分娩后的第一年很常见。其发生率尚不清楚,但其似乎是一种常见的并发症,尤其对于经阴道分娩的产妇。

其他高危因素包括高龄初产、超重/肥胖、产次多。

失禁的症状可持续很长时间,从产后第一个月开始,可持续10年以上[63]。

22.21　性功能障碍

产后性功能障碍很常见。部分研究表明,89%的女性在经阴道分娩后3个月内出现性健康问题。除了分娩外,会阴裂伤、急诊剖宫产或吸引产、低雌激素水平及阴道润滑度欠佳(尤其是哺乳期女性)也可引起产后性功能障碍[64,65]。产后性欲低下是一种常见现象,因此,临床医生在产后复诊时需询问其性功能状况。

22.22　产后沮丧、抑郁及精神病

分娩后为女性一生中最易出现精神异常的阶段。产后第1周,可能出现妄想或幻觉,但通常在分娩后数周出现症状,且常伴有抑郁。轻度精神异常(产后沮丧)可在产后3~5天出现。有产后精神病的患者更容易出现自杀或杀婴。

产后忧郁(或产后抑郁)表现为一过性的轻度精神异常症状,如悲伤、哭泣、易怒、焦虑、失眠及注意力下降[66]。这些症状通常在分娩后2~3天出现,在2周内消失[67]。

据估计,其发生率为40%~80%,高危因素为社会心理障碍、抑郁家族史及产前抑郁症状。这种表现为一过性临床症状的患者不需要特殊治疗,只需要心理支持及心理教育。

目前暂无法鉴别产前及产后抑郁。实际上,由于缺乏明确的独立诊断依据,英国国家卫生和临床优化研究所指南对于妊娠期及产后精神障碍的定义更倾向于将其定义为精神分裂症和双相情感障碍,而不是"产后精神病",但指南对于较之精神分裂症和双相情感障碍,又更倾向于定义为"产后抑郁"[68]。这个名词不适用于所有分娩后的产妇精神异常(如恐慌症、急性应激障碍、创伤后应激、强迫症等)。该病需与产后抑郁、影响至少50%产后女性的短暂精神障碍(哭泣、悲伤、情绪不稳定)相鉴别[69]。

因评估的方法及时间段的不同,产后抑郁的发病率波动于4.5%~28%[70]。据卫生保健研究和质量管理机构报道,妊娠期及产后1年内发生的抑郁症的女性在产后5周内出现抑郁发作的概率较之同年龄段的普通人群高出3倍。目前尚无循证医学证据表明其发病率在不同文化和不同种族间是否存在差异。

美国精神病学协会指出,产后抑郁为存在以下5个及以上症状,且持续至少2周的人群:情绪低落;对事物缺乏兴趣;食欲增加或下降;失眠或嗜睡;精神运动性兴奋或阻滞;疲劳或乏力;自罪感或无价值感;注意力不集中;反复出现自杀的想法。

患者因羞耻感、失败感或害怕被认为对孩子照顾不够,不愿意"承认"存在以上症状。部分患者将自身的情绪波动、态度转变归咎于疲劳及复杂的人际关系,而不是承认自己抑郁。

部分轻中度病例是自身、伴侣、家人或者健康专家发现的。发病率通常取决于诊断及治疗的时间。在英国,约有12%的产妇死亡为精神异常引起。未经治疗的产妇抑郁可能影响婴儿的认知、情感和行为发育。

产后抑郁的危险因素有:抑郁史、性虐待史、低龄、计划外妊娠、缺乏社会经济支持、非母乳喂养、家族精神病史、糖尿病、失业、移民身份、婴儿先天畸形及分娩前数月的压力性事件[71]。

作者对于筛查测试的准确性知之甚少。爱丁堡产后抑郁量表(EPDS)或爱丁堡量表是一种用于筛查有产后抑郁风险女性的量表。其由受过专业训练的专业人员负责管理,已被用于大多数筛查项目。

随着对EPDS的后续研究发现EPDS不是一个诊断工具,因为对产后抑郁的诊断只能通过临床评估,它只能作为大规模疾病筛查的一部分。

产后精神病的发病率比产后抑郁更低,为1/1000~2/1000,但其症状显然更严重。最常见的临床症状有意识模糊、严重情绪波动、怪异行为、谵妄和幻觉。

危险因素有个人或家族精神分裂症、躁郁症病史。既往有产后精神病病史的女性再次妊娠复发的风险非常高(25%~57%)。

可急性起病,产后即刻或产后48~72小时发病。多数情况下,症状出现在产后2周内。

产后精神异常的管理需尽早开始,如产妇的住院治疗、药物治疗及心理治疗。

22.23　产后甲状腺炎

产后甲状腺炎(PT)是一种可在产后1年内发生的自身免疫性疾病。普通人群中,产后甲状腺功能障碍的患病率为7%~8%。据报道,1型糖尿病患者的患病率是普通人群的2倍,抗甲状腺过氧化物酶抗体阳性患者则是5倍多[72,73]。通常20%~30%的PT患者在产后1~4个月出现甲状腺功能亢进的症状和体征,并持续约2个月,然后出现甲状腺功能减退的症状和体征,持续约8周,随后甲状腺功能恢复正常。另有20%~40%的PT患者仅有甲状腺功能亢进的表现。其余40%~50%的PT患者仅有甲状腺功能减退表现,一般在产后2~6个月发病。

PT可以看作一种特殊的自身免疫性甲状腺炎,因为两者有相似的病理学改变,且都与特异性HLA单倍型相关。此外,PT患者存在一种亚临床疾病,通常表现为妊娠早期血清抗甲状腺过氧化物酶抗体浓度升高,随后下降(因妊娠期免疫耐受性增加),产后再次升高[74]。由于甲状腺滤泡受损,甲状腺炎症可使甲状腺素(T4)和碘塞罗宁(T3)的高水平释放。随着这种状态的结束,甲状腺球蛋白的储备耗尽,甲状腺滤泡再生,甲状腺激素的合成和分泌再次恢复。

目前,甲状腺功能亢进的主要症状是体重减轻、心悸、焦虑、疲劳、心动过速和震颤。甲状腺功能减退的临床症状通常较轻微,表现为精力不足、皮肤干燥、便秘和畏寒。

22.24 产后体重保留

妊娠后体重保留定义为产后与孕前体重的差异。即使50%的妊娠期增重在分娩后6周内减去,据报道,产后体重保留平均为5.4kg[75]。

产后体重保留的主要危险因素有:妊娠期增重过多、黑种人、肥胖和戒烟。

产后减重的推荐方案是调整饮食和增加运动,这样同时可以改善产妇心肺功能和减少体重保留[76]。

参考文献

1. Belfort MA, Clark SL, Saade GR et al (2009) Hospital readmission after delivery: evidence for an increased incidence of nonurogenital infection in the immediate postpartum period. Am J Obstet Gynecol 202:35.e1–35.e7
2. RCOG (2009) Postpartum haemorrhage, prevention and management. Green-top guideline no 52 https://www.rcog.org.uk/globalassets/documents/guidelines/gt52postpartumhaemorrhage0411.pdf. Accessed on 25 Feb 2016
3. Dossou M, Debost-Legrand A, Déchelotte P et al (2015) Severe secondary postpartum hemorrhage: a historical cohort. Birth 42:149
4. Dewhurst CJ (1966) Secondary post-partum haemorrhage. J Oebstet Gynaecol Br Commonw 73:53
5. Mulic-Lutvica A, Bekuretsion M, Bakos O, Axelsson O (2001) Ultrasonic evaluation of the uterus and uterine cavity after normal, vaginal delivery. Ultrasound Obstet Gynecol 18:491
6. Edwards A, Ellwood DA (2000) Ultrasonographic evaluation of the postpartum uterus. Ultrasound Obstet Gynecol 16:640
7. Alexander J, Thomas P, Sanghera J (2002) Treatments for secondary postpartum haemorrhage. Cochrane Database Syst Rev 2002;(1):CD002867
8. Jorup-Rönström C, Hofling M, Lundberg C, Holm S (1996) Streptococcal toxic shock syndrome in a postpartum woman. Case Rep Rev Lit Infect 24:164
9. Gibney RT, Moore A, Muldowney FP (1983) Toxic-shock syndrome associated with post-partum staphylococcal endometritis. Ir Med J 76:90
10. Mulic-Lutvica A, Axelsson O (2006) Ultrasound finding of an echogenic mass in women with secondary postpartum hemorrhage is associated with retained placental tissue. Ultrasound Obstet Gynecol 28:312
11. Pauleta JR, Rodrigues R, Melo MA, Graça LM (2010) Ultrasonographic diagnosis of incomplete uterine inversion. Ultrasound Obstet Gynecol 36:260
12. Livingston SL, Booker C, Kramer P, Dodson WC (2007) Chronic uterine inversion at 14 weeks postpartum. Obstet Gynecol 109:555
13. Lipitz S, Frenkel Y (1988) Puerperal inversion of the uterus. Eur J Obstet Gynecol Reprod Biol 27:271
14. Deneux-Tharaux C, Sentilhes L, Maillard F et al (2013) Effect of routine controlled cord traction as part of the active management of the third stage of labour on postpartum haemorrhage: multicentre randomised controlled trial (TRACOR). BMJ 346:f1541
15. You WB, Zahn CM (2006) Postpartum hemorrhage: abnormally adherent placenta, uterine inversion, and puerperal hematomas. Clin Obstet Gynecol 49:184
16. Witteveen T, van Stralen G, Zwart J, van Roosmalen J (2013) Puerperal uterine inversion in the Netherlands: a nationwide cohort study. Acta Obstet Gynecol Scand 92:334
17. Ramin SM, Gilstrap LC 3rd (1994) Episiotomy and early repair of dehiscence. Clin Obstet Gynecol 37:816
18. Ramin SM, Ramus RM, Little BB, Gilstrap LC 3rd (1992) Early repair of episiotomy dehiscence associated with infection. Am J Obstet Gynecol 167:1104
19. Hankins GD, Hauth JC, Gilstrap LC 3rd et al (1990) Early repair of episiotomy dehiscence. Obstet Gynecol 75:48
20. Arona AJ, al-Marayati L, Grimes DA, Ballard CA (1995) Early secondary repair of third- and fourth-degree perineal lacerations after outpatient wound preparation. Obstet Gynecol 86:294
21. Kuklina EV, Meikle SF, Jamieson DJ et al (2009) Severe obstetric morbidity in the United States: 1998-2005. Obstet Gynecol 113:293
22. Finkler NJ, Safon LE, Ryan KJ (1987) Bilateral postpartum vulvar edema associated with maternal death. Am J Obstet Gynecol 156:1188
23. Ewing TL, Smale LE, Elliott FA (1979) Maternal deaths associated with postpartum vulvar edema. Am J Obstet Gynecol 134:173
24. Anaya DA, Dellinger EP (2007) Necrotizing soft-tissue infection: diagnosis and management. Clin Infect Dis 44:705
25. Hammad IA, Chauhan SP, Magann EF, Abuhamad AZ (2014) Peripartum complications with cesarean delivery: a review of maternal-fetal medicine units network publications. J Matern Fetal Neonatal Med 27:463
26. Sarsam SE, Elliott JP, Lam GK (2005) Management of wound complications from cesarean delivery. Obstet Gynecol Surv 60:462
27. Tower AM, Frishman GN (2013) Cesarean scar defects: an under-recognized cause of abnormal uterine bleeding and other gynecologic complications. J Minim Invasive Gynecol 20(5):562–572
28. Adair FL (1935) The American Committee of Maternal Welfare, Inc: Chairman's address. Am J Obstet Gynecol 30:868
29. Filker R, Monif GR (1979) The significance of temperature during the first 24 hours postpartum. Obstet Gynecol 53:358
30. Gibbs RS (1985) Infection after cesarean section. Clin Obstet Gynecol 28:697
31. Declercq E, Barger M, Cabral HJ et al (2007) Maternal outcomes associated with planned primary cesarean births compared with planned vaginal births. Obstet Gynecol 109:669
32. Burrows LJ, Meyn LA, Weber AM (2004) Maternal morbidity associated with vaginal versus cesarean delivery. Obstet Gynecol 103:907
33. Faro S (2005) Postpartum endometritis. Clin Perinatol 32:803

34. Locksmith GJ, Duff P (1994) Assessment of the value of routine blood cultures in the evaluation and treatment of patients with chorioamnionitis. Infect Dis Obstet Gynecol 2:111

35. Mackeen AD, Packard RE, Ota E, Speer L (2015) Antibiotic regimens for postpartum endometritis. Cochrane Database Syst Rev (2):CD001067

36. Duff P (2002) Antibiotic selection in obstetrics: making cost-effective choices. Clin Obstet Gynecol 45:59

37. Zuckerman J, Levine D, McNicholas MM et al (1997) Imaging of pelvic postpartum complications. AJR Am J Roentgenol 168:663

38. Hoyme UB, Kiviat N, Eschenbach DA (1986) Microbiology and treatment of late postpartum endometritis. Obstet Gynecol 68:226

39. Mulder FE, Hakvoort RA, Schoffelmeer MA et al (2014) Postpartum urinary retention: a systematic review of adverse effects and management. Int Urogynecol J 25:1605

40. Stephansson O, Sandström A, Petersson G et al (2016) Prolonged second stage of labour, maternal infectious disease, urinary retention and other complications in the early postpartum period. BJOG 123:608

41. Tetzschner T, Sørensen M, Lose G, Christiansen J (1997) Pudendal nerve function during pregnancy and after delivery. Int Urogynecol J Pelvic Floor Dysfunct 8:66

42. Lim JL (2010) Post-partum voiding dysfunction and urinary retention. Aust N Z J Obstet Gynaecol 50:502

43. Thompson JF, Roberts CL, Currie M, Ellwood DA (2002) Prevalence and persistence of health problems after childbirth: associations with parity and method of birth. Birth 29:83

44. Abramowitz L, Sobhani I, Benifla JL et al (2002) Anal fissure and thrombosed external hemorrhoids before and after delivery. Dis Colon Rectum 45:650

45. Dindelli M, Parazzini F, Basellini A et al (1993) Risk factors for varicose disease before and during pregnancy. Angiology 44:361

46. Foxman B, D'Arcy H, Gillespie B et al (2002) Lactation mastitis: occurrence and medical management among 946 breastfeeding women in the United States. Am J Epidemiol 155:103

47. Department of Child and Adolescent Health and Development (2000) Mastitis: causes and management. World Health Organization. http://whqlibdoc.who.int/hq/2000/WHO_FCH_CAH_00.13.pdf. Accessed on 1 Mar 2016

48. Committee on Health Care for Underserved Women, American College of Obstetricians and Gynecologists (2007) ACOG Committee Opinion No. 361: Breastfeeding: maternal and infant aspects. Obstet Gynecol 109:479

49. Dixon JM (2007) Breast abscess. Br J Hosp Med (Lond) 68:315

50. Thomsen AC, Espersen T, Maigaard S (1984) Course and treatment of milk stasis, noninfectious inflammation of the breast, and infectious mastitis in nursing women. Am J Obstet Gynecol 149:492

51. Jahanfar S, Ng CJ, Teng CL (2013) Antibiotics for mastitis in breastfeeding women. Cochrane Database Syst Rev 2013;(2):CD005458

52. Academy of Breastfeeding Medicine Protocol Committee (2008) ABM clinical protocol #4: mastitis. Revision, May 2008. Breastfeed Med 3:177

53. Spencer JP (2008) Management of mastitis in breastfeeding women. Am Fam Physician 78:727

54. Prachniak GK (2002) Common breastfeeding problems. Obstet Gynecol Clin N Am 29:77

55. Dixon JM, Khan LR (2011) Treatment of breast infection. BMJ 342:d396

56. Irusen H, Rohwer AC, Steyn DW, Young T (2015) Treatments for breast abscesses in breastfeeding women. Cochrane Database Syst Rev (8):CD010490

57. Stray-Pedersen B, Solberg VM, Torkildsen E et al (1989) Postpartum bacteriuria. A multicenter evaluation of different screening procedures and a controlled short-course treatment trial with amoxycillin.

Eur J Obstet Gynecol Reprod Biol 31:163

58. Lambert DH, Hurley RJ, Hertwig L, Datta S (1997) Role of needle gauge and tip configuration in the production of lumbar puncture headache. Reg Anesth 22:66

59. Sliwa K, Hilfiker-Kleiner D, Petrie MC et al (2010) Current state of knowledge on aetiology, diagnosis, management, and therapy of peripartum cardiomyopathy: a position statement from the heart failure association of the European Society of Cardiology Working Group on peripartum cardiomyopathy. Eur J Heart Fail 12:767

60. Wong CA, Scavone BM, Dugan S et al (2003) Incidence of postpartum lumbosacral spine and lower extremity nerve injuries. Obstet Gynecol 101:279

61. O'Neal MA, Chang LY, Salajegheh MK (2015) Postpartum spinal cord, root, plexus and peripheral nerve injuries involving the lower extremities: a practical approach. Anesth Analg 120:141

62. Ong BY, Cohen MM, Esmail A et al (1987) Paresthesias and motor dysfunction after labor and delivery. Anesth Analg 66:18

63. MacArthur C, Wilson D, Herbison P et al (2015) Urinary incontinence persisting after childbirth: extent, delivery history, and effects in a 12-year longitudinal cohort study. BJOG 10(3):308–312

64. McDonald E, Woolhouse H, Brown SJ (2015) Consultation about sexual health issues in the year after childbirth: a cohort study. Birth 42:354

65. Signorello LB, Harlow BL, Chekos AK, Repke JT (2001) Postpartum sexual functioning and its relationship to perineal trauma: a retrospective cohort study of primiparous women. Am J Obstet Gynecol 184:881

66. O'Hara MW, Schlechte JA, Lewis DA, Wright EJ (1991) Prospective study of postpartum blues. Biologic and psychosocial factors. Arch Gen Psychiatry 48:801

67. Wisner KL, Parry BL, Piontek CM (2002) Clinical practice. Postpartum depression. N Engl J Med 347:194

68. National Institute for Health and Clinical Excellence (2007) Antenatal and postnatal mental health: clinical management and service guidance. NICE, London

69. Scottish Intercollegiate Guidelines Network (SIGN) (2002) Postnatal depression and puerperal psychosis. A national clinical guideline. SIGN, Edinburgh

70. The National Collaborating Centre for Primary Care Postnatal Care (2006) Routine postnatal care of women and their babies. NICE, London

71. Dennis CL, Dowswell T (2013) Psychosocial and psychological interventions for preventing postpartum depression. Cochrane Database Syst Rev (2):CD001134

72. Nicholson WK, Robinson KA, Smallridge RC et al (2006) Prevalence of postpartum thyroid dysfunction: a quantitative review. Thyroid 16:573

73. De Groot L, Abalovich M, Alexander EK et al (2012) Management of thyroid dysfunction during pregnancy and postpartum: an endocrine society clinical practice guideline. J Clin Endocrinol Metab 97:2543

74. Stagnaro-Green A, Roman SH, Cobin RH et al (1992) A prospective study of lymphocyte-initiated immunosuppression in normal pregnancy: evidence of a T-cell etiology for postpartum thyroid dysfunction. J Clin Endocrinol Metab 74:645

75. Gunderson EP, Abrams B, Selvin S (2001) Does the pattern of postpartum weight change differ according to pregravid body size? Int J Obes Relat Metab Disord 25:853

76. Amorim Adegboye AR, Linne YM (2013) Diet or exercise, or both, for weight reduction in women after childbirth. Cochrane Database Syst Rev (7):CD005627

索 引